LETTRES D'UN VÉTÉRAN

DE

L'ECOLE DE BRETONNEAU

Tours. — Imprimerie Ernest MAZEREAU & Cie
11, passage Richelieu, 11

LETTRES D'UN VÉTÉRAN

DE L'ÉCOLE

DE BRETONNEAU

PAR

J.-F. MIQUEL

Docteur–Médecin

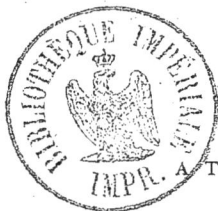

A TOURS, ET AUTREFOIS A AMBOISE

TOURS

IMPRIMERIE NOUVELLE. — ERNEST MAZEREAU ET Cie

11, passage Richelieu, 11

1867

AU LECTEUR

—

Il n'est pas une science qui ait atteint son apogée par le travail d'un seul, ni même par celui d'un petit nombre ; pour toutes il a fallu et il faudra encore le concours même des plus humbles pionniers : aussi ai-je toujours comparé chacune d'elles, et surtout la médecine, à une ruche où toutes les abeilles doivent apporter la récolte qu'elles ont pu faire.

Cette manière d'envisager les obligations de chacun est le principal motif pour lequel je viens, à la fin de ma carrière, publier ce que j'ai recueilli et cru digne d'être vulgarisé.

Je le fais sous forme de lettres adressées principalement

à mon compatriote, M. le professeur Trousseau, élève aussi lui de l'hôpital de Tours, sous Bretonneau. Je veux rendre à l'un de mes premiers maîtres, qui fut également le sien et son ami, ce qui lui appartient très-légitimement. Je m'acquitte par là de deux devoirs à la fois.

Il va se trouver dans ces lettres des observations qui ne concordent pas toujours avec les belles leçons faites à l'Hôtel-Dieu; je suis même forcé, pour être exact, de ne pas dissimuler que, malgré les preuves d'affectueuse reconnaissance données par mon compatriote à ce maître qui l'aimait tant, il n'a pas su s'affranchir des influences qui l'entourent, et qu'il n'est pas toujours resté l'interprète vrai du clinicien de l'hôpital de Tours.

Je ne voudrais pas que l'on vit, dans la manière dont mes critiques sont faites, autre chose que le sans-façon permis, je crois, entre condisciples. Je n'aime à rapetisser le mérite de personne, et encore moins celui des hommes qui, comme M. Trousseau, font honneur à mon pays. On ne critique honorablement que ceux qui en valent la peine; quel est d'ailleurs le savant qui n'ait pas commis d'erreurs?

Il est trop facile de constater que ces lettres sont d'un de ces aspirants sous-aides et bacheliers de 1814, époque où les conseils académiques ne pouvaient être difficiles, qui, aussitôt reçu docteur, dut se faire médecin de petite localité, pour éviter l'écueil où tant d'autres vont se heurter parce qu'ils ne savent pas que tant vaut l'homme tant vaut la place.

Si je demande grâce pour les incorrections et le défaut de méthode, je n'en fais pas autant pour mes observations. Je ne serai pas le dernier à reconnaître les erreurs qui pourront m'être démontrées : autrement, ce serait faillir à la tâche que j'ai entreprise.

J'aurais pu recourir à la plume plus correcte de M. le docteur Lagarde, mon gendre bien affectionné. Il est élève et ami de mon principal antagoniste; on aurait pu voir là de l'ingratitude : cette pensée m'a fait renoncer à son concours.

Quand ces lettres auront vu le jour de la publicité, mon honorable compatriote aura cessé de professer. Je ne puis plus espérer qu'il me répondra devant son nombreux et intelligent auditoire; c'est une déception, puissé-je ne pas en éprouver d'autres. Il est le plus capable de me comprendre.

J.-F. MIQUEL,

Docteur.

Tours, le 1er mai 1867.

ERRATA.

Page 133, ligne pénultième, *au lieu de* pustulentes, *lisez* pustuleuses.
— 135, ligne 34, *au lieu de* rude, *lisez* rondes.
— 168, ligne 11, — 1860, *lisez* 1866.
— 173, ligne 22, — des accès, qui, *lisez* les accès cédèrent.
— 178, ligne 18, — Neyron, *lisez* Négron.
— 202, ligne 9, — fût, *lisez* soit.
— 202, ligne 10, — restaient, *lisez* restent.
— 252, ligne 16, — cinq, *lisez* neuf.
— 301, ligne 4, — stomacho, *lisez* stomaco.
— 322, ligne 20, — Fewler, *lisez* Fowler.
— 322, ligne 35, — histoire, *lisez* histérie.
— 323, ligne 11, — sur le lit, *lisez* sur la tête.
— 324, ligne 19, — soigna, *lisez* saigna.
— 342, ligne 3, — l'injection, *lisez* l'ingestion.
— 343, ligne 28, — coronale pariétale, *lisez* corono-pariétale.
— 343, ligne 57, — mélangé, *lisez* mélange.
— 348, ligne 18, — neuf, *lisez* cinq.
— 348, ligne 24, — trente, *lisez* cinquante.
— 351, ligne 17, — quatre, *lisez* huit.
— 352, ligne 30, — démontré par, *lisez* démontré pour.
— 355, ligne pénultième, *au lieu de* coulait, *lisez* coula.
— 356, ligne 35, *au lieu de* sont le produit, *lisez* est le produit.
— 357, ligne pénultième, *au lieu de* il dut, *lisez* je dus.
— 358, ligne 24, *au lieu de* tendre, *lisez* tendu.
— 361, ligne 37, — je ne pris, *lisez* je n'ai bu.
— 366, ligne 4, — les restes, *lisez* les règles.

Nota. — De la page 289 à la page 364 les folios portent 10 pages en trop.

LETTRES

M. LE PROFESSEUR TROUSSEAU

Iʳᵉ LETTRE.

Sur la Scarlatine.

MON CHER CONFRÈRE,

L'introduction de vos leçons faites à l'Hôtel-Dieu est parfaite ; elle sera pour nos successeurs une source inépuisable de sages et bons conseils ; l'ouvrage entier, plein d'idées neuves, ne peut manquer d'avoir plusieurs éditions.

Après avoir tous les deux puisé nos premières notions médicales à la même source, nous avons dû, par la différence des positions, procéder dans nos recherches par des études et par des moyens différents. C'est après un assez long laps de temps que, tous les deux, nous avons été heureux de reporter à notre premier maître le tribut qui lui était dû, pour nous avoir fait comprendre de bonne heure le rôle que joue la spécificité dans la marche des maladies.

Vos succès réels, dont Bretonneau a toujours été fier, à côté du médecin de petite localité, devraient peut-être m'empêcher de prendre la plume après vous et m'inspirer plus de défiance ; mais votre loyauté et notre estime réciproque me donnent la certitude que vous serez indulgent pour les observations que je veux vous soumettre, dans le cas où elles vous paraîtraient paradoxales, que vous serez juste et bienveillant, quand même elles heurteraient celles que vous avez émises.

Vos premières leçons traitent de la scarlatine ; c'est précisément dans une épidémie excessivement meurtrière de cette maladie, qu'en 1824, presque au début de ma pratique, j'ai dû quelquefois quitter les sentiers battus, au risque de froisser ; je l'ai fait, chaque fois que mes convictions l'ont voulu ; si cette tâche est rude dans les petites localités, où il faut, pour le faire convenablement, savoir sacrifier repos, argent, et souvent son crédit, elle donne, à la fin de la carrière, la satisfaction du devoir accompli.

Les épidémies de scarlatine sont-elles parfois aussi bénignes que vous le

MIQUEL. I.   1

dites, sur la foi des auteurs seulement? Car, si j'ai bien compris, vous n'en avez point observé vous-même de pareilles. Si je ne consulte que mes propres observations, je dirai non, puisque, depuis quarante ans, je n'en connais pas une qu'on puisse dire bénigne. Sans doute que toutes celles que j'ai vues depuis ne tuaient pas deux malades sur sept, comme celle de 1824. Cette épidémie dura six ans, parcourut successivement diverses localités, où j'ai toujours pu acquérir la certitude qu'elle y avait été importée. Si elle ne fut pas toujours aussi meurtrière qu'au début, il faut l'attribuer à des circonstances que je dirai plus loin. Enfin, dans toutes les épidémies de scarlatine que j'ai observées et que je connais, il s'est toujours rencontré des cas très-graves et très-promptement mortels. Je dis scarlatine angineuse avec dessein, car je n'appelle pas de ce nom ces affections éruptives, où la peau devient, il est vrai, papuleuse, rouge, avec accompagnement d'accidents fébriles modérés, mais sans angine pseudo-membraneuse ; ces cas, dans lesquels la langue rougit à peine, où la peau n'acquiert pas cette chaleur brûlante si remarquable, où jamais le pouls n'atteint, toutes proportions gardées, autant de fréquence que dans les véritables épidémies de scarlatine ; dans cette dernière, on trouve, il est vrai, des malades qui n'ont que l'angine spéciale, sans éruption, ce qui n'empêche pas ceux-ci de transmettre la maladie à d'autres avec toute sa violence, et *vice versa*.

Vous invoquez à ce sujet le témoignage de Bretonneau ; je croyais lui avoir entendu dire seulement ceci : c'est que, depuis la fin du dernier siècle, il n'avait point vu cette maladie régner épidémiquement dans le département d'Indre-et-Loire. Enfin, si je consulte mon expérience dans les épidémies de variole et de rougeole, et j'en ai vu plusieurs, ces deux affections éruptives m'ont paru bien loin d'être aussi meurtrières que la maladie qui va nous occuper, dans la période aiguë ; aussi j'engage ceux qui seront appelés à observer les premiers cas de véritable scarlatine, quelque bénins qu'ils soient, à s'en défier, parce qu'il n'est pas rare de la voir importer dans une localité par des cas légers, qui à leur tour en produisent un ou deux semblables ; mais après cela, on peut être assez malheureux pour en voir éclater coup sur coup plusieurs d'une gravité excessive.

Je crois que l'agent des maladies éruptives, dites contagieuses, ne se transmet pas ordinairement par la peau, si elle reste intacte : je vous dirai sur quoi je fonde cette croyance, quand nous parlerons de l'inoculation.

Peu d'heures suffisent pour l'incubation de cette maladie éruptive ; si par hasard on doutait de la valeur des expériences dont je dois parler plus tard, voici un fait qui prouve à la fois combien un sujet atteint de la scarlatine peut conserver longtemps la fâcheuse aptitude de la transmettre, et de plus, que cette maladie ne demande pas plus de vingt-quatre à trente-six heures de séjour près d'un scarlatineux pour que les accidents éclatent.

Observation.

Madame J... N... avait perdu un fils, de la scarlatine : elle la redoutait donc excessivement ; quand, en 1830, au 1er janvier, elle vint à Tours avec ses deux filles, il se rencontrait alors dans cette ville quelques cas de cette maladie. Peu de jours après, l'aînée, Charlotte, en fut atteinte ; elle fut sequestrée avec beaucoup de soin, pour éviter qu'elle ne la transmît à sa sœur Mélanie. Comme elle fut traitée par la méthode que je dirai antique, cette malade subit toutes les phases de la desquammation, puis elle devint anasarquée. Cette anasarque dura deux mois. Quand Charlotte fut guérie, lorsqu'on se disposait à retourner à Noizay, les deux sœurs furent mises en contact ; alors Mélanie ne tarda pas à être prise d'une scarlatine confluente, à laquelle elle succomba le sixième jour.

Aussitôt le décès de cette enfant, la malheureuse mère quitta Tours, emmenant avec elle Charlotte à Noizay. Là, des couturières furent mandées d'Amboise, pour faire les vêtements de deuil ; parmi elles se trouvait Mélanie R....., jeune apprentie de treize à quatorze ans, dont l'occupation principale fut de distraire Charlotte. Ces ouvrières arrivèrent à Noizay le lundi matin, et le mercredi, Mélanie R... était ramenée à Amboise avec la scarlatine, où elle ne régnait pas depuis plusieurs années ; elle fut le point de départ d'une petite épidémie dans son quartier.

En admettant que Mélanie N... ait pris la scarlatine dans les appartements où était sa sœur, il n'en peut être de même de la jeune couturière. L'observation des demoiselles anglaises que vous citez, n'est donc pas exceptionnelle. Au surplus, voici un autre fait :

La fille M.... B.... vint en 1825 pour soigner sa mère, atteinte de la scarlatine. Celle-ci demeurait au village de la Croix-Blanche, commune de Reugny. Cette fille venait d'une localité distante de quatre lieues, où la scarlatine n'avait point encore paru ; et dès le lendemain, elle était atteinte de fièvre, de mal de gorge, enfin elle avait contracté la maladie de sa mère.

La scarlatine peut-elle apparaître huit, quinze jours et même plus, après une cohabitation continue près des scarlatineux ? Cela ne fait pas l'ombre d'un doute et donnerait lieu à une autre question. Peut-on, après s'être exposé une seule fois, rester longtemps sans éprouver des accidents, c'est-à-dire, l'intoxication une fois opérée, l'incubation peut-elle être de quinze à vingt jours, quand d'autres fois elle n'est que de vingt-quatre heures ? Je ne possède pas des faits suffisamment probants pour résoudre cette question ; vous n'en avez donc pas non plus. S'il en est ainsi, ce n'est probablement que quand la vie est fortement occupée par une autre affection plus sérieuse, comme j'aurai probablement l'occasion d'en citer des exemples pour une autre affection.

Paul Piaget, mon petit-fils, fut transporté de Sainte-Maure à Mettray, pour éviter la rougeole, que le domestique de son père venait de contracter ; il n'en fut atteint que dix à douze jours après avoir quitté la maison infectée.

Il est vrai que l'éruption n'apparaît pas toujours aussi vite chez les uns que chez les autres ; je l'ai vue varier de douze à trente heures ; cette différence n'en est pas une sérieuse pour le travail morbide de la peau, elle est plutôt apparente que réelle ; cela tient seulement à la densité de l'épiderme. Il n'est même pas rare de voir des malades chez lesquels, pendant tout le cours de la maladie, on n'a pu observer seulement l'angine scarlatineuse, et qui, malgré cela, perdent ensuite l'épiderme et éprouvent une véritable desquammation, et, pour le dire en passant, l'époque où celle-ci a lieu, varie à l'infini. En général, chez les blonds, elle est prompte, et la couche épidermique à perdre est si mince, qu'elle forme plutôt une véritable efflorescence, quoique l'éruption ait paru plus saillante ; chez les bruns, au contraire, elle se fait tard et l'épiderme tombe par plaques, quoique, je le répète, l'éruption soit moins apparente que chez les blonds.

Vous avez grandement raison, quand vous dites que l'éruption de la scarlatine est une de celles dont la marche est la moins susceptible d'éprouver des retards ; il en est de même quand vous dites qu'elle peut être confondue avec beaucoup d'autres, et, depuis que je m'occupe de recherches sur les maladies éruptives, j'ai lu beaucoup d'observations patronnées ou citées par des maîtres, comme étant des types de scarlatine, qui n'étaient rien moins que cela ; or, que doit-on penser des citations faites par des praticiens qui n'ont pas été à même de voir de nombreuses épidémies de cette maladie ?

Vous avez cent fois raison, en disant que le danger, dans la période d'éruption, est dû à la maladie de la peau. Me contredirez-vous, si j'ajoute qu'il n'est pas nécessaire pour cela que l'éruption soit bien apparente, que ce tissu est malade bien avant que l'œil puisse apercevoir les effets de l'éruption ? Je crois même que, dès le début des symptômes, le danger doit être encore attribué à la maladie de la peau, et j'ajoute que, quand ce tissu cesse d'être rouge avant que l'éruption ait parcouru toutes ses périodes, c'est toujours la souffrance cutanée qui est la principale cause des accidents. Avant de dire que je me trompe et que je vais trop loin, attendez que je vous aie parlé du traitement et que je vous aie cité quelques faits qui prouvent que, quand la scarlatine tue en quelques heures, les malades meurent comme le brûlé de Dupuytren ; je ne sais si vous vous rappelez que cet éminent chirurgien aimait à discourir sur les brûlures. Or, dans ses leçons, il citait souvent l'observation d'un chapelier, qui, retiré d'une chaudière à foulon, assez promptement pour qu'il n'y ait pas eu la plus légère phlyctène, mourut cependant moins de vingt-quatre heures après l'accident.

L'autorité de Graves vous fait, ce me semble, commettre une erreur ; car la scarlatine et la diphthérite sont deux maladies bien distinctes ; l'une ne dégénère point en l'autre. Vous vous défendez, selon lui, et bien à tort, aujourd'hui d'être resté dans le vrai. L'angine de la scarlatine envahit-elle les voies respiratoires? Je ne l'ai jamais vu; je ne le crois pas. Si l'on a cru voir cela, ce ne peut être que dans les hôpitaux, où tous les germes d'épidémie se rencontrent simultanément et viennent souvent confondre leur action. Avant que la scarlatine n'éclatât dans Indre-et-Loire, en 1824, la diphthérite y avait été apportée, depuis cinq ans, par un régiment venu à Tours pour y tenir garnison. Y a-t-il eu à l'hôpital général de cette ville, où tant d'enfants furent atteints de la diphthérite, un seul de ces malades qui ait eu la scarlatine? et *vice versa*. Depuis 1824, que j'ai continué à faire des recherches sur ces maladies, je ne connais pas un seul cas où l'une soit dégénérée dans l'autre. Que des scarlatineux aient été plus disposés que d'autres à contracter la diphthérite, non-seulement cela se peut, mais encore cela doit être. Pour le comprendre, il suffit de se rendre compte du mode d'agir de l'élément contaminant de la diphthérite et de l'état de la muqueuse naso-gutturale, après l'angine et l'ozène scarlatineux. Vous savez bien que la scarlatine laisse souvent après elle un ozène difficile à guérir, et que la diphthérite débute souvent, plus souvent même qu'on ne le croit, par les narines, et vous avez constaté, comme nous tous, que cette dernière affecte d'abord de préférence les parties déjà malades. Croire que la diphthérite peut dégénérer en scarlatine, autant prétendre que la variole ou toute autre maladie affectant le ventre, peut dégénérer en fièvre typhoïde, et *vice versa*. Il est certain qu'un individu, entrant dans un hôpital pour une maladie quelconque, y contractera plus facilement les maladies transmissibles qui y règnent et même celles qui y ont régné que toute autre personne bien portante ; c'est même une des nombreuses calamités qui attendent ceux qui ont recours aux hôpitaux ; tel qui y entre pour une affection légère, y meurt assez souvent d'une autre maladie : il lui suffit pour cela d'être couché près d'un malade infecté ou dans un lit qui a servi à un contaminé. La diphthérite, je le répète, quoiqu'elle affecte la gorge, le nez et même la peau, ne dégénère point en scarlatine, ni celle-ci en diphthérite ; l'agent de l'une n'engendre point l'autre. Je crois donc devoir protester très-fortement contre une semblable proposition.

Je vous accorde que l'affection naso-gutturale avec le développement des ganglions gonflés et devenus phlegmoneux, suite de la scarlatine, constitue un accident fort grave qui tue promptement, surtout les jeunes enfants, si l'on n'y apporte un prompt remède. Il y a cette différence entre cette complication due à la scarlatine et la similaire produite par la diphthérite, que dans le premier cas les accidents sont peut-être plus promptement mortels et qu'ils cessent avec la cause qui les a déterminés. Une autre différence, c'est que le mode de tuer varie selon la nature de l'agent ; dans la diphthérite, les effets qui peuvent être mortels, se prolongent généralement bien au-delà de la maladie qui y a donné lieu et l'action intoxicante se perpétue des semaines, des mois même; voilà pourquoi Bretonneau a comparé l'agent diphthéritique à celui de la syphilis. Je sais bien que quelquefois, on voit, longtemps après la scarlatine, quelques ganglions parotidiens et sous-maxillaires se développer, mais c'est qu'alors l'ozène est devenue chronique et laisse des traces qui, n'ayant rien de spécifique, se rapprochent de l'ozène eczèmateux, dont je vous parlerai.

Vous avez grandement raison : les accidents nerveux de la période d'éruption ne sont point identiques avec ceux de la période chronique ; aussi le traitement n'est-il pas le même dans l'un et l'autre cas ; il faut également faire la même différence entre la dyspnée qui précède la mort dans la période aiguë et la chronique. Dans la période éruptive, elle a la même cause et demande les mêmes moyens que les autres accidents nerveux dus à la maladie de la peau, soit que cette inflammation provienne d'une éruption, ou que la cause en soit traumatique; quelquefois elle est augmentée beaucoup par les ingestions qui troublent ou plutôt occupent fâcheusement les voies digestives. Dans la période chronique, elle est due à l'albuminerie, ce qui est bien différent.

Ce que vous avez observé en Sologne n'est point une exception. L'exanthème scarlatineux est de tous ses similaires celui qui, chez les femmes, a le plus grand retentissement sur les voies génitales; je n'en connais pas un qui occasionne plus fréquemment l'avortement. Je l'ai vu, chez de très-jeunes filles, provoquer des règles intempestives. Ainsi, chez la petite D..., âgée de cinq ans, qui fut traitée par feu Moreau-Causeaubau, la scarlatine détermina un écoulement sanguin vaginal, suivi d'une leuchorrée, qui persistait encore quand je fus consulté, lorsqu'elle avait onze ans, et, malgré l'amélioration que je procurai à cette jeune fille, elle n'en resta pas moins sujette à un écoulement menstruel trop fréquent, trop copieux, ce qui rendit sa santé très-fragile. Cela tient à ce que les parties sexuelles sont, entre toutes, celles où l'éruption est ordinairement plus confluente, et cette confluence est bien certainement la cause des accidents utérins si communs dans cette maladie, par l'orgasme qu'elle y provoque; aussi, depuis que j'en ai fait la remarque, je me loue beaucoup des heureux effets de tous les agents capables de modérer cette éruption. Je n'ai jamais eu occasion de voir la scarlatine se compliquer d'hémorrhagie cutanée, ni même de la rénale, pendant la période d'éruption; tandis que j'ai presque constamment vu les urines sanguinolentes dans l'anasarque scarlatineuse, dans des cas où elle survenait même trois et quatre mois après la guérison de l'éruption; cela tient-il au mode de traitement que j'ai toujours employé, ou bien à la nature des sujets que j'ai eu à traiter ? Je n'ignore pas que la population qui a recours aux hôpitaux des grandes villes est loin d'avoir la même résistance que celle de nos campagnes.

Cette immunité tiendrait-elle aux deux causes réunies? C'est encore possible.

Je reviens à ce que vous dites avec juste raison, que l'éruption de la scarlatine est peut-être de toutes les affections analogues celle qui est la moins sujette à s'attarder. Quelquefois le malade subit tous les accidents de la scarlatine sans avoir d'éruption; et cependant, quand la période aiguë est passée, la desquammation n'en a pas moins lieu. La cause la moins grave de cette anomalie tient à la texture même de la peau; ce sont ordinairement les personnes âgées, brunes, dont l'enveloppe est sèche, ridée, qui ont l'angine sans éruption; enfin, ce sont celles chez lesquelles les épispastiques déterminent difficilement une vésication. Ce phénomène est de même nature et a la même cause que lorsque les vésicatoires déterminent la douleur sans vésication. C'est par la même raison aussi que certaines personnes, piquées par des abeilles, souffrent de cette piqûre sans avoir d'ampoules; ainsi j'ai vu Mlle C., sœur d'un de nos confrères, essayer de toute espèce de vésicatoires, sans pouvoir produire sur elle autre chose que quelques papules. Une compagne de l'une de mes filles, Mlle H., est dans le même cas, et, par un contraste fort singulier, elle ne peut avaler ni mettre sur elle du laudanum, sans éprouver une éruption. Notre maître, Bretonneau, et son ami, Mabille, pouvaient supporter toutes les piqûres d'abeilles, sans avoir les ampoules que ces insectes produisent ordinairement. Alors, la scarlatine n'est pas très-grave; je ne l'ai même jamais vue dans ce cas mettre les malades en danger.

Il est encore une autre cause qui peut interrompre la marche de l'éruption, mais bien plus sérieuse : c'est lorsque la scarlatine se complique de lésions graves; ce qui n'est pas plus singulier que le fait suivant, qui explique autant que possible le mécanisme de cette anomalie.

En 1832, la femme D....., qui venait de perdre en quelques jours son beau-père, sa belle-mère et son mari du choléra asiatique, accouchée le matin, était tombée depuis midi dans un état algide des plus complets, qui persistait quand je fus appelé, au soir. J'avais constaté, dans d'autres circonstances, la faculté absorbante de la vessie; et, comme cette malade vomissait tout ce qu'elle prenait, qu'elle n'urinait pas, que sa vessie était vide, j'injectai dans cet organe un demi-litre d'eau, contenant 12 grammes de sel d'Epsom; je sortis en recommandant de mettre deux sinapismes aux cuisses, ce qui fut fait immédiatement. Atteint moi-même de fièvre d'accès, je dus abandonner pendant quatre jours le soin de mes malades au docteur Perrier; dans ce moment malheureux, le peuple d'Amboise était aussi stupide que celui de Paris; si j'avais été appelé chez cette femme presque aveugle, c'est que je lui avais antérieurement donné des soins assez fructueux pour qu'elle et ses parents fissent en ma faveur une petite exception; il n'en fut pas de même pour mon confrère dont on refusa les soins. Que fit-on pendant quatre jours? je l'ignore; mais le cinquième, quand je la visitai, je dus faire ôter les sinapismes qui avaient été mis à ma première visite : cela fut fait en ma présence. Or, j'affirme que, ces sinapismes une fois enlevés, il m'eût été impossible de reconnaître la place qu'ils avaient recouverte, tant la peau était semblable à celle qui l'entourait. Cette femme se rétablit, et ce ne fut que le *neuvième* jour, lorsqu'elle était beaucoup mieux, qu'elle commença à se plaindre d'une cuisson ; bref, à partir de cette époque seulement, neuvième jour, la peau rougit, s'enflamma, se gangrena dans toute son épaisseur et dans toute l'étendue qu'avaient occupée les sinapismes ; la gangrène s'étendit jusqu'à l'aponévrose, ce qui fit deux plaies si larges et si profondes que j'aurais pu aisément loger ma main ouverte dans chacune d'elles ; ces plaies, comme on le pense bien, furent longues à guérir. Ce fait n'en vaut-il pas mille pour expliquer comment se font les éruptions attardées, et comment agissent les causes qui les rendent telles ; cela doit aussi, ce me semble, expliquer ce que vous appelez les scarlatines frustes.

En revanche, je me rappelle qu'en 1825, la femme P.... R...., du Gros-Ormeau (commune de Noizay), âgée de 40 ans, paysanne au teint brûlé et à la peau flétrie, comme la plupart des femmes de la campagne à cet âge, avait de nombreux furoncles sur le tronc, à l'instant où elle contracta une scarlatine, qui fut médiocrement grave. Je n'aurais même pas été consulté, sans les accidents gutturaux. Or, pendant toute la période d'éruption scarlatineuse, les places des furoncles qui étaient en voie de suppuration devinrent complétement sèches; les moins avancés se flétrirent; la rougeur et le gonflement devinrent presque nuls ; ce ne fut que le neuvième jour, quand l'éruption eut parcouru toutes ses phases, que l'affection furonculeuse reprit tout à fait ses premières proportions. Je répéterai encore que quiconque voudra réfléchir sur ces deux faits, devra y puiser d'utiles renseignements, tant sur l'inconvénient qu'il y a de prodiguer inutilement les révulsifs externes, que sur l'inutilité des moyens soi-disant propres à raviver des suppurations taries dans le cours des maladies graves.

Il est peut-être temps de vous dire comment j'ai été amené à faire de la scarlatine l'objet de recherches constantes depuis 1824. En quittant l'hôpital de Tours, je fus au Val-de-Grâce contracter une crainte excessive des accidents gastriques, et, à mon début dans la pratique, je succédai, dans le canton de Vouvray, à un vieux polypharmaque, aussi prodigue des purgatifs que craintif des répercussions. Mes premiers clients furent presque tous des gens atteints d'ulcères ou de maladies cutanées que mon prédécesseur avait largement médicamentés. Aussi ma médication fut-elle exclusivement topique ; chez tous ces malheureux, qui étaient malades depuis quinze et vingt ans, j'ai cru pouvoir faire bon marché des habitudes de mon prédécesseur. Mes succès furent tels, qu'il m'advint quantité d'autres malades moins anciens, et qui, par conséquent, n'avaient pas subi de médication interne. Je fis pour ceux-là comme pour les premiers. Aussi, depuis quarante ans, excepté pour les maladies cutanées syphilitiques, je n'ai jamais recours en pareil cas à la médication interne ni à la révulsive; mes clients y ont au moins gagné quelque chose, c'est d'avoir épargné leur argent et de n'avoir point été abreuvés de médicaments inutiles.

Dans les deux années qui précédèrent l'épidémie de 1824, j'avais observé quelques fièvres éruptives; Sydenham avait été mon guide, et l'on m'avait fait une réputation que j'étais loin de mériter, quand des jeunes gens de la plus belle apparence succombaient journellement en trois ou quatre jours à la scarlatine. C'était surtout l'angine qui, pour le public, paraissait être la cause de cette mort. L'épouvante était grande : ceci se passait dans un rayon très-voisin de ma clientèle. Mais comme je ne voyais pas de ces malades, que, par conséquent, je n'en perdais pas, cela avait attiré encore davantage sur moi l'attention publique, et voilà pourquoi M. Lecoy, ancien pharmacien, alors maire de la commune de Vernou (point de départ de cette épidémie), m'écrivit pour connaître le prétendu secret que le public m'attribuait; malgré ma réponse, je fus peu de temps après convoqué officiellement pour avoir à m'entendre avec mes confrères du canton sur le meilleur traitement à suivre. Bretonneau se trouvait à cette réunion en qualité de médecin des épidémies. Nous demandâmes d'abord à visiter les malades; nous en avions à peine vu deux que je fus convaincu que je ne serais pas plus heureux que les autres médecins, dont la nécrologie, faite avec soin, démontra que la mortalité, dans cette épidémie, était de deux sur sept; il fut de plus constaté ce jour-là que les malades qui avaient succombé n'avaient pas dépassé le sixième jour. Bien des essais avaient été faits : les vomitifs, les purgatifs, les diaphorétiques, les antiseptiques; tout enfin, excepté les affusions froides, avait été essayé infructueusement. La méthode antiphlogistique était celle qui paraissait avoir donné les moins mauvais résultats. Il fut convenu qu'il nous serait permis de faire la nécropsie du premier qui décéderait. Le sujet qui en fournit l'occasion était une femme E....., closière de M. Bacot de Romand; cette autopsie fut pratiquée dix-huit heures après le décès; vous pouvez vous rappeler de cela, mon cher Trousseau, car c'est vous qui tintes le scalpel.

Cette femme dépassait à peine trente ans; elle avait succombé le quatrième jour, après avoir éprouvé surtout des accidents carotiques, de la diarrhée et des vomissements. Pour compléter mon désappointement, rappelez-vous qu'excepté une petite invagination sans importance, l'examen le plus scrupuleux des trois cavités splanchiques nous montra les viscères dans un état d'apparence aussi normal que possible. Je dis tous, il faut cependant excepter les reins, dont nous ne nous occupâmes pas, et que depuis j'ai toujours trouvés très-malades, et à quelque période de la maladie que je les aie examinés. Je dois dire que j'ai fait depuis d'autres nécropsies de scarlatineux morts pendant la période d'éruption; chez tous, si j'en excepte les reins, comme je viens de le dire, je n'ai jamais trouvé plus de désordres que chez la femme E..... Vous avez cité un assez grand nombre de faits semblables, mon cher confrère, pour que je croie inutile d'en citer d'autres.

La mort était-elle due, dans ce cas, à une action insaisissable de l'agent toxique sur le principe de la vie, comme quelques médecins sont disposés à le dire? J'avoue que j'ai toujours eu de la répugnance à le croire; l'admettre, c'est laisser régner le chaos. Mais aussi il me paraissait suffisant d'avoir trouvé même une fois les viscères à l'état normal pour mettre à néant les doctrines du Val-de-Grâce et même celles de bien d'autres organiciens. La nuit qui suivit cette recherche fut une des plus anxieuses de ma vie.

Pendant les huit jours suivants, la mort planait de plus en plus sur ce malheureux canton; j'étais toujours assez heureux pour ne point voir de ces malades, et par conséquent pour n'en point perdre, quand, le 10 mars, étant allé voir une pauvre phthisique, M. C..., médecin placé au centre du foyer, et par conséquent le plus malheureux des confrères du lieu, me pria de voir un de ses mourants.

Il était midi quand nous arrivâmes dans la maison; c'était le troisième décès qui s'y préparait depuis trois jours. Il s'agissait d'un grand garçon de quinze à seize ans, arrivé au troisième jour de la scarlatine. Couché dans une chambre bien close, bien chauffée, il était allongé dans son lit et raide comme un tétanique; ses yeux étaient fixes, ses pupilles insensibles à la lumière, son pouls insaisissable, ses mâchoires serrées; il était sans connaissance, ne donnait aucun signe de sensibilité aux coups d'épingles et aux pincements de la peau. Il y avait des phlyctènes sur les avant-bras et sur les jambes. Le reste de la peau était vergeté et violet plutôt que rouge; une potion faite de décoction de quinquina et des sinapismes aux cuisses constituaient la médication suivie depuis le matin. Il était évident que l'agonie marchait à grands pas. Mon confrère convint que le malade n'avait plus que quelques heures à vivre. Les affusions n'étaient plus praticables dans un pareil moment; le froid eût avancé la fin. Ce ne fut pas sans de grandes objections que j'obtins qu'il serait fait, à titre d'essai, des fomentations chaudes, mais fortement résolutives, dans l'intention formelle de diminuer autant que possible l'inflammation de la peau. Le médecin ordinaire redoutait la répercussion; j'eus beau lui citer les leçons de Dupuytren et l'observation du chapelier dont j'ai déjà parlé plus haut, je ne serais pas parvenu à lui faire adopter cette médication sans l'argument suivant : « Vous convenez que ce malade sera mort dans quatre heures; or, en cas de répercussion soit sur la tête, soit sur le thorax, nous aurons au moins un jour ou deux pour agir, etc. » On verra plus loin combien cette crainte était chimérique. Je revins à onze heures du soir voir ce malade. Alors Étienne B... voyait, entendait, se remuait, sentait les moindres attouchements; son pouls était perceptible et sa volonté assez énergique pour refuser à boire, la déglutition étant douloureuse. On venait de supprimer les fomentations; je les fis recommencer avec soin; elles étaient composées ainsi qu'il suit : vinaigre, eau-de-vie, *aâ* 125 gr., acétate de plomb 60 gr., eau chaude 1,500 gr. Il fut recommandé de continuer à recouvrir tout le corps avec des linges fins imbibés de ce mélange. Le lendemain matin, à onze heures, je trouvai le ventre ballonné; on y appliqua dix sangsues; je fis continuer les fomentations. Il est inutile de dire que la peau était halitueuse, rosée, et que le pouls ne dépassait pas 120. Le confrère, craignant qu'une plus longue participation de ma part ne nuisît à son crédit, me pria de cesser mes visites. Ce ne fut pas sans regret, je l'avouerai, que je dus souscrire à cette demande. Que se passa-t-il le lendemain? Je l'ignore; mais enfin je sus que le 13 mars, septième jour de la maladie, trois jours après l'emploi des fomentations, ce malade était assez valide pour se tenir assis dans son lit et manger la soupe.

Cette expérience, car c'en était une bien permise, puisque la mort était proche et bien certaine, ne me semblait bonne à répéter que dans des cas analogues. Douze jours après, un matin à huit heures, je fus mandé pour aller voir la femme de mon confrère, qui, elle aussi, avait la scarlatine, mais que l'on disait rentrée. Il s'agissait ici d'une dame dépassant quarante ans, métrorrhagique. La visite que je lui fis ne put être complète; à peine même s'il me fut permis de toucher les bras de la malade. Une fois sorti de son appartement, quel ne fut pas mon étonnement quand le mari, qui avait été si opposé à la médication de B....., me proposa de l'employer pour une malade qui le touchait de si près. Je ne pus m'empêcher d'en témoigner ma surprise, répliquant que chez le premier malade j'avais voulu et obtenu, en effet, la diminution de l'inflammation de la peau, que le cas présent était bien différent, puisque l'on supposait qu'il y avait rétrocession. J'ajoutai : « Pourquoi donc me proposez-vous une médication pour laquelle vous aviez naguère tant de répugnance. » Je copie la réponse : *Si je vous fais cette proposition, c'est que depuis votre expérience, voilà vingt malades graves pour lesquels j'ai employé le même traitement sans en avoir perdu un seul.* Vingt! mon cher Trousseau, quand, vingt-quatre jours auparavant, son nécrologe était de deux morts sur sept, quelle que fût la méthode employée. Je ne sais si vous vous rendez compte de l'effet qu'une pareille réponse put faire sur moi; bref, étourdi d'une semblable communication, je conseillai des fomentations d'eau de guimauve tiède; je proposai de venir en voir l'effet deux heures après; mais je fus ajourné pour le soir cinq heures; mon confrère attendait des médecins de Tours avec lesquels il ne voulait pas me faire rencontrer. Je ne fis pas une seconde visite, car à quatre heures on vint me prévenir que Mme C... était morte en pleine connaissance, éprouvant une anxiété respiratoire que j'avais notée le matin et pris pour un spasme dû à la crainte qui dominait la malade. Le lendemain matin, j'allais faire ma visite et mes offres de services au confrère. Voici ce qu'il me dit : — *Mon cher Miquel, ces messieurs de Tours sont venus voir ma femme après votre départ. Ils ont entre autres choses conseillé les sinapismes que j'ai mis aux jambes. Les cuisses sont devenues d'un rouge très-foncé. Y comprenez-vous quelque chose? L'agonie a semblé marcher avec d'autant plus de vitesse que la rougeur faisait plus de progrès sur les membres de ma pauvre femme.*

Quelques jours après, notre confrère Guimier, de Vouvray, venait me prier de lui dire ce que j'avais conseillé à notre collègue, lequel ne perdait plus de malades, quand lui était tout aussi malheureux que par le passé ; à partir de ce jour, la pratique du médecin de Vouvray fut aussi heureuse que celle de son confrère de Vernou. C'est dès ce moment-là que cette médication est devenue pour moi l'occasion de recherches qui n'ont pas cessé. Je crois devoir ajouter que, depuis quarante ans, je n'ai pas rencontré un seul fait capable de me faire douter de son efficacité. Nous en ferons, si vous voulez, le sujet de l'entretien suivant, afin de faire cesser, s'il est possible, l'opposition que la médication topique des maladies éruptives rencontre dans le public et chez les médecins.

IIe LETTRE.

Sur la Scarlatine.

CHER CONFRÈRE,

Comme je m'attends à rencontrer beaucoup d'incrédules, je vais dans cette lettre, dussé-je être ennuyeux, multiplier mes preuves : c'est le cas ou jamais.

Il est de fait que le traitement des maladies éruptives par les applications sédatives n'est pas nouveau, que les moyens directs de calmer la phlegmasie cutanée ont été employés avec profit depuis longtemps ; si je ne suis donc pas le premier à les prôner, je suis peut-être celui qui ait cru voir dans l'emploi des agents appliqués sur la peau, le véritable but à atteindre. Nos prédécesseurs faisaient la même chose ; mais, je le répéterai, comme ils n'étaient pas dirigés par les mêmes idées, ni par la même manière de voir et d'interpréter l'effet de leur médication, ils l'ont moins bien fait et ils ont dû trouver des incrédules parmi ceux qui ne les ont pas vus à l'œuvre. Si donc je suis assez heureux pour vulgariser cette démonstration, ce sera un grand pas de fait.

Par ma nature et le genre d'occupations que j'ai eu depuis quarante-deux ans, je suis l'un des médecins les moins aptes à faire de la bibliographie, je vous l'ai déjà dit, je crois ; je n'irai donc pas vous faire remonter à l'antiquité la plus reculée, mais seulement à Sydenham et à Sauvages. Dès 1626, le premier a tout fait pour démontrer les inconvénients des excitants, celui de la chaleur, et le bénéfice qu'il y avait à employer le froid bien ménagé ; quant à Sauvages, il dit dans sa *Nosologie*, tome III, page 219, ce qui suit : « Voici la méthode que Fisher, médecin allemand, emploie pour la guérison de la petite vérole. *Il commence par saigner le malade : je le fais ; ensuite baigner dans l'eau tiède, ce qui hâte non-seulement l'éruption, mais encore la maturation des pustules. Il est constant, par plus de vingt observations faites à Montpellier, que les bains, sans excepter ceux d'eau froide, accélèrent l'éruption ; mais cette méthode ne vaut rien pour les cacochymes, non plus que dans la petite vérole maligne.* »

On conviendra, je pense, que les bains tièdes et même froids, ce qui ne veut pas dire les bains glacés, ne sont guère capables de provoquer la réaction, que nos confrères d'outre-Manche, d'après Currie, croient obtenir par les affusions froides.

Sans aborder la question première de la formation de l'exanthème, nos confrères semblent néanmoins croire qu'il en résulte un besoin de pousser à la peau, et par conséquent de rétablir la transpiration sensible, la sueur, en un mot ; ils pensent ne pouvoir mieux le faire qu'à l'aide du froid appliqué momentanément. Ils enlèvent l'excédant du calorique dégagé au fort de l'éruption par l'organe qui laisse aller la transpiration. Telle est au moins l'idée que je me suis faite de leur manière d'expliquer les faits, en lisant l'ouvrage de Battemann, qui paraît être le compendium de ce qu'ils ont écrit sur ce sujet. Ainsi, page 112, il dit : « La chaleur extraordinaire, l'anxiété vive, la douleur et les autres symptômes d'une forte excitation qui accompagnent l'efflorescence, n'exigent point, il est vrai, l'emploi des saignées, comme on le supposait autrefois ; au contraire, cette évacuation occasionnerait dans la plupart des cas une diminution nuisible des forces. » Page 116 : « Plusieurs praticiens recommandent l'usage des diaphorétiques calmants et camphrés, pour exciter la transpiration pendant les premiers jours de cette fièvre, et quelques-uns ont conseillé l'emploi de l'opium à petites doses pour adoucir l'insomnie et l'anxiété qui accompagnent cet état. Mais la moindre observation prouvera que de semblables moyens ne produiront ni la diaphorèse, ni le repos, pendant que la peau est rouge comme de l'écarlate, et qu'au contraire ils augmenteront la soif, l'anxiété, la fréquence du pouls et tous les autres symptômes alarmants. En effet, la température est trop élevée pour provoquer la diaphorèse, et la seule méthode pour la produire, comme le désirait le docteur Wilhering, consiste à diminuer la chaleur par l'application du froid, d'après les principes établis par le docteur Currie. » Page 117, toujours en parlant du froid : « C'est dans le fait, le seul sudorifique, le seul calmant, qui ne trompera pas l'attente des praticiens dans cette circonstance. »

Ce moyen, quelqu'efficace qu'il soit, mais prôné dans un cortége de théories si extraordinaires, n'a point fait et ne devait point faire fortune dans les écoles françaises : 1° parce qu'il a paru bien plus simple à mes compatriotes de provoquer la sueur par de légers diaphorétiques que par ce moyen. Quel est, en effet, l'homme raisonnable qui, ayant à choisir entre le feu et la neige pour se réchauffer les mains, ira choisir d'abord cette dernière ? 2° c'est que les prôneurs des applications froides sur la peau admettant le besoin de stimuler la sueur et l'éruption, leurs lecteurs redoutent de trouver dans cet agent un répercussif et voient seulement un de ces moyens qui ne peuvent être employés qu'en désespoir de cause ; encore a-t-il fallu, pour le laisser croire quelquefois efficace, tout l'enthousiasme des partisans de cette médication et les nombreux succès qu'ils ont publiés. Qu'on vienne donc, d'après cela, nier le mauvais effet des fausses théories !

Les partisans du froid dans les affections éruptives sont restés jusqu'à ce jour tellement persuadés qu'il faut pousser à la peau, qu'ils ont formellement contre-indiqué les applications froides dans les cas d'exanthèmes malins, et qu'ils ont conseillé de les remplacer par des cordiaux ou par d'autres toniques, dont ils exceptent le quinquina. Il est clair, d'après cela, je crois, qu'ils ne se doutent pas que, la plupart du temps, les caractères insidieux de ces maladies dépendent de l'excès de souffrance de la peau et de la réaction de cette membrane sur les viscères. N'est-ce pas pour cela qu'ils conseillent de ranimer l'action affaiblie de cette enveloppe ? Battemann, page 126 : « Lorsque la circulation cutanée est très-languissante, des bains ou des fomentations chaudes, ou même l'application du vinaigre et de l'alcool (chauds sans doute), ont été employés avec avantage. »

En Allemagne et en Angleterre, l'emploi des topiques vient d'être prôné de nouveau, mais avec d'autres théories aussi singulières ; leurs auteurs ont pensé par là neutraliser l'effet du virus scarlatineux sur la peau. Si nous en croyons *la Lancette française*, les Allemands, regardant le virus scarlatineux comme acide, ont appliqué sur la peau une dissolution de potasse et ils s'en sont bien trouvés. Le résultat est là, il est bon ; mais il est fâcheux pour le théoricien d'outre-Rhin que la propriété acide des humeurs des scarlatineux ne soit rien moins que démontrée, et que leur agent neutralisant arrive quand l'effet primitif du virus est produit.

Quant au médecin anglais qui a vanté l'usage du chlore, il a voulu lui aussi neutraliser le virus qu'il suppose encore fort gratuitement déposé sur la peau.

Quoiqu'il en soit, ce sont des preuves de plus de l'efficacité et du besoin que l'on a de la médication topique pour arrêter l'inflammation externe. Ceci dit, il n'est pas inopportun de rapporter ici quelques-unes des premières observations qui m'ont démontré l'efficacité des applications résolutives.

Observation.

La femme M....., âgée de cinquante-six ans, demeurant à la Croix-Blanche, commune de Reugny, avait habituellement beaucoup d'embonpoint et le système vasculaire cutané assez développé. Le 9 juin, elle fut prise d'une violente céphalalgie avec forte fièvre et mal de gorge ; dès le soir même, elle se fit une application de douze sangsues au col ; les piqûres saignèrent abondamment.

Le 10 juin, je la trouve avec la face rouge et animée, les yeux injectés, mais sans maladie des paupières ; son pouls est fréquent et petit, la céphalalgie très-vive ; la langue est large, épaisse, blanche ; ses bords portent l'empreinte des dents ; les gencives sont gonflées et couvertes d'une exsudation albumineuse ; les tonsilles sont aussi un peu gonflées et couvertes de mucus ; elles sont peu douloureuses ; la soif est vive ; les envies de vomir sont continuelles ; la peau, qui est sèche, rouge et brûlante, n'offre pas encore de papules apparentes ; cette malade se plaint de douleurs insupportables dans les membres et dans les épaules ; elle se plaint aussi d'une sensation de chaleur générale qui la tourmente beaucoup ; elle est allée à la selle sans dévoiement ; l'urine est rare, sans être plus colorée, et ne dépose pas ; il n'y a point de troubles pulmonaires.

Traitement. — Diète ; eau de gomme ; un peu de petit lait coupé, désiré par la malade ; gargarisme astringent.

Le lendemain 11 juin, la peau est d'un rouge brun ; elle est très-brûlante ; l'éruption est des plus confluentes : agitation continuelle, plaintes, vomissements souvent répétés, impossibilité de supporter les boissons ; la soif est des plus vives : du reste, même état que la veille.

Traitement. — Boissons légèrement aromatiques ; on applique sur tout le corps des compresses trempées dans un mélange de deux livres d'eau et de deux onces d'extrait de Saturne : cette application est souvent répétée.

Le 12 juin, la malade est tranquille ; elle ne vomit plus, est modérément altérée ; elle se croit dans un autre monde ; son pouls est souple, quoique fréquent ; l'affection de la bouche n'a pas augmenté. Il ne reste plus à la peau que des papules très-distinctes ; mais cette peau n'est plus rouge : au contraire, elle a une teinte bleue qui disparaît sous le doigt ; elle n'est pas brûlante.

Traitement. — Je fais continuer les mêmes moyens ; la malade les demande avec instance, disant que chaque fois que son mari a négligé de renouveler les compresses, elle a éprouvé une cuisson semblable à celle d'une brûlure, et qu'elle se sentait retomber comme dans la journée.

Le 13, je la trouve levée, assise à sa porte et exposée au soleil. Cette imprudence, jointe à la cessation trop prompte des fomentations, firent qu'elle éprouva le soir une partie des accidents du 10 juin ; mais elle fit aussitôt de nouvelles fomentations, entra très-promptement en convalescence : peu de jours lui suffirent pour reprendre ses occupations pénibles ; la desquammation fut lente et sans accidents.

Observation.

Marie M..., âgée de dix-huit ans, demeurant à la Robinière, commune de Chançay, était d'un tempérament sanguin bien prononcé ; elle était habituellement d'une bonne santé. Depuis le 15 mars, elle avait donné des soins à sa mère qui avait eu la scarlatine. Le 1er avril suivant, elle éprouva de la fièvre, de la somnolence ; ses yeux devinrent rouges et larmoyants. (Je n'ai rencontré que cette fois-ci ce dernier symptôme chez les scarlatineux, tandis qu'il s'est toujours rencontré dans la rougeole ; encore doit-on l'attribuer à ce que chez cette fille, les paupières sont habituellement injectées et les yeux humides.) Sa face était très-animée ; ses pieds et ses mains étaient engourdis ; elle avait quelques envies de vomir ; l'isthme du gosier était rouge, ainsi que le pharynx : on y voyait quelques fausses membranes; la langue était épaisse; les organes respiratoires paraissaient sains ; il n'y avait point de dévoiement. Je ne demandai point à voir l'urine.

Prescription. — Diète absolue, eau de gomme, potion éthérée, application très-souvent répétée de compresses trempées dans un mélange d'eau (deux livres) et d'extrait de Saturne (1 once 1/2). Ce mélange était chaud.

Le lendemain 2 avril, la fièvre et la somnolence étaient moindres ; la figure était moins gorgée de sang ; l'angine n'avait pas augmenté ; la langue avait perdu son enduit : elle était d'un rouge livide et papuleuse ; les nausées avaient cessé. Il y avait eu une selle sans dévoiement ; l'engourdissement des pieds et des mains était beaucoup moindre : ces parties étaient dans un état de flétrissure, qui prouvait évidemment que la veille elles étaient considérablement gonflées ; la peau, naguère rouge et brûlante, était halitueuse et semblable à une étoffe bleue vue à travers une gaze blanche. Marie ne se plaignait que d'une démangeaison très-incommode, quand on était trop longtemps sans renouveler les applications ; elle demanda un potage maigre qui lui fut accordé ; excepté cela, rien ne fut changé dans le traitement.

L'état de cette fille était encore meilleur le 3 avril ; mais les résolutifs ayant manqué vers le milieu du jour, le soir, retour de la fièvre, de la somnolence ; la peau redevint rouge écarlate, les pieds et les mains engourdis : le père vint me faire part de cette rechute. De nouvelles fomentations furent faites, et le lendemain il ne restait rien de cet accident. On continua les mêmes moyens jusqu'après le cinquième jour ; le huitième, Marie reprit ses pénibles occupations.

Du dix-huitième au vingtième jour, elle devint anasarquée ; la diète végétale et une potion éthérée suffirent pour faire disparaître cette enflure, qui n'empêcha pas cette fille d'aller tous les jours garder ses vaches. Nous reviendrons sur ce fait intéressant sous un autre rapport.

Pour compléter la démonstration que la réaction n'est pas le but qu'on doit se proposer dans l'emploi des topiques sur la peau pour le traitement de la scarlatine et autres maladies analogues, je crois devoir maintenant citer des observations qui prouvent que l'inflammation de la peau par cause externe, même à peine arrivée à un degré saillant, occasionne des accidents analogues aux maladies éruptives. Les faits suivants vont nous montrer des accidents gastro-céphaliques développés immédiatement après des brûlures peu profondes, mais larges, dues à l'inflammation de la poudre. Nous verrons ces accidents cesser aussitôt qu'on put modifier convenablement la souffrance de la peau et le faire en proportion de l'activité du traitement; une autre remarque importante à faire, c'est que ces accidents furent aussi forts que dans beaucoup de maladies éruptives. On ne pourra donc plus, par cette comparaison, les attribuer à l'action du temps sur l'organisme seulement.

Observation.

M..... D......., de Noizay, âgé de vingt-huit à trente ans, gros, court et d'apparence peu irritable, essayant d'enflammer de la poudre à l'aide d'une loupe, la crut humide; sans ôter le verre, il en projeta de nouvelle. A l'instant de cette projection, le feu gagna la poire; celle-ci en contenait une certaine quantité, elle éclata. Les mains, les avant-bras de cet homme, ainsi que son col et sa figure, furent brûlés au premier et deuxième degrés.

Quatre heures après, je lui trouvai la face un peu rouge; la barbe, les sourcils et les cheveux étaient incomplétement brûlés; il y avait quelques phlyctènes sur les joues et le front; sur cette dernière partie, elles avaient été crevées et l'épiderme enlevé; les mains, surtout la gauche, qui tenait la poire, étaient excessivement douloureuses. Il y avait quelques phlyctènes au poignet; les avant-bras étaient peu rouges et salis par le charbon.

L'inflammation n'avait pas encore eu le temps de se faire, visiblement du moins; notre malade avait le pouls plein, dur et fréquent; depuis le moment de l'accident, il était tombé dans un assoupissement qui augmentait sensiblement et n'était interrompu que par de fréquentes envies de vomir.

Partout où le derme se trouvait à découvert, je mis du papier-Joseph huilé; puis je couvris toutes les parties brûlées avec des compresses imbibées d'eau végéto-minérale froide et forte (une once d'extrait de Saturne par livre d'eau). J'ordonnai qu'on eût soin de changer souvent les compresses.

A ma visite du lendemain, D....... était levé : son pouls était souple et peu fréquent; les vomissements avaient cessé deux heures après les premières applications résolutives; la peau malade, au lieu d'être rouge et brûlante, était fraîche et un peu bleuâtre ; elle n'était douloureuse que dans les endroits où l'épiderme avait été enlevé.

Le traitement fut continué jusqu'au lendemain : alors je trouvai ce malade si bien que je fis seulement des applications de cérat de Goulard sur les excoriations qui furent guéries le dixième jour.

Observation.

En 1824, le jour des Rameaux, je fus appelé dans la varenne de Noizay pour les deux enfants de Louis B.........; en l'absence de leurs parents, ces deux petites filles avaient enflammé de la poudre qui leur avait occasionné des brûlures.

Louise, celle âgée de douze ans, qui projetait la poudre sur le feu à l'aide d'une poire, avait toute la main gauche, l'avant-bras et le tiers inférieur du bras brûlés au premier et deuxième degrés ; les mêmes parties de droite ne l'étaient qu'au premier degré. Il en était de même du visage ; le col l'était un peu davantage : il y avait même quelques portions brûlées au troisième degré, parce que le fichu avait été mis en feu et avait brûlé plus fortement les parties qu'il touchait.

Lors de ma visite, une demi-heure après, je trouvai Louise assoupie avec le pouls plein, fréquent et assez dur ; l'accident était arrivé à onze heures et demie, et, à cinq heures, elle avait déjà vomi six fois. Je couvris toutes les parties privées d'épiderme avec du cérat, et pratiquai une compression circulaire sur les membres, puis je mouillai ces appareils avec des compresses imbibées d'eau de Goulard froide, que je fis renouveler très-souvent.

L'état de cette malade diminua peu pendant vingt-quatre heures ; mais le deuxième jour, il n'y avait pas de fièvre : l'appétit était revenu. La guérison fut prompte et n'offrit plus rien digne d'être remarqué ici.

La plus jeune, celle âgée de cinq ans, eut seulement la figure brûlée ; des phlyctènes se firent sur les paupières : elle devint également assoupie et eut des vomissements ; si les accidents durèrent bien plus longtemps que chez Louise, c'est qu'elle se refusa à laisser faire des applications résolutives.

Dans l'observation suivante, nous allons voir un malheureux périr en très-peu de temps, par le fait d'une brûlure peu profonde, mais vaste ; sa mort fut précédée d'une série de troubles qu'on observe le plus communément dans le cas de scarlatines mortelles. Il est certainement impossible de rencontrer une analogie plus frappante, et ce cas, comme les précédents, démontre l'influence pernicieuse de la peau malade sur l'organisme.

Observation.

Dans les premiers jours d'août 1828, un jeune homme de dix-sept ans, éteignant de la chaux chez M. Chambellan-Petit, se laissa tomber dans la fosse, et voici ce que me rapporta M. Perrier, qui fut appelé en mon absence.

Aussitôt après sa chute, ce malheureux alla se plonger dans la rivière qui n'était qu'à quelques pieds de la fosse ; il se frotta pour ôter la chaux, ce qui enleva l'épiderme sur une grande partie des portions brûlées. La main, tout le bras et l'avant-bras gauche, le pied droit et les deux tiers de la jambe de ce côté, tout le pied gauche, ainsi que la partie externe de la jambe et de la cuisse de ce même côté, étaient rouges et en partie privés de leur épiderme : la douleur était excessive.

On couvrit toutes ces parties de linges imbibés d'eau froide, ce qui calmait, mais avait besoin d'être renouvelé très-souvent.

Presque aussitôt l'accident, des vomissements très-fréquents, une soif vive survinrent ; le pouls devint excessivement fréquent, petit et irrégulier ; la respiration s'altéra visiblement, elle devint haute, fréquente et très-pénible ; l'intellect resta sain presque jusqu'à la mort qui eut lieu quarante-huit heures après la chute.

Du froid dans le traitement de la scarlatine.

On trouvera peut-être étonnant qu'après avoir commencé par soumettre mes malades atteints de maladies éruptives à une température modérément fraîche, que sachant qu'on préconisait les effusions froides, je n'aie pas préféré cet agent à des applications résolutives ; je veux, par l'observation suivante que je pourrais accompagner de plusieurs autres, démontrer la supériorité des fomentations sur le froid, lequel répugne aux malades quand on le porte aussi loin qu'il le faudrait. Ce point de pratique me semble d'autant plus important que les applications du froid ne sont possibles que quand à la rigueur on pourrait s'en passer, enfin qu'elles sont contre-indiquées par les médecins anglais eux-mêmes dans les scarlatines malignes, ce qui se conçoit, si l'on réfléchit que dans ces cas, s'il convient de calmer l'inflammation de la peau, il faut surtout éviter toutes les causes de congestions.

Observation.

Jean A......, de Noizay, se portait habituellement bien ; le 16 juin 1825, après un travail assez fort et un bon repas, il se trouva légèrement indisposé.

17 juin. — Fièvre avec sueur au visage, vomissements, langue large, blanche au centre, rouge à ses bords ; les tonsilles sont grosses et rouges ; il a la peau comme ecchymosée, ce qui paraît d'autant plus étonnant que cet enfant a habituellement cet organe d'une blancheur extrême ; les bras et jambes sont le siége d'une démangeaison incommode. On y reconnaît quelques papules ; les pieds et les mains sont engourdis ; cet enfant est exempt de céphalalgie et de troubles pectoraux ; il n'a pas de diarrhée ; son urine est assez abondante et peu colorée ; il avait été relégué dans le derrière d'un château à murs épais ; cette chambre n'avait qu'une ouverture au nord, en face d'un rocher, et ne recevait jamais le soleil ; comme la mère répugnait à ce que j'employasse les fomentations, je mis à profit la fraîcheur humide de cet appartement ; je fis ôter les couvertures, ne laissai que le drap sur les jambes, je le tins à la diète et lui donnai de l'eau sucrée.

Le 18, Jean était assez gai, malgré la fièvre ; sa peau était moins violette, les papules étaient devenues apparentes, les vomissements avaient cessé ; on continua le froid.

Le 19, fièvre forte, somnolence, langue rouge, soif vive ; la peau est écarlate : l'éruption est évidemment confluente. Quoique ce malade soit tout nu sur son lit, sa peau n'en est pas moins très-brûlante : il se plaint du froid et exige qu'on le couvre.

Traitement. — Diète, eau gommeuse sucrée, fomentations avec un mélange de trois pintes d'eau unies à trois onces d'extrait de Saturne, qui est consommé en huit heures : car ce malade ne peut laisser sécher les compresses, sans éprouver aussitôt une démangeaison intolérable.

Au soir, la peau est beaucoup moins rouge ; le pouls est tombé de plus de cent pulsations à quatre-vingts. On continue.

Le 20, état très-satisfaisant, point de nausées, point de soif, désir d'avoir des aliments. L'éruption n'est pas encore à sa fin ; cependant la peau est pâle et peu chaude, le pouls est souple et peu fréquent. Une selle a eu lieu dans la matinée : l'urine est rouge sans sédiment. Bouillon maigre, boissons amylacées ; les fomentations sont moins souvent répétées.

Le 21, mieux complet ; l'éruption touche à sa fin : le mal de gorge est toujours aussi léger que le premier jour. Potage maigre ; on cesse les fomentations.

Le 22. — Depuis ma dernière visite, il s'est fait une nouvelle réaction à la peau dans les parties que le malade a grattées : on y a appliqué des compresses d'oxycrat tiède ; la nuit a été bonne, et je n'ai plus revu ce malade.

Au mois de mai 1828, je fus encore témoin des inconvénients du froid par le fait suivant, qui démontre combien il est peu facile de répercuter la

scarlatine ; le lecteur voudra bien en conserver le souvenir, lorsque je traiterai cette grave question.

Observation.

Le nommé B... .., qui demeurait à la porte Heurtaut, à Amboise, m'appela pour donner des soins à son fils, âgé de dix-sept à dix-huit ans, atteint
d'une scarlatine assez confluente ; la fièvre était forte, le pouls fréquent,
plein, la peau très-rouge, brûlante. Il avait des vomissements fréquents, du
délire, point de diarrhée. L'angine était modérément forte, la soif vive ; il
était au troisième jour.

Je donnai de l'eau de tilleul et fis couvrir tout le corps de compresses
d'oxycrat chaud.

Le lendemain, la peau était moins rouge, moins brûlante ; on distinguait
beaucoup de papules ; l'angine n'avait pas augmenté, la soif était peu vive,
les vomissements avaient cessé : on continua le traitement.

Le quatrième jour au matin, même état, mêmes moyens ; mais, au soir,
je fus rappelé. B...... était froid, agité, avait des pressentiments sinistres ; sa
peau était décolorée, son pouls petit, sa respiration fréquente : difficulté à
avaler, médiocre ; point de vomissements, point de nausées, ni de diarrhée,
point de délire. Je pensai que tout cela pouvait tenir à ce que l'on avait
laissé trop fortement refroidir les linges servant aux fomentations dans le
moment où la réaction de la peau avait cessé ; je donnai une potion légèrement éthérée, de l'eau de tilleul chaude, et fis mettre le malade dans des
linges secs, et, le lendemain, son état était aussi satisfaisant que possible ;
sa convalescence fut courte.

De la Répercussion.

On ne doit pas qualifier de perturbateur un mode de traitement qui ne
produit point de mouvements violents dans l'économie, point de crises, qui,
en un mot, calme aussitôt qu'on le met en usage, et ne discontinue pas de
calmer sans développer ailleurs d'autres fluxions, qui, loin de là, calme, au
contraire, dans la plupart des cas, celles qui sont imminentes et même déjà
commencées, et enfin ne laisse rien après lui qui puisse faire supposer que
la maladie cutanée, une fois apaisée, a porté ou laissé quelque part une
influence fâcheuse.

La première observation qui va suivre, est celle d'une jeune personne
très-sanguine, dont la mère était morte quelques jours auparavant, au quatrième jour d'une scarlatine traitée par les antiseptiques et les antispasmodiques réunis. Chez cette jeune fille très-effrayée d'être atteinte de la maladie

qui avait causé la mort de sa mère, des accidents histériques se développèrent pendant les fomentations, 'et l'on verra si l'on peut raisonnablement leur imputer ces accidents.

Observation.

Mlle L. . aînée, âgée de quinze ans, est grande, grosse, pléthorique ; elle est sujette aux rhumes. Le 11 avril, elle est prise de fièvre, avec douleur de gorge, envies de vomir, dévoiement très-fort.

Le 12, l'éruption scarlatineuse est très-apparente, la peau très-rouge et sèche, la fièvre très-forte ; continuation des nausées, du mal de gorge, de la soif ; le dévoiement a beaucoup augmenté.

Le 13, la scarlatine paraît devoir être confluente ; la fièvre est la même ; le dévoiement est si fort que notre malade a cinq selles par heure ; continuation des nausées ; l'angine n'augmente pas sensiblement ; son chirurgien fait faire des fomentations avec six onces d'alcool, deux onces d'extrait de Saturne, quatre onces de vinaigre unies à deux livres d'eau ; elles sont renouvelées souvent ; la peau qui a pâli, est halitueuse ; les papules apparaissent par autant de petits points rouges. La fièvre se soutient, les nausées se calment ; le dévoiement a diminué, au point qu'il n'y a eu que trois selles dans la journée ; soif modérée, mais, vers le soir, la malade éprouve des douleurs lombaires. L'hypogastre est douloureux à la plus légère pression ; de plus, la malade accuse la sensation d'une boule qui remonte de l'épigastre à la gorge : elle attribue cet état au froid qu'elle éprouvait toutes les fois qu'elle allait à la selle ; car les personnes qui l'entouraient, la laissaient se lever, quoiqu'elle fût couverte de linges mouillés. On cesse les fomentations.

Dans la nuit, évanouissement répété plusieurs fois. Le 14, je fus appelé en consultation : j'obtins les renseignements que je viens de donner, mais je ne pus rien savoir de positif sur le régime et les boissons prescrites. Cependant, ce que je puis assurer, c'est qu'elles étaient excitantes, et que notre malade n'avait pas cessé de prendre du bouillon de bœuf en abondance. L'angine est légère, la langue est large, blanche et pointillée, la face très-rouge, la sclérotique injectée, le pouls très-fréquent, plein, dur ; le ventre, sensible à la pression, est tendu. La soif est vive, la scarlatine paraît modérément confluente. Sa peau encore rouge et sans trop de sécheresse, est brûlante depuis qu'on a cessé les fomentations ; le dévoiement est revenu assez fort pour produire encore quatre à cinq selles par heure : il avait repris ainsi dès la veille au soir.

Prescription. — Supprimer le bouillon ; eau de riz ; donner toutes les heures une cuillerée d'une potion gommeuse avec addition de huit gouttes d'opium de Rousseau et vingt gouttes d'éther ; donner toutes les deux heures un quart de lavement d'amidon opiacé ; quinze sangsues aux cuisses, fomentations émollientes sur l'abdomen.

La nuit du 14 au 15 est moins mauvaise que la précédente ; cependant les accidents hystériques sont assez forts.

Le 15 au matin, notre malade est mieux ; la scarlatine est à peu près éteinte, la fièvre est presque nulle, la diarrhée a cessé ; il n'y a plus de soif, plus de douleur épigastrique, ni d'opression ; désir de manger : bouillon de veau et eau de riz ; on continue la potion ; on supprime les lavements et les fomentations.

Je cessai de voir cette malade, mais j'appris que, dans la nuit suivante, la première apparition des règles s'était faite abondamment et sans accidents, que la convalescence fut prompte et franche ; cette jeune fille, que je n'ai point perdue de vue, est aujourd'hui une femme de belle stature, très-pléthorique ; ses règles sont restées abondantes et quelquefois accompagnées d'accidents analogues à ceux que j'ai notés ci-dessus.

Il n'est pas besoin de grands commentaires pour démontrer que dans ce cas le traitement topique n'était pour rien dans le développement des accidents hystériques. Il est présumable que la scarlatine, sous l'influence de ces ingestions de bouillon et de boissons stimulantes, aurait au moins produit ces accidents, quand bien même ce n'eût pas été le moment de la première apparition menstruelle. Il suffit de rappeler que la scarlatine affecte tellement les voix génitales de la femme, que la plupart de celles grosses qui l'éprouvent à cette époque évitent difficilement l'expulsion de l'œuf.

Je crois ne devoir pas passer sous silence l'observation suivante, qui est celle d'une femme qui fut prise d'une ophtalmie aiguë, immédiatement après la scarlatine.

Observation.

La femme P..., âgée de 45 ans, du Gros-Ormeau, commune de Noizay, qui était maigre, mais habituellement bien portante, était depuis longtemps affectée d'une ophtalmie palpébrale chronique avec onglet. Il résultait de cette disposition que son ophtalmie revenait souvent à l'état aigu. Le 1er octobre 1826, je la trouvai dans l'état suivant : céphalalgie très-intense, vomissements continuels depuis deux jours, soif, bouche pâteuse, langue large, blanche au centre, un peu rosée à la pointe, pas de toux , douleur à l'épigastre assez forte, pouls plein, très-fréquent, peau sèche et brûlante, douleurs contusives, surtout dans le dos, urine rare. A l'eau de gomme, à la diète, et aux quinze sangsues à l'épigastre, j'ajoutai des fomentations émollientes.

2 octobre. — Pressentiments sinistres, agitation extrême, soif plus vive,

vomissements fréquents, pouls dur, serré et irrégulier, langue comme la veille ; l'épigastre est bien plus douloureux, le ventre dur, contracté. L'accroissement des symptômes sous l'influence de la prescription que j'avais faite et que je savais avoir été ponctuellement exécutée, le pouls irrégulier, la chaleur excessive de la peau et surtout sa coloration insolite pour un semblable état, me firent penser à la scarlatine que je n'avais pas vue dans ce village depuis deux ans. La gorge est rouge avec quelques petits points blancs sur les tonsilles ; les mains, vues de près, sont rouges, gonflées, engourdies ; quelques papules sur les avant-bras commencent à devenir apparentes. — Eau de gomme, fomentations chaudes fortement saturnisées : trois onces par pinte.

3 octobre. — Les vomissements ont cessé, l'agitation n'est plus la même ; la malade a dormi presque toute la nuit ; son pouls est plein, régulier, sa peau halitueuse, légèrement bleuâtre, les papules plus apparentes que la veille ; soif modérée, langue épaisse, moulée sur les dents ; déglutition difficile. Je trouve sur la partie interne du mollet gauche trois furoncles superficiels en suppuration ; mais ils étaient desséchés et entourés d'un gonflement dont la couleur était à peu près semblable à celle déterminée par les piqûres d'abeilles ; avant la maladie, ils étaient rouges et douloureux ; le contraste de cette altération devenait plus saillant par la couleur morbide du reste de la peau, ce qui ne s'est dissipé qu'à mesure que le tissu a repris son état normal ; alors ils sont redevenus rouges et douloureux.

Les moyens prescrits à la deuxième visite furent continués jusqu'au 6 octobre ; je fis sur l'isthme du gosier des applications d'une solution de nitrate d'argent, et la malade fut bientôt convalescente ; mais le dixième jour, elle fut arrêtée par un retour d'ophtalmie aiguë qui suivit sa marche accoutumée ; c'est la seule lésion oculaire que j'aie constatée depuis que je me suis occupé de la scarlatine.

Si j'ai rapporté ce fait, c'est pour plus d'exactitude ; mais il est évident que l'ophtalmie n'a rien eu d'insolite avec ce qui se passait habituellement et a suivi ses périodes ; mais il est bon de noter en passant que la marche des furoncles, entravée par la scarlatine, a progressé après cela sans autres anomalies.

Observation.

Madame B......, de Noizay, a 29 ans, et depuis l'âge de 17 ans, époque à laquelle elle a contracté une péritonite puerpérale, elle a conservé une menstruation douloureuse et est restée sujette à des accidents gastro-utérins très-graves qui, ayant été traités d'abord par des médications perturbatrices, ont eu les plus fâcheux résultats.

Chez cette femme assez bien constituée, en apparence, j'ai vu un sinapisme appliqué pendant deux heures produire de fortes convulsions ; quelques années plus tard, un vésicatoire volant de quatre pouces de diamètre,
mis avec du papier Joseph et laissé seulement le temps suffisant pour ampouler la peau sans que l'épiderme fût ôté, détermina de la fièvre, des accidents cérébraux et un étouffement des plus forts ; ce qui prouve, je crois,
combien chez cette femme, la peau malade avait d'influence sur tout l'organisme entier.

Le 24 juin 1825, elle éprouva un léger malaise.

Le 25, diarrhée très-forte, nausées continuelles, pouls plein et fréquent,
peau sèche et brûlante, bouche pâteuse ; la langue est large et blanche, ses
papilles sont très-développées ; la déglutition est très-douloureuse, l'isthme
du gosier très-rouge et tuméfié ; le cerveau et la poitrine ne donnent pas de
signes de souffrance.

Traitement. — Diète absolue, eau sucrée, 15 sangsues au col.

Le 26 juin au matin, même état que la veille ; la peau est injectée, quelques
papules paraissent sur les avant-bras et les jambes ; les pieds et les mains
sont engourdis, on rafraîchit l'appartement et l'on ôte une partie des couvertures.

' Au soir, la peau est évidemment toute papuleuse ; l'éruption est confluente ; la malade accuse de fortes douleurs dans le col, les lombes et les
membres. Il est même impossible de toucher ces parties sans faire pousser
des cris. Le pouls est serré et d'une fréquence extrême : il ne me paraît
pas irrégulier ; le ventre est douloureux au toucher ; la soif est très-
vive, l'urine est ictérique ; le dévoiement est calmé, les vomituritions sont
plus rares. J'apprends que cette malade sera le 28 à son époque menstruelle.

Tout faisait donc présager une scarlatine pour le moins assez grave. Je
fis mettre trois onces d'extrait de Saturne dans deux pintes d'eau et faire
des fomentations, et je donnai pour unique boisson de l'eau sucrée aromatisée avec un peu d'eau de fleurs d'oranger.

Le 27 juin au matin, chaleur halitueuse, pouls plein, mais souple, donnant
à peine 80 pulsations ; la peau est chagrinée comme dans le frisson : elle est
d'un blanc bleuâtre, excepté au dos, aux aisselles et à la figure où il n'y a
pas eu application des fomentations. Dans ces parties, elle est très-rouge et
gonflée : là, la douleur y est si vive que la malade dit qu'elle se croit sur un
brasier, et demande instamment qu'on y fasse appliquer des compresses
mouillées ; la bouche et la gorge sont à peu près dans le même état que la
veille. La soif n'est pas forte ; plus d'envies de vomir ; il y a eu une selle
sans dévoiement, l'urine est brune, des flocons fibrineux assez nombreux
flottent dedans. — Même traitement.

Au soir, fièvre presque nulle : le col et la face sont très-rouges et gonflés, point d'accidents cérébraux, les douleurs sont moins vives, excepté aux lombes; mêmes moyens.

28 juin au matin, même état, excepté que la peau est plus rouge (les fomentations n'ayant été faites qu'une seule foisdans toute la nuit parce que la malade a dormi); l'urine contient moins de sang; mêmes moyens.

A ma visite du soir, j'apprends que les règles ont paru à midi, qu'elles coulent peu, mais sans douleur : notre malade a bu et uriné davantage.

29 juin. — L'écoulement utérin est assez fort, les douleurs lombaires sont beaucoup diminuées, l'urine est toujours mêlée de sang, l'éruption est à peu près disparue dans les endroits où les fomentations ont été constamment faites; on les cesse.

30 juin. — Le pouls est plein, à peine fébrile; la face, le col et les aisselles sont les seules parties encore rouges, les papules touchent à leur fin, la gorge est moins malade. Pas de soif, ni de désir de manger; les bras et les membres abdominaux sont encore douloureux, l'urine jaune ne contient plus de traces de sang : boissons amylacées.

1er juillet. — Il ne reste plus que les douleurs des membres qui se dissipent en quelques jours sous l'influence des frictions avec l'huile de laurier. Il ne survint pas d'autres accidents et la malade reprit très-vite ses occupations.

L'observation suivante est celle d'une jeune fille affectée d'un catarrhe pulmonaire chronique qui passait souvent, et pour la plus légère cause, à l'état aigu; cette disposition héréditaire était encore aggravée par un eczéma du cuir chevelu des plus complets, lequel disparaissait à chaque recrudescence du catarrhe; cette observation est faite pour démontrer aux plus incrédules que les résolutifs appliqués sur la peau des scarlatineux n'augmentent en rien l'affection pulmonaire.

Observation.

A... L.., de Vernou, âgée de dix ans, éprouva le 31 mars 1824, de la fièvre, des vomissements avec angine très-forte.

Le 1er avril, la fièvre augmente, l'angine fait des progrès qui inquiètent les parents; on applique une assez grande quantité de sangsues qui saignent abondamment et soulagent.

Le 2 avril, je suis adjoint au médecin ordinaire : A... est très-agitée, se plaint d'une céphalalgie très-forte; sa langue et les parois de sa bouche sont tapissées de fausses membranes, de papules et d'aphthes, les tonsilles sont très-grosses, le pouls est petit, fréquent, irrégulier; la soif très-vive ne peut être satisfaite à cause de la difficulté d'avaler; la voix est nasillarde, la toux grasse comme d'habitude, l'urine est rare et rouge, le ventre est douloureux à la pression; il y a de la diarrhée; la peau est couverte d'une infinité de papules, elle est rouge sur le torse, livide sur les membres qui sont engourdis.

Je fais ôter une grande quantité de vêtements qui surchargeaient le lit; on rafraîchit l'appartement; on supprime le bouillon et le petit lait pour leur substituer l'eau de riz légère. On fait sur tout le corps des fomentations avec de l'eau, du vinaigre, de l'extrait de Saturne; on donne toutes les demi-heures une demi-cuillerée d'une potion gommeuse avec addition de quelques gouttes de laudanum ou d'éther sulfurique.

Le 3, la peau est affaissée, pâle, peu chaude, halitueuse; les papules semblent être en moindre quantité, le pouls plein, la soif moins vive, le gosier ainsi que la bouche sont dans le même état; il n'y a plus de diarrhée ni de coliques.

Je suis témoin d'une application de ces linges mouillés; il s'en suit un frisson et un tremblement assez fort, parce que le mélange n'est pas assez chaud. Je recommande de faire chauffer davantage et de ne procéder au renouvellement des compresses que par parties et successivement; cette précaution est un peu trop tardive, car dès le soir il y a un surcroît d'irritation pulmonaire : mêmes moyens.

Le 4, l'éruption, la fièvre et tout ce qui en était la conséquence a disparu, excepté les aphthes et l'angine qui persistent ; on leur oppose le collutoire muriatique et, en cinq jours, ces parties sont revenues à l'état normal.

Quant au rhume qui m'inquiétait, il n'eut pas d'autres suites que tous ceux que cette jeune fille avait éprouvés en raison de sa mauvaise habitude pulmonaire. Serait-il prudent de se fier à cette innocuité? Je ne veux pas le laisser croire : trop de précautions ne peuvent nuire.

En rapportant ces observations qui démontrent quel cas il faut faire des craintes de la répercussion, je me reporte à 50 ans, je veux dire à la thèse de Bretonneau sur la compression dans les cas de phlegmon diffus et d'érysipèle des membres. Ce travail si remarquable et que ses élèves n'ont pas fait assez valoir, est le plus grand argument contre cette crainte chimérique qu'il sera si difficile de détruire dans le peuple, que le phlegmon de tout un membre traité par la compression peut moins faire craindre la répercussion si elle doit avoir lieu, que celle de l'érysipèle de la face? voilà pourquoi ne pouvant appliquer la compression sur la figure, j'ai substitué les astringents à ce moyen, et je puis dire, que depuis 47 ans, je n'ai pas vu un seul malheur après l'emploi de cette médication.

Mon nécrologe.

Il n'est pas de méthode de traitement, quelque mauvaise qu'elle soit, qui ne puisse être présentée avec des raisonnements et des faits à l'appui, qui lui donnent quelque crédit : la scarlatine, comme les autres maladies exanthématiques, est du nombre de celles qui offrent des cas si peu graves que les malades guérissent quelquefois par les méthodes les plus extravagantes. Aussi n'ai-je pas tardé à sentir, dès le commencement de ces recherches, que, pour qu'elles aient quelque valeur, il faut que le lecteur soit mis dans la confidence plutôt de mes revers que de mes succès, afin qu'il puisse juger si j'ai raisonné juste et atteint mon but.

Ce chapitre, qui donne l'état fidèle de mes revers, contiendra neuf observations, aussi détaillées que possible, des malades qui ont succombé dans les périodes plus ou moins avancées de l'éruption scarlatineuse et après avoir été soumis aux fomentations.

Quant à ceux qui ont succombé dans l'état chronique, c'est-à-dire après la période d'éruption, leur histoire se trouvera soit au chapitre de l'anasarque scarlatineuse, soit à celui de l'angine : car je ne veux taire aucun des faits malheureux que j'ai observés.

Observation n° 1.

Louis L...., de Reugny, 19 ans, blond, peau vasculaire, taille moyenne, mais de large stature, depuis un mois était valétudinaire par suite d'une irritation gastro-intestinale. Le 11 juin 1825, après avoir dîné copieusement, il fut pris, vers trois heures, d'une forte fièvre avec mal de gorge : ces accidents s'accrurent jusqu'à ma visite du lendemain 14 juin, à huit heures du soir. A ce moment, il était dans une agitation presque continuelle, et se croyait, disait-il, dans un four assez chaud pour cuire du pain. Il avait la peau sèche, d'un rouge brun et complétement couverte d'une quantité infinie de papules miliaires, qui lui causaient une démangeaison excessive. La soif était inextinguible : j'ôtai de ses côtés un plat plein de rôtie au vin blanc, dont il avait bu une quantité considérable, si j'en juge par le liquide qu'il but depuis ce moment jusqu'au lendemain, la soif ayant été la même ; le pouls était petit, serré, excessivement irrégulier et très-fréquent, la langue large, blanche, épaisse et très-parsemée de petits points rouges, l'intellect sain, mais obtus. Il sortait par le nez une quantité considérable d'un ichor fétide ; les tonsilles étaient peu gonflées, rouges ; la déglutition n'était pas très-pénible ; il n'y avait point de vomissements, ni de diarrhée ; le ventre était souple, l'urine peu abondante, rouge, sans sédiment.

Prescription.—Eau de gomme et eau pannée, dont il boit au moins quatre litres en douze heures ; conseil de rafraîchir l'appartement qui était une véritable étuve où l'air ne pouvait se renouveler. Le malade devait être couvert de compresses d'eau de Saturne, fréquemment renouvelées, à peine tièdé :

aucune de ces précautions ne fut observée. L'air de cette étuve ne fut même pas renouvelé ; deux seules compresses imbibées furent mises sur le ventre et les cuisses ; la mère, seule garde qui vaquait aux soins de la ferme, fut d'une incurie inconcevable ; ces deux seuls linges ne furent ni maintenus, ni renouvelés.

Le lendemain matin à 8 heures 1/2, je trouvais tous les signes précurseurs de la mort : sens obtus, état soporeux, yeux ternes, chassieux, respiration haute, pouls incapable d'être compté, tant les battements étaient fréquents et irréguliers : même état de la peau, quoique les papules fussent plus saillantes. Je n'ai jamais observé une plus grande confluence, ni éprouvé une sensation de chaleur à la main plus forte en touchant un malade ; point d'autres changements notables. Je couvris moi-même L..... de compresses. Il sortit de sa torpeur pour témoigner combien il était soulagé, ajoutant que les linges se réchauffaient beaucoup trop vite. Je recommandai vainement de proportionner les soins au danger et de renouveler souvent les linges. Qu'on juge si cela fut fait : il ne fut pas dépensé deux litres d'eau blanche en dix heures.

A six heures du soir, j'appris que c'était moi qui, en le mouillant, lui avais arraché la dernière plainte. La respiration était stertoreuse, les yeux fixes, les pupilles contractées, la face vultueuse, les extrémités pâles ; la rougeur allait décroissant du corps aux extrémités. Il y avait eu encore une quantité considérable de boissons donnée : le pouls était moins serré, plein. Je titillai la luette et déterminai un vomissement considérable.— Potion éthérée, saignée ; trois heures après, le malheureux avait cessé de vivre.

Observation n° 2.

L....., de Chançay, âgé de 36 ans, grand, mais d'une maigreur squelettique : malgré cet état et des plaintes continuelles, il n'en exerçait pas moins sa profession de cultivateur. Le 10 juin 1825, après être resté longtemps exposé au soleil, il fut pris de fièvre avec mal de gorge. Comme il était enchifrené et qu'il toussait, il se crut seulement enrhumé ; les tonsilles étaient rouges : on y voyait quelques point blancs ; la langue blanche, large, les douleurs contusives me portèrent à diagnostiquer la scarlatine. Il n'y avait cependant encore ni vomissements, ni aucune trace de lésion de la peau qui fût appréciable.

Prescription. — Pédiluves, gargarisme acidulé, eau d'orge.

Le 11 au matin, quelques envies de vomir, mal de gorge modéré ; langue blanche, moulée sur les dents, pouls fréquent, peau brûlante et sèche, céphalalgie sus-orbitaire ; la toux a disparu ; selle moulée ; l'urine est peu colorée.

Prescription. — Eau d'orge et de gomme, pédiluves ; on accorde du bouillon que le malade réclame impérieusement. Le 12 au matin, même état : seulement la bouche est un peu sèche, quelques papules sont apparentes; je touche les tonsilles avec le collutoire muriatique: eau de gomme, bouillon.

Au soir, épigastre douloureux, hoquet, langue sèche, pouls très-fréquent, petit; la peau paraît grossie comme lorsqu'elle est vue à travers une loupe; le malade s'est couvert dans son lit : il a mangé de la soupe.

Prescription. — Diète, enlever une partie des couvertures, rafraîchir l'appartement, couvrir le corps de compresses imbibées d'eau végéto-minérale tiède, eau sucrée.

13 au matin : même état que la veille; le malade n'a permis qu'une seule application qui a été suivie de sommeil : même prescription, si toutefois le malade cède.

Au soir, il n'a point été à la selle, il a uriné souvent : la fièvre ainsi que la soif modérées, tiraillements d'estomac; les fomentations ont été faites la moitié de la journée : depuis, le malade s'y est obstinément refusé, alléguant qu'il ne peut se remuer sans avoir froid, et, chose incroyable, malgré de si pitoyables raisons, et quoiqu'il fût prévenu du danger de sa position, rien ne put le faire céder.

Prescription : petit-lait, eau d'orge.

14. — L'éruption, qui, la veille, semblait s'arrêter, paraît extraordinairement confluente. L....... se plaint de brûler comme à l'exposition d'un feu ardent; douleur épigastrique, langue humide, gorge peu douloureuse, déglutition aisée, soif modérée, pouls petit, très-fréquent et irrégulier, diarrhée

Prescription : eau de riz, sangsues à l'épigastre; il n'en peut être mis que huit.

A 2 heures, il se lève et éprouve une syncope d'assez longue durée. Hoquet très-fort : une cuillerée de potion avec de l'éther le calme, mais notre indocile refuse obstinément les suivantes : même état du pouls et des autres symptômes, agitation extrême produite par le malaise de la douleur cuisante de la peau.

10 heures, crachotements, hoquet très-fort, pouls d'une excessive vitesse, même agitation, peau rouge, brune et tuméfiée; il refuse même de simples ablutions.

Le lendemain à 4 heures du matin, il succombe après avoir passé la nuit ja plus agitée, s'être levé, promené dehors pour calmer le feu qui le dévorait. Je n'ai pu faire les recherches cadavériques.

Observation n° 3.

A la fin de juin 1826, j'eus occasion de soigner M... R..., de Chançay, âgé de 19 ans, cheveux châtains. Il avait les tonsilles grosses et rouges, le pouls fréquent, un peu irrégulier, les mains brûlantes, engourdies, mais sans aucune apparence d'éruption, quoique l'isthme du gosier n'eût point d'enduit blanc, que la langue fût peu aphtheuse; je pensai que la chute de l'épiderme serait néanmoins la suite de cette variété de scarlatine qui n'offrait que cela d'intéressant. Je le visitai régulièrement jusqu'au sixième jour, sans trouver traces de papules ; ce garçon eut une fièvre assez forte pendant tout le temps : à peine mieux, il s'en va chez son père où il porte la scarlatine, comme nous allons le voir ; quinze jours après, je le trouvai en pleine desquammation.

Son père, âgé de 48 ans, est un homme épuisé de fatigues par son métier de vigneron ; il est maigre et très-irritable. Ce jour-là, 10 juillet, la déglutition est très-difficile, sans qu'il y ait une maladie bien notable de l'isthme du gosier, ni dans le pharynx. Ces parties sont rouges ; vomissements souvent répétés ; pouls fréquent, irrégulier; la langue est large, blanche, la peau sèche, mais il n'y a rien qui puisse faire soupçonner une éruption ; le cerveau et la poitrine paraissent sains ; il n'y a point de diarrhée ; crachements abondants de matières filantes, glaireuses. Le malade prétend qu'elles l'empêchent d'avaler sans vomir. Au fait, sa gorge semble en être toujours pleine, car, quand il veut parler, la voix paraît passer à travers ce liquide. Toute la famille étant atteinte de la scarlatine, je ne doutai plus que ce malheureux ne fût au début de cette maladie.

Prescription. — Eau de tilleul, fomentations souvent répétées d'oxycrat tiède.

11. — Pouls fréquent ; peau modérément chaude ; peu d'angoisses ; presque plus d'envies de vomir ; voix toujours altérée ; soif médiocre ; point de papules apparentes ; la peau est rosée. — Même prescription.

12 juillet. — Le malade ne paraît conserver de sa maladie qu'un crachement et un peu de dispositions à vomir quand il veut avaler quelques liquides, surtout les gommeux ; son pouls est souple, peu fréquent, sa peau halitueuse, rosée ; il a été une fois à la selle ; l'urine n'est point examinée ; il n'a point de troubles pectoraux ; le cerveau paraît sain. Je maintiens ma prescription de la veille et je quitte mon malade à neuf heures du matin. La journée était excessivement chaude ; l'appartement qu'il habitait ne pouvait être rafraîchi notablement. A peine étais-je sorti que, conseillé par des voisins, le malade se débarrassa des fomentations, et à une heure son état redevint mauvais.

Le 13, à deux heures de l'après-midi, j'étais loin de penser à cette faute grave. Je le trouvai avec la peau généralement couleur lie de vin (au matin elle était rouge écarlate) ; son pouls était petit, irrégulier et intermittent, l'intellect parfaitement sain, les pupiles très-dilatées ; la respiration était fortement gênée : cette fonction ne s'exécutait que par de grands efforts d'élévation des côtes, ce que le malade attribuait à ce qu'il n'avait pas été à la selle depuis la veille. La trachée semblait pleine de mucus ; le pharynx et les tonsilles étaient à peine rouges et tuméfiés ; l'épigastre était douloureux ; les vomissements paraissaient plus fréquents depuis la veille que dans les premiers jours ; la soif était vive et chaque verrée de tisanne ingérée augmentait l'oppression. Il mourut à quatre heures ; l'autopsie ne put être faite.

Observation n° 4.

M... J..., de Nazelles, âgée de dix-neuf ans, grande, brune, bien constituée, réglée depuis six mois, voyait peu abondamment et sans douleur ; elle fut atteinte, le 25 février 1826, de vomissements avec diarrhée très-forte, de fièvre, rougeur livide de la peau. (*L'un de ses frères était mort quinze jours auparavant, après avoir éprouvé les mêmes symptômes ; sa maladie avait duré trois jours ; aucun médecin n'avait été consulté.*) Je fus mandé seulement le deuxième jour : j'étais absent ; le père et la mère refusèrent tout autre médecin ; ce ne fut donc que le troisième que je pus lui donner des soins.

Au moment de ma visite, la peau était d'un rouge violet, tellement couverte de papules qu'elles ne pouvaient se distinguer : on croyait voir ce tissu à travers une très-forte loupe ; les mains étaient si gonflées qu'à peine si les doigts pouvaient être fléchis ; la langue et l'isthme du gosier étaient rouges, recouverts de mucus, la langue pointillée, la face vultueuse, les yeux injectés, hagards ; la parole était entrecoupée ; la respiration était haute, saccadée, avec gargouillement dans la trachée. Cette malheureuse était dans la plus grande agitation, faisant des efforts continuels pour vomir un peu de matières bilieuses, se présentant à chaque instant sur le pot, plutôt pour faire des efforts que pour aller à la selle, enfin tourmentée du besoin d'une position où elle pût trouver un peu de soulagement à la cuisson excessive qu'elle endurait ; son pouls était tellement petit, fréquent, irrégulier, qu'il fut absolument impossible de compter quelques pulsations ; le ventre était contracté ; surdité incomplète, faculté intellectuelle saine.

Prescription. — Eau sucrée, potion avec éther, lotions sulfureuses ; on commença à dix heures.

A trois heures, je la trouvai ayant la peau beaucoup moins rouge, mais les papules saillantes et plus rouges que le reste, la langue blanche au centre, son pouls donnant de cent dix à cent vingt pulsations à la minute, les yeux moins hagards, la respiration et la parole beaucoup moins altérées ; il y avait deux heures qu'elle n'avait fait des efforts pour vomir ; elle ne faisait plus que deux selles par heure, c'est-à-dire trois fois moins qu'à ma première visite ; les lotions avaient été faites toutes les heures : la malade s'y refusait à cause de la douleur cuisante qu'elle éprouvait. — Même prescription ; seulement je fis affaiblir la dissolution hydro-sulfureuse ; malgré cela, Marie s'y refusa obstinément.

Comme j'étais retourné auprès de ma mère, que je n'avais plus que quelques jours à posséder, il ne resta personne pour exciter les père et mère trop faibles pour empêcher Marie de faire à sa volonté ; bientôt la peau passa du rouge au violet ; la diarrhée reparut ainsi que les vomissements, et la malade expira le lendemain matin à six heures, en se couchant après s'être mise sur le pot de nuit.

Nécropsie, vingt-deux heures après. — La peau est couverte de papules miliaires, plus fortes au dos, aux poignets et aux cuisses ; elle est livide dans toutes les parties déclives ; en l'incisant ainsi que le tissu sous-jacent, il s'en écoule une quantité infinie de gouttelettes de sang noir ; les vaisseaux sous-cutanés sont très-développés ; les ganglions des aines, qui sont les seuls que je me sois donné la peine d'examiner, sont gros comme des haricots, peu durs et d'un rouge-violet.

Tête. — Rien de remarquable ; seulement les veines cérébrales et méningiennes sont gorgées de sang ; cerveau de consistance ordinaire, un peu de sérosité dans les ventricules, col, poitrine et pharynx rouges, tonsilles grosses comme des avelines : elles laissent sortir, par la pression, du mucus encore peu épaissi, qui vient manifestement de l'intérieur des follicules ; trachée pâle ; poumons sigillés, pleins de sang, sans traces d'inflammation ; le cœur plein de sang ne paraît pas s'éloigner de l'état normal.

Ventre. — Estomac légèrement distendu : une grande tache rouge violet occupe son grand cul-de-sac, un mucus blanc rougeâtre la couvre : le reste de ce viscère est pâle ; le foie est dans son état naturel ; jamais je n'ai trouvé les intestins grêles plus uniformément transparents et non injectés ; les matières qu'ils renferment sont très-également réparties ; l'ileon près du cœcum en contient un peu plus, sans être beaucoup plus rouge ni injecté ; le cœcum, le colon et le rectum sont également d'une pâleur remarquable, vides et modérément contractés ; les ganglions mésentériques ne sont pas développés ; les reins sont à leur extérieur rouges et comme ecchymosés ; la vessie est pâle.

Observation n° 5.

T..., de Mosny, près Amboise, est âgée de huit ans, grosse, pâle ; elle a un gros ventre par suite de fièvres, les cheveux blonds. Le jeudi 6 mars 1828, frissons, envies de vomir, lassitude, soif, mal de gorge.

7 mars. — Pouls fréquent, peau chaude, langue large, blanche ; à travers cet enduit, on voit de petites papules rouges ; les tonsilles sont rouges, douloureuses, peu gonflées ; il en est de même du voile du palais ; cette petite fille est agitée, n'a plus d'envies de vomir ni de dévoiement, de toux et autres troubles de la respiration ; douleurs de tous les membres ; elle ne se plaint pas plus de l'épigastre que du reste ; l'urine n'offre rien de remarquable : elle est peu colorée.

Je porte sur l'isthme du gosier un pinceau imbibé de nitrate d'argent dissous : diète absolue, eau sucrée et de tilleul, refus des gargarismes.

8 mars au matin : même état que la veille, si ce n'est que la gorge est

moins douloureuse et le pouls très-fréquent ; la peau, vue de près, paraît comme chagrinée : elle n'est pas rouge, mais chaude et sèche ; la voix n'est pas altérée, la langue est blanche, les points rouges qu'elle porte sont très-saillants ; toutes les questions que j'adresse à cette petite sont négatives, tant elle redoute une prescription quelconque.

Continuation des mêmes moyens ; c'est en vain que j'ordonne de tenir la malade fraîchement.

A neuf heures du soir, agitation extraordinaire ; toute la peau est d'un rouge cerise, mais principalement le côté gauche sur lequel la malade se tient habituellement couchée. Ce côté est aussi couvert d'une bien plus grande quantité de papules. Il n'y a point de délire ; la déglutition se fait comme le matin ; la soif est excessive, le pouls si irrégulier et fuyant, qu'il est impossible de compter six pulsations de suite ; point de vomissements ; il y a dans la journée une seule selle demi-solide.

J'obtiens la promesse que l'enfant sera couverte de compresses d'oxycrat tiède : cela fut fait, en effet, mais une seule fois. Néanmoins, le 19 mars à dix heures, j'apprends qu'elle a bien passé la nuit et dormi jusqu'à cinq heures du matin, qu'elle n'a plus été agitée, ni poussé des cris comme elle le faisait continuellement, mais que depuis ce temps elle est moins bien. Au moment où je la visite, la peau est moins rouge, halitueuse ; les papules sont confluentes ; leur saillie est des plus fortes que j'ai notées, à gauche surtout ; la langue est fortement couverte d'enduit pultacé, à travers lequel les papules sont encore saillantes ; voix rauque, déglutition facile, intellect sain, pouls fréquent, plein et à peine irrégulier ; mêmes moyens que la veille ; c'est en vain que j'essaie de prouver aux parents l'innocuité des fomentations et leur urgence. Je les quittai croyant qu'elles seraient régulièrement faites ; gargarisme aluminé.

Le lendemain matin, on vient m'apprendre qu'elle est morte à minuit. Appelé pour une troisième enfant également atteinte de la scarlatine, j'obtins du père et de la mère les renseignements suivants : « A peine fûtes-« vous parti, dit faiblement la mère, l'enfant fut mouillée une fois, elle ne l'a « pas été depuis ; le gargarisme fut avalé par cuillerées de demi-heure en « demi-heure au lieu d'être craché ; chaque fois aussi cette ingestion fut « suivie de vomissements ; sur les quatres heures, la fièvre augmenta, l'agi-« tation devint extrême, la peau rouge-violet, et mon enfant expira ; elle « n'éprouva pas d'accidents cérébraux. »

Nécropsie, soixante heures après. — Postérieurement la peau est violet foncé ; partout le reste, elle est rouge cerise, excepté quelques taches plus foncées sur le ventre et la poitrine ; au milieu, de petits points miliaires, couleur paille, forment un contraste frappant ; tout le côté gauche de la poitrine est excorié comme si un vésicatoire eût été appliqué dessus, tant l'éruption était confluente ; la face seule est d'une pâleur remarquable.

La bouche est couverte d'un enduit très-épais ; les tonsilles sont peu gonflées, les ganglions cervicaux sont gros comme des avelines ; les plus développés se trouvent sous les mâchoires, ils sont de la couleur et de la consistance du rein ; les organes de la respiration sont dans l'état normal, le cœur peu vermeil est rempli dans toutes ses cavités de sang fibrineux, les artères principales sont d'une pâleur remarquable.

Le foie et la rate sont volumineux et durs, l'estomac rétréci est vide, sa membrane muqueuse est d'une pâleur comme j'en ai peu vu, excepté près du pylore, où je trouve quelques arborisations vasculaires peu considérables ; les intestins grêles sont peu distendus et pleins de matières bilieuses et de lombrics ; ils sont à peine injectés dans quelques portions ; leur membrane muqueuse est généralement pâle, les gros intestins sont dans le même état et contiennent des matières demi-solides ; le mésentère est un peu injecté ; les ganglions sont gros comme des noisettes et rouges ; ceux de l'aine et de l'aisselle sont tellement rouges qu'ils ressemblent à un tissu érectile : ils sont gros comme des haricots ; la peau laisse aller sous le couteau une quantité infinie de gouttelettes de sang.

Les reins, volumineux, sont beaucoup plus rouges extérieurement que d'habitude ; dans plusieurs endroits, ils sont bleuâtres et, dans le reste, ils sont couverts d'arborisations vasculaires qui s'irradient en étoiles ; la partie antérieure et supérieure du droit offre des taches blanches ; une fois coupé, il est aisé de voir que ces taches sont l'effet d'un épanchement purulent superficiel ; intérieurement, ces organes laissent couler une matière épaisse ; leur couleur n'est pas sensiblement altérée ; la vessie est saine, l'intérieur des parties génitales est très-rouge.

Observation n° 6.

Un dimanche soir de juin 1833, je fus prié par M. Bridel, de Bléré, de voir un enfant atteint de la scarlatine ; j'étais à peine sorti de la ville qu'on vint me dire que cet enfant était mort.

Le lendemain, nouvelle invitation pour un autre malade, et, à mon arrivée sur le pont de Bléré, on vint encore m'annoncer la mort de ce dernier.

Je n'en fus pas moins chez M. Bridel, qui m'apprit que les parents de ce dernier s'étaient mépris, que celui-ci n'était pas mort, mais que, depuis le soir, il était dans un état soporeux qui laissait peu d'espoir.

Il était sans mouvement ; son pouls était excessivement fréquent, inégal, ses mâchoires serrées, ses yeux fixes, ses pupilles contractées, sa respiration fréquente, sa peau inégalement rouge, sèche et brûlante : tel était en gros l'état de cet enfant âgé de cinq à six ans, arrivé au quatrième jour d'une scarlatine confluente ; toute cette symptomatologie avait été précédée de convulsions. Il fut décidé qu'on ferait des fomentations résolutives en désespoir de cause.

Peu après leur application, la peau rougit, devint halitueuse, le pouls devint meilleur; la vie enfin sembla reprendre ses droits, mais l'enfant ne survécut que dix-huit à vingt heures.

Observation n° 7.

Au mois de septembre suivant, je fus adjoint à M. Bodin, docteur-médecin de Limeray, pour un nommé F..., de Fleuray. Cet homme avait trois enfants atteints de la scarlatine épidémique : à mon arrivée, l'un de ses enfants était mort depuis quatre à cinq heures, le deuxième était dans le même état que celui de Bléré, seulement la peau était plus pâle : la fin était tellement prochaine que parents et médecin ordinaire pensaient qu'il était inutile de le voir.

Quant au troisième, il était atteint d'une scarlatine qui me parut modérément confluente; l'on fit des fomentations et il guérit assez promptement.

J'engageai néanmoins le confrère à essayer aussi, pour le moribond, des fomentations avec l'eau vinaigrée, alcoolisée, chaude. Quelques jours après, j'appris de lui que cet enfant avait succombé vingt-quatre heures après; que le lendemain matin de ma visite, il lui avait trouvé la peau halitueuse, mais pâle et donnant quelques signes d'une amélioration notable; enfin il convint que, dans ce cas, comme chez le malade de M. Bridel, il y avait eu une amélioration qui avait prolongé la vie du petit malade.

Observation n° 8.

Peu de jours après la mort des enfants F..., je fus arrêté en passant au Grand-Bourreau, commune de Fleuray, chez le nommé M....., pour sa fille âgée de dix-neuf à vingt ans.

Cette jeune personne était très-brune, maigre et de santé assez fragile : elle était à une époque voisine de celle de sa menstruation; depuis le matin elle avait mal à la tête, de la difficulté à avaler, un peu de soif, des frissons. Je trouvai le pharynx rouge, les tonsilles et la langue aphtheuses, je pronostiquai une scarlatine et prescrivis de rafraîchir l'appartement, des gargarismes avec du vinaigre, de l'eau de tilleul, la diète et des fomentations acidulées sur la peau, si elle devenait rouge.

Si j'avais prévu une scarlatine, je ne la croyais pas grave, et je ne revis pas la malade le lendemain; mais le troisième jour au soir, la face était livide, les yeux ternes, les lèvres, enduites d'une matière gluante, à demi desséchées, la langue rouge comme du sang et papuleuse, le pharynx fortement enflammé, la déglutition difficile, délire fugace, soif, vomissements souvent répétés, selles diarrhéiques involontaires, pouls tout à fait misérable; la peau était très-rouge, les mains et les pieds étaient engourdis, la respiration diaphragmatique; les règles coulaient.

Je fus terrifié d'un appareil de symptômes aussi épouvantables qu'inatendus : je fis faire des fomentations saturnisées, donner une potion avec un peu d'opium et d'éther, de l'eau de tilleul.

Le lendemain matin, le pouls était presque aussi fréquent et irrégulier, la peau était d'un rouge moins foncé, moins brûlante, les vomissements et la diarrhée avaient cessé, mais le délire et la respiration ne s'étaient pas améliorés.

Je fis mettre des sangsues au col et continuer les mêmes moyens ; néanmoins cette jeune fille expira la nuit suivante.

Dans l'observation de L..., la première chose qui frappe, c'est la grande quantité de vin blanc ; plus de trois litres ont été avalés avec autant d'eau, dans l'espace de vingt-quatre heures ; cette quantité d'un vin très-capiteux suffirait pour rendre malade un homme de moyenne force. Il faut ajouter également pour les deux autres observations qui suivent, l'action, puissante et très-nuisible, d'une température très-élevée. Il serait difficile au médecin qui n'est jamais entré dans ces habitations, de se figurer la chaleur accablante qu'on éprouve dans ces réduits où se logent des familles entières et où l'on ne cesse de faire du feu pour apprêter les aliments de tous les ouvriers. Il est fort rare que ces appartements aient des ouvertures sur plusieurs façades. Je regrette que des circonstances indépendantes de ma volonté m'aient empêché de recourir plus tôt aux pertes de sang ; peut-être auraient-elles pu neutraliser l'effet excitant du vin.

Peut-on dans ce cas faire un reproche aux fomentations ? Celles qui furent employées le soir du jour qui précéda la mort doivent être considérées comme nulles. J'avoue que, si j'en parle, c'est pour plus d'exactitude. Quant à celles que j'ai faites le matin, j'ai eu le tort, si c'en est un, de ne pas voir qu'il est des bornes que l'on ne dépasse point ; mais j'étais enhardi par le fait du petit Etienne B... Je ne crois pas m'abuser en ayant la pensée que, si dans ce cas l'agonie a duré douze heures au lieu de deux ou trois comme cela est habituel dans des cas semblables, cela est dû à l'action des fomentations.

Pour ce qui regarde L..... R........., la fille J........., et la petite T....., il me semble que le résultat, loin de plaider contre les agents topiques, prouve au contraire plus en leur faveur que tous les cas heureux précédemment cités, et dont il serait inutile, je pense, de grossir davantage ces notes ; il prouve, dis-je, que leur influence est des plus avantageuses ; nous le voyons agir à l'instant sur l'économie, aussi promptement presque que les variations de température sur le thermomètre ; et, si ces faits peuvent avoir un avantage, c'est celui de prouver sans réplique la promptitude avec laquelle tuent les phlegmasies cutanées graves.

Quant au petit malade de Bléré et à celui de Fleuray dont j'aurais pu éviter de grossir mon nécrologe, que dire ? Je fais à leur sujet appel à MM. Bridel et Bodin, car je crois qu'il est resté démontré pour mes deux collègues qu'une chose à regretter dans ces deux cas, c'est que les fomentations résolutives aient été mises quand l'art ne pouvait plus rien.

La fille M.... n'est plus dans le cas des précédents; elle a été visitée de très-bonne heure; est-ce au traitement, est-ce au médecin que ce revers est imputable? S'il faut savoir reconnaître ses fautes et les avouer, c'est lorsqu'on pratique la médecine et surtout lorsqu'on écrit pour ses confrères. J'ai eu le tort grave de juger légèrement les prodrômes de cette scarlatine: j'aurais dû ou la visiter ou exiger des parents des renseignements plus fréquents; car, à ma deuxième visite, il n'était plus temps; la mort n'a été que retardée, comme chez les deux enfants qui font le sujet des deux observations précédentes. Je fais ici ma confession : puisse-t-elle tenir en garde ceux qui me liront, car on ne saurait trop le dire : cette maladie est parfois si brusquement mortelle que la plus petite négligence peut causer des regrets bien amers, comme dans le fait suivant.

Observation n° 9.

Cette observation est celle d'une jeune femme qui fut prise de la scarlatine au moment d'accoucher. Je crois même que l'accouchement fut hâté par elle. Elle soulève une question grave, celle de savoir si, malgré l'état puerpéral, on peut soumettre les scarlatineux à l'usage des fomentations résolutives dans un cas de confluence.

Ce cas est moins rare qu'on pourrait le croire, parce que la scarlatine est, de l'aveu de tous ceux qui se sont occupés des maladies éruptives, celle qui provoque le plus souvent l'avortement : car elle est celle qui paraît avoir le plus d'influence sur les parties sexuelles, puis enfin parce que l'état puerpéral est l'un de ceux qui semble le plus disposer aux raptus vers la peau.

Sous ce rapport, la nécropsie est intéressante au plus haut degré.

M....... V...., jeune femme de Noizay, vingt-un ans, cheveux bruns, peau blanche, fluette, délicate, même un peu rachitique ; elle jouissait néanmoins habituellement d'une assez bonne santé. Lorsque je fus appelé auprès d'elle, le 18 juillet au soir, elle était depuis deux jours en proie à des souffrances puerpérales qui l'avaient jetée dans un épuisement extraordinaire : ses lèvres, ses dents, sa langue étaient couvertes d'un enduit fuligineux ; ses traits étaient altérés, son pouls raide, très-fréquent, sa peau brûlante ; les douleurs très-fortes se succédaient avec une rapidité incroyable depuis dix à douze heures, sans aucun résultat; le vagin était brûlant, très-douloureux, les vomissements fréquents, le ventre saillant, l'utérus dévié fortement à droite. Je fis coucher la malade sur le côté gauche et pratiquai une saignée de dix onces environ : le sang était très-couenneux ; il n'en résulta aucun changement dans l'état ci-dessus : l'enfant était bien placé, en première position de la tête, et l'orifice complétement dilaté ; les eaux étaient saillantes. Je perçai les membranes : d'abord les douleurs furent moins incessantes ; mais, après cinq heures d'expectation inutile, elles reprirent comme à mon arrivée ; rien n'étant changé et la tête étant au détroit supérieur, le peu de commodité, la faiblesse de la malade ne permettant pas d'essayer d'un bain, le forceps fut appliqué à minuit ; l'enfant vint aisément et vivant ; la mère passa bien le reste de la nuit.

19 juin. — Je visite la malade à midi : elle se plaint d'un sentiment pénible au creux de l'estomac, qu'elle a pris pour de la faim : elle a mangé : le pouls est très-fréquent, la peau brûlante, la gorge douloureuse, la déglutition pénible ; la bouche est encore fuligineuse, mais moins que la veille ; la langue est large, blanche, pointillée. J'insiste sur la diète : eau de tilleul.

20 juin. — La gorge est plus douloureuse. Ne pensant pas à la scarlatine, je n'y regarde pas, et j'attribue cette irritation aux cris : bouche dans le même état, soif très-vive, vomissements souvent répétés, pouls très-fréquent, serré, peau brûlante, sèche, sans traces d'éruption, ventre douloureux, dévoiement léger.

Prescription. — Diète, boissons aqueuses, saignée de douze onces, fomentations émollientes sur le ventre.

Au soir, amélioration : il n'y a plus de vomissements, ni de douleur de ventre. On continue les mêmes moyens, excepté la saignée.

21. — Les vomissements n'ont pas reparu, la douleur du ventre est sensiblement diminuée ; du reste, même état : seulement, la malade a des besoins excessifs de manger et les satisfait, et elle n'est pas moins tourmentée de ses douleurs épigastriques. Elle est couverte sur le dos et le ventre de papules scarlatineuses que je ne vois point et dont on ne me parle pas. La sage-femme qui donne à cette malade les soins de propreté, m'assure que les lochies coulent abondamment. — Mêmes moyens.

22 juin. — Fièvre plus forte, pouls plus fréquent, irrégulier ; les papules sont confluentes, surtout au dos ; la gorge est plus enflammée. Je constate une scarlatine confluente. La sensation épigastrique, que la malade qualifie de faim, est des plus pénibles : les aliments légers l'augmentent. Mêmes renseignements sur l'état des lochies qui sont moindres, dit-on. Je ne puis me renseigner par les linges : on les avait lavés ; point de lait depuis l'accouchement ; insomnie, soif ardente, langue rouge, papuleuse, ainsi que toute la bouche qui est douloureuse.

Diète, eau de tilleul, potion avec un peu de liqueur d'Hoffmann et sirop diacode.

23. — Douleurs épigastrique nulles ; tous les autres troubles sont au plus haut degré ; les lochies sont rares, formées d'une matière rousse demi-transparente. Je continue encore à m'en rapporter à la sage-femme pour les soins de propreté des parties génitales. La respiration est anhéleuse ; il y a

incohérence dans les idées, surtout au réveil. — Eau de tilleul, fomentations avec l'eau de Goulard chaude.

Deux heures après ces applications, le mieux est sensible; la malade dort deux heures d'un sommeil calme, ce qu'elle n'avait pas fait depuis trois jours avant leur emploi; il est quelques instants interrompu et agité; l'éruption semble stationnaire; mais tous les signes alarmants cèdent peu; urines rares, rouges.

24. — Les papules blanchissent; la pâleur et l'affaissement de la peau succèdent à l'éréthisme: le pouls est mou, mais régulier, quoique fréquent; la chaleur générale et la soif sont moindres, la langue est très-rouge, papuleuse; il en est de même de la gorge; l'intellect est sain; il n'y a point de troubles du côté de la poitrine; le ventre est douloureux; j'assiste au changement de lit : alors je constate une chose qu'avait tue la sage-femme, c'est qu'il s'écoule des parties génitales un liquide abondant de mauvaise nature, que les cuisses sont excoriées, noires, que le derme est sphacélé; les parties génitales externes sont excoriées aussi.

Prescription. — Dix-huit sangsues sur le ventre, puis des fomentations, eau de tilleul, lotions répétées, injections émollientes dans le vagin.

25. — Les traits sont tirés, le pouls est mou, petit, le ventre ballonné, très-douloureux; même écoulement, peau en pleine desquammation. Mort dans la nuit, sans agonie ni symptômes cérébraux.

Nécropsie, vingt-deux heures après. – Je ne puis ouvrir le crâne ni la poitrine. L'estomac est couleur d'ardoise; sa muqueuse est très-friable, enduite d'une matière rouge sans consistance : les intestins grêles ont quelques portions du même aspect que l'estomac; le reste est complétement sain; les gros intestins sont pâles. L'utérus est de la grosseur des deux poings réunis; extérieurement, on voit trois points rouges comme du sang, de la largeur d'une pièce d'un franc; tout l'intérieur de cet organe est rempli de liquide, ainsi que le vagin; la couleur de cette matière varie selon les régions où elle se trouve; au fond de l'utérus, elle ressemble à du pus blanc, épais; puis elle va successivement en se colorant, et dans le vagin elle ressemble à du pus sanieux; celui qui abreuve le col de l'utérus et son orifice extérieur est mélangé des deux couleurs blanche et brune; les surfaces que ce liquide recouvre sont rouges; le vagin l'est surtout davantage; j'enlève très-soigneusement, en épongeant, ce produit morbide, et je ne trouve rien qui annonce qu'il y ait eu des contusions ou des déchirures. Je ne saurais mieux rendre mon impression à cette vue qu'en disant que le mal semblait être à son summum à la vulve et aux cuisses, puis aller en décroissant jusqu'au fond de l'utérus, si toutefois on peut trouver l'état de cette partie autre que celui qui doit se rencontrer dans un utérus débarrassé depuis huit jours. Les reins sont rouges, violacés; leur substance corticale est couverte d'arborisations veineuses considérables, la vessie est saine. Comme on le doit penser par le récit de ce fait malheureux, je dois faire un *mea culpa*; car devais-je m'en rapporter à cette sage-femme ? J'ai beaucoup regretté de n'avoir pas fait sur les cuisses, les parties sexuelles et surtout dans le vagin, usage des résolutifs qui eussent modéré cet état grave.

De l'emploi des topiques fortement astringents comme moyens ectrotiques.

Quand je fus arrivé à pouvoir arrêter, pour ainsi dire, à volonté, l'inflammation secondaire de l'éruption scarlatineuse et peut-être même de diminuer la confluence de cette éruption, je fus bien désireux de connaître quel serait l'effet d'un médicament qui agirait sur les papules de la scarlatine, comme Bretonneau et Serres l'ont fait avec le nitrate d'argent sur les pustules de la variole. Je pensai alors à employer une forte dissolution de sulfure de potasse concentrée. L'occasion se présenta bientôt d'essayer pour la scarlatine ce que j'appellerai la méthode ectrotique ; on jugera de sa valeur par les observations suivantes.

Observation n° 1.

Le 31 août 1825, je fus appelé chez G....., cultivateur à la Rablette, commune de Nazelles, pour un de ses garçons, âgé de dix-sept ans ; je ne pus voir ce malade que le 2 septembre : sa fièvre était forte, la langue rouge, effilée et papuleuse ; le délire était passager, la soif inextinguible ; l'éruption scarlatineuse était très-confluente au dos et aux aisselles ; dans tout le reste du corps, la peau était également très-brûlante et très-rouge, mais les papules étaient moins rapprochées. Ce malade était couché dans l'écurie des chevaux dont les ouvertures étaient exposées au midi, et les localités ne permettaient pas de le mettre ailleurs que dans cette étuve.

Je le fis couvrir d'un drap seulement, je le tins à la diète, et à l'usage de l'eau de riz. Manquant d'extrait de Saturne, je mis une once de sulfure de potasse dans deux litres d'eau et j'ordonnai de faire des frictions avec ce mélange ; les gardes firent plus : non-seulement elles le frottèrent, mais encore le couvrirent de compresses imbibées de cette dissolution.

Le 3 septembre, les papules étaient disparues sur les membres, la peau était bleuâtre ; au dos on voyait encore quelques traces d'éruption ; la chaleur était halitueuse, la fièvre et tous les accidents aigus étaient disparus : ce n'était plus le malade de la veille. — Mêmes moyens.

Le 4 septembre, la face, qui seule n'avait pas été soumise aux fomentations hydro-sulfureuses, était boutonnée (il faut dire qu'elle l'était habituellement) ; l'angine avait complétement disparu sans traitement spécial, quoiqu'elle parût forte dans le principe ; mais à trois heures, après s'être levé pendant deux heures et demie et avoir mangé copieusement du pain et de l'omelette, il fut pris d'un très-violent frisson.

Prescription. — Diète, eau gommeuse.

Cela suffit, car le 5 septembre, ce malade était en convalescence, malgré son indigestion de la veille. Il persiste à manger beaucoup et reprend bientôt ses occupations de laboureur.

La promptitude du résultat, malgré les écarts du malade, l'application tardive et surtout la disparition complète des accidents gutturaux avant le temps ordinaire, sans topiques appliqués dans le pharynx, ni saignées locales, durent m'engager à continuer l'emploi de cet agent bien désagréable pour son odeur et qui produit à l'instant de l'application une cuisson quelquefois assez vive. Je vais rapporter ici une série de faits recueillis dans une même maison, qui eurent pour témoin mon plus jeune frère que la mort a enlevé au milieu des succès précoces qu'il obtenait dans les hôpitaux militaires. Il ne pouvait croire, me disait-il, à de pareils résultats qu'en les voyant.

Observation n° 2.

Le 10 octobre 1825, je fus appelé chez D.., vigneron aux Balluaux, commune de Chançay, pour une petite fille de onze ans : elle était au deuxième jour d'une scarlatine qui me paraissait demi-confluente ; voulant attendre le tiers que je tenais à convaincre, je ne prescrivis que quelques adoucissants.

Le 11 octobre, je trouvai cette enfant avec du délire, un pouls misérable, et j'aurais peut-être toujours regretté le retard, sans l'emploi de la dissolution de sulfure de potasse. Le cinquième jour, sous son influence, cet enfant était tout à fait hors de danger, au grand étonnement, je le répète, de mon assistant. Mais comme on avait trop tardé, cette petite conserva un écoulement par le nez avec angine, qui rendit sa convalescence un peu pénible.

A ma visite du 12 octobre, chez D...., je trouvai deux autres de ses enfants malades au lit depuis la veille au soir. Une petite de neuf ans avait de la fièvre, les tonsilles et l'isthme du gosier rouge, des vomissements, la langue large, blanche, les gencives aphtheuses, les pieds et les mains engourdis ; toute la peau était le siége d'une démangeaison qui portait cette malade à se gratter continuellement.

Je fis enduire un peu rudement toute la peau avec une dissolution de sulfure de potasse (une once par pinte d'eau) ; on répéta ces lotions toutes les heures, et pour unique boisson, on donna de l'eau sucrée.

Dès le soir, les vomissements cessèrent avec la fièvre.

Le lendemain 13, la gorge était libre et sans douleur, encore un peu rouge ; tout annonçait que l'éruption ne suivrait pas sa marche ; néanmoins je fis continuer le traitement ; seulement les applications hydro-sulfureuses ne furent faites que trois fois dans la journée.

L'appétit et la gaîté de cette petite malade n'ont cessé que deux jours ; la peau est restée rougeâtre pendant quatre ; elle est devenue rugueuse ; il n'y a pas eu de desquammation sensible.

Chez le frère âgé de treize ans, l'angine épidémique était bien dessinée ; un enduit blanchâtre couvrait les tonsilles et l'isthme du gosier. Il avait de la fièvre avec mal de tête, des vomissements, mais pas encore de traces d'éruption. Il fut frictionné quatre fois, et le lendemain il était tellement bien qu'il retourna à ses occupations de vigneron.

Deux jours après, une autre jeune sœur de sept ans fut également atteinte : je la soumis aux mêmes lotions. Le récit de ce fait ne serait que la répétition de ce qu'a éprouvé la sœur cadette.

J'ai obtenu une quinzaine de fois de semblables résultats. Je ne citerai que le fait suivant, parce qu'il a précédé de très-peu de jours l'éruption menstruelle et que cette fonction n'en a pas été dérangée, tandis qu'au contraire, il est très-présumable qu'il en eût été autrement, si j'avais laissé la scarlatine à elle-même.

Observation n° 3.

F... G..., âgée de dix-huit ans, dansa le 16 mars, et le 17 au soir, elle éprouva du malaise.

18 mars. — La langue est large, blanche, pointillée de rouge ; les tonsilles sont grosses, rouges et douloureuses ; la déglutition est difficile, les nausées sans vomissements ; point de diarrhée ; la soif est vive, la céphalalgie forte, l'urine rouge sans sédiment, et toute la peau d'un rouge foncé ; il n'y a point d'engourdissement aux extrémités ; le pouls est plein et dur ; les règles ne doivent paraître que dans huit jours. Je ne pense pas à la scarlatine. — Diète et eau sucrée.

Au soir, quelques points blancs paraissent sur les tonsilles, il y a des vomissements, quelques papules paraissent, le pouls est plus fréquent (quatre-vingts pulsations), les pieds et les mains sont engourdis. — Eau sucrée, frictions avec la dissolution de sulfure de potasse : une once pour deux litres d'eau.

19 mars. — La nuit est bonne : F... aurait bien dormi, si elle n'avait pas été éveillée par les personnes chargées de faire les frictions ; la soif est nulle, la langue dans le même état que la veille, le pharynx rouge, les tonsilles moins grosses, la déglutition à peine douloureuse ; il n'y a plus de vomissements, la soif est modérée, le pouls n'est pour ainsi dire pas plus fréquent qu'en bonne santé, la peau n'est pas chaude, mais elle est bleuâtre, il n'y a pas plus de papules que la veille, l'engourdissement a cessé, notre malade désire manger. — Diète, eau sucrée, lotions sulfureuses qui deviennent douloureuses.

20 mars. — La nuit est un peu agitée, les menstrues paraissent et coulent comme en bonne santé ; l'agitation précitée ne manque jamais à cette époque. La peau est plus pâle que la veille, le gosier est dans son état normal. — Un potage maigre, eau sucrée ; on fait encore quelques lotions.

21 mars. — Les règles coulent comme d'habitude : la malade se lève et se sent un peu étonnée ; mais, sans la sécheresse de la peau, on ne dirait pas

qu'elle a un commencement d'éruption scarlatineuse; la langue est vermeille et offre quelques points rouges.

22 mars. — La malade est seulement soumise à l'usage des aliments maigres, et le 26, elle revient soigner son jeune maître, à qui elle a communiqué la scarlatine : elle est un peu plus pâle qu'à l'ordinaire.

Je ne pense pas qu'on doive attribuer ce résultat à une action spéciale du sulfure de potasse. Il n'est, je crois, que celui de son action astringente, extrêmement forte, car, peu de jours après avoir donné des soins à F... G..., je vis à Noizay une de ses cousines, grande jeune fille de dix-sept ans, et j'obtins un résultat aussi prompt dans un cas tout semblable, en faisant frotter cette malade avec un mélange de cinq onces d'extrait de Saturne dans trois septiers d'eau. J'aurai occasion d'en citer un autre où j'obtins le même résultat avec un mélange composé d'eau et de vinaigre.

Si je suis constamment parvenu à faire disparaître presque complétement l'inflammation secondaire de la scarlatine la plus grave, je n'ai pas toujours réussi à arrêter l'éruption qui en était la cause, malgré les applications les mieux faites de dissolution de sulfure de potasse. J'ai échoué dans ces tentatives à peu près une fois sur deux. Du reste, en appliquant la dissolution hydro-sulfureuse, on obtenait constamment et plus vite qu'avec les autres mélanges résolutifs la diminution de l'inflammation secondaire; par elles aussi on s'oppose, je crois, plus efficacement à la confluence de l'éruption : ainsi leur usage n'avait aucun inconvénient réel. Il n'avait pas même celui de faire perdre du temps. Je crois cependant devoir dire que l'odeur du sulfure le rendait bien désagréable; puis, quand les lotions étaient accompagnées de frottement et répétées souvent, elles déterminaient une cuisson assez vive; et quand l'angine suivait néanmoins sa marche ou bien quand des accidents étrangers survenaient, les malades ne manquaient pas d'attribuer à la médication, qu'ils appelaient forte, ce qui n'était réellement que le résultat de son impuissance ou d'une cause étrangère : cet inconvénient n'est pas sans importance. Si l'acétate de plomb agissait aussi efficacement que le sulfure de potasse, je lui donnerais toujours la préférence.

La différence des résultats que j'ai obtenus me semble tenir à deux causes; premièrement, quelquefois les applications étaient faites quand l'éruption était déjà assez avancée; la deuxième, c'est, je crois, que, chez certaines personnes, l'épiderme est assez épais pour empêcher le sulfure de modifier les papules : car il faut que le sommet des papules soit assez ouvert pour permettre au liquide de pénétrer et de tuer, si je puis dire, la maladie spécifique; aussi, ai-je échoué surtout chez les personnes brunes et quand les applications n'étaient pas faites avec un certain frottement, ou pas assez souvent répétées.

IIIe LETTRE.

Sur la Scarlatine.

Mon cher Confrère,

Les succès incontestables obtenus dans le traitement de la scarlatine à l'aide des fomentations résolutives par mes confrères, mes rivaux, mes voisins et par moi, depuis l'épidémie de 1824, ne me laissaient pas même soupçonner à cette époque, qu'en 1861, après trente-six ans de résultats toujours les mêmes, et à la fin de ma carrière, j'aurais à lutter, et que l'emploi de cette médication serait l'occasion de scènes affligeantes, comme celle que je vais vous raconter ; car supposons, ce qui aurait pu arriver, que les suites de cette scarlatine n'eussent pas été heureuses, cela devenait par trop grave. Un médecin plus soucieux que moi de la clameur publique n'aurait certainement pas résisté ; il n'aurait même pas osé conseiller ce mode de traitement, souvent la seule planche de salut des scarlatineux dans les cas graves. Voici le fait.

Pendant les chaleurs excessives de juillet 1858, le plus jeune fils de M. F., ingénieur des ponts-et-chaussées à Tours, âgé alors de huit à neuf ans, fut pris de la scarlatine. La peau de cet enfant était en feu, l'éruption confluente, la fièvre très-forte ; je conseillai la diète, des boissons fraîches et surtout des aspersions fréquentes sur toute la peau avec de l'eau vinaigrée fraîche. Je procédai moi-même à ce premier pansement. Le père était absent et la mère très-inquiète. Alors elle reçut la visite de quatre dames, que mon traitement scandalisa fortement. Cet aréopage était tiré de l'aristocratie du lieu, qui, comme vous le savez, croit tout connaître, et ne sait même pas toujours ce qu'apprend le simple bon sens. Comme la discrétion n'est pas son fait, il jeta les haut cris, prédit à madame F. la mort prochaine de son fils. Que dirent ces dames du pauvre docteur Miquel, je ne puis le raconter au juste : ce qu'il y a de certain, c'est qu'il fut bien mal traité. La mère, malgré la confiance qu'elle avait en moi, eût cédé aux instances de ces visiteuses, si le petit Bernard, que mes lotions avaient déjà considérablement soulagé, ne les eût réclamées avec des cris incessants. Là ne devait pas s'arrêter le zèle de ces conseillères : elles reviennent toutes le soir. Leurs instances sont plus vives encore, parce que chacune d'elles a consulté son médecin, trois autorités sans doute : car il faut vous dire que ces savants sont des professeurs de l'Ecole de Tours. L'un d'eux, le *primus inter pares* de M. le sénateur de Richemont, poussa son *dévoûment pour ma cliente* jusqu'à formuler sa désapprobation par écrit. Mais les cris et le soulagement de l'enfant me firent triompher de la savante assemblée féminine. Enfin, ce qui mit le comble à la réprobation que j'encourais, c'est la permission donnée au convalescent de sortir non-seulement avant les quarante jours sacramentels, mais aussitôt qu'il fut assez fort pour le faire. Je vous dirai plus tard pourquoi, dans la période de desquammation, je m'éloigne encore des errements reçus, sans craindre l'influence d'un froid modéré.

Les affusions froides ont beau vous donner de grands succès, comme elles l'ont fait depuis quatre-vingts ans à nos confrères d'outre-Manche, elles n'obtiendront pas en France une plus grande faveur, malgré votre protectorat, que mes applications résolutives et les lotions vinaigrées, conseillées il y a déjà bien longtemps par Fuchs. Il faut donc que nous fassions comprendre, si cela est possible, aux routiniers, dans les maladies éruptives confluentes, la nécessité d'employer la médication topique, bien préférable à toutes les autres, si l'on veut sauver les malades dans les cas les plus graves.

L'histoire de la scarlatine publiée par M. le docteur Noirot en 1847, compendium fort complet de tous les écrits sur ce sujet, m'a démontré quels services nous rendrions à nos successeurs, si, vous et moi, nous étions assez heureux pour débarrasser la thérapeutique des moyens plus qu'inutiles conseillés jusqu'à ce jour dans le traitement de la scarlatine et dans les autres maladies de cette classe. C'est une tâche qui en mérite la peine.

Quelles précautions faut-il prendre pour empêcher la propagation de la scarlatine, qu'avec juste raison, vous regardez comme essentiellement transmissible? Je vous ai cité un fait qui démontre combien longtemps un scarlatineux peut contaminer ses voisins : maintenant jugez par l'exemple suivant comment j'ai pu quelquefois empêcher cette maladie de se propager, sans avoir recours à un très-long isolement, que MM. Guersent et Blache regardent avec raison comme le meilleur préservatif.

Il y a dix ans, Mlle Emma G., seconde maîtresse du pensionnat de Mlle X., me fit appeler pour une scarlatine angineuse bien caractérisée et déjà arrivée au troisième jour. Cette demoiselle était trop malade pour être transportée hors du pensionnat où personne n'avait encore été atteint : je la fis soigner exclusivement par une femme âgée. Mais aussitôt la période d'éruption passée, elle alla dans sa famille, et, le douzième ou treizième jour qui suivit la fin de l'éruption, elle prit deux bains après s'être préalablement fait savonner tout le corps ; ses vêtements et son lit furent soumis à l'eau bouillante. Ces précautions prises, on lui permit de venir reprendre son emploi, sans risques pour ses jeunes pensionnaires.

Je me suis demandé si, au début d'une épidémie de scarlatine, il y avait une médication préventive. On a vanté l'usage continu du soufre et surtout de la belladone. On cite à l'appui des faits nombreux, qui paraissent mériter quelque attention. En 1824, Bretonneau fit distribuer à Vernou des paquets de belladone par l'entremise de la famille Bacot. Vous savez si la racine de cette plante, venue d'une pareille source, était de bonne nature. Son échec fut complet, et son discrédit très-prompt : peut-être eût-il fallu prolonger les expériences. Ce motif m'a empêché d'en faire l'essai moi-même. Cependant il ne serait pas impossible que l'usage de cette solanée, longtemps continué, ne rendît à la longue et momentanément la constitution réfractaire à l'agent de la scarlatine.

Je persiste à croire que cette affection est inoculable et susceptible d'être localisée. Les uns m'ont accusé de plagiat, quand j'ai soumis à l'Académie de médecine les recherches que j'ai faites à cet égard ; d'autres ont nié leur authenticité. Je reviendrai sur ce sujet, quand nous causerons des services que l'on pourrait attendre de l'inoculation dans les épidémies occasionnées par les maladies contaminantes, à périodes fixes, qui rarement affectent plusieurs fois le même individu.

L'agent de la scarlatine, certainement l'un des plus prompts à agir, demande environ vingt-quatre heures d'incubation, délai pendant lequel il ne décèle pas son action, ni même sa présence. Combien faut-il de temps pour qu'il infecte l'économie entière ? Je ne saurais le dire ; mais, quand on voit que le virus de la morve ne peut s'annihiler quinze ou vingt minutes après son inoculation, et surtout quand on sait qu'il suffit de quelques minutes pour qu'après avoir passé dans un appartement exhalant l'essence de thérébentine, on y trouve répandue l'odeur caractéristique de cette absorption, et on sait que ce phénomène ne peut avoir lieu sans que l'économie entière en ait été imprégnée dans sa totalité, et par conséquent sans que l'agent absorbé ait circulé ; de plus, si l'on reconnaît, comme je le crois, que la contamination du virus scarlatineux se fait généralement par les voies respiratoires, on doit en inférer que le temps qui s'écoule entre l'absorption et l'infection doit être si court, qu'il est impossible de trouver un moyen de le neutraliser, en supposant même le cas où l'on serait consulté à temps.

Si le médecin n'espère point prévenir absolument les effets toxiques de cet agent, peut-il en arrêter les effets, une fois qu'ils commencent à se manifester, et peut-il obtenir un effet préservatif des ablutions ? Non, puisqu'en frottant fortement la peau de l'avant-bras d'une personne apte à contracter la scarlatine avec celui d'un sujet au quatrième jour de cette maladie, et dont on a piqué bon nombre de papules qui se trouvaient sur cet avant-bras, on ne produit pas la scarlatine ; par conséquent, ce n'est pas à l'aide d'ablutions de propreté qu'il faut penser arrêter l'effet toxique de cet agent, lorsqu'il a déjà déterminé des accidents. J'aurai occasion de revenir sur ce point important de pathologie.

Peut-on espérer agir par les voies respiratoires qui sont certainement le chemin que suit le virus ? Avant de faire de pareilles tentatives, je me suis demandé si, parmi les matières gazeuses incapables de nuire, il y en avait une qui pût donner l'espoir d'annihiler l'effet de l'agent toxique. Je sais qu'on a vanté les chlorures ; si ces vapeurs sont un moyen assez désagréable de masquer ou de neutraliser les odeurs, elles ne sont pas innocentes et elles sont fort inutiles. Que penser aujourd'hui de celles du coaltar ? C'est encore par l'Institut que cet agent a fait son entrée dans la thérapeutique. Malgré l'insistance de ses prôneurs, les vrais observateurs, les ennemis de la polypharmacie, réduiront encore cette renommée à sa juste valeur. Masquer les mauvaises odeurs, les détruire même, n'est pas annihiler un virus : il est vrai qu'un préjugé généralement répandu attribue aux choses puantes un effet fâcheux, les proclame la cause de toutes les épidémies, quoiqu'on puisse voir journellement les populations des ateliers où s'exhalent des odeurs de toutes sortes, voire même celle de Montfaucon, rester bien portantes et n'être pas plus sujettes aux maladies épidémiques que celles des localités réputées salubres.

Que dire à ceux qui croient posséder une ressource puissante dans les médications qui poussent à la peau, tant pour prévenir que pour mener à bonne fin les maladies épidémiques éruptives ? Ceux-là sont nombreux. Ce qui est réel, c'est qu'ils flattent par là les préjugés populaires : ils ont une double raison de le faire, parce que, outre la clientèle qu'ils s'attirent, en cas de revers, ils ne s'exposent pas aux reproches des familles toujours injustes quand elles perdent. Comment ces médecins ne voient-ils pas que la scarlatine étant, comme toutes les maladies éruptives, d'autant plus grave que l'éruption est plus confluente, plus ils excitent la peau, plus ils aggravent le danger ? Par exemple, quand on tient un point de la peau plus chaudement, plus excité que le reste, toutes choses égales d'ailleurs, n'est-ce pas là que l'éruption devient plus confluente ? C'est de l'A B C. Ainsi, augmenter l'éruption par les boissons excitantes ou par l'emploi d'une température élevée, ce qui est presque la même chose, c'est souffler le feu sur un malheureux qui brûle ; or, quand le malade survit, c'est qu'il a résisté à la fois au mal et à la médication. J'ai entendu m'objecter ceci : *Que devient le poison ? Il faut pourtant qu'il sorte. Ne craignez-vous pas qu'il ne se porte ailleurs ?* Ce fut là, si vous vous le rappelez, la grande objection qui me fut adressée par mon confrère, lors du premier essai que je fis des applications résolutives ; je lui fis la réplique que je crois devoir rappeler ici : « Admettons que vos craintes soient fondées, et que cette médication substitue à la maladie de la peau une affection viscérale des plus graves. Croyez-vous qu'elle sera aussi promptement mortelle que celle cutanée qui, vous en convenez, ne permettra pas à ce malade de vivre plus de cinq heures? Nous aurons au moins plus de temps pour agir. » Sans cet argument, je n'aurais pas fait mon essai, et vous avez vu par mon récit, si nous avons eu le moindre semblant de répercussion. Enfin, j'affirme que cette médication, que j'ai exclusivement adoptée alors, et que j'ai fait adopter à quelques amis depuis bientôt quarante ans, n'a jamais été suivie une seule fois d'accidents qui pussent le faire supposer. Vous avez lu mon nécrologe : cette longue expérience est une réponse suffisante pour ceux qui seraient tentés de me dire : Vous avez été heureux une fois, le serez-vous toujours ?

Pendant que je trace ces lignes, j'ai l'occasion de m'entretenir avec un de mes confrères du jeune albuminurique que je viens de perdre. Sa maladie datait de six ans ; il en avait huit quand elle débuta : elle était la suite d'une scarlatine compliquée d'accidents typhoïdes. Pendant ce long laps de temps, les accidents étaient restés latents ; la pâleur du teint seule aurait pu les déceler. Ce confrère, qui avait été autrefois médecin du jeune malade, avait attribué cette albuminurie à la répercussion, ce que j'ai nié énergiquement, comme vous le pensez bien. Dans le courant de notre discussion, après m'avoir dit : « Mais j'ai vu un enfant enfler pour avoir mis seulement un bras hors de ses couvertures, au fort de l'éruption ; » il ajouta: « Il est vrai que j'en ai vu un autre qui, dans une même circonstance, est sorti de son lit, a traversé la rue, pour courir sur le quai après sa mère, par un très-mauvais temps, sans en éprouver le moindre accident. » J'ai répondu que je trouvais cela très-explicable, ainsi que beaucoup d'autres choses, que j'étais prêt à en causer avec lui, mais ailleurs que dans la rue ; il m'a quitté avec un ton trop railleur, pour qu'il y vienne jamais, et il m'a bien certainement pris pour un halluciné ; je ne crois pas qu'il s'avise jamais de me consulter pour ses enfants dans un cas analogue.

Ce médecin n'est certainement pas sans instruction, Bretonneau me l'a dit souvent ; seulement son maître regrettait qu'il se fut abâtardi près de tant d'autres qui n'ont excellé qu'à médire de votre ami, au lieu de faire un juste emploi de leur savoir, en essayant d'imiter son activité dans la recherche d'une médication utile ; enfin, il représente les idées de la majorité. C'est parce que je crois remplir un devoir impérieux, malgré la lutte qui pèse lourdement à mon âge, que je me suis décidé à profiter de la lecture de vos leçons pour livrer à la publicité ce que mes recherches m'ont appris et démontré être peu connu.

Quand un médecin est consulté par un scarlatineux, déjà le virus est dans le sang, il y a circulé, il est arrivé dans l'organe sur lequel il manifeste sa présence ; déjà il y a provoqué une modification qui sera suivie nécessairement d'une éruption et celle-ci d'inflammation ; l'impression est produite.

«Tirez du sang,» ont dit quelques-uns. Vous avez, ainsi que tant d'autres, dé-
claré les pertes de sang nuisibles. Les prôneurs des évacuations sanguines
pourraient encore s'autoriser d'Orfila, qui a cru diminuer l'effet des absorptions toxiques par les saignées. Mais, pour la scarlatine, la différence est
plus grande qu'on pourrait le penser ; si Orfila tirait du sang avec profit
dans les empoisonnements, c'était pendant que le poison était encore
présent dans les veines, qu'il y circulait encore, c'est que cet agent chimique n'avait pas encore achevé complétement ses combinaisons ; ce toxico-
logiste voulait prévenir ou tout au moins diminuer l'action de l'agent sur les
viscères ; il voulait diminuer le flot toxique, si je puis m'exprimer ainsi.
Mais, dans la scarlatine, comme dans toutes les maladies par intoxication
virulente, où la contamination s'est faite par inhalation, exigeant, pour se
manifester, un certain temps d'incubation, les circonstances ne sont plus les
mêmes : l'agent est rendu, il est fixé ; la réaction est en voie de se faire ;
tirer du sang dans le but de soustraire une partie de cet agent, afin de diminuer son action, est donc inutile ; c'est, pour me servir d'une comparaison
vulgaire, comme si on voulait empêcher un vésicatoire d'ampouler la peau
par un moyen quelconque non topique, quand la vésication est déjà com-
mencée.

Les pertes de sang sont-elles absolument nuisibles, quand elles sont ménagées, surtout quand il y a pléthore ? Je ne le crois pas. Elles calment un peu
la réaction, lorsqu'elle est trop forte, et je dois dire même que, dans la
réunion des médecins du canton de Vernou, en 1824, il fut démontré que le
partisan de la méthode antiphlogistique n'avait perdu qu'un malade sur
quatre, quand la mortalité avait été par les autres méthodes d'un sur trois.
Les sangsues mises au cou calmaient évidemment les angoisses de l'angine
scarlatineuse. Poussées trop loin, les pertes sont suivies d'un trouble et
d'une faiblesse sans profit qui ne sont pas sans danger ; mais exceptionnellement, je les crois utiles. Si leurs partisans y réfléchissent, ils reconnaîtront
qu'elles n'abrègent en rien la durée de l'éruption, qu'elles ne diminuent
pas la confluence ; leur prétention fut l'illusion d'hommes capables, voilà
tout. Quel est celui d'entre nous qui puisse éviter toujours cet écueil?

Parlons d'une autre médication. Il ressort de ce qui précède, ce qui est
incontestable, que ce n'est pas par ingestion que le virus de la scarlatine
s'introduit dans l'économie, pour aller agir ensuite sur les organes qui sont
sensibles à son action. Si c'était seulement supposable, je comprendrais
pourquoi les vomitifs et les purgatifs sont si généralement employés. Le
nombre des médecins qui n'usent pas de ces moyens au début et surtout à
la fin, est bien petit ; il est si petit, qu'après avoir vieilli et hanté plusieurs
de mes confrères, il me serait facile de compter ceux qui se sont mis au-
dessus de cette routine. Quoique les épidémographes les plus célèbres soient

unanimes pour condamner ceux qui sont énergiques, je me demande comment, après cette réprobation, il se fait que vous vantiez les purgatifs doux, surtout ceux qui sont tirés des mercuriaux et des sels neutres; cette contradiction me semble d'autant plus choquante que vous faites justement la remarque que Sydenham, ce clinicien qui a tant de droits à être écouté, redoutait la diarrhée. Je sais que vous ajoutez que vous ne la craignez pas. Plus loin vous dites : « Pourvu qu'elle soit tenue dans de justes mesures. » Ensuite vous convenez que, dans la scarlatine grave, il existe souvent des troubles intestinaux incoërcibles. Or, mon cher confrère, comment ce qui est si redoutable parfois, peut-il être provoqué toujours impunément? De quelle utilité peut-il donc être dans les cas peu graves, et pourquoi s'exposer à un mécompte possible? Vous avez dit, il est vrai, que la scarlatine peut quelquefois tromper les observateurs les plus experts. C'est en vain que, depuis quarante ans, dans mes relations modestes avec mes amis, je lutte contre la propension qu'ils ont à essayer par des ingestions plus ou moins perturbatrices à enrayer les premiers accidents de la scarlatine et des autres maladies éruptives ; aussi, je regrette beaucoup ce passage de vos admirables leçons : il vous est échappé, sans doute, par bienséance pour vos collègues de l'Académie et de la Faculté. Faites donc moins d'empirisme, ou moins de concessions regrettables ; car enfin, comment vouloir qu'avec ces hésitations, ces contradictions même, disons-le, tant de jeunes médecins, sortant de votre école, sachent ce qu'il faut faire, non pas dans les cas ordinaires, je le répète, où la médecine peut rester inactive, peut même quelque peu errer impunément, mais dans les cas où il est si indispensable d'utiliser tous les moyens, où la plus petite faute, la plus légère tergiversation peut coûter la vie aux malades et porter le deuil dans une famille. Vous m'excuserez, mon ami, si je m'attache à relever des passages que je ne puis approuver. Si vous étiez une médiocrité, je paraîtrais l'oublier; la franchise de mes réflexions est et sera toujours proportionnée à mon estime pour vous et à votre savoir incontestable.

A ceux qui m'objecteraient qu'ils emploient les vomitifs et les purgatifs pour opérer une révulsion, il suffira de rappeler d'abord l'inutilité de semblables tentatives ; mais encore, cette observation journalière, que toutes les maladies éruptives n'ont jamais de marche moins franche, plus insidieuse, que lorsqu'elles sont compliquées de souffrances viscérales et surtout gastriques, ce qu'il faut dire et répéter à satiété. Purger, faire vomir, c'est ajouter une maladie à une autre avec une cause d'épuisement de plus. L'observation de la veuve D....., de cette victime des sinapismes, dont l'effet est resté latent pendant tout le temps que dura le trouble occasionné par le choléra, puis, reprenant neuf jours après une si effrayante prépondérance, ne nous dit-elle pas assez ce qu'on peut produire par la méthode révulsive interne, si tant est que l'on réussisse par là à agir sur la maladie cutanée ?

Si ce n'était pas accepter un rôle qui ne me convient pas, je pourrais faire un long recueil d'observations montrant des maladies cutanées, remplacées par une lésion interne, provoquée ou augmentée par une médication turbulente, pour lesquelles il a fallu ensuite provoquer de nouveau la peau. La goutte, avec ses médicateurs empiriques, n'en est-elle pas une des preuves les plus frappantes et les plus communes? Si les évacuants intestinaux sont quelquefois soulageants, c'est quand, par un de ces préjugés si communs, les malades ont cru devoir ingérer soit des boissons amylacées, épaisses et acides, soit des aliments, et qu'alors, par cette occupation fâcheuse des voies digestives, ils éprouvent un état que la diète et l'usage des boissons théiformes préviennent toujours, et que cette médecine négative guérit aussi bien et plus sûrement que les vomitifs et les purgatifs dont l'effet dépasse trop souvent le but. Comment, quand en bonne santé, les vomitifs et les purgatifs, pris, comme on dit, par précaution, laissent après eux un état saburral, qui dure au moins trois ou quatre jours, peut-on supposer qu'ils ne feront pas la même chose dans un cas de maladie? Il est vrai que les partisans de cette médication s'obstinent à voir dans ce résultat l'effet du mal lui-même et non leur œuvre; c'est avoir des yeux pour ne pas voir; car, comment croire que ce soit pour dissiper l'état saburral qui se voit aussi bien dans les cas d'érysipèle ordinaire que dans toutes les maladies éruptives, puisqu'il se voit aussi après de vastes brûlures, surtout celles qui sont superficielles, preuve irréfragable qu'il n'est pas dû à l'action spéciale de l'agent sur les voies digestives, mais bien à la souffrance cutanée; preuve qu'il n'est que le premier degré d'un état, qui va souvent, comme vous le dites vous-même, jusqu'à produire des vomissements et des diarrhées incoërcibles? Alors, où est donc l'utilité de provoquer un effet que la maladie elle-même va produire, souvent d'une façon trop grave?

S'il résulte de ce que je viens de dire qu'on devrait s'abstenir autant que possible des pertubateurs des voies digestives, il s'en suit aussi que l'on doit soigneusement surveiller la diète et les *ingesta*, même ceux qui semblent, en apparence, les plus insignifiants : car l'éruption de la scarlatine, et plus souvent encore celle de la rougeole, rétrocède même par les ingestions mal choisies. Les sirops en trop grande quantité, les boissons contenant beaucoup de matières amylacées ou acides, le bouillon, occasionnent ces accidents bien plus souvent qu'on ne le croit. J'ai vu des substances insignifiantes produire huit fois ce résultat chez une petite F..., âgée de trois ans, dont l'histoire se retrouvera, quand je parlerai de la répercussion. Dans l'épidémie dernière de rougeole, chez l'enfant de M. F..., qui en fut atteint dès le début, j'avais annoncé, dès ma première visite, que nous allions avoir affaire à une maladie éruptive; la fièvre sans éruption, accompagnée d'une petite toux, se prolongea neuf jours, sous l'influence de boissons gommeuses, de limonade et de bouillon que je ne pus empêcher.

Enfin, le neuvième au soir, quand je manifestai la crainte d'une fièvre typhoïde, la famille s'effraya, la diète fut mieux observée, et, le lendemain, une éruption semi-confluente venait justifier mon premier diagnostic. Quelques jours après, j'eus occasion de voir la fille d'un entrepreneur, âgée de douze ans, qui, depuis treize jours, avait de la fièvre, avec diarrhée, toux sèche et soif. Je diagnostiquai la rougeole, attardée par le régime suivi ; je prescrivis l'usage exclusif d'une petite infusion de tilleul ; sous l'influence de ce simple changement de régime, sans avoir rien fait pour provoquer la peau, je vis, dès le lendemain, l'éruption justifier mes prévisions et trois jours après, j'autorisais le départ de cette jeune malade pour la Bretagne.

Il y a peu de temps, j'ai été appelé pour un enfant traité par un de nos jeunes confrères, qui, après avoir annoncé la rougeole épidémique dans le canton, dut dire : « Nous avons affaire à une fièvre typhoïde. » Il disait n'avoir rien fait ; mais, après ces treize jours d'état grave, l'usage d'une boisson théiforme suffit, la rougeole apparut.

A ce sujet, je me rappelle souvent la famille de M. B..., pharmacien, dans laquelle l'inconvénient des *ingesta* fut complet ; les quatre enfants et la mère furent de tous les malades que je vis à Amboise, pendant l'épidémie, ceux dont la rougeole eut la marche la plus ataxique. Le chef de la maison, voulant me prouver que ses fioles étaient bonnes à quelque chose, prodigua le sirop de gomme, les lochs et donna un peu de bouillon ; son succès eût complétement excité mes rires, si le cas n'eût pas été si grave ; ce fut seulement quand j'eus exigé l'observation d'une diète absolue et l'usage exclusif des boissons peu sucrées et composées d'infusions légères, que la rougeole prit une marche régulière.

Revenons aux scarlatineux. J'ai dernièrement été sur le point de voir périr un enfant de dix à onze ans, dont l'histoire mérite, à plus d'un titre, de trouver place ici. Edmond P..., fils d'un cafetier, rue de Bordeaux, en juillet 1860, pendant que la scarlatine régnait dans son pensionnat, fut pris d'un délire comateux, de soif inextinguible, de vomituritions et d'une fièvre très-forte. A ma visite, la peau était brûlante comme le feu, le pouls dépassait cent cinquante, il était bien petit et très-irrégulier ; le pharynx était rouge, sans qu'il eût encore des papules ; l'enfant était trop malade pour se plaindre, et, quoiqu'il n'eût pas encore de traces d'éruption, je diagnostiquai une scarlatine ; j'annonçai qu'elle serait des plus terribles. Ma prescription fut : diète absolue, lotions fréquentes sur tout le corps avec de l'eau vinaigrée, eau de Seltz et infusion de tilleul légère pour unique boisson. Le troisième jour de l'invasion, l'éruption était apparente et excessivement confluente ; la peau ressemblait à celle qu'on voit à travers un verre grossissant. Du reste, l'état général était le même ; l'enfant, dans son agitation continuelle, se prêtait mal aux fomentations, cependant on les faisait : les parents, croyant bien faire, édulcoraient, à mon insu, l'eau de

Seltz avec du sirop de groseilles. Le troisième jour au soir et le quatrième au matin, même état, mêmes moyens; le quatrième jour, à quatre heures, ne voyant pas les accidents céder, comme j'ai l'habitude de le voir après l'emploi des fomentations résolutives, il s'en fallait (car si la maladie de la peau paraissait moindre, le petit P... avait le nez, les mains et les pieds froids, malgré la chaleur excessive du jour); justement inquiet, je fis une perquisition, et je constatai que l'on employait beaucoup de sirop de groseilles. Je fis donc cesser immédiatement ce breuvage que tant d'estomacs ne digèrent pas bien, pour donner une légère eau de tilleul et une potion calmante légèrement éthérée. A ma visite du soir, quatre heures après, l'amendement était déjà bien remarquable, la chaleur des extrémités était revenue, l'enfant était plus calme. On continua les fomentations, et, dès le lendemain, le pouls avait perdu considérablement de sa fréquence ; nous touchions à la fin de l'éruption et par conséquent du danger qu'elle peut produire. La fin de cette observation se trouvera quand nous parlerons de l'ozène scarlatineux.

Bien d'autres médecins, en pareil cas, auraient, je crois, conseillé des sinapismes et des vésicatoires. Il fallait sans doute ma conviction pour ne pas céder aux réclamations faites dans cette fâcheuse idée, que le principe de la scarlatine est un agent qui se répercute, et qu'il faut rappeler ou tout moins maintenir à la peau. La moindre concession, dans ce cas, n'eût-elle pas augmenté les chances de mort, et, comme chez Mme C..., hâté la marche de l'agonie. Rappelez-vous cette contre-épreuve si décisive qui me fut si fâcheusement fournie au début, et quand j'étais si loin de m'y attendre.

Je ne pourrais trop le répéter : comment ne comprend-on pas que l'agent producteur de la scarlatine, aussi bien que ses congénères, une fois introduit dans l'économie, et par conséquent dans la circulation, va agir sur la peau, ainsi que le prouve l'éruption, sur la muqueuse naso-gutturale, comme le prouvent également l'angine et l'ozène; sur les reins, comme le démontre l'aspect ecchymotique de ces organes; quelquefois sur la muqueuse digestive, comme l'indique parfois la rougeur avec gonflement léger des ganglions mésentériques; que son action n'est pas autre que serait celle d'un agent chimique ; qu'une fois produite, la lésion doit avoir une marche fixe, régulière? Il n'y a donc pas plus à redouter un déplacement du mal, que s'il était produit par un autre agent saisissable ou par une cause traumatique. Seulement, si la peau malade pâlit, si son gonflement diminue, si l'éruption semble même disparaître, c'est que la vie est beaucoup trop occupée par la souffrance d'un autre organe, ou, ce qui est bien pire, c'est que le principe vital s'épuise et ne peut plus réagir; alors c'est l'agonie en réalité, ou tout au moins en perspective : recourir dans ces cas à de nouveaux irritants, cutanés ou autres, c'est tout au moins inutile, si ce n'est pas hâter la catastrophe. Que la phlegmasie cutanée soit de cause interne ou de cause externe, excepté la différence que chaque agent apporte dans l'expression de sa présence ou de son action, le phénomène est à peu près le même. Si l'acide nitrique n'agit pas comme le sulfurique, ni comme la potasse, par la même raison l'agent de la scarlatine ne se comporte pas parfaitement comme celui de la variole ou de la rougeole; mais, à cette différence près, le mal se comporte avec la plus grande analogie sous tous les rapports et le traitement doit être dirigé comme dans une phlegmasie de cause locale; seulement il faut tenir compte de la durée et de quelques particularités propres à chacune de ces causes. C'est pour n'avoir pas fait ces réflexions et s'être refusé à ces rapprochements, que l'on s'est jeté dans tant d'essais et de pratiques si contradictoires. Cependant, quiconque voudra étudier et comparer ce que produit un érysipèle vaste, dû, soit à un agent chimique, à l'insolation, à l'eau bouillante, peu importe, il lui sera facile de reconnaître que, quand il est assez vaste pour compromettre la vie, c'est par les mêmes désordres et de la même manière que s'il était dû à l'agent de la scarlatine, et personne ne s'avisera d'opposer aux effets de l'insolation l'application des sinapismes et des vésicatoires. Ceci me semble aussi évident que possible, et, si j'insiste, c'est que je sais malheureusement combien est grande la difficulté de faire revenir sur les idées scolastiques invétérées le trop grand nombre d'adeptes de mon apothicaire. Je suis toujours étonné qu'il ne se soit pas trouvé quelqu'un pour dire avec autorité à ceux qui prodiguent les rubéfiants et les excitants réels de la peau dans les maladies éruptives : « Votre manière de faire ne sert qu'à ajouter au mal ; agir ainsi, c'est diminuer les chances de succès, s'il en reste. » Que dirait-on de celui qui ajouterait des sinapismes, des vésicatoires à l'effet d'une brûlure vaste, ou ces agents à l'érysipèle produit par l'emploi antérieur et abusif de ces mêmes agents? La pâleur de la peau qui précède l'agonie a pu faire croire, je le sais, à une rétrocession du mal, d'autant plus qu'elle n'a jamais guère lieu sans que le moribond éprouve un trouble cérébral ou un engouement des voies respiratoires; de là est venue l'idée d'essayer le rappel de la maladie de la peau. L'observation du petit P....., que j'aurais pu multiplier, nous montre cela d'une manière irrécusable. Quel fait digne de méditation pour les adversaires que je m'attends à rencontrer encore! Chez cet enfant, la vie ne tint longtemps qu'à un fil par le fait de la souffrance de la peau, et de plus, par celui du léger embarras des voies digestives qu'occasionnaient les boissons acidifiables.

Il est difficile, je le sais, de comprendre comment l'éruption pâlit quelquefois avant l'apparition des accidents viscéraux mortels dont elle est le moteur. Je conçois qu'on ait pu croire que l'effet était la cause: cela s'opère si promptement que l'erreur est très-difficile à éviter. C'est en étudiant ce qui se passe dans certaines affections chroniques du cuir chevelu où les accidents marchent un peu moins vite et permettent d'observer plus exactement la marche, que ce phénomène peut être plus justement apprécié. Prenons pour exemple des faits d'eczèma du cuir chevelu, qui devient si souvent mortel chez les enfants du peuple (que malheureusement beaucoup de gens croient être un dépuratif, quand il n'est réellement qu'une cause d'intoxication grave). J'ai vu beaucoup de victimes de ce fâcheux préjugé, si généralement répandu, notamment deux le même jour, dans la même maison, soignées par un confrère qui partageait l'erreur populaire. Comme je n'ai que l'embarras du choix, je citerai seulement les deux suivants pour prouver ce qui précède.

La petite P..., ma voisine, âgée de dix à onze ans, était depuis longtemps empestée d'un eczèma impétigineux du cuir chevelu, avec développement des ganglions cervicaux; l'enfant était pâle et mangeait beaucoup. En 1849, je fus appelé un soir pour cette petite fille que je trouvai dans des convulsions atroces. Je fis mettre des sangsues au cou et donner une potion de Rivière avec excès d'alcali. Les accidents se calmèrent dans la nuit; mais elle fut encore trente heures sans connaissance. A ma visite du lendemain, on me raconta en détail les précédents de cette crise. L'enfant avait depuis quelques jours un appétit vorace; l'écoulement dû à l'eczèma avait beaucoup diminué; puis il avait fini par disparaître. P.... s'était plainte de douleurs de tête, avait éprouvé des nausées le matin. Je fis continuer la potion de Rivière et la diète pendant deux jours, c'est-à-dire jusqu'à ce que l'intelligence fût revenue. Alors je laissai l'enfant reprendre ses habitudes, avec cette seule différence, que je la maintins à un régime plus sévère; huit ou neuf jours après, l'eczèma ayant repris toute sa gravité, je prescrivis, comme je l'ai fait tant de fois, de laver la tête avec une dissolution sulfureuse (un gramme de sulfure de potasse pour cent vingt-cinq grammes d'eau).

Quelques semaines après, sans autres soins que ces lotions et le régime, la petite P.... avait repris un teint qu'elle avait perdu depuis longtemps et les ganglions cervicaux étaient disparus.

Dix-huit ou vingt mois après, le défaut de propreté fut cause que la petite retomba littéralement dans la position dont je l'avais tirée une première fois. Cette rechute fut précédée de pâleur d'abord, d'un appétit excessif, de douleurs de tête, marchant de pair avec le tarissement et l'écoulement eczèmateux. Les soins furent les mêmes, ainsi que le résultat; enfin elle fut plus longtemps décolorée. Cette jeune fille, aujourd'hui accorte et vermeille, n'a jamais rien éprouvé depuis.

Un grand nombre de nos confrères, sans doute, auraient dans ce cas donné des dépuratifs, établi des exutoires; beaucoup auraient cru à la répercussion, quand réellement c'était la maladie du cuir chevelu et l'intoxication qui s'en était suivie, qui avait troublé l'organisme entier. De ce trouble était venu le dessèchement de l'exsudation du cuir chevelu. Qu'on y réfléchisse bien, c'est ainsi que les choses se passent dans les affections cutanées aiguës; seulement cela se fait plus vite et ne donne pas le temps de suivre pas à pas la marche des accidents et de pouvoir répéter l'expérience.

En 1824, A... L..., de Vernou, âgée de cinq ans, vingt jours après la perte de sa mère, morte le troisième jour d'une scarlatine confluente traitée par les moyens antiseptiques, fut prise, avec ses deux sœurs et son frère, de la scarlatine, accompagnée d'accidents graves. Cette petite fille était, comme son père, atteinte, depuis son enfance, d'un catarrhe bronchique suffocant et en même temps d'un eczéma de tout le cuir chevelu avec un gonflement médiocre des ganglions cervicaux. Chaque fois que cet eczéma semblait guérir, A.... devenait aussitôt beaucoup plus incommodée de son catarrhe, et, pour cette raison, les personnes qui la soignaient, entretenaient la suppuration du cuir chevelu. J'ai raconté déjà comment elle fut traitée, ainsi que son frère et ses sœurs, de la scarlatine sans aggravation des accidents pectoraux, malgré le froid et les lotions résolutives. Comme c'était par mes conseils que ces quatre scarlatineux avaient été soumis aux fomentations résolutives, que chez eux la maladie avait été incomparablement moins grave que chez leur mère, puisque tout s'était passé sans accidents et que la convalescence avait été courte, on aurait voulu ôter cette malade à son premier médecin : si les devoirs confraternels me firent refuser cette mission, ce fut à mon grand regret, car je ne pus jamais obtenir de mon confrère assez de foi dans le conseil que je donnai de guérir l'eczéma. A quatorze ans, A..., devenue un objet de dégoût pour tout son entourage, était encore sujette aux accidents bronchiques.

Comme il fallait penser à son avenir, Mme B..., de Noizay, tante de cette enfant, la prit chez elle pour la mettre en apprentissage; j'étais le médecin de cette brave femme.

Pendant son séjour chez sa tante, malgré les soins empressés dont elle était l'objet, A... vit cette fois son écoulement eczémateux faire place à de la céphalalgie; puis il se tarit successivement dans l'espace de trois jours, et, en même temps, sa vue s'affaiblit au point que le quatrième jour les pupilles étaient fort dilatées et l'amaurose assez avancée pour l'empêcher de distinguer les objets de grosse dimension. Cette fois, la tante me força à lui donner des soins; mais, comme le reste de la famille ne cessait de répéter que, si on guérissait la tête d'A..., elle périrait, pour les faire taire, je crus devoir préalablement faire appliquer un vésicatoire volant à la nuque; le second jour se passa sans changement notable; mais le troisième, pendant que le vésicatoire était en pleine suppuration, je fus appelé en toute hâte, parce que la jeune fille ne voyait plus, avait des vomissements et ne pouvait presque plus se tenir sur les jambes. Je fis mettre *illico* dix sangsues au cou, panser le vésicatoire avec du cérat de Goulard pour hâter sa guérison; je prescrivis la diète, une potion éthérée et une infusion de tilleul. Dès le lendemain, les accidents cérébraux parurent décroître, et, le deuxième jour, l'écoulement du cuir chevelu commença à reparaître; le troisième jour, il était dans toute sa force. Dès que les accidents furent conjurés, A..... redevint un sujet d'infection et de dégoût comme par le passé. Comme j'avais assez fait pour ne pas être accusé d'imprudence en guérissant cet eczéma, je fis laver la tête de cet enfant deux fois le jour avec une dissolution de sulfure de potasse. Il ne fallut que quinze jours de cette seule médication pour que la tête de cette jeune fille fût exempte de toute espèce de traces de la maladie qui avait si longtemps affecté le cuir chevelu. Le gonflement des ganglions ayant considérablement diminué, je crus devoir recommander à la malade de manger très-modérément. Le mois suivant, dans la crainte de pléthore, je fis encore appliquer quelques sangsues au siége. Enfin, depuis longtemps, elle s'est mariée et est devenue mère deux fois; à la deuxième couche qui fut double, elle bouffit, eut des attaques d'éclampsie, dont je vous parlerai plus tard, enfin, elle n'éprouva rien depuis qui pût laisser croire à une répercussion. C'est une femme bien valide encore aujourd'hui.

Le fait de la petite P... et celui d'A... ne font-ils pas voir comment une maladie externe locale dans le principe, mais forte, peut ensuite retentir sur un ou plusieurs viscères, comment ces souffrances viscérales augmentant peuvent faire taire ou sembler même faire révulser le mal qui en est la cause, puis la lésion secondaire devenir plus compromettante? Ils prouvent aussi qu'un traitement convenable, venant à temps enrayer, faire cesser cette affection viscérale, la maladie cutanée reprend ses premières allures. Le fait d'A...... est encore plus intéressant, puisqu'il démontre d'une manière irrécusable comment les révulsifs, loin de calmer la maladie viscérale, l'aggravent outre mesure, puisque ce n'est qu'après avoir fait taire l'action du soi-disant *révulsif* qu'il m'a été possible d'arrêter les accidents compromettants. N'est-ce pas ainsi que les choses se sont passées pour le petit P......, ce scarlatineux si compromis? Je ne pourrais trop engager mes lecteurs à réfléchir sur ces deux faits et à en tirer les conséquences graves qui en découlent pour la pratique quotidienne.

Dans la revue des médications les plus usitées pour le traitement de la période aiguë de la scarlatine, j'en ai en partie expliqué le but que je me suis proposé d'atteindre par l'emploi des résolutifs, appliqués sur la peau des scarlatineux pendant la période d'éruption. Je ne puis avoir et n'ai pas la prétention impossible d'empêcher l'action primitive du virus scarlatineux, bien rarement mortel dans la période d'incubation, c'est-à-dire avant que la peau soit malade; je n'ai pas, dis-je, la prétention d'empêcher que son action sur ce tissu ait lieu, mais j'ai celle d'atténuer son effet secondaire, et par conséquent de diminuer seulement l'inflammation qui va suivre nécessairement cette action spécifique, et je crois qu'il est nécessaire de le faire seulement lorsqu'elle doit être grave, parce qu'alors elle devient

/ souvent dangereuse et même promptement mortelle, comme toutes celles aussi vastes produites par l'effet d'un agent morbide quelconque, chimique ou traumatique. Cette inflammation secondaire, je ne saurais le dire trop haut, tue les neuf dixièmes des scarlatineux, quand ils meurent dans la période aiguë. C'est elle aussi qui, excepté l'anasarque et le gonflement ganglionnaire parotidien, prépare les accidents qui peuvent devenir plus ou moins promptement mortels.

Or, mon cher Trousseau, les préparations chlorurées qui passent pour désinfectantes, employées en lotions : l'eau vinaigrée, les bains tièdes, les affusions froides, etc., qui ont donné de bons résultats dans la scarlatine, n'ont pas d'autre effet que de modérer cette inflammation, et les auteurs de ces diverses médications ont fait, disons-le, de la prose sans le savoir; ils ne pouvaient avoir que des demi-succès, puisque leur théorie était mauvaise; il n'est donc pas étonnant qu'ils n'aient eu pour imitateurs que des témoins oculaires. Quelle est donc l'action des dissolutions chlorurées mitigées, sinon un résolutif astringent analogue à l'eau vinaigrée? Il est inutile de dire ce qu'est celle d'un bain tiède. Sydenham, cette autorité non contestée depuis 1626, aurait cependant dû mettre ses successeurs sur la voie; n'est-il pas regrettable que, payant un tribut à l'erreur commune, les partisans des affusions froides aient gâté leur succès par leurs fausses théories? Les insuccès de ces affusions dans les cas trop voisins de l'agonie auraient cependant dû leur ouvrir les yeux; je comprends qu'en entendant dire à un partisan des affusions froides : « Si je soulage mon malade, c'est en provoquant une réaction à la peau, » un médecin, témoin ou non de pareils résultats, ait regardé à deux fois, avant de faire porter son malade nu dans une baignoire pour y être arrosé d'eau froide malgré ses plaintes et ses cris, surtout s'il est dans le délire, pour être ensuite essuyé, couché, réchauffé, ce qui doit donner lieu à un spectacle qui, s'il n'a pas quelque chose de répugnant, est au moins affligeant, quand on songe que, dans le plus grand nombre de cas, il faut pour cela employer la contrainte; votre langage même indique que quelquefois vous avez dû hésiter. Un médecin dans ce cas, inspiré par ces explications, doit se dire : « Au lieu de conseiller de pareilles manœuvres, j'espère les éviter en tenant le malade bien chaudement et en donnant des boissons qui poussent à la peau. » Or, avec de semblables théories, et quand on voit un homme qui a votre ascendant hésiter, comment vouloir qu'un jeune médecin, qu'un débutant, puisse avoir assez d'abnégation et de résolution pour faire autrement? Vous devez savoir que le courage à froid n'est pas ce qui se rencontre le plus communément. Si, au contraire, on eût dit : « Les affusions froides calment l'inflammation de la peau; ce soulagement n'est que momentané; plus on le prolonge, plus on le répète, plus il aide le malade à traverser une période inévitable; c'est en provoquant autant que possible par intermittence, un certain apaisement, à la douleur, qu'elles réussissent, parce que ce repos momentané donne au malade une force de résistance convenable pour attendre la fin de la période aiguë, » la différence serait grande.

De l'aveu des partisans des affusions, elles ne sont pas praticables dans les cas trop avancés ; or, si leur théorie était juste, n'est-ce pas au contraire dans ces moments-là qu'elles devraient être indispensables et triompher, puisque c'est dans les cas ultimes que l'éruption est anormale, qu'elle semble rétrocéder, et que la réaction de la peau paraît être nécessaire. Que les quelques lecteurs que j'ambitionne méditent donc l'observation d'E.... B....; qu'ils se rappellent qu'il était à l'agonie, puisque sa peau était vergetée et couverte de phlyctènes sur les avant-bras et sur les jambes, puisque son pouls était insaisissable, la sensibilité cutanée abolie, les mâchoires serrées, son corps raide comme celui d'un tétanique, que ses pupilles étaient insensibles à la lumière, qu'il avait, depuis le matin, des sinapismes aux cuisses, que, depuis le matin aussi, il avalait une décoction de quinquina. Eh bien ! c'est sous l'influence de l'application constamment entretenue d'une dissolution fortement astringente et chaude qu'il est revenu à la vie, que sa peau est redevenue halitueuse, uniformément injectée, légèrement rosée. Que l'on compare donc ce fait, qui n'est pas le seul que j'aie observé, avec les succès de Bretonneau, jugulant miraculeusement l'érysipèle des membres et calmant l'effet des brûlures par la compression convenablement établie, et l'on admettra sans difficulté que les agents résolutifs n'occasionnent rien dans les maladies cutanées aiguës qui fasse craindre la répercussion ou toute autre suite regrettable.

On pourrait dire cependant : Qu'est-ce qui prouve que cette inflammation secondaire, à laquelle vous opposez des moyens capables d'empêcher qu'elle ne parcoure ses périodes, n'est pas nécessaire à l'élimination de l'agent de la scarlatine ? Qui prouve que, pour éviter un mal, vous n'exposez pas vos malades à un pire ? Vous n'avez pas eu, il est vrai, jusqu'à ce jour des suites qui vous aient fait craindre la répercussion : qui nous prouve que, si l'éruption parcourait toutes ses phases, l'angine, l'ozène et l'anasarque seraient autant à redouter ? J'ai été le premier à me faire cette question, et j'affirme que le mal de gorge, que les troubles digestifs, que l'anasarque n'ont jamais été aussi graves après les applications qu'après l'emploi des autres méthodes. Ainsi j'affirme que depuis 1824, en fait d'anasarque, je n'ai rien observé qui approchât du chiffre indiqué par MM. Barthez et Rilliet; il m'a fallu relire plusieurs fois ce qu'ils ont écrit à propos de l'anasarque scarlatineuse, puisque pour moi cette complication n'a jamais été qu'une exception et la conséquence d'une erreur de régime. Quand je m'entretiendrai avec vous de cette complication et de l'éclampsie qui en est si souvent la suite, vous verrez, je l'espère, qu'il ne faut point l'attribuer aux causes que vous indiquez ; aussi j'ai lu avec étonnement que vous regardiez la pleurésie et le rhumatisme comme les suites fréquentes de la scarlatine ; mes souvenirs, et je les crois très-fidèles, ne me rappellent qu'une pleurésie, qu'un seul rhumatisme articulaire ; encore ces deux complications ne se sont-elles pas rencontrées sur des malades traités par ma méthode : elles me furent montrées par M. Herpin, de Véretz, qui ne traitait pas les maladies éruptives comme moi.

Pendant bien des années, ma quiétude n'a pas été aussi complète, quant aux ganglions parotidiens, et je me suis demandé si ma méthode n'était pas pour quelque chose dans la reproduction de ceux que j'ai observés. Aussi m'a-t-il fallu comparer ma pratique avec celle des autres confrères pour calmer mes scrupules et démontrer que les applications résolutives n'étaient pour rien dans le plus ou le moins de fréquence de cette complication grave, surtout dans le jeune âge. Lorsque je traiterai avec vous de cet accident, j'espère vous démontrer qu'un des principaux moyens de l'éviter n'est pas de laisser l'éruption cutanée suivre toutes ses phases. Je dois même vous dire que je crois avoir constaté qu'un moyen de le prévenir, comme toutes les autres suites de la scarlatine, c'est d'employer en quelque sorte une méthode ectrotique. Voici sur quoi je me fonde pour émettre cette pensée : depuis longtemps, je traite les furoncles par les lotions faites avec du sulfure de potasse dissous dans de l'eau ; quand cette dissolution est assez énergique, elle fait cesser infailliblement l'éruption furonculeuse. J'ai pu, il est vrai, en faire autant avec des astringents très-forts. Ce succès m'a conduit à faire l'application de ce moyen contre le zona dont cette médication abrége considérablement la durée : dans une vingtaine de cas, je crois être arrivé à juguler la scarlatine presque complétement. Or, dans aucun d'eux, l'angine et l'ozène scarlatineuses n'ont pris de l'extension, tant s'en faut : vous en jugerez plus sûrement par les faits que je vous citerai plus loin.

Vous vous louez beaucoup de l'emploi du carbonate d'ammoniaque et des autres agents analogues ; vous les croyez capables de porter à la peau. Entendons-nous sur ce point : j'ai toujours donné presque exclusivement des potions légèrement éthérée et opiacées, puis des boissons théiformes dans la période d'éruption ; de plus, j'ai toujours recommandé l'exclusion des boissons mucilagineuses, acides, très-sucrées ou acidifiables ; j'ai aussi prescrit la diète la plus absolue, pour laquelle vous manifestez, je crois, beaucoup trop d'aversion dans les maladies aiguës à périodes peu longues. J'ai fait cela dans le but d'éviter tout ce qui peut occuper fâcheusement les voies digestives, parce que tout ce qui occupe cet appareil organique m'a toujours semblé, dans les cas de cette nature, agir comme ferait un torpéfiant. L'observation du petit P..... dit assez si cette précaution est quelquefois nécessaire ; tandis que les boissons théiformes un peu excitantes, l'administration d'un peu d'éther et ses analogues, qui agissent en calmant l'anxiété gastralgique, mettaient encore les malades dans les conditions les plus opportunes pour éviter ce phénomène qui, aux yeux de certains médecins, paraît être une rétrocession ; or, je ne vois pas que les agents que vous indiquez aient un autre effet : aussi je les crois très-bons comme tous leurs similaires. C'est une erreur généralement partagée, que les boissons amylacées, gommeuses, acidifiables, sont sans conséquence aucune ; c'est vrai dans les éruptions légères ou demi-graves, lesquelles vont bien malgré ce qu'on peut faire ; mais qu'il soit bien entendu qu'il n'est question ici de ces précautions que pour les cas graves de scarlatine dite maligne, qui sont promptement mortels lorsqu'on commet la plus petite omission.

Pour résumer ce qu'il y a d'intéressant, relativement à la période aiguë de la scarlatine, je crois pouvoir assurer que, dans les cas ordinaires, le malade guérit toujours, quel que soit le traitement ; seulement, on le comprendra, les accidents peuvent acquérir plus ou moins d'intensité, sans pour cela devenir mortels. Dans les cas graves, la vie est bien rarement compromise par l'action directe de l'agent spécifique sur le principe vital, c'est-à-dire avant qu'il ait agi sur la peau et qu'il ait produit une éruption ; quand la mort paraît précéder les phénomènes cutanés, c'est que l'éruption n'est pas encore assez avancée pour être perceptible à nos sens. Si je pouvais prendre un point de comparaison pour rendre ma pensée, je dirais : Supposons que la mort arrive après l'application d'un vésicatoire excessivement large, enlevé dès qu'il a produit la cuisson, mais avant que les ampoules apparaissent (il est facile de constater que, si un vésicatoire est enlevé douze ou quinze minutes après les premières sensations de douleur, il ne s'écoule pas moins de quelques heures avant qu'on voie apparaître les ampoules qui en sont la conséquence) ; c'est donc le plus souvent par la maladie de la peau que la scarlatine met la vie en danger, et encore est-il rare que cela s'opère autrement que par les accidents phlegmasiques, secondaires à l'éruption.

De ce qui précède (ce qui est pour moi une vérité), il découle pour le médecin le devoir impérieux non pas d'essayer une médication pertu-batrice sur les voies digestives ou sur la peau, — médication qu'il faut au contraire absolument s'interdire, — mais celui de prévenir ou de diminuer par tous les moyens possibles l'inflammation cutanée que l'éruption va occasionner, ce qu'elle fait dans la scarlatine plus promptement, mais aussi infailliblement que dans le cours régulier de la variole et du vaccin ; on doit le faire par les moyens usités contre l'érysipèle traumatique ou autres inflammations de cause externe ; or, en pareil cas, les applications résolutives, calmant la chaleur et la rougeur de la peau, sont les plus efficaces. Bien des scarlatineux très-malades n'accusent une sensation de cuisson à la peau que quand les fomentations une fois mises en œuvre sont faites réguliè-

rement. Il faut, malgré cela, les continuer avec soin : cette sensation incommode, douloureuse même, est un signe que la sensibilité de la peau se
réveille ; car c'est par leur influence que le pouls se relève, redevient régulier, qu'il se ralentit, que les accidents cérébraux et tous les troubles organiques, tels que les vomissements et la diarrhée, disparaissent ou diminuent ;
cela permet aux malades de franchir impunément une période qui, sans
cela, eût pu être mortelle. J'ajoute que les fomentations résolutives bien
employées diminuent la longueur de la période inflammatoire au moins de
deux jours, que par là elle cesse par conséquent à la fin du cinquième, sans
jamais influencer fâcheusement l'éruption naso-gutturale, dont je vous
parlerai ; ce bienfait des fomentations résolutives s'obtient sans rendre la
période de desquammation plus difficile et l'anasarque plus fréquente.

IV° LETTRE.

Sur l'Anasarque & l'Éclampsie scarlatineuses.

Dans le nombre des accidents qui arrivent pendant la décroissance de la scarlatine, il en est un que vous signalez et qui a trait à l'une des observations contenues dans mon nécrologe : je veux parler de la jeune femme M......, de Noizay, nouvelle accouchée, morte à la fin de la période éruptive par la transmission de l'éruption vulvo-vaginale à l'intérieur de la matrice et à ses annexes, ce qui a déterminé des accidents presque identiques avec ceux de la maladie appelée péritonite puerpérale ; depuis, je n'ai jamais eu occasion de rencontrer d'autres cas semblables ; mais les fausses couches que j'ai observées dans différentes maladies éruptives, notamment pendant la variole, me font croire que les succès que j'ai obtenus par les injections et les lotions résolutives sur les parties sexuelles des filles et des femmes pendant l'éruption, me font penser que le même moyen sera efficace dans les cas d'accouchements ou d'avortements si souvent provoqués par cette maladie. J'ai donc les raisons les plus sérieuses pour conseiller dans ces circonstances les injections et les lotions de décoctions de noix de galle, de ratanhia, la dissolution de tannin et surtout l'eau contenant en suspension du sous-nitrate de bismuth, parce que ces agents à la fois sédatifs et astringents s'opposent à la décomposition putride de l'écoulement leucorrhéique et par conséquent préviennent les accidents de résorption qui sont d'autant plus graves et plus à redouter que la matrice est plus récemment vide.

Actuellement, entendons-nous sur ce que vous appelez la scarlatine fruste. Vous savez et vous le dites même que souvent des gens qui n'ont eu que l'angine scarlatineuse, au moins en apparence, éprouvent malgré cela une véritable desquammation. Je ne sais si vos observations concordent avec les miennes ; mais, chez ceux-là, je n'ai jamais observé d'accidents primitifs aussi graves, que quand l'éruption était très-apparente.

Dans les cas où la desquammation n'a pas lieu, au moins d'une manière sensible, s'en suit-il qu'il n'y ait pas eu d'éruption ? J'avoue, mon cher Trousseau, que je ne le crois pas. Entre l'éruption confluente et celle qui

5

est assez discrète pour ne pas paraître à l'œil nu (mais qui n'en existe pas
moins, puisque la desquammation s'ensuit), il y a certainement des degrés
bien variés. Pourquoi donc n'y en aurait-il pas de moins apparentes encore ?
Ainsi je prends pour point de comparaison la variole, quand elle est très-
discrète : si les boutons étaient aussi petits que les papules scarlatineuses,
ne pourrait-on pas nier la participation de la peau à la maladie ? Au mois
d'octobre 1861, pendant que la variole sévissait à Paris, M. J.... R.., notre
compatriote, revint en Touraine régler quelques affaires d'intérêt. Il était
accompagné de sa domestique, partie de Paris déjà indisposée par les prodromes d'une variole demi-confluente. Or, la cousine de cette femme, qui
demeure à Tours, rue de la Madeleine, lui donna quelques soins et, vingt-
quatre ou vingt-cinq jours après, elle tomba malade à son tour. Le quatrième
jour et les suivants, j'étudiai sur cette femme la marche des pustules varioliques, et elles n'étaient pas nombreuses, car il me fut impossible d'en
trouver plus de *quatre* dans-la maladie de cette femme, conséquence de sa
cohabitation avec sa parente ; rien ne me manqua dans la marche de ces
pustules pour les bien caractériser.

Admettons un scarlatineux n'ayant pas l'éruption beaucoup plus confluente que chez cette variolée : la desquammation n'aura pas lieu partout,
bien certainement ; qui pourrait alors constater cette condition de la peau ?
Voilà comme je comprends ce que vous appelez la scarlatine fruste. Mais,
de ce que la peau se montre peu sensible à l'action de l'agent scarlatineux,
s'ensuit-il que ce virus n'agisse pas plus ou moins vivement sur les reins
et sur le tube digestif, comme les nécropsies le démontrent ?

Doit-on attribuer à cette circonstance seulement un fait que vous signalez,
et vous n'êtes pas le seul ? C'est la fréquence plus grande de l'anasarque
après les scarlatines légères et même à la suite de celle que vous appelez
fruste ; s'il en est ainsi, il me semble que c'est déjà une grande preuve de
l'erreur où sont tombés ceux qui attribuent l'anasarque scarlatineuse à
l'impression du froid. Car, s'ils avaient raison, comment expliquer que ce
soient précisément ceux des scarlatineux qui ont eu la peau pour ainsi
dire indemne ou peu malade qui sont plus sensibles aux effets fâcheux d'un
abaissement de température, quand ce sont ceux dont la desquammation a
été la plus complète, dont l'épiderme s'est renouvelé, je dirai entièrement,
chez qui le derme doit par conséquent être plus impressionnable, qui sont
moins exposés à cette fâcheuse influence ? Si ce raisonnement vient en aide
aux doctrines que je vais vous soumettre sur les causes de l'anasarque et de
l'éclampsie scarlatineuses, ce n'est cependant pas par lui que j'ai été amené
à constater que le froid est la plus rare des causes de cette fâcheuse complication. J'ai, au début de mes recherches, tenu note de vingt-cinq observations d'albuminurie scarlatineuse et, chez ces vingt-cinq, il serait impossible de démontrer, de voir même l'action malfaisante de cet agent, quand

chez tous indistinctement il est aisé de constater que l'anasarque et ses
suites, même les plus compromettantes, ont été précédées par des fautes
graves dans le régime alimentaire ; il va découler, je l'espère, de l'exposé
de la plupart d'entre-elles, que c'est en surveillant l'alimentation des scarlatineux que j'ai été incomparablement plus heureux que MM. Rilliet et Barthez. Mes recherches vous démontreront que c'est à l'aide de ces mêmes
précautions seules que j'ai été doublement plus heureux qu'eux, puisque
j'ai pu obtenir que cet accident fût toujours de courte durée et j'oserai dire
même aussi peu grave. Ainsi, dans mon relevé, je vois que deux seulement de ces scarlatineux avaient été soumis à des lotions résolutives
pendant l'éruption, que sur douze l'anasarque survint immédiatement après
une indigestion bien constatée, que huit avaient été tourmentés pendant
quelques jours par un grand appétit qu'ils avaient satisfait (car, de l'aveu
de leurs parents, ils avaient mangé excessivement) et qu'ils n'avaient
bouffi qu'au moment où cet appétit avait cessé pour faire place au dégoût
le plus complet.

Un de ces anasarqués n'avait pas cessé, pendant toute sa scarlatine, de
manger de la soupe au lait ou de la bouillie, il n'avait bu que du lait en
guise de tisane. Celui-là, comme vous le verrez, n'avait pas quitté son lit et
était resté claustré dans un appartement bien chauffé.

Deux avaient mangé, quoiqu'ils fussent tourmentés par des douleurs de
ventre incessantes.

Un avait depuis longtemps des fièvres tierces.

Un autre avait éprouvé une violente colique la veille de l'apparition de
l'anasarque.

Enfin, deux ont guéri, quoique s'exposant aux intempéries d'une saison
froide et pluvieuse, et aucun de ceux que j'ai soignés n'a subi la claustra-
tion. Tous ceux même chez lesquels on voulut attribuer cette complication à
l'influence du froid, déclarèrent ne pas savoir comment cela avait pu se faire.

Le plus grand nombre de ces observations a été relevé avant que Brick
eût fait connaître ses recherches, et toutes l'ont été avant que l'on fût initié
aux causes de l'albuminurie. A cette époque, il est vrai, Broussais trônait
encore ; mais, quoiqu'il en soit, elles ne prouvent pas moins, toutes sans
exception, je ne pourrais trop le répéter, que c'est sous l'influence du
régime alimentaire mal entendu que l'anasarque scarlatineuse, puis
l'éclampsie, se développent ; que l'un des meilleurs moyens de prévenir, de
guérir promptement ces accidents, c'est la diète.

Quand je causerai avec vous de l'albuminurie et de l'éclampsie, qui en
est si souvent la terminaison, je vous dirai comment je m'explique
l'influence pernicieuse du régime dans ces circonstances. Mais ces détails
nous mèneraient trop loin et ne seraient que des longueurs déplacées pour
le moment.

Première observation.

Je croyais encore à l'influence du froid, lorsque A..... B....., de Noizay, âgée de quatorze ans, non réglée, se livre à son appétit après une scarlatine légère; le ventre reste tendu, douloureux, la convalescence pénible. Le 15 juillet, elle fait un repas copieux, puis se promène.

Dès le 16, l'appétit fait place au dégoût, à la bouffissure, à des frissons, à des coliques plus aiguës, à des douleurs dans les membres; sa langue est blanche, sa peau sèche et chaude; l'urine est rare sans changement de couleur et la soif très-grande.

Traitement. — Frictions avec l'huile de laurier, vingt gouttes d'éther et de teinture de digitale dans une potion, tisane des cinq racines, alimentation modérée; je n'interdis point la viande. On continue ce traitement pendant huit jours sans amélioration aucune. Enfin, le 23 juillet, dix sangsues à l'épigastre, tisane d'orge, potion éthérée sans digitale.

24 juillet. — La fièvre, les douleurs de ventre et des membres sont disparues. L'urine est moins rare, la bouffissure a beaucoup diminué. — Huit nouvelles sangsues, mêmes moyens.

Le 30, la céphalalgie dont je n'ai pas parlé, la bouffissure, toutes les douleurs enfin n'existent plus. La malade est un peu pâle, mais elle a de l'appétit. Je prescris une diète végétale; elle reprend ses fonctions de bergère, qui n'empêchent pas la convalescence d'être courte.

Deuxième observation.

Il y avait huit jours que Mlle C..., de Montreuil, avait eu la scarlatine comme toute sa famille : cette jeune fille de quatorze ans, délicate, non réglée, qui ne s'était pas rétablie, n'avait cessé de se plaindre de douleurs sourdes dans le ventre, tout en continuant à manger beaucoup.

Quand je la vis, elle n'en attribuait pas moins sa bouffissure à l'action du froid, mais elle ajoutait qu'elle ne comprenait pas comment cela avait pu se faire, puisqu'elle n'était pas sortie de sa chambre.

Depuis dix jours, elle éprouvait une insomnie complète, de l'oppression sans toux; sa figure était doublée d'ampleur; elle était très-pâle; sa langue était blanche, lisse, épaisse, l'isthme du gosier était rouge, couvert de mucosités, sa peau chaude et sèche, son pouls plein et fréquent, le corps entier était œdématié, mais moins que la figure; cet œdème était rémittent, l'épigastre douloureux, l'urine fraîche-rendue était trouble; en refroidissant elle formait un dépôt gris; les selles étaient régulières.

Traitement. — Huit sangsues à l'épigastre, diète absolue, boisson de chiendent, potion avec huit gouttes de Laudanum de Rousseau et trente gouttes de liqueur d'Hoffmann pour deux cents grammes d'eau, à prendre par cuillerée toutes les deux heures.

A peine les sangsues avaient-elles coulé que Mlle C... s'endormit pendant quatre heures ; on laissa les sangsues saigner abondamment.

Deux jours après, cette fille n'était plus bouffie, elle n'avait plus de douleurs de ventre, son pouls n'était pas fréquent, les envies incessantes de manger avaient disparu, l'urine était limpide et plus abondante; son rétablissement fut très-prompt.

Troisième observation.

Le 20 juin 1826, je vis à Trippe-Genêt, commune de Saint-Ouen, chez G....., un petit garçon de dix ans, bien constitué. Il avait eu une scarlatine si légère que ses parents ne s'en étaient pas occupés ; l'éruption avait suivi régulièrement toutes ses phases sans que le malade eût gardé la chambre.

Peu après, cet enfant devint pâle, se plaignit d'une douleur de tête insupportable; son appétit était perdu depuis trois jours quand je fus appelé; alors son pharynx était rouge, sa langue blanche, limoneuse, son ventre indolore, sa poitrine ne paraissait pas malade, mais il était comme prostré.

Traitement. — Une diète végétale et des boissons aqueuses suffirent pour amener une amélioration telle que je ne fis que deux visites, le 20 et le 21.

Le 28 du même mois, ses parents s'absentèrent vingt-quatre heures, et, pendant ce temps de liberté, le malade monta sur un cerisier et se bourra de ses fruits qui n'étaient pas mûrs. Dès le soir même, il fut pris de fièvre, de coliques, de diarrhée, et dans l'intervalle de six à sept heures, il fut complétement anasarqué; sa bouffissure croissait à vue.

Quand je fus demandé, j'étais retenu par un cas très-grave; mais, habitué à ce genre d'accidents, j'ordonnai onze sangsues sur le ventre, plus, une potion au laudanum et à l'éther, la diète, des fomentations sur le ventre et l'usage de l'eau de tilleul édulcorée.

A ma visite, le 29, le pouls était souple, peu fréquent, la langue blanche ; la soif, les coliques, la diarrhée étaient presque entièrement dissipées; l'anasarque avait déjà beaucoup diminué, l'urine était encore brune et l'épigastre douloureux.

Traitement. — Huit nouvelles sangsues, la même potion, l'infusion de tilleul et la diète.

Le 1er juillet, amélioration considérable; je donne quelques cuillerées de potage maigre, et enfin, le 5, la convalescence est complète.

Quatrième observation.

J. B..... de Montreuil, quatorze ans, scarlatine discrète, faim pressante pendant les huit ou dix jours qui précédèrent le 10 avril 1827.

Ses parents attribuaient au froid la bouffissure considérable de cet enfant, mais ils ne pouvaient s'imaginer où et quand il s'y était exposé.

A une faim insatiable avaient succédé un dégoût complet, des douleurs du ventre, le mal de tête, du dévoiement. Le pouls était dur, la soif assez vive, la langue large, épaisse, rouge à ses bords; le pharynx était rouge aussi. Je ne pus voir d'urine.

Traitement. — Huit sangsues à l'épigastre, eau d'orge coupée avec du lait pour tout aliment.

12 avril. — L'anasarque est presque complétement disparue; le pouls de l'enfant, sa langue, sa gorge, sont dans un état presque normal. B..... ne se plaint que d'une chose, c'est que l'appétit n'est pas encore revenu.

Le 22 avril suivant, je le rencontrai gardant ses vaches dans les bruyères, par des giboulées froides. Aux observations que je lui fis sur son imprudence de s'exposer ainsi par un froid humide, il me répondit qu'il y avait plusieurs jours qu'il faisait la même chose sans empêcher son mieux de croître, et, comme on le pense bien, il fit peu de cas de mon observation. Je ne fis pas beaucoup d'instances, car j'avais vu déjà M..... M....., jeune fille de seize à dix-sept ans, guérir d'une anasarque semblable, pendant qu'elle ne cessait pas de garder ses vaches tous les jours par de froides giboulées et dans les prairies humides qui bordent la rivière de Chançay.

Cinquième observation.

Le 28 février 1828, j'étais appelé chez M. P....., meunier à Pocé, pour six scarlatineux. Ce fut dans cette maison que, d'après mon conseil, une pauvre gagiste se traita par des frictions de vinaigre mêlé à une égale partie d'eau, et put reprendre ses travaux le troisième jour, quoique les accidents primitifs eussent annoncé une scarlatine assez confluente.

Parmi les cinq autres, un seul, le petit P....., âgé de neuf ans, présenta quelque chose digne d'être noté ici : sa scarlatine était si peu confluente que je laissai la mère le traiter à sa guise; il était couché dans un petit cabinet qui n'avait d'issue que dans la chambre où l'on faisait bon feu jour et nuit; le malade était tenu très-couvert; ce garçon fort, et d'humeur peu facile, ne but que du lait et ne fut pas un seul jour sans manger de la bouillie; or, pendant que ses frères et ses sœurs à qui je ne donnais que de l'eau de tilleul et qui couchaient dans une chambre non chauffée et pour lesquels il m'avait été facile d'obtenir qu'ils fussent peu couverts, étaient debout le sixième jour, P..... au contraire, quoique le plus robuste, conservait de la fièvre et ne pouvait se lever. A cet état succédèrent bientôt des douleurs épigastriques simulant la faim et produisant même des défaillances ; la mère, qui ne pouvait rien comprendre à cela, donnait à chaque instant de la bouillie ou du lait. Bientôt les nuits devinrent fort agitées. Dégoûté de la résistance que je rencontrais, je laissai là ce malade. On me fit revenir le 12 mars, pour le voir dans l'état suivant : pâleur considérable, bouffissure générale, peau sèche, brûlante, pouls fréquent, dur, soif insatiable, langue villeuse, blanche au centre, rouge aux bords, pharynx rouge aussi et couvert de mucosités, déglutition douloureuse, céphalalgie sus-orbitaire, urine rare et brune, appétit nul, ventre plein, charnu, épigastre douloureux à la plus légère pression, constipation.

Traitement. — Diète, huit sangsues, gargarismes aluminés, boissons aqueuses.

Le 13. — Membres flasques, figure dégonflée de plus de moitié ; un sommeil calme qui a duré toute la nuit a remplacé l'agitation et les rêves. La soif est moins ardente, la langue et la gorge sont moins rouges, le ventre est moins plein, moins douloureux, le pouls a perdu de ses caractères fébriles, la céphalalgie est moindre, l'urine n'est plus brune, elle est plus abondante.

Traitement. — Diète, boissons aqueuses.

Sous l'influence de ces moyens, le mieux progressa si rapidement que P..... put se lever le 18 et sortir le 20, sans prendre de grandes précautions contre la différence de température qui existait entre sa chambre et l'air extérieur.

Sixième observation.

Je vois encore dans mes notes, chez S....., de Nazelles, une de ses petites filles qui ne cessa pas de manger pendant la période éruptive qui fut peu grave. Elle ne put se lever comme sa sœur ; dès que l'éruption fut passée, elle devint anasarquée même sans sortir de son lit. Ces deux sœurs étaient jumelles et également bien portantes. Il n'y avait de différence que dans le caractère. Celle d'humeur facile fut plus promptement rétablie que l'autre.

Septième observation.

Le 29 mai 1829, chez V..... T....., de Nazelles, deux enfants, l'un âgé de quatre ans, l'autre de trois, qui, à la fin d'une scarlatine assez légère pour se passer des secours du médecin, parurent d'abord complétement rétablis ; ils eurent pendant deux semaines un appétit très-vorace, qui disparut tout à coup pour faire place à la fièvre et à l'anasarque. Chez ces deux enfants, la langue devint rouge à ses bords, pointillée ; ils se plaignirent de la

tête, de la soif, leur épigastre devint douloureux ; le plus jeune se remit
promptement, sous l'influence de la diète que je prescrivis à tous les deux ;
l'aîné, moins docile, ne fut pas aussi heureux : il urinait couleur café, il
était pâle, son pouls plein, dur et fréquent, sa peau sèche et brûlante, il
était constipé, toussait, la poitrine était sonore, mais la respiration laissait
entendre un gros râle ; les parents prenaient la bouffissure pour de
l'embonpoint.

Traitement. — Diète, fomentations émollientes sur les piqûres de quatre
sangsues mises à l'épigastre, boissons aqueuses.

Le 30, au matin, le père vint m'annoncer que la fièvre avait cédé avec
l'oppression et la toux, que la soif était diminuée, ce qui voulait me dire de
n'y pas retourner. Cette amélioration dura jusqu'au 31 au soir. Dans la
journée, on avait donné à ce malade deux panades-très-épaisses ; deux
heures après avoir avalé la dernière, le frisson, puis la fièvre, la soif, le mal
de tête revinrent.

Le 1er avril, au soir, bouffissure, oppression, toux, langue rouge, soif
ardente, pouls fréquent, douleurs de ventre, urine brune, point de selles.

Traitement. — Trois sangsues à l'épigastre, boissons aqueuses.

Le 2 avril au matin, ce malade paraît un peu mieux, il est moins agité,
moins bouffi ; mais le soir, à cet état succède l'agitation, l'exaltation d'intelligence, la soif, de l'oppression, de la bouffissure, des mouvements brusques,
la fréquence plus considérable du pouls, du râle ; et l'enfant meurt dans la
nuit.

Je ne pus faire cette nécropsie qui m'aurait sans doute prouvé que ce
malade avait encore enfreint la diète dans la journée, comme le malade qui
fait l'objet de l'observation suivante.

Huitième observation.

M..... F....., de Neuillé, grande et robuste fille de dix-neuf ans, un
type de belle santé, me consulta le 15 septembre 1827 ; elle ne se plaignait
que d'être indisposée, parce que ses règles avaient été moins abondantes
que d'habitude ; sa figure était plus animée, ses mains un peu engourdies ;
on remarquait quelques papules à peine perceptibles ; sa langue était rouge
au bord, pointillée, les tonsilles et la luette étaient modérément rouges et
gonflées et dépourvues de cet enduit caractéristique de l'angine scarlatineuse ; comme la scarlatine ne régnait pas dans ce village, il ne me vint pas
à la pensée de lui attribuer cette indisposition, la mère ne m'avait appelé
que parce que sa fille n'avait pas d'appétit, je fis une prescription insignifiante. Tout marcha bien, et le 18 on me fit dire que la malade était guérie.

Le 12 octobre suivant, époque présumée des règles, je fus rappelé ;
M....., était pâle, œdématiée, la desquammation était à moitié opérée,

l'épiderme qui tombait était épais; la malade avait eu de grands besoins de manger qu'elle avait satisfaits pour éviter des douleurs épigastriques; cet appétit était perdu, point de diarrhée, mais douleurs du ventre, léger mal de tête, point de fièvre ni de soif, sa langue était large, rouge à ses bords, le pharynx était rouge aussi et tapissé de mucosités.

Traitement. — Diète, douze sangsues à l'épigastre, boissons aqueuses.

Le 15, l'œdème est disparu, cette fille n'a plus de douleurs de ventre, elle est endormie comme elle l'est toujours à l'approche de ses règles, son pharynx n'est plus rouge; langue pâle, dégoût moindre.

Traitement. — Mêmes moyens, excepté les sangsues.

Le 16, les règles coulent, la malade me congédie encore une fois, elle se croit guérie.

Le 21 au soir, elle fait un repas si copieux qu'elle étonna les paysans, ses convives. Le 22, à huit heures du matin, deuxième repas tout aussi copieux que celui de la veille : il est composé de lard et de choux. A neuf heures, envie de vomir; à onze heures, oppression : on lui donne un bain de pied et du thé. La face bouffit extraordinairement, le corps s'œdématie à vue, et enfin, cette malade venait de mourir, à cinq heures du soir, quand j'arrivai. Il me fut impossible de faire la nécropsie; mais la cause de la mort n'est pas douteuse; cette observation me semble suffire, ainsi que celles qui précèdent, pour démontrer ce que je vous ai dit au commencement de cette lettre, que le froid est bien loin de jouer le rôle qu'on lui attribue dans la production de l'anasarque scarlatineuse, que les excitants digestifs et plus encore une alimentation mal coordonnée ont au contraire la plus fâcheuse influence. Ces faits vous font déjà pressentir quels sont, selon moi, les moyens de la guérir promptement.

J'ai cherché tant que j'ai pu les occasions de vérifier si le froid était réellement pour quelque chose dans la production de l'anasarque scarlatineuse, et je n'ai rien trouvé même qui pût me le laisser supposer. Je crois devoir limiter le nombre de mes citations : elles ne seraient qu'une répétition. Un seul fait cependant a failli me fourvoyer, je vais le raconter, afin que ceux qui voudraient m'en opposer de contradictoires, cherchent comme moi; car c'est le seul moyen d'éviter des discussions oiseuses et des dissidences fâcheuses.

Neuvième observation.

En octobre 1830, je donnai des soins à une pauvre femme nommée B...., de Fleuret, qui allait mourir d'un phlegmon gangreneux de la cuisse et de la fesse entière. Son fils, âgé de huit ans, avait eu la scarlatine quinze jours auparavant. L'éruption avait été peu confluente, l'anasarque était néanmoins considérable. Je fis mettre des sangsues sur le ventre, je prescrivis la diète.

Le malade ne fut point soulagé; le troisième jour, l'enfant sortit pour aller à la selle et le lendemain il me parut plus bouffi que de coutume. J'accusai une infraction à la diète, mais les parents ainsi que le malade assurèrent qu'elle avait été rigoureusement observée. Je prescrivis de nouvelles sangsues, la continuation de la diète et une potion éthérée, qui ne produisirent pas le moindre soulagement.

Plus novice, je me serais incliné, mais je crus devoir visiter le lit tout entier, où je trouvai trois gros coings verts. Pris en flagrant délit, le coupable avoua qu'il n'avait cessé d'en manger depuis qu'on l'avait empêché de prendre d'autres aliments, qu'il les cueillait dans le cognassier du jardin chaque fois qu'il allait ou feignait d'aller à la selle, ce qui arrivait souvent.

La surveillance fut plus sévère, et, dès ce moment, le malade débouffit à vue d'œil. Des fièvres tierces arrêtèrent les progrès de sa convalescence, je les coupai avec du sulfate de quinine; j'y répugnais d'autant moins que ce n'était pas le premier scarlatineux anasarqué pour lequel j'avais eu recours fructueusement et sans inconvénient à ce fébrifuge. J'aurai peut-être occasion de vous en citer d'autres. Voyons ceux que montrent les nécropsies dans l'anasarque scarlatineuse.

Dixième observation.

M..... D....., de Noizay, était âgée de sept ans : elle avait les cheveux bruns, le teint et le ventre des personnes tourmentées depuis longtemps par des fièvres intermittentes. Appelé chez son père pour affaires non médicales, vers la fin de juin 1826, je trouvai cette petite au lit, atteinte d'une scarlatine angineuse légère; la mère lui donnait de l'eau panée, ce qui me parut bien.

Le 7 août suivant, je fus prévenu que l'enfant n'avait pas quitté le lit, ce qu'on attribuait à une tourniole. Je trouvai son pouls fréquent, sa langue épaisse, muqueuse; un paquet de ganglions très-développés faisait tumeur de chaque côté du col; elle était d'une maigreur et d'une pâleur extrêmes; la face et les jambes étaient un peu œdématiées; elle avait la diarrhée; je ne pus voir son urine. Elle demandait constamment à manger, et la mère ne croyait pas devoir lui refuser. Je donnai quelques conseils, ils ne furent pas suivis; on mit des émollients sur les tumeurs sous-maxillaires.

Le 27 août, appelé de nouveau pour ouvrir les prétendus abcès du col, je trouvai les ganglions énormément gonflés et durs, si vous exceptez le doigt guéri et l'œdème des jambes un peu plus fort; cette petite était dans le même état que vingt jours auparavant : sa peau était sèche, brûlante et son pouls fréquent.

Vainement, je fis tout pour faire sortir les parents de leur insouciance; le père, en venant le 1er septembre m'annoncer sa mort, me dit : « Elle était

« un peu mieux depuis le lendemain de votre visite, mais les abcès que
« vous avez refusé d'ouvrir l'ont étouffée après l'avoir fait enfler de tout le
« corps. » Nous allons voir combien étaient fondés ces reproches.

Nécropsie, vingt-quatre heures après. — Bouffissure générale et forte.

Tête. — Les méninges et le cerveau sont peu injectés ; l'arachnoïde est
diaphane ; mais sous cette membrane et dans les ventricules, il y a une
légère sérosité peu colorée.

Col. — Le pharynx est sain, les tonsilles sont peu grosses : en pressant la
gauche, elle laisse sortir un pus épais. Les ganglions sous-maxillaires sont
gros comme des amandes vertes munies de leur enveloppe : ils sont rougeâtres, durs, friables ; leur altération est plus considérable à gauche. Là, le
tissu cellulaire voisin des ganglions est en suppuration, mais le pus n'est
pas réuni en foyer ; la peau qui recouvre le tout est enflammée ; une escarre
large comme une pièce de deux francs occupe le centre de cette tumeur.

Le larynx, la trachée, les poumons sont sains ; le péricarde contient trois
cuillerées de sérosité, du reste, le cœur n'offre rien d'anormal.

L'abdomen est énormément distendu, l'estomac et les intestins grêles sont
développés par des gaz et par *une grande quantité de pommes vertes mal
mâchées et non digérées.* La membrane muqueuse gastrique est d'un gris bleu
très-foncé et rouge dans certains points, elle est épaisse, très-friable et
enduite d'une matière brune diffluente ; il en est de même dans le duodenum
et le jejunum ; ce dernier a une portion de deux pieds environ, rouge,
épaisse, et remplie de matières sanguinolentes ; l'iléon est moins malade, il
est mou ; le cœcum a le même aspect que l'estomac ; le colon et le rectum
sont pâles et parsemés d'une infinité de petits points lenticulaires, déprimés
à leur centre ; les follicules sont un peu plus développées que dans l'état
normal ; la rate est de la grosseur d'une grosse poire de Bon-Chrétien, elle
est un peu dure, le foie est gros aussi ; le volume des reins est plus considérable que dans l'état normal ; leur substance corticale est d'un violet si foncé
qu'on les croirait ecchymosés.

Onzième observation.

G... D..., âgée de cinq ans et demi, contracta la scarlatine après sa
sœur. Cette maladie fut légère ; quand je la vis pour la première fois en
visitant sa sœur, je la trouvai pâle, fébricitante, portant de chaque côté de
la région parotidienne des paquets de ganglions. Je donnai inutilement les
mêmes conseils que pour l'autre.

Le 1er septembre, allant faire la nécropsie dont je viens de parler, je
trouvai cette petite œdématiée ; son pouls était fébrile, sa peau sèche et
chaude ; sa langue blanche, villeuse au centre, était rouge aux bords ; quoique le ventre fût douloureux, la soif vive, quoiqu'il y eût diarrhée, la malade

demandait continuellement à manger; point de toux ni d'autres accidents pulmonaires.

J'obtins la promesse qu'elle serait mise à la diète, qu'on appliquerait des sangsues sur le ventre et qu'elle userait d'une potion éthérée et légèrement opiacée.

Le 4, pouls moins fréquent, peau moins brûlante, langue moins rouge, selles régulières, les coliques avaient cessé, le ventre était moins gros, l'œdème avait presque complètement disparu, je ne pus voir son urine.

Cette amélioration suffisait, je pense, pour engager la mère à persévérer, mais l'enfant demandait toujours à manger ; la mère céda, le 5 et le 6 septembre : j'ignore la quantité et la qualité des aliments qui furent donnés.

Le 7 septembre, cette malheureuse enfant avait une figure énorme ; la tuméfaction de ses paupières était si considérable qu'il était impossible de voir ses yeux ; elle ne pouvait écarter les mâchoires ; le col, le corps étaient œdématiés au plus haut degré ; les membres l'étaient un peu moins ; la déglutition était extrêmement difficile, la respiration stercoreuse, le ventre ballonné, le pouls petit, irrégulier, l'intellect était sain.

Je voulus tenter encore l'effet de nouvelles sangsues, mais je constatai, dans ce cas plus que jamais, quel est le peu d'influence qu'un médecin, quel qu'il soit, peut avoir sur des gens que le malheur accable sous toutes ses formes. L'enfant expira dans la soirée.

Nécropsie, 36 heures après. — *Tête.* — Les veines cérébrales sont un peu gorgées d'un sang fluide ; les ventricules cérébraux contiennent un peu de sérosité ; rien de plus à noter dans cette cavité.

Col. — Les ganglions cervicaux sont gros comme des avelines, ils ont la consistance du rein, quelques-uns ont leur centre réduit en un putrilage rougeâtre, ils sont injectés de sang, le pharynx est sain.

Poitrine. — Les trois cavités contiennent un peu plus de sérosité qu'à l'ordinaire, les poumons sont sains ; il en est de même du cœur dans lequel il n'y a pas le plus petit caillot, mais seulement du sang ressemblant à de la lavure de chair.

Abdomen. — L'estomac est distendu, sa moitié cardiaque est rouge, épaisse, enduite d'une grande quantité de matière diffluente, demi-muqueuse ; elle est friable et épaisse ; le jejunum et l'ileon ont des portions diaphanes ; d'autres sont brunes et épaisses quoique ne contenant rien ; enfin quelques autres sont également colorées et pleines de matières sanguinolentes.

Le duodenum et le cæcum sont dans le même état que la portion cardiaque de l'estomac ; leur muqueuse est un peu plus brune, les gros intestins sont épais et injectés ; le foie et la rate, qui sont très-gros, attestent les fièvres que cette petite a eues l'année précédente.

Les reins examinés avec soin ont tous les deux la moitié de leur substance corticale supérieure d'un violet si foncé.qu'elle paraît être ecchymosée; elle est friable; le droit est plus malade que le gauche, il est également plus gros; dans le reste de leur surface ces organes sont couverts d'arborisations nombreuses; leur intérieur ne me paraît pas sensiblement altéré, la vessie est saine.

Douzième observation.

C... R..., de Nazelles, était une petite fille de six ans, brune et fort accorte. Elle eut une éruption assez confluente, qui marcha mal, ce qui me sembla dû à la rage qu'avait la mère de donner du bouillon, de la panade et des boissons excitantes. Pensant que cette enfant allait mourir infailliblement, je parlai si haut que tout fut remplacé par une potion calmante éthérée, de l'eau de tilleul et des fomentations fortement résolutives sur tout le corps. Les accidents cessèrent comme par enchantement et C... entra bientôt en convalescence.

Il y avait un mois que je la croyais guérie, quand elle fit un repas copieux d'une omelette. Une indigestion avec diarrhée s'ensuivit, puis la bouffissure.

Sous l'influence de la diète, de l'eau de tilleul et d'une potion calmante, les accidents cessèrent si complétement que le troisième jour je regardais l'enfant comme en convalescence. Trois jours après ma dernière visite on vint me chercher dès le matin. A mon arrivée, elle n'existait plus. J'ai su de la mère elle-même qu'elle avait mangé plusieurs pommes cuites, et je suis certain que l'aveu n'était pas complet.

Nécropsie. — Je n'ouvre pas le crâne, j'étais trop mal placé pour le faire; d'ailleurs la petite C... avait conservé son intelligence jusqu'à la fin. Le cœur et les poumons étaient parfaitement sains; le péricarde contenait un peu de sérosité, celle trouvée dans le péritoine était si rouge qu'elle teignait les mains et le linge. Le foie et la rate étaient gorgés de sang. La membrane muqueuse digestive présentait une couleur ardoisée dans beaucoup de points, le reste était rouge et plein de sang. Les reins étaient littéralement comme s'ils eussent été ecchymosés. La vessie était saine.

Treizième observation.

La famille de M. de C..., maître de poste à Amboise, paya son tribut à la scarlatine. La petite G..., enfant de quatre à cinq ans, forte, brune et habituellement bien portante, eut une éruption discrète. Elle fut peu malade d'abord. Trois semaines après, j'étais présent au dîner de la famille; malgré mes observation, G... mangea la moitié de l'aile d'une forte volaille et la plus grande partie d'une côtelette; dès le lendemain de cette incartade, la malade éprouva des troubles gastriques et devint anasarquée. Le traitement que j'opposai fut tout aussi efficace que possible, mais ce mieux ne fut pas de longue durée, car il ne se passa pas une semaine avant que la petite indocile, entourée de parents trop faibles, n'eût fait une rechute, et cela se répéta tant de fois que je finis par me dégoûter de la voir. J'avais, depuis longtemps, cessé mes visites, et il y avait plus de quatre mois que G... était dans un état chronique, digérant mal, anasarquée et épuisée, quand je fus appelé en toute hâte. Je m'y rencontrai avec mon confrère, M. Peltier, d'Amboise. La malade était dans des convulsions éclamptiques les plus fortes, œdématiée à pleine peau, faisant sous elle. Cet état grave avait suivi de près un repas fait avec du lard. Ce fut M. Peltier qui m'excita à essayer encore les moyens que j'avais autrefois employés avec succès.

Une application de sangsues sur le ventre, de l'eau de tilleul, une potion éthérée, la diète eurent, cette fois encore, un résultat aussi prompt qu'inespéré; mais de nouvelles fautes devaient bientôt ramener une nouvelle rechute; des accidents de la respiration se joignirent à l'anasarque, et G... succomba à la fin du sixième mois.

Nécropsie. — Les trois cavités de la poitrine étaient pleines de sérosité, le cœur et les poumons étaient sains, le sang était comme de la lavure de chair, l'estomac gris ardoisé, dépoli, comme guilloché et tapissé de mucosités. Les intestins grêles étaient couleur ardoise, ce qui contrastait avec le gros intestin qui était sain; le foie était jaune et volumineux, les reins mous, longs, jaunes et flasques. On verra, dans les observations suivantes, deux véritables attaques d'éclampsie se développer sous l'influence du régime; ce sont elles surtout qui méritent l'attention, car la mort était imminente, ce qui complètera la démonstration, de façon à m'éviter d'en citer d'autres.

Quatorzième observation.

A la fin de juin 1826, D... M..., de Noizay, contracta la scarlatine. Il était en voyage; sa maladie fut si bénigne, qu'il ne s'arrêta pas en route. Il n'arriva dans la maison paternelle qu'à la fin de l'éruption, et, pour le dire en passant, il la donna à ses deux sœurs, chez lesquelles le début fut assez grave; mais des lotions hydro-sulfureuses firent avorter la maladie.

Ce garçon de quinze ans ne perdit pas son appétit, continua à manger copieusement; loin de se rétablir, il resta malingre; sa bouche devint pâteuse. M... se plaignait d'un mal de tête insupportable; des douleurs musculaires lui arrachaient des cris. Son urine était rare, sans altération de couleur, seulement elle déposait; le ventre était tendu, le malade y accusait le sentiment d'un poids; il était constipé. Je fis faire sur les membres des frictions avec l'huile de laurier, prescrivis une alimentation exiguë et maigre, des boissons aqueuses.

Ce régime ne pouvait être accepté d'emblée par un garçon habitué à une vie d'auberge : il ne l'observa donc pas et resta ainsi pendant onze jours.

Le 10 juillet au matin, des vomissements survinrent : alors l'appétit était tout à fait perdu, la plus légère ingestion déterminait de l'oppression et des coliques, quoiqu'il y eût constipation, ce malade avait de la soif, sa langue était villeuse, sa gorge rouge, douloureuse et couverte de mucosités ; la peau était sèche, le pouls fébrile, je ne pus voir l'urine. Il n'y avait pas encore trace de bouffissure.

Prescription. — Diète, potion éthérée, huit sangsues qui ne saignèrent pas, la diète ne fut pas observée.

Le soir, vomissements fréquents, perte de connaissance et convulsions répétées, éclamptiques, si jamais il en fut. Ainsi, quand j'arrivai à onze heures du soir, je trouvai le malade dans l'état suivant : la figure était tellement gonflée que je ne pouvais le reconnaître. Il était impossible de lui écarter les paupières et de voir ses yeux, quelques efforts que je fisse ; la face était néanmoins rouge, les dents serrées, la bouche tournée de côté, il avait sur chaque commissure des lèvres de gros flocons d'écume, auxquels se joignaient des mouvements convulsifs continuels de presque tous les muscles de la face. Les membres étaient raides comme ceux des tétaniques, et agités des secousses qui leur imprimaient un mouvement de torsion ; le pouls était fréquent, dur, irrégulier, la respiration bruyante ; M... était couché sur le côté droit, (c'était celui où les lèvres étaient attirées et où les les convulsions étaient le plus fortes) ; son ventre était très-développé, une sueur d'expression inondait le corps tout entier.

Trente sangsues furent immédiatement appliquées et couvertes aussitôt de fomentations chaudes ; sinapismes aux pieds, eau vinaigrée froide sur le front, potion éthérisée à donner quand le malade pourrait avaler.

Le 11, à cinq heures du matin, j'apprends que les convulsions n'ont commencé à céder que vers une heure, que, depuis ce moment jusqu'à trois heures, il n'y a eu que deux accès très-courts.

Le malade me reconnaît parfaitement, il parle, sa face est toujours tournée à droite ; elle est moins tuméfiée, puisque les yeux sont ouverts ; son pouls est toujours fréquent ; il se plaint du ventre et de la tête sans qu'on le questionne ; son urine n'est pas brune, mais elle dépose abondamment ; il va à la selle et vomit souvent.

Quinze nouvelles sangsues. Excepté les sinapismes, on continue les autres moyens.

Le 12, la langue est aphtheuse, le pharynx rouge, la face maigre et pâle, la bouche pâteuse ; la soif, l'inappétence, les douleurs de tête et de ventre persistent. — Mêmes moyens, excepté les sangsues.

Le 13, diminution graduelle des symptômes. Mêmes moyens.

Le 14, anasarque tout à fait dissipée, tête lourde, peu de soif, désir de manger, pharynx moins rouge ; langue moins épaisse ; ventre souple, indolore.

Traitement. — Aliments maigres et légers, tilleul, potion éthérée.

17 mai. — Il est si bien qu'il se lève et sort à la porte; convalescence courte. Ce jeune homme est resté longtemps sujet aux migraines pour les plus faibles infractions au régime.

Cette observation et deux qui vont suivre, nous prouvent, je crois, que les convulsions ne sont pas dues à une action mécanique de liquide épanché sur le cerveau, puisque les accidents convulsifs ont précédé l'anasarque.

Quinzième observation.

M... D..., dix-huit ans, sèche mais robuste, se portait habituellement bien ; le jour où je fus appelé pour sa sœur qui avait une scarlatine demi-confluente avec angine très-forte, elle me consulte pour des fièvres qui la tourmentaient depuis trois mois.

Elle était pâle, ses jambes étaient gonflées et sa peau était en pleine desquammation par suite d'une scarlatine légère; malgré ces deux affections, M... n'avait point cessé de vaquer aux soins pénibles de la maison.

Le pharynx était rouge, douloureux, l'appétit nul, M... éprouvait de la soif, une céphalalgie forte pendant les accès, mais qui ne cessait pas complétement dans l'apyrexie. De plus, son ventre était douloureux, elle éprouvait de la constipation, sa langue était pâle; je ne pus voir l'urine.

Je donnai quarante centigrammes de sulfate de quinine en pilules pour la fin de l'accès; c'était le 14 avril. Ils coupèrent la fièvre.

Le 1er mai, au matin, la santé de M... était aussi bonne qu'on pouvait le désirer; son appétit était vif, comme on va le voir; les jambes étaient désenflées, le ventre débarrassé, la céphalalgie dissipée ; elle mangea copieusement de la beurrée aillée. A une heure, oppression, envies et efforts pour vomir, qui vont en augmentant, cris, délire, convulsions; on ne donne à cette fille, pour tout breuvage, que du bouillon gras. Les accidents, loin de diminuer, vont croissant jusqu'à mon arrivée, neuf heures du soir; à ce moment, je trouve la malade dans l'état suivant : la figure est pâle et œdématiée, sa bouche est écumeuse, ses dents sont serrées, ses yeux fixes, ses pupilles contractées, son pouls vermiculaire, inégal, sa peau est brûlante, surtout à la tête; elle est couverte de sueur; la pression du ventre paraît augmenter les convulsions; celui-ci n'est pas dur ni ballonné, il n'est pas non plus contracté; la connaissance est absolument perdue, mais la malade fait des efforts de déglutition et avale ce que l'on fait couler à travers ses dents.

Je fus quérir chez moi ce que je croyais nécessaire, et à mon retour, une demi-heure après, la figure avait tellement augmenté de volume, que les paupières ne pouvaient plus être écartées; la bouffissure augmentait à vue.

Traitement. — Trente fortes sangsues sur le ventre, que je couvris de fomentations émollientes, oxycrat froid sur le front, sinapismes aux jambes, potion un peu laudanisée et fortement éthérée, boisson légèrement aromatisée.

2 mai, cinq heures du matin. — Le pouls est plein et régulier, les cris et les convulsions sont moins répétées, la connaissance est revenue, les mâchoires sont desserrées, la déglutition se fait assez bien, la langue est limoneuse, rouge à ses bords, la face est énorme, l'urine coule involontairement ; point de selles ; la pression du ventre provoque moins de signes de douleur.

Quinze nouvelles sangsues, fomentations, mêmes moyens, breuvages, pansement des sinapismes, qui sont restés quatre heures et ont produit beaucoup d'agitation et déterminé une rougeur vive. Au soir les convulsions et les cris ont tout à fait cessé. M... se plaint beaucoup de la tête.

Le 3 mai, même état que la veille au soir, seulement la malade n'urine plus sous elle ; elle a été à la selle, sa figure est moins gonflée, la soif est moins vive.

Les parents donnent du bouillon (peut-être de la soupe) à mon insu, et le soir les accidents du 1er mai reparaissent, mais un peu moindres.

Je fis mettre quinze sangsues.

Le 4 mai, M... est comme le 3 au matin : mêmes moyens, excepté les sangsues.

Le 5, je continue ; le mieux se soutient ; la malade a été à la selle, l'épigastre n'est plus douloureux, la soif et l'œdème sont dissipées.

Le 6 mai, la céphalalgie est presque entièrement disparue, la langue est nette, la gorge n'est plus rouge, le pouls est peu fréquent, la soif nulle.

Je donne un peu de potage maigre et fais continuer la potion. Le mieux va croissant progressivement et le 14 je cesse mes soins pour cette malade qui reste longtemps pâle et se plaignant d'une douleur sourde de la tête qui augmentait pour peu de chose.

Je termine cette série d'observations d'anasarque scarlatineuse par celle d'une pauvre petite qui resta épileptique. Je dois noter qu'elle n'avait jamais rien eu auparavant, et que dans sa famille il n'y a jamais eu de ces accidents qui pussent accuser l'hérédité.

Seizième observation.

A... S..., de Chançay, sept ans, jeune fille assez accorte. En novembre 1825, elle eut une scarlatine discrète que je n'aurais pas vue si je n'avais été appelé pour soigner son frère qui en eut une confluente, qui, pour le redire en passant, fut arrêtée par les lotions hydro-sulfureuses.

Cette fille eut une convalescence pénible, comme tous ceux qui mangèrent trop ; un régime plus sévère la rendit mieux, mais comme ce mieux était long à venir, car la diète ne plaisait pas aux parents, je dus lui faire mettre six sangsues sur l'épigastre.

Le 20, c'est-à-dire dix-huit jours après le début, l'amélioration qui suivit l'application des sangsues était telle, que je fus congédié encore une fois; ils eurent tort, car le 26 novembre, la bouffissure et tout le cortége de l'œdème étaient réapparus sous l'influence du régime mal entendu.

Je prescrivis la diète, la potion calmante, l'eau de tilleul, et le 28, le mieux était très-prononcé.

Le 30, je fus appelé en toute hâte, à cinq heures du matin. Voici pourquoi : la veille, A... était très-bien; alors, vers quatre heures du soir, elle mangea un œuf au beurre; toute la nuit elle fut fort agitée et tourmentée par la soif, par un violent mal de tête, elle vomit trois fois avant deux heures. Depuis cet instant, les vomissements eurent lieu de quart d'heure en quart d'heure. Ils n'étaient composés que de mucosités bilieuses. A quatre heures, convulsions et perte de connaissance, et à cinq heures et demie, lors de mon arrivée, elle était dans l'état suivant :

Face pleine, rouge, couverte, ainsi que tout le reste du corps, d'une sueur abondante, yeux renversés, pupilles dilatées, non contractiles, mâchoires serrées, bouche tirée à droite et pleine d'écume sanguinolente, membres contractés, à demi-raides, insensibles aux coups d'épingles, pouls petit et fréquent, irrégulier, mais encore assez dur, respiration courte; il était impossible de lui rien faire avaler; son ventre, non ballonné était très-dur. Les mouvements convulsifs étaient si énergiques, que les assistants pouvaient à peine contenir cette enfant dans son lit. La bouffissure n'était pas encore apparente.

Traitement. — Je fais respirer de l'éther, mettre vingt sangsues sur le ventre avec des fomentations chaudes, puis je fais faire sur la tête des applications d'oxycrat.

A neuf heures du matin, les paupières sont si gonflées qu'elles ne peuvent être écartées; les convulsions ont cessé, la déglutition est possible; la sensibilité des membres est revenue, mais point de connaissance; les sangsues coulent modérément.

Fomentation et potion éthérées.

A midi, A..... prononce quelques mots; ses yeux sont droits, ses pupilles, quoique très-dilatées, sont contractiles; elle a eu une selle, son pouls est régulier, plein, mais fréquent; sa bouffissure est moindre; elle a soif.

A six heures, je la trouve assise sur son lit; elle a un délire bruyant; elle jure et frappe ceux qui l'approchent; elle reconnaît sa mère. Les autres symptômes sont amendés; trois sangsues au col qui saignent beaucoup.

1er décembre. — Tout est encore amendé; le 5, elle est convalescente, je ne la revois plus que deux fois pour graduer son alimentation.

Depuis, cette petite est restée avec une céphalalgie d'abord sourde, dont je ne fus pas informé; elle augmenta et puis fut saisie d'accidents convulsifs qui devinrent épileptiformes. Je les ai amendés d'abord par un traitement convenable; mais plus tard ils ont repris de l'intensité et l'enfant est restée misérablement épileptique.

Dix-septième observation.

G..... R....., de Noizay, âgée de dix ans, avait eu des fièvres tierces avec sueurs très-abondantes pendant plusieurs mois; elle était restée pâle et avait le ventre gros. Le 11 octobre 1825, elle éprouva une scarlatine pour laquelle des soins hygiéniques me parurent suffisants. Il y avait douze jours que je ne l'avais vue, quand je fus rappelé; elle était oppressée, pâle, bouffie, se plaignait d'une céphalalgie intense, d'un léger mal de gorge et de dégoût. Les fièvres étaient revenues avec leur type tierce; de plus, les urines étaient couleur café.

Traitement. — Diète, potion éthérée et opiacée, douze sangsues en deux fois.

Le 29, quatrième jour de ce traitement, la bouffissure est disparue, le pouls n'est pas fréquent, le ventre n'est plus douloureux, l'oppression a cessé, l'urine paraît normale, l'appétit est revenu; mais tout cela, bien entendu, dans l'intervalle des accès qui ont repris le type tierce.

Le 6 novembre, je donne vingt-cinq centigrammes de sulfate de quinine, et peu de jours après la convalescence est complète, car le teint est bon, le ventre pas gros; enfin, tout est rentré dans l'état normal. Mais six semaines après, G..... s'exposa au froid, et immédiatement les fièvres reparurent tierces, mais sans bouffissure : vingt-cinq centigrammes de sulfate de quinine coupèrent encore les accès.

Je crois avoir suffisamment prouvé le peu d'influence du froid, et au contraire celle du régime sur la production de l'anasarque scarlatineuse, celle heureuse de la diète et du traitement, je dirai antiphlogistique, pour la prompte guérison de cette complication grave. Je crois devoir continuer de causer avec vous sur l'albuminurie : ce sera le sujet de ma prochaine lettre.

Vᵉ LETTRE.

Sur l'Albuminurie.

Ce n'est pas seulement après la scarlatine et les autres maladies éruptives, que l'on voit l'albuminurie avec anasarque apparaître et se terminer par des accidents urémiques de la plus grande gravité. Cela se voit dans bien d'autres circonstances, alors, comme après la scarlatine; il arrive que, si la cause occasionnelle est forte, ces derniers précèdent l'anasarque et même l'albuminurie; mais, si l'état convulsif dure quelque temps, l'œdème et l'albuminurie surviennent ensuite. Je possède des faits qui démontrent que c'est également sous l'influence des écarts de régime que ces accidents se développent. Il n'est donc pas inutile de continuer notre entretien sur ce sujet; cela sera, du reste, un moyen de corroborer ce que j'ai dit, tant sur la cause que sur le traitement de l'anasarque et de l'éclampsie scarlatineuses.

Les causes de l'albuminurie sont nombreuses; mais toutes ne donnent pas lieu à des accidents aigus, puisque les maladies dues à une intoxication ou entretenues par elle, peuvent être suivies de ces accidents; il suffit qu'il y ait résorption pour que bientôt l'urine contienne de l'albumine; mais alors, ce produit morbide ne se montre que lorsque l'économie a été plus ou moins détériorée.

Parmi les cas où l'albuminurie aiguë, celle vraiment curable, se trouvent en première ligne la grossesse, les suppurations cutanées, surtout l'eczéma impétigineux, si commun dans l'enfance, la chlorose et les fièvres intermittentes, qui ne sont compliquées par elle que par des erreurs de régime; là se trouve un point de pratique qu'il me semble très-essentiel de démontrer. Je commencerai par l'éclampsie de la grossesse, là où le mal éclate presque toujours inopinément et souvent lorsque la santé semble des plus florissantes. Sur vingt-huit femmes dont j'ai noté les observations depuis que je me suis occupé de cette question, j'en trouve quinze qui ont éprouvé des accidents chlorotiques avant le mariage; sur plus de vingt-quatre, il m'a été possible de constater qu'elles s'étaient livrées à un appétit excessif et, quand les accidents ont été brusques, c'est que, peu auparavant, les malades avaient fait un repas copieux ; de bons observateurs n'ont-ils pas déjà noté que, dans la scarlatine, l'alimentation anormale hâte les accidents urémiques et que l'éclampsie éclate surtout pendant la digestion? Les faits que je vais vous citer ne sont donc que de nouvelles preuves à l'appui de ces observations qui n'ont point été assez goûtées.

Observations d'éclampsie puerpérale.

Mme D...... avait eu plusieurs grossesses, dont une double qui avait eu des suites graves au mois de juillet 1842 ; elle était à la fin du huitième mois. Celle-ci avait débuté avec des troubles digestifs sérieux ; vers le septième mois, ils avaient été remplacés par un appétit excessif. Cette dame était une meunière très-intelligente et d'une grande activité ; elle fit un repas copieux avec de la viande et du petit poisson frit ; puis elle partit pour se rendre au marché de Tours. Quelques heures après, se sentant incommodée, elle remonta en voiture et revint chez elle. Appelé vers neuf heures du soir, je trouvai la malade au lit, ayant des douleurs faibles et éloignées qui n'annonçaient pas un accouchement très-prochain. Cependant comme il était tard et que nous étions à quatre kilomètres de Tours, je restai là à observer. Entre dix et onze heures, la malade s'ennuyait de ne pas voir le travail marcher plus rondement ; elle accusa une violente douleur de tête qui augmentait, me dit-elle, au moment de chaque douleur ; j'étais loin de la supposer complétement anasarquée des jambes et du corps, car la figure et les bras ne le paraissaient pas du tout. Une douleur survint pendant que j'interrogeais la malade ; au lieu de me répondre, elle poussa un cri, sa figure se crispa, c'était une attaque d'éclampsie formidable qui dura plusieurs minutes. Je fis une ample saignée du bras ; pendant que le sang coulait, les convulsions cessèrent, ce qui fit croire aux assistants que cette évacuation allait sauver la malade ; je leur annonçai que cette attaque ne serait pas la seule ; mon pronostic fut bientôt confirmé, car huit ou dix minutes après, il en survint une aussi violente que la première, malgré les applications froides sur la tête qui ne furent pas négligées.

Les attaques se succédèrent ainsi de dix minutes en dix minutes, toutes plus fortes les unes que les autres (un instant même je crus la malade morte). Pendant qu'on était à la recherche d'un confrère, je ne crus pas devoir attendre, et, trouvant l'orifice ouvert comme une pièce de cinq francs, j'opérai la version et amenai l'enfant. Une attaque eut lieu pendant cette manœuvre pénible ; l'accouchement parut amener du calme, mais de nouvelles attaques eurent lieu. La délivrance fut facile ; je n'eus besoin que de tirer un peu sur le cordon. A peine fut-elle opérée qu'il survint une crise plus terrible que les autres ; car cette fois elle ne se termina pas par le carus ; Mme D..... devint froide, puis s'agita tellement dans son lit que je fus forcé de l'y lier. Pendant ce temps-là, je donnai une potion éthérée et quelques cuillerées de potion de Rivière. La peau se réchauffa, le pouls reprit du développement ; à ce moment-là, mon confrère Baugé, qu'on était allé chercher, arriva ; mais, trouvant sa présence plus utile chez une autre femme, il se retira. Le calme paraissait se rétablir et je me croyais déjà à la fin des accidents ; je parlais de me retirer moi-même, lorsque la malade s'éteignit subitement, sans avoir rien éprouvé qui pût laisser croire à une perte interne ou externe.

Observation n° 2.

Au commencement de mars 1850, je vis à la Tranchée, près Tours, Mme D..... ; cette primipare, d'une trentaine d'années, avait été chlorotique. Elle était grosse de huit mois pas encore révolus ; ses jambes étaient très-peu œdématiées ; elle m'annonça qu'elle espérait accoucher au plus tôt dans un mois. Mais, dix jours après notre entretien, elle assista à un grand dîner de famille, et, le lendemain, au milieu de la nuit, elle fut prise d'accidents éclamptiques très-violents. J'étais absent : on dut recourir à un autre médecin ; les difficultés de s'en procurer furent telles qu'elle ne reçut de secours et ne fut accouchée qu'à sept heures du matin. Une demi-heure après, elle succombait ; que fit-on ? Je l'ignore : ce qu'il m'importe de noter ici, c'est que les accidents éclamptiques suivirent de près, comme chez la malade précédente, un repas copieux et que les réflexions que ce fait a inspirées à l'auteur d'un travail sur l'ergot sont tout à fait erronées à mon endroit, et que, si quelque chose a fait défaut, ce n'est point sa panacée.

Observation n° 3.

Mme A......... B........., âgée de vingt-quatre ans, avait été très-longtemps chlorotique au plus haut degré : car il y avait eu ascite ; depuis longtemps, tout avait cédé à l'usage des ferrugineux unis aux antiscorbu-tiques. Elle était donc parfaitement remise quand elle se maria ; un an après, elle devint enceinte ; sa grossesse parut exempte d'accidents pendant les huit premiers mois ; elle se louait de son bon appétit, lorsque, dans les derniers jours de février 1850, je fus appelé près de cette dame, qui, le matin, en se levant, avait éprouvé du mal de tête et un trouble sensible de la vue ; poussée par ce qu'elle appelait son appétit, elle venait de manger une bonne tasse de chocolat au lait avec du pain. Je dus témoigner au mari les craintes que j'avais sur les conséquences de ce repas. Deux heures après cette visite, à une heure de l'après-midi, Mme A......... était prise d'accidents éclamptiques très-graves. Appelé en toute hâte ainsi que mon confrère M. Blanchet, nous fîmes une ample saignée. Avant cette première attaque, il n'y avait pas apparence de douleurs pour l'accouchement. Il me semble inutile de décrire chaque crise qui était caractérisée par le renversement des yeux, les mouvements convulsifs de tous les muscles de la face, le serrement des mâchoires avec morsure de la langue, des secousses épileptiformes de tous les autres muscles du corps sans renversement des mains. Enfin, depuis trois heures du soir jusqu'à deux heures du matin, elle eut neuf attaques qui devenaient de plus en plus fortes et plus longues, car la malade retombait dès qu'elle donnait quelques lueurs de connaissance. Enfin l'orifice se trouvant dilaté un peu moins qu'une pièce de cinq francs, quatre consultants décidèrent qu'on terminerait l'accouchement en allant chercher les pieds. La délivrance fut facile ; il fut convenu qu'on donnerait une potion avec de la teinture de digitale éthérée. Les attaques ne cessèrent pas ; seulement, pendant quelques instants, elles furent un peu plus rares. Il n'y avait pas quinze heures que l'accouchement était terminé que nous comptions la dix-septième attaque ; des sinapismes appliqués aux jambes parurent aggraver les accidents d'une manière formidable. Je les enlevai, remplaçai la potion diurétique par une dissolution de quatre grammes de bi-carbonate de potasse dans cent grammes d'eau, et je donnai cette préparation par demi-cuillerée, de dix minutes en dix minutes ; j'alternais avec une potion légèrement opiacée et éthérée. Sous l'influence de cette médication, cette agonisante ressuscita, si je puis dire ; on continua ce traitement toute la nuit. Les attaques cessèrent et, pendant les treize jours qui suivirent, cette jeune femme n'eut pas d'autres convulsions ; mais elle resta dans le délire, reconnaissant bien toutes les personnes qui l'abordaient, mais divaguant sur tous les autres points. Les suites de couches parurent d'abord marcher normalement ; l'enfant était mort.

Du septième au douzième jour, on était revenu successivement à une légère alimentation. L'état de la malade paraissait stationnaire ; elle n'avait pas de fièvre, mais le léger délire persistait.

Le treizième jour, elle fut prise de fièvre avec éruption scarlatiniforme, et, dans la nuit suivante, pendant que j'étais absent, de nouvelles attaques d'éclampsie survinrent : commencées à minuit, elles se répétèrent jusqu'à l'instant de la mort, à dix heures du matin.

Nécropsie, vingt-quatre heures après la mort. — Le cerveau et ses annexes, malgré les treize jours de délire, sont aussi peu engorgés que chez les phthisiques succombant dans le marasme. La poitrine n'offre rien de remarquable, pas plus que tout l'appareil digestif, excepté une petite invagination récente et exempte de toute trace d'inflammation. La vessie est vide, l'utérus contient un caillot récent de la grosseur d'un œuf. Ce viscère, du reste, n'est pas malade. Les reins sont longs, bien plus volumineux qu'ils ne devraient l'être : ils sont noirs, jaunes, flasques, piquetés de rouge, enfin tout à fait semblables à ceux de G... de G....

Observation n° 4.

Un soir d'été, en 1848, je fus appelé en toute hâte à Vernou pour la femme de V... B..., primipare, autrefois chlorotique. Elle avait eu, vers la fin de sa grossesse, un appétit excessif et était accouchée la veille assez heureusement, quoiqu'elle fût fortement anasarquée depuis plusieurs mois; suivant l'usage de la campagne, on avait donné aussitôt après la délivrance force bouillon gras; quelques heures après ces ingestions malencontreuses, des accidents éclamptiques violents éclatèrent. Son médecin se contenta de donner de la poudre de valériane. La malade eut neuf accès en douze heures, pendant lesquels on dut forcément supprimer le bouillon gras. Mais, dès que l'intelligence fût revenue, l'on y revint avec plus d'opiniâtreté, et, cinq heures après, les convulsions recommencèrent. C'est alors que je fus mandé. Je fis d'abord une ample saignée, j'appliquai des vésicatoires dans les aines, donnai successivement deux quarts de lavement opiacé avec chacun huit gouttes de laudanum de Rousseau. Je ne donnai avec cela qu'un peu d'eau de tilleul et quelques gouttes d'éther. A partir de l'emploi de ce traitement, cette malade n'eut plus que deux légères attaques. Elle fut tenue à la diète pendant quelques jours; sa convalescence fut très-prompte. Depuis, elle est redevenue grosse; sous l'influence des précautions prises pour son régime, l'anasarque n'a pas reparu.

Observation n° 5.

Le 30 août 1846, étant appelé à Monnaie avec mon confrère Bénardeau, chez R..., bourrelier, atteint d'une fièvre typhoïde, je fus consulté en même temps pour sa femme, jeune, grande et forte; elle était généralement bouffie et se plaignait d'une éruption. Je lui conseillai d'être plus réservée dans la satisfaction de son appétit dont elle se louait, ce qu'elle n'accueillit pas, et, le lendemain, elle fut prise de convulsions au milieu desquelles elle accoucha de deux enfants; elle resta longtemps un peu aliénée.

Observation n° 6.

Madame T..., près Amboise, est fille unique, ce qui dit enfant gâtée : jeunesse maladive, plutôt due aux soins maternels mal entendus qu'au défaut de constitution, car son père et sa mère sont robustes, et elle a des os forts. De treize à quatorze ans, elle a été chlorotique : l'accident dominant alors était une douleur de tête incessante. Ses digestions sont aisées à troubler, sa menstruation est irrégulière, très-abondante et suivie de flueurs blanches. A cela, se joignent de petits troubles nerveux et des céphalalgies fréquentes. Mariée à dix-huit ans, elle devint grosse à dix-neuf. Le début de cette grossesse ne laissa rien à désirer jusqu'à six mois. Ses parents étaient heureux de la voir douée d'un appétit qu'ils ne lui avaient jamais connu et qui semblait leur expliquer convenablement le grand développement que prenaient ses formes habituellement grêles. La veille du jour des accidents que je vais raconter, j'étais chez Madame T.... Il était nuit; nous étions en juillet; elle me montra ce qui allait faire son souper sans lequel, disait-on, elle ne pouvait dormir. C'était quatre tartines de pain rôti de trois centimètres d'épaisseur sur vingt de long et assez larges, plus une grande tasse de lait: je me récriai; on me répondit que c'était la quantité habituelle; je n'insistai plus, car à la lumière je ne distinguai pas que cette ampleur des formes n'était autre que de l'œdème; le repas fut donc pris comme à l'ordinaire

Le lendemain, vers onze heures du matin, cette dame, qui s'était réveillée avec la tête lourde et dans un état d'anxiété, fut prise de nausées, puis elle vomit des mucosités. Ces vomissements ne la soulagèrent pas, la céphalalgie augmenta beaucoup; j'étais absent quand, sur les trois heures, survint une attaque d'éclampsie très-forte; mon confrère, M. Moreau, fit aussitôt une ample saignée. Vers quatre heures, deuxième attaque tout aussi forte que la première. La malade tomba comme la première fois dans le carus le plus complet. Son pouls était toujours plein, les veines du cou très-gonflées, la face énorme et très-rouge; nous fîmes une nouvelle saignée, donnâmes quelques cuillerées d'une potion éthérée, appliquâmes sur le front des compresses imbibées d'eau vinaigrée, pendant qu'on mettait des sangsues aux parties internes des cuisses et qu'on appliquait un vésicatoire volant dans chaque aine; la malade sortait par degrés de son insensibilité; il se fit là ce qui s'était fait entre les deux premiers accès : à peine avait-elle donné quelques signes d'intelligence et reconnu ses proches, qu'un nouvel accès, tout aussi violent et ausssi long que les deux premiers, survint; enfin un quatrième, puis un cinquième furent suivis des mêmes intervalles de lucidité incomplète. L'accouchement n'était pas proposable, puisqu'il n'y avait aucun signe de travail, et d'un autre côté les accidents ne pouvaient durer plus longtemps sans devenir funestes.

Malgré le carus profond qui suivait chaque accès, et en désespoir de cause, je prescrivis un quart de lavement avec cinq gouttes de Rousseau.

L'accès suivant fut beaucoup plus longtemps à se produire. Le laps de temps qui s'était écoulé entre ce dernier et le précédent avait été au moins double; celui-ci nous sembla moins fort et moins long que les autres. Le septième fut encore plus éloigné et plus faible. Ce résultat nous encouragea à donner encore de l'opium; je mis neuf gouttes dans le quart de lavement; il ne revint pas d'autres accès, seulement la malade resta dans le carus.

Vers minuit, Bretonneau nous fut adjoint; nous appliquâmes des ventouses sèches aux cuisses : elles parurent fort douloureuses; puis enfin nous crûmes devoir attendre avec d'autant plus de patience que les accidents semblaient se calmer. Cette jeune dame fut trois jours à reprendre son intelligence; mais ce que je ne dois pas omettre, c'est que, depuis le commencement des convulsions jusqu'au lendemain, l'anasarque avait beaucoup augmenté. Elle diminua comme le reste sous l'influence de la diète et des autres moyens indiqués. L'accouchement se fit huit jours après, spontanément : l'enfant mort était chétif et hydrocéphale. Après une grossesse aussi compromettante, on aurait bien désiré ne plus voir cette dame redevenir enceinte; mais elle n'en a pas moins eu cinq enfants depuis. Je ne dirai que quelques mots des quatre grossesses qui suivirent cette première, car, à très-peu de choses près, les événements furent les mêmes. A trois mois, l'anasarque s'est montrée sans que la saignée ait entravé sa marche; ce qui a paru évidemment la faire toujours diminuer, c'est un régime doux, sévère même, car les viandes blanches étaient les seules qui fussent permises dans les moments où l'estomac désirait quelque chose de plus que des végétaux et du lait; on en vint à l'usage presque constant des sels alcalins, magnésie, bi-carbonate de potasse ou de soude. Dans ces quatre grossesses, il m'est arrivé tant de fois de constater l'accroissement de la bouffissure après chaque infraction, qu'il ne m'est pas possible de douter de l'influence du régime sur cette complication. Dans ces quatre accouchements, les enfants sont venus à terme et très-beaux, malgré l'alimentation exiguë.

Il n'en fut pas de même à la sixième grossesse. Cette dame, habituée à ne plus s'effrayer des débuts de l'anasarque, dissimula soigneusement son état, pour s'en aller aux bains de mer, où elle désirait beaucoup passer un été, et là elle bouffit et laissa ainsi l'anasarque patiemment croître jusqu'à six mois et demi. Quand je la vis, le gonflement avait pris autant de développement que la veille du jour où les accès d'éclampsie avaient éclaté.

Je lui conseillai les moyens qui avaient réussi dans ses quatre dernières grossesses; mais alors, soit que l'état d'anasarque fût trop avancé, soit que cette malade fût fatiguée par le besoin de vaquer à des soins de vendange et à la surveillance d'ouvriers maçons et menuisiers, ils ne réussirent pas aussi complétement. Leur administration trop longtemps continuée et l'augmentation des doses semblaient même rendre l'estomac plus intolérant. L'urine toujours rare était chocolat foncé tous les matins, tandis que le soir elle était seulement un peu nuageuse. Or, comme cette malade n'urinait que deux fois le jour, que l'urine du matin était celle de toute la nuit, c'étaient donc les secousses du jour qui occasionnaient la présence de ce peu de sang dans l'urine. Je crus devoir l'attribuer à une petite course que la malade faisait tous les jours en voiture; on la suspendit. Mme T.....

resta au lit; dès le surlendemain, l'urine reprit sa couleur normale et devint plus abondante; mais chauffée, elle coagulait énormément. La diminution de la bouffissure qui s'ensuivit fut interrompue de temps en temps par quelque reprise. Il me fut toujours facile de constater que chacune d'elles suivait de près une infraction au régime prescrit ; car, pour contre épreuve, à chaque fois, l'estomac devenait incapable de rien recevoir sans douleur à l'épigastre ; chaque fois aussi, il y avait trouble de la vue et céphalalgie. Une fois entre autres, après un dîner composé exclusivement de viande et de marrons, Madame T..... fut prise dans la nuit d'oppression et d'angoisses ; le lendemain, à son réveil, elle eut des nausées, mal de tête avec vomissements, trouble de la vue et, à la fin du jour, de la diarrhée. Dès le soir même, l'anasarque augmenta beaucoup ; je fis une saignée qui ne soulagea pas ; le sang couenneux contenait beaucoup de sérum. Tous les témoins des accidents de la première grossesse crurent fermement ce jour-là à leur retour. Mais, dès le lendemain, sous l'influence du repos et de la diète absolue, les accidents parurent décliner. La frayeur me seconda ; je fus mieux écouté et enfin l'accouchement se fit à huit mois et demi : l'enfant vivant pesait à peine un kilogramme ; le péritoine contenait au moins cinq litres de liquide. Deux jours après, l'urine n'était plus albumineuse ; le troisième jour de la fièvre de lait, la sécrétion de l'urine fut remarquablement plus abondante. Enfin, huit à neuf jours après, l'anasarque disparut.

Observation n° 6.

Mme G..... eut à seize ans une scarlatine confluente suivie d'anasarque, dont la guérison se fit longtemps attendre. Cette dame est restée sujette à une constipation et à une leuchorrée. Quoique grande et fortement charpentée, elle n'a jamais repris son teint. Mariée en 1850, elle fit quelque temps après une fausse couche à trois mois. Six mois après, elle redevint grosse, ce qui fut l'objet d'une surveillance toute spéciale. A trois mois et demi de grossesse, elle était anasarquée ; sa famille se louait de son appétit quoiqu'elle se plaignît déjà de vertiges ; il lui fut prescrit de manger peu de viande, de boire de l'eau de Bussang factice et surtout de modérer cet appétit. Les accidents s'arrêtèrent là, et Mme G..... mena sa grossesse à bien.

Observation n° 7.

Madame P....., meunière au moulin de Chançay, était d'assez chétive apparence, âgée de trente ans ; elle me consulta en mars 1851. Elle était au septième mois de sa troisième grossesse et énormément anasarquée, ne pouvait plus rester couchée, se plaignait d'un mal de tête insupportable et urinait peu. Cette anasarque qui datait de cinq semaines avait été précédée d'un grand appétit. Quand elle me consulta, l'anorexie était complète. Cette femme était fort inquiète. Il fut convenu qu'elle mangerait peu d'aliments gras, qu'elle prendrait tous les jours cinq grammes de bi-carbonate, ce qu'elle fit avec succès.

A l'instant où je traite de l'éclampsie, je suis appelé pour une jeune primipare dont voici l'histoire aussi courte qu'instructive.

Cette femme, qui avait été longtemps chlorotique, était mariée depuis un an : elle approchait de son terme ; jusqu'au huitième mois, elle a été tourmentée par une faim insatiable ; la bouffissure est bientôt arrivée, on a pratiqué une saignée ; le dégoût étant survenu, elle s'est efforcée de manger ; la veille au soir du jour où j'ai été appelé, le mari lui a fait prendre quelque temps après son dîner un mélange de vin sucré et de pain. Douze heures après, les attaques d'éclampsie ont commencé sans qu'il y ait la moindre apparence de travail ; on a pratiqué une nouvelle saignée, mis des rubéfiants, puis donné un vomitif. Les accidents augmentant toujours, on a donné une potion alcaline et éthérée à l'instant où cette malheureuse ne pouvait plus avaler. Je suis arrivé près d'elle comme elle allait rendre le dernier soupir ; je n'ai eu qu'à pratiquer l'opération césarienne : l'enfant était mort.

La chlorose, qu'on attribue si souvent à tort à l'influence du froid, me semble avoir plus d'une analogie avec la maladie qui nous occupe ; comme celle-ci, elle naît et se développe sous l'influence plus ou moins directe des *ingesta*. A Bretonneau appartient cette observation : que la cause de rechute la plus puissante de la chlorose se trouve dans l'abus de l'alimentation. Or, elle tue parfois en déterminant des convulsions ou d'autres accidents cérébraux. Si cette terminaison fatale est moins commune chez les chlorotiques que chez les enfants mal nourris ou intoxiqués par de vastes suppurations de la peau, que chez les scarlatineux et les femmes enceintes, elle n'est cependant pas très-rare, ainsi que le prouvent les faits suivants. M. Rayer a présenté dans son *Atlas* le rein d'une jeune fille chlorotique, morte à la suite d'accidents cérébraux. M. Martin, médecin dans les Deux-Sèvres, a vu une jeune fille chlorotique succomber comme meurent les éclamptiques. Je ne fus consulté qu'une seule fois, a-t-il dit ; elle avait alors des accidents hystériformes qui semblaient produits par une compression légère du cerveau. Cette jeune fille était œdématiée. J'ai appris depuis par son médecin qu'elle mourut deux mois après dans le coma.

Dans les nécropsies que M. Lagarde et moi avons pu faire, nous avons été frappés de la ressemblance que la lésion des reins avait avec celles des éclamptiques albuminuriques, par exemple dans les faits suivants.

Observation.

Le 28 septembre 1845, je fus appelé par M. Pilault, docteur-médecin de St-Martin-le-Beau, pour Mlle D....., âgée de vingt-trois à vingt-quatre ans, chlorotique depuis longtemps. Elle avait été soulagée plusieurs fois par des ferrugineux. Le 24 septembre, elle accusa un retour de mal de tête, des battements de cœur, du dégoût, de la faiblesse, des défaillances ; elle était devenue plus pâle ; depuis trois jours elle faisait usage de pilules ferrugineuses qui lui avaient précédemment réussi, quand, le 28, elle fut prise d'un mal de tête plus fort, de vomissements et enfin de convulsions qu'on eût pu croire épileptiques. Puis elle tomba dans le carus. Elle était agonisante quand j'arrivai et mourut peu de temps après. La médication qu'on employa fut une potion éthérée, une saignée à la temporale, des sinapismes et des lavements purgatifs. L'autopsie ne fut pas faite.

Observation.

Le 17 janvier 1846, Mlle B..... (V........), de Saint-Martin-le-Beau, âgée de vingt ans, depuis cinq ans avait eu souvent recours aux ferrugineux. Les symptômes dominants étaient le teint chlorotique, les douleurs de tête, les battements de cœur avec bruit de diable augmentant par le plus léger exercice; un appétit inégal avec digestion difficile, une menstruation irrégulière et peu abondante ; point d'enflure aux jambes. Depuis huit jours, elle avait repris des préparations martiales, quand elle éprouva des vomissements avec mal de tête sans fièvre.

Le 18, elle fut prise de convulsions qui ne cessaient que pour faire place à un carus profond. Elle fut saignée trois fois, on appliqua des vésicatoires volants dans les aines, de la moutarde aux jambes, on donna une potion éthérée et un lavement camphré, on appliqua un large cautère au cou ; l'épigastre et le front furent longtemps mouillés par de l'eau sédative. La malade succomba dans le carus le plus complet, le 19. La nécropsie ne fut pas faite.

Observation.

J'étais loin d'attribuer ces deux décès exclusivement à la chlorose, quand, au mois de février 1847, je fus appelé pour voir la jeune M..... B....., de Saint-Denis-Hors ; elle s'était mariée depuis un an, dans la pensée que cela guérirait sa chlorose ancienne et rebelle, — je dis rebelle, parce que la malade retombait souvent; mais elle avait été jusque-là toujours soulagée remarquablement par un mélange de deux parties d'anis avec une de limaille de fer, prise à la dose d'un tiers de dé à coudre. Il y avait huit jours que je l'avais engagée à reprendre son traitement habituel; ce conseil ne fut pas suivi; elle fit usage d'un mélange de sous-carbonate de fer, de canelle et de miel.

Le 10 février, à neuf heures, elle me raconta que, la veille, elle avait fait un repas copieux; dans la nuit, elle avait été prise de diarrhée avec vomissements et douleurs de tête. La peau n'était point brûlante, son pouls point fréquent; je prescrivis une infusion de tilleul et une potion éthérée et diacodée à prendre par cuillerée. Je dus la quitter pour aller à la campagne; à mon retour, sept heures du soir, cette femme était sans connaissance, depuis le matin dix heures et demie, heure à laquelle elle avait été prise de convulsions, avec raideur de tous les membres, serrement des mâchoires, renversement des yeux, mouvements convulsifs de la face suivis de stertor, morsure de la langue. Le médecin qui fut appelé en mon absence donna un peu de valériane; ces crises se répétaient toutes les quinze à vingt minutes. Les évacuations alvines et urinaires avaient eu lieu involontairement. Je fis une saignée, j'appliquai le marteau de Mayor, des cataplasmes excitants aux cuisses; tout fut inutile, elle succomba douze heures après le début des accidents convulsifs. On nous permit de faire la nécropsie.

Dans le crâne, tout était à l'état normal; car je pense qu'il ne faut pas regarder comme ne l'étant pas, la plénitude des sinus cérébraux; il n'y avait pas même de sérosité dans les ventricules; le foie, la rate, l'estomac, les intestins, l'utérus étaient sains. Nous ne pensâmes pas à regarder les reins. Les poumons étaient en bon état. Les cavités droites du cœur contenaient un peu de sang; l'absence de toute lésion cadavérique appréciable, jointe aux accidents chlorotiques qu'avait éprouvés cette jeune femme depuis longtemps, nous porta à examiner l'intérieur de l'aorte, ainsi que tous les gros troncs artériels. Il était d'un rouge de mauvaise couleur, sans changement de texture, de consistance, d'épaisseur, sans altération du poli, ce qui nous fit penser que cet aspect insolite n'était dû qu'à l'imbibition du sang noir qui s'y trouvait. Je dois dire que nous nous demandâmes sur l'heure si ces altérations cadavériques n'étaient pas le fait d'un empoisonnement; mais comme cette idée pouvait troubler le repos de beaucoup de personnes, ce que nous eussions pu regretter plus tard, nous mîmes la plus grande discrétion dans les recherches nécessaires pour éclaircir ce doute, et nous fîmes bien.

Observation communiquée par M. Lagarde.

Mlle T....., sœur du vétérinaire d'Amboise, petite, maigre, mal réglée, chlorotique, qui mangeait peu et se plaignait de maux d'estomac, vint pour assister à la noce de son frère. Le 6 avril au soir, elle dîna avec deux œufs passés à la poële; cela étonna ceux qui la savaient petite mangeuse; elle se coucha avec les apparences de la meilleure santé. L'amie dont elle partagea le lit fut réveillée le lendemain matin à sept heures par les secousses que lui faisait éprouver cette pauvre jeune fille, tombée dans de véritables attaques d'éclampsie; lorsque M. Lagarde fut appelé à neuf heures, elle était expirante, et ce fut pour satisfaire à la pression de la famille qu'il fit une petite saignée de bras, qui, comme on le pense bien, fut inutile.

Nécropsie. — La tête, la poitrine, le tube digestif, le foie, la rate, étaient parfaitement sains, l'utérus était petit, la face interne était le siége d'une inflammation chronique, qui se reconnaissait à la teinte couleur ardoise. Cette cavité était chagrinée; la vessie était saine et vide, les deux reins étaient un tiers *plus gros qu'ils n'auraient dû être*, mous, flasques; leur face externe était couleur de foie gras piqueté de rouge; il y avait du pus dans les bassinets.

Observation.

Un dimanche du mois de juillet 1852, je fus appelé à Joué, près Tours, pour y voir Léontine P..., jeune lingère de dix-neuf ans, qui, trois ou quatre ans auparavant, avait eu une scarlatine très-confluente; depuis ce temps, elle était restée chlorotique, voyait peu et irrégulièrement; elle éprouvait des palpitations, de l'essoufflement, des douleurs de tête. Plusieurs médecins de Tours, consultés alternativement, l'avaient soulagée par des préparations ferrugineuses.

Une dame chez qui elle travaillait de son métier de lingère, la pria de porter son enfant jusqu'à Tours, après quoi elle revint à son travail habituel. Eut-elle froid après cette course fatigante? Mangea-t-elle beaucoup? Voilà ce qu'il fut impossible d'éclaircir parfaitement. Elle se coucha paraissant bien portante; le lendemain matin, ses sœurs furent réveillées par ses plaintes; elle vomissait, accusait un violent mal de tête; à neuf heures, elle fut prise de convulsions éclamptiques, avec perte de connaissance. Cette jeune fille n'avait jamais rien éprouvé de pareil. Son médecin habituel, ne pouvant pas aller la voir, conseilla aux religieuses du lieu de donner une potion éthérée, de mettre un vésicatoire au cou et des cataplasmes sinapisés aux jambes, ce qui n'empêcha pas les crises de devenir plus intenses. Quoiqu'à mon arrivée tout espoir d'une médication rationnelle me semblât perdu, je crus devoir appliquer des ventouses aux cuisses, qui furent sans influence, car la malade succomba quelques heures après.

Nécropsie. — Je pourrais dire, pour abréger, que je ne trouvai pas plus de désordres que dans le cas précédent, si ce n'est que le cœur était volumineux, que ses cavités étaient pleines de sang; quant au cerveau ainsi qu'à ses membranes, à la poitrine toute entière et aux viscères abdominaux, voire même l'utérus, ils étaient parfaitement sains ; les *reins* seuls étaient, comme dans le cas précédent, gros, flasques, *longs*, mous et piquetés de rouge.

Je vais terminer cette série d'observations de chlorose par celle d'une malade où nous verrons la maladie marcher moins rapidement, et par elle l'albuminurie succéder à la chlorose, et celle-ci être traversée à plusieurs reprises par l'éclampsie. Une chose sur laquelle je crois devoir appeler l'attention, c'est l'heureuse influence qu'eut dans ce cas une médication qui peut aussi bien s'appliquer à l'œdème et à l'éclampsie puerpérale qu'à l'anasarque et à l'éclampsie scarlatineuse.

Mlle D....., alors âgée de vingt-deux ans, était, depuis longues années, mal réglée ; son teint était tellement altéré que les personnes qui me donnèrent des renseignements me dirent qu'elle était verte ; en réalité, c'était le type du teint chlorotique. Battements de cœur, douleurs de tête, digestions quelquefois pénibles, tels étaient les symptômes les plus saillants, pour lesquels cette grande et forte fille prit beaucoup de préparations ferrugineuses, toujours avec un succès momentané.

Au mois de juin 1852, les accidents chlorotiques reparurent à la suite d'un exercice violent et d'une fête de famille. On recourut de nouveau aux préparations ferrugineuses, puis elle alla visiter un port de mer. Dans le cours de ce voyage, elle s'aperçut de l'œdème des jambes et des cuisses, puis plus tard du visage, ce qu'elle attribua à l'humidité de l'appartement où elle avait couché plusieurs nuits. A la fin d'août, elle consulta son médecin ordinaire qui, sans examiner l'urine, prescrivit d'abord de la digitale et des tisanes apéritives, puis ajouta à cela des préparations de seille et l'usage répété des purgatifs.

Un mois et plus se passa dans ces divers essais ; la maladie, bien loin de diminuer, croissait lentement. Je la vis le 5 octobre : son urine contenait un tiers d'albumine ; la céphalalgie était intense, la vue nette, l'appétit médiocre, la soif peu vive ; craignant que cette bouffissure ne fût due à l'influence paludéenne, je fis donner du quinquina en lavement (vingt grammes) ; six jours après, un nouveau lavement de quinquina ; l'état de Mlle D..... restant stationnaire du 11 au 19 octobre, j'essayai des préparations de fer qui furent difficilement supportées. Le mal de tête augmenta, la vue devint plus faible ; enfin, le 20 octobre, elle fut prise tout d'un coup d'accidents convulsifs précédés d'un redoublement de la céphalalgie ; ils duraient depuis trois heures quand j'arrivai : la figure était effrayante, les yeux étaient saillants, renversés, la langue mordue, l'intelligence perdue, la respiration ronflante ; il y avait eu des vomituritions, la bouffissure avait beaucoup augmenté, l'urine était rare et brune ; une potion éthérée fut rejetée. Je prescrivis une potion de Rivière, avec double dose de bi-carbonate de potasse. Les accidents se calmèrent peu à peu ; l'intelligence ne revint que le troisième jour, sous l'influence exclusive de l'usage de la potion de Rivière, à haute dose et d'un peu de macération de réglisse; étaient-ils le résultat de l'époque menstruelle, du régime ou de la médication? je ne saurais le dire. Pendant les dix jours qui suivirent, cette malade ne cessa de se plaindre de la tête, ne put supporter autre chose que la potion de Rivière et la macération de réglisse. La perte de la vue était si complète qu'elle ne distinguait même pas le jour.

Le 1er novembre, quelques cuillerées de bouillon maigre furent supportées, toujours en ayant soin de continuer la potion de Rivière. Le 2, un peu de soupe; il en fut de même le 3 et le 4. Le 5, le mal de tête revint, ce qui dut nous rendre plus circonspects.

Les 7, 8, 9 et 10, je donnai quelques cuillerées de bouillon de poulet; la malade ayant pris la potion de Rivière en aversion, nous essayâmes successivement de l'eau de Vichy et de l'eau de Bussang dont elle fut également bientôt dégoûtée.

Le 14 et le 15 novembre, je donnai un peu de soupe grasse. Le 16 au soir, le mal de tête revint, puis une nouvelle attaque dans laquelle les convulsions furent si fortes que la malade eut la mâchoire luxée; quand j'arrivai près d'elle, ne soupçonnant pas ces accidents, j'éprouvai en la voyant une impression difficile à dire.

Il fut convenu avec Bretonneau que nous donnerions tous les huit jours un lavement de quinze grammes de quinquina calysaïa, et dans l'intervalle des préparations martiales, soit d'acétate, soit de sous-carbonate, soit de citrate de fer, ou enfin un peu de limaille seule ou unie à une substance aromatique; pour le dire tout de suite, ces diverses préparations furent mal supportées, quelques précautions que j'aie prises.

Les lavements de quinquina furent donnés pendant huit à neuf semaines ; la nuit du jour qui suivait leur administration était communément une des meilleures; la malade souffrait moins de la tête, mais le soulagement réel était nul.

Un jour que la céphalalgie était plus intense, je fis mettre aux cuisses quatre sangsues qui ne soulagèrent pas.

Le 10 janvier, comme l'urine contenait toujours autant d'albumine, que la céphalalgie et la bouffissure n'avaient point diminué, que la cécité était aussi complète, j'établis deux cautères vis-à-vis les reins, je donnai une infusion de quassia amara le matin, (quassia, quatre grammes; eau bouillante, soixante grammes; deux cuillerées par jour). Les huit jours qui suivirent cette médication furent un peu meilleurs; l'urine, la bouffissure étaient les mêmes ; mais la céphalalgie était moindre. Mlle D..... se plaignait moins des quelques aliments qu'on lui donnait, elle dormait mieux.

Le 20 janvier, je fis deux nouveaux cautères dans la région des reins et continuai le quassia.

MIQUEL. I. 7

A la fin de janvier, ne voyant pas d'amélioration, j'eus recours de nouveau au bicarbonate de potasse, et, pour tromper la malade qui avait pour ce sel une répugnance invincible, je lui proposai quelques cuillerées de lait pour alimentation, dans lesquelles j'introduisis un gramme de cet alcalin, ce qui fut parfaitement supporté.

Encouragé par ce résultat, j'augmentai successivement la dose du bicarbonate et du lait, et, quelques jours après, l'urine était beaucoup moins albumineuse, le mal de tête était moins fort, la bouffissure avait également diminué notablement.

Au commencement de février, l'appétit devint pressant ; je permis alors des petits potages maigres, puis des viandes blanches, enfin du bouillon de bœuf. J'essayai du citrate de fer : son administration fut suivie de souffrances épigastriques ; je le supprimai pour essayer de nouveau du sous-carbonate de fer; soit par l'insistance que je mis à donner des préparations martiales, soit par le fait de l'alimentation, je fus débordé encore par de nouveaux progrès du mal ; l'urine redevint aussi albumineuse qu'au début de la maladie, avec cela le mal de tête, la bouffissure et enfin tout ce qui annonçait une nouvelle reprise de convulsions, c'est-à-dire une insomnie et une agitation extrême, puis enfin l'impossibilité d'avaler la moindre substance alimentaire sans éprouver des nausées et des douleurs épigastriques. J'essayai alors la diète absolue, c'est-à-dire me contentant de donner pour unique boisson de l'eau de réglisse; pendant quelques jours, il y eut une diminution notable dans tous les accidents, excepté le trouble de la vue.

Ce mieux fut de courte durée; car, huit jours après, les accidents, qui avaient paru s'amoindrir si bien, reprirent peu à peu de l'intensité. L'urine devint épaisse, teignit le pot en rose et eut un dépôt rouge brique. Il me vint à la pensée qu'en mettant la malade à une diète trop persistante, j'avais fini par produire ce que Bretonneau appelait autophagie, et le même résultat que M. Claude Bernard opérant sur des lapins. On sait que ce physiologiste a expérimenté que les lapins, auxquels il fait manger de la viande, ont l'urine chargée d'urée, comme ceux qu'il prive d'aliments. Par conséquent, j'avais produit là le même effet que si je nourrissais ma malade avec du bouillon de viande. Dès ce moment, je la forçai de prendre des aliments maigres, ce qui fut suivi d'une amélioration légère ; j'établis deux cautères au cou. Nous louvoyâmes ainsi, sans amélioration notable, jusqu'au 5 mai, époque où je fis une absence de quelques jours, pendant laquelle les accidents reprirent une nouvelle intensité, et le 12, à mon retour, je trouvai Mlle D..... avec un violent mal de tête, un peu de délire, enfin des accidents nerveux, qui, à la vérité, n'eussent pas été inquiétants, si on n'avait pas eu le souvenir de ceux qui avaient précédé et si la bouffissure n'eût pas de nouveau augmenté. J'étais réduit à ne plus savoir que faire, quand, me rappelant l'amélioration notable qui avait suivi l'usage du bicarbonate de potasse, d'abord à l'instant où la malade ne prenait que de la potion de Rivière, puis lorsque je l'alimentais avec du lait, uni au bicarbonate de potasse, sans adjonction d'autre substance alimentaire. Je me demandai si, à ces deux époques, je n'étais pas entré dans une voie dont je n'aurais pas dû sortir. Je soumis ces réflexions à la malade et à sa famille, et il fut convenu qu'on essaierait de nouveau du bicarbonate de potasse dans du lait pour tout aliment, et voici ce qui se passa dès les lendemain et surlendemain.

Mlle D.... fut mise à l'usage d'un quart de litre de lait, deux grammes de bicarbonate de potasse et de l'eau pure, pour unique alimentation. Le troisième, le quatrième et le cinquième jour, nous augmentâmes la dose de lait ; les huitième et dixième jours, nous étions arrivés à un demi-litre et trois grammes de bicarbonate de potasse.

Cette dose occasionna des vents d'une fétidité extrême. Alors je donnai deux grammes de charbon tous les jours, ce qui sembla régulariser la digestion du lait ; l'urine contenait deux tiers de moins d'albumine ; seulement elle devenait trouble par l'ébullition.

Quatre jours après, Mlle D....., qui urinait beaucoup, était littéralement désenflée ; elle paraissait maigre comme une phthisique au troisième degré ; elle demandait qu'on augmentât la dose du lait.

Huit jours après, je lui permis d'en prendre trois quarts de litre et demi et quatre grammes de bicarbonate. Nous avions commencé ce traitement dans les premiers jours de juin, et trois semaines après, quoique la malade ne pût pas prendre encore plus d'un litre de lait, elle pouvait sortir en ville et faire des courses assez longues en donnant le bras à sa mère.

Dans le courant de juillet, nous ajoutâmes un peu de pain recuit, environ cent grammes par jour ; elle partit alors pour la campagne. Sa vue était revenue assez pour qu'elle pût distinguer des cartes et suivre un jeu.

A la fin d'août, je permis un peu plus de pain de lait et l'usage de quelques fruits bien mûrs.

En septembre, nous supprimâmes un repas au lait pour y substituer un peu de pain et de légumes ou de soupe maigre.

Dans le courant de ce mois, il y eût une réapparition menstruelle d'apparence normale. Mlle D..... fut moins bien après quelques jours. (J'ai omis de dire que du moment que la bouffissure eût disparu, le teint reprit sur cette figure maigre un coloris tel qu'on ne l'avait jamais vu à Mlle D....., depuis sept ou huit ans ; enfin personne n'aurait pu dire en la voyant qu'elle était albuminurique, ni même qu'elle avait été chlorotique).

Le mois suivant, les règles parurent juste à l'époque, et, depuis ce moment jusqu'à ce jour, elles n'ont pas cessé d'être régulières et aussi abondantes qu'en bonne santé.

Malgré la persévérance à continuer le traitement, l'urine contient tous jours de l'albumine. Mlle D..... éprouve un trouble considérable de la vue et une grande tendance à la récidive, qui me force à exiger la réduction des aliments, malgré la vivacité de l'appétit, qui, pendant longtemps, ne put être enfreint impunément, car chaque fois il y eut des accidents éclamptiques.

Nous étions dans cette condition quand, il y a neuf ou dix ans, M. le docteur Thomas, qui fut consulté, conseilla l'usage des antiscorbutiques. Or, quoique le régime alimentaire n'eût pas été sérieusement modifié, les troubles signalés reparurent huit jours après, ce qui força à cesser cette médication et à revenir au régime exclusivement végétal, qui fut continué très-longtemps. Enfin, depuis cinq ans, Mlle D..... n'avait point éprouvé de rechutes; ses règles venaient régulièrement, seulement elle éprouvait des migraines pour la plus légère infraction. Son urine n'était plus albumineuse; sa vue s'était un peu améliorée, surtout d'un œil. Je ne m'occupais pour ainsi dire plus d'elle, quand, il y a huit mois, elle fit une rechute; alors les règles furent supprimées, l'albumine reparut dans l'urine, l'appétit devint bien moins bon, les nausées, le mal de tête, un amaigrissement notable survinrent, son teint s'altéra; ce n'était pas celui de la chlorose ou de l'anémie ni de la suppuration précisément. On pouvait attribuer le retour des accidents à un désir du mariage devenu presque une folie.

Le 14 mars, fièvre, mal de tête, suppression complète de l'urine, je dis complète, car Mlle D..... n'urinait pas tous les jours une fois, et encore ne rendait-elle pas alors deux cuillerées d'urine; à cela s'adjoignirent des vomissements de tout ce qui était ingéré, puis des saignements de nez.

La potion, les vivres, le vin de Malaga, enfin tout, absolument tout, fut rejeté; les selles devinrent très-rares.

Des lavements d'eau simple répétés quatre fois par jour ramenèrent un peu d'urine, firent cesser les saignements de nez. Ils parurent agir aussi favorablement sur les vomituritions; mais après cinq jours de leur usage la malade les refusa obstinément. Alors je lui fis donner un verre d'eau froide, que je la forçais à boire chaque fois qu'elle faisait des efforts pour vomir; elle gardait la plus grande partie de cette eau et vomissait moins difficilement ses mucosités.

Le troisième jour de ces ingestions presque forcées d'eau pure, elle désira quelques asperges qui lui furent données; elle les vomit en partie.

Le lendemain, quinzième ou seizième jour, le délire survint, et avec lui des vomissements plus fréquents, puis le saignement de nez; bref, les accidents augmentèrent, et enfin elle succomba le dix-neuvième jour.

J'obtins la permission de faire l'ouverture du ventre, la seule qui me parut intéressante, car il n'y avait eu aucun trouble respiratoire, et le délire n'avait précédé la mort que de quelques jours.

. Le tube digestif tout entier, y compris l'estomac, était d'une intégrité parfaite; je ne remarquai un peu de sugillation que dans l'intestin grêle.

La rate était saine, un peu volumineuse; le foie était gros; son principal lobe était parsemé de points jaunes irréguliers, la totalité était friable, la vésicule du fiel était peu volumineuse; l'utérus était parfaitement sain et petit.

Quant aux reins, principal objet de mes recherches (je n'avais dû faire qu'une incision longitudinale aux parois abdominales), ils étaient si petits, si mous, si noyés dans le tissu cellulaire ambiant, que je crus à leur absence ou à leur déplacement; bref, ils ne pesaient pas, à eux deux, cent grammes. Un bon tiers de leur volume était formé par le tissu du bassinet et des calices, qui avaient une ampleur considérable par rapport aux reins eux-mêmes.

La membrane propre de ces organes est grise, le tissu cortical et des mamelons rénaux sont confondus, mous comme le tissu d'une rate; certains points sont comme ecchymosés; enfin il faut avoir vu l'extérieur pour savoir que l'on coupe un rein, tant le tissu est modifié et mou.

En lisant la longue histoire de Mlle D....., beaucoup diront peut-être que cette demoiselle n'était pas chlorotique, mais bel et bien albuminurique; que, sans cela, les alcalins, qui seuls lui ont été profitables, lui eussent nui. Il règne sur ce point une erreur qui n'est pas sans gravité; on croit que le fer agit comme tonique et les alcalins comme débilitants, etc. Sans entrer dans des explications plus ou moins controversables, voici ce que je puis dire.

Il y a dix ans environ, une grande et forte fille que j'avais connue vachère, se présente chez moi dans un état chlorotique des plus complets; il ne manquait rien de ce qui caractérise cette maladie. Je lui demandai pourquoi elle s'était laissée tomber dans un état de chlorose aussi complet, elle me répliqua que, depuis longtemps, elle était en gages chez Mme la comtesse de R........, que M. Herpin, médecin à Véretz, lui avait donné des préparations de fer sous toutes les formes, qui l'avaient d'abord soulagée; mais que depuis quelque temps elle ne pouvait plus en user. Je crus que cet insuccès du fer était dû à ce que l'on n'ajoutait pas une préparation opiacée, moyen qui m'a souvent réussi chez des chlorotiques difficiles; je prescrivis donc le mélange suivant :

Anis vert pulvérisé, 2/3 ;
Limaille, 1/3;
avec addition de morphine, 10 centigrammes pour 30 grammes de mélange.

Quelque minime que fût la dose essayée, elle ne fut pas tolérée, et la malade me revint, quinze jours après, dans une condition telle que je regrettais de lui voir faire un si long trajet pour se rendre à ma consultation.

Notons, avant d'aller plus loin, que son urine n'était pas albumineuse.

Je lui prescrivis uniquement deux cuillerées à café de dissolution de bicarbonate de soude, aromatisée avec de l'eau de mélisse à la fin de ses repas; plus, une demi-heure avant, une pilule contenant un atome de morphine et d'extrait gommeux d'opium.

Huit jours après, montant la route qui mène à Cangé, je voyais à cinquante pas une femme qui me précédait, et, croyant reconnaître la fille en question, je poussai le pas de mon cheval sans pouvoir la devancer; enfin, pour empêcher qu'elle n'arrivât au chemin de Cangé avant moi, je dus mettre mon cheval au trot : c'était bien ma chlorotique ressuscitée.

Depuis, il m'arrive souvent d'ajouter avec succès cette dissolution aux préparations martiales que je donne aux nombreuses chlorotiques qui viennent me consulter, quand elles sont lasses de faire des traitements infructueux.

Depuis que j'ai rédigé cette note, deux jeunes et fortes filles du Berry, dont le visage est le type de celui des chlorotiques, m'ont consulté après tant d'autres, accusant les douleurs de tête, les battements de cœur, les bruits de souffle et de mauvaises digestions.

Comme elles avaient pris du fer sous toutes les formes, je fis la prescription suivante pour chacune d'elles :

1° Extrait thébaïque. . . . . 10 cent.
Hydrochlorate de morphine. . . . . 5 cent.
45 pilules. — 1 pilule à prendre une demi-heure avant le repas.
2° Dissolution de bicarbonate de soude aromatisée avec de l'eau de mélisse;
Deux cuillerées après chaque repas.

Sous l'influence de ce traitement suivi deux mois, ces jeunes filles ont éprouvé un retour complet à la santé ; seulement, leur teint a conservé une couleur qui ne s'effacera peut-être pas de longtemps.

Complétons maintenant cette série de faits par d'autres qui démontrent que, quand l'éclampsie et les accidents urémiques aigus éclatent sous l'influence de suppurations cutanées, cela se fait aussi bien au moment où l'économie paraît prospérer que lorsqu'elle est fâcheusement impressionnée, détériorée même par elles; que, dans l'un et l'autre cas, les choses se passent comme après la scarlatine et dans la grossesse ; que cela a lieu le plus souvent à la suite d'ingestions alimentaires copieuses, et que les médications qui m'ont paru efficaces pour les premières le sont également dans ces cas.

Première observation.

Le 25 août 1851, L..... G...... se plaignait très-vivement de la tête, le cuir chevelu était depuis longtemps le siége d'une suppuration impétigineuse, accompagnée d'engorgement des ganglions du cou. Cette enfant, qui avait déjà éprouvé une pneumonie grave un an avant, avait le visage bouffi, le pouls dur et fréquent. Elle avait mangé de la soupe grasse copieusement. Pendant l'examen de l'enfant, ses yeux se convulsent à droite, la figure grimace, et des secousses violentes se manifestent ; la langue est • mordue, le pouls est très-dur ; l'attaque dure plus de dix minutes ; une saignée à large ouverture donna du sang un peu couenneux. L'amélioration fut prompte. L..... a conservé un état fâcheux des voies digestives. En un mot, entre cette attaque d'éclampsie qui avait lieu sur un sujet vigoureux de cinq ans, et celles que nous avons observées souvent dans l'éclampsie scarlatineuse et puerpérale, il n'y eut aucune différence d'allure, de marche, de durée et de terminaison.

Deuxième observation.

Le 10 juillet 1853, la jeune G....., âgée de trois ans, de bonne mine et mangeant bien, éprouva, à la suite d'un repas composé de soupe et de pommes, des vomissements.

On lui donna du thé avec un peu d'eau-de-vie ; une demi-heure après, elle fut prise de convulsions éclamptiques. On m'apprit que cette petite portait naguère autour des oreilles une suppuration impétigineuse, qui laissait du reste encore des traces. L'éclampsie fut en tout semblable à celle de l'observation précédente, sauf la rougeur du visage ; une saignée pratiquée au poignet parut calmer la convulsion ; cet état dura néanmoins une demi-heure entière ; le rétablissement fut prompt.

Troisième observation.

A la fin de mai 1822, je fus appelé à Chançay, chez Mme veuve D....., pour une de ses petites filles ; elle était morte à mon arrivée. Je vais rapporter textuellement le récit que me fit la mère : « Mon enfant, âgée de six ans et demi, était habituellement bien portante ; son mal a commencé par un échauffement derrière les oreilles. Il en résulta un suintement ; puis le mal s'est étendu dans les cheveux ; le tout devint le siége d'un écoulement abondant. J'appliquai des feuilles de choux verts graissées de beurre frais ; le mal a continué d'augmenter ; des glandes sont survenues au cou, puis elle eut des vomissements qui, hier matin, ont été remplacés par une envie démesurée de manger ; dans le reste de la journée, elle fut tourmentée d'une faim insatiable ; mais hier soir, après un repas fait de bon appétit, les vomissements survinrent de nouveau, et, dans la nuit, des convulsions qui ont duré cinq heures et fini par la mort de mon enfant. » Malgré la propension qu'avaient ces gens à attribuer cet événement au transport du pus sur le cerveau, une chose les étonnait, c'est que l'écoulement n'avait pas cessé d'être abondant. Ces preuves-là valent mieux que toutes les autres ; poursuivons.

Quatrième observation.

Le 25 juillet 1826, le nommé L....., vigneron à Noizay, se disposait à me consulter pour un bel enfant de quinze mois, chez lequel il était survenu depuis plusieurs semaines une éruption à la face et sur le cuir chevelu avec exsudation des plus abondantes. Tout le voisinage le détournait de l'idée de faire guérir un mal qui, disaient ces gens, devait le préserver de bien d'autres maladies, quand, après un repas aussi copieux que d'habitude, le mal d'*Exives*, dit le père, c'est-à-dire les convulsions, le tuèrent avant que j'eusse le temps de me rendre auprès de lui.

Cinquième observation.

Le 5 janvier 1827, F...... C....., de Nazelles, me montra un petit garçon de cinq à six ans ; ce jour-là, il avait eu des convulsions ; sa grosse tête était habituellement couverte d'ulcérations superficielles. Les ganglions cervicaux étaient gros comme des avelines. Le matin de ce jour, il était tombé raide sur le carreau et avait beaucoup vomi. La mère me dit que, depuis quelques jours, la tête était devenue progressivement de plus en plus malade, et son exsudation très-abondante ; qu'en revanche, son fils avait un appétit que rien ne pouvait satisfaire ; mais que chaque repas était suivi d'envies de vomir, surtout le matin ; que les nausées venaient, même à jeun, et qu'il se plaignait de la tête. Le pouls n'était pas fébrile et la langue était restée dans l'état naturel. — Je prescrivis une diète absolue, de l'eau sucrée, seulement quatre sangsues derrière les oreilles, des lotions sur la tête et le col avec une solution de sulfure de potassium (4 grammes pour 100 grammes d'eau). Les sangsues saignèrent beaucoup et les lotions furent régulièrement faites trois fois le jour. Les accidents ne revinrent pas. Le 12, la tête était nette, les ganglions presque disparus, l'appétit bon, mais moins pressant que dix jours auparavant.

Sixième observation.

Le 26 juillet, je fus appelé en toute hâte pour voir l'enfant S...., âgé de trois ans : il venait d'être pris de convulsions. C'était à cent pas de chez moi. A peine étais-je arrivé qu'il était mort. Cet enfant m'avait été montré quelques jours avant, pour une suppuration de la tête, avec engorgement des ganglions cervicaux. Cette suppuration était très-abondante ; les pansements mal faits entretenaient une grande quantité de pus fétide sur les ulcérations ; néanmoins, cet enfant paraissait bien portant et avait un appétit très-vif que l'on satisfaisait.

Je conseillai des lotions hydrosulfureuses, qui furent à peine mises en œuvre.

La veille de sa mort, il était dans l'état que je viens de dire, il vint chez moi à pied, ne se plaignant de rien ; le soir, il mangea copieusement du ragoût : ce fut quelques heures après que les convulsions le tuèrent.

La nécropsie montra le cerveau et ses annexes intacts, les voies digestives congestionnées, les reins gros, très-engorgés et durs, rouge foncé comme chez les animaux empoisonnés par la cantharide.

Septième observation.

En 1825, une bonne femme P......, de la commune de Nazelles, était tourmentée d'une sciatique, pour laquelle des vésicatoires volants devinrent indispensables. Cette femme, âgée de soixante ans, contracta après et conserva longtemps cette espèce de furoncle superficiel qui soulève l'épiderme, rend le derme si douloureux, et qui, pour le dire en passant, me paraît très-contagieux. Cette éruption était la conséquence des vésicatoires; son mari en fut atteint quelques jours après, précisément sur la cuisse et la fesse qui pouvaient toucher à celles de sa femme, quand ils étaient couchés. Rien ne put détourner ces gens de faire des applications capables, à leur sens, de guérir cette maladie cutanée.

Ils avaient un fils âgé de vingt-cinq ans, garçon plus simple encore que ses père et mère. Il fut aussi affecté de la même éruption, surtout aux mains et à la figure. C'était un grand mangeur et son appétit paraissait doublé depuis qu'il était atteint de cette maladie. Il bouffit; ce qui ne l'empêcha pas de manger. Il mourut subitement.

Je crois que voilà assez de faits, surtout si le lecteur veut bien se rappeler quelques-uns de ceux qui précèdent, pour démontrer que les suppurations cutanées, quand elles produisent l'albuminurie et l'éclampsie, le font également comme dans la grossesse, et après la scarlatine, c'est-à-dire par suite de défaut d'observation dans le régime ; car, sur une vingtaine de faits dont j'ai tenu note, je n'en trouve pas où il n'y ait pas eu une erreur semblable. Il n'en est pas même un seul qui puisse seulement laisser croire à une répercussion ; car, chez tous, le mal a éclaté à l'instant où les parents, imbus du préjugé populaire, se trouvaient heureux de voir ces exsudations abondantes, qu'ils croyaient dépuratives et le brillant appétit de leurs enfants. Serai-je cru, quand je dirai que, pendant mes quarante-quatre années d'une pratique fort active, j'ai constamment fait guérir toutes les maladies cutanées sans ajouter à la médication topique d'autre prescription qu'une alimentation sobre, et que je n'ai pas eu un seul fait qui puisse seulement laisser soupçonner un regret. Mais revenons à l'albuminurie ; voyons s'il est possible de jeter quelque lumière sur sa cause prochaine qui divise encore si complétement le monde médical.

VIᵉ LETTRE.

Deuxième lettre sur l'Albuminurie.

En vous citant les nombreuses observations sur l'éclampsie et par conséquent sur l'albuminurie, j'ai eu pour but de démontrer que, dans la convalescence des maladies cutanées éruptives, comme dans les autres circonstances où je l'ai observée, j'avais pour but, dis-je, de démontrer qu'elle n'est,
pour ainsi dire, jamais la conséquence de l'impression du froid sur la peau;
que sa cause déterminante la plus fréquente et la plus active gît dans des
erreurs de régime. En m'occupant de cette question, j'ai été amené nécessairement à étudier ce qui a été dit de plus saillant sur l'albuminurie.

Dans le principe, je croyais, comme M. Rayer, Freiricht et tant d'autres,
qu'il fallait l'attribuer à la souffrance rénale; mais à la fin, il est résulté
pour moi de ces recherches que la question de la cause première de l'albuminurie et par conséquent de l'éclampsie n'était rien moins qu'élucidée.

Freiricht, et M. Rayer surtout, voient dans l'albuminurie l'expression
d'une lésion matérielle du rein; M. Miahle l'attribue à la liquéfaction du
sang; Graves, et beaucoup d'autres, à une altération de ce fluide analogue
à celle du diabète; M. Jacoud, à un vice de l'assimilation. A bien prendre,
cette question de savoir si c'est le sang altéré qui cause l'albuminurie ou si
elle est la conséquence de la lésion organique et fonctionnelle des reins,
est plus scolastique que pratique, puisque c'est surtout par une médication
capable de modifier, de calmer les souffrances rénales, qu'on soulage et
guérit les albuminuriques quand cela est encore possible, et que tout ce
qui est susceptible d'irriter, de fâcher les reins, l'augmente toujours et la
provoque souvent, qu'il en est de même de ce qui vicie notre économie.
Mais, comme quelquefois les fausses théories ont une fâcheuse influence
dans la pratique, il est bon d'élucider cette question autant qu'il est
possible.

S'il est un agent reconnu pour irriter et enflammer les reins, c'est certainement le principe actif de la cantharide; or, qu'on ouvre un chien ou un
lapin dans les quarante-huit heures qui suivent une ingestion cantharidique;

les reins de cet animal ne paraissent pas malades; si on procède à cet examen les troisième et quatrième jours, ces organes sont, il est vrai, plus gorgés de sang qu'à l'état normal, mais il faut en exposer la coupe quelque temps à l'air pourqu'elle prenne un aspect rutilant que n'acquiert jamais la pareille surface d'un rein qui n'a pas subi l'influence de cet agent. Et si on attend dix ou douze jours pour tuer l'animal, quoiqu'il ait été soumis à une influence moins active, quoiqu'il n'ait, pour ainsi dire, pas paru incommodé par ce toxique, on trouve la membrane propre de ses reins épaissie, ce qui donne à l'extérieur de ces organes une teinte grise. Les reins peuvent donc souffrir assez fortement sans que la modification matérielle qui peut en résulter soit apparente et devienne ce que l'on peut appeler une altération pour l'anatomiste; ceci se concevra si l'on réfléchit que les reins sont les principaux excréteurs des produits toxiques ou devenus tels; que, pour cela, ils doivent être d'une contexture qui les rende peu faciles à s'altérer profondément; que, sans cette condition admirable, ils eussent été les viscères les plus souvent compromises de l'organisme, par toutes les causes d'intoxication que la vie doit surmonter.

Or, quand je lis dans Graves que chez les scarlatineux on ne trouve pas les reins malades, et que je rapproche cette assertion si positive de ce que j'ai toujours rencontré, je suis au moins étonné; car j'ai toujours trouvé leur surface externe tellement gorgée de sang, qu'elle paraissait ecchymosée. J'avouerai que ce n'est pas d'emblée que j'ai pu admettre les idées de ce clinicien. Le seul argument qui m'ait paru sans réplique pour me faire croire que l'albuminurie et les accidents urémiques ne dépendaient pas exclusivement de la lésion rénale, c'est que, chaque fois qu'on a trouvé les reins malades dans l'albuminurie, venue sans cause traumatique, cette lésion n'a jamais été bornée à un seul de ces organes, et qu'on ne cite pas un seul fait d'albuminurie sans double lésion rénale. Il n'y a donc qu'une cause de la nature de celles dites générales qui puisse produire un pareil résultat. Mais si, contrairement à l'opinion de Freiricht et de M. Rayer, je reconnais que la cause déterminante est ailleurs que dans la lésion matérielle ou fonctionnelle des reins, il m'est impossible de ne pas reconnaître que toutes les lésions de ces organes, quelles qu'elles soient, disposent excessivement à l'albuminurie, l'aggravent quand ils ne la produisent pas, je le répète. Devrons-nous, avec M. Miahle, attribuer cette perturbation à la liquéfaction du sang, enfin, à la plus grande quantité de sérosité contenue dans ce liquide? C'est, je crois, prendre l'effet pour la cause; car dans les observations que j'ai citées, n'avons-nous pas vu parfois les accidents dits urémiques, éclater non-seulement avant l'anasarque, mais encore quelquefois même avant que l'urine contînt de l'albumine? et alors cette liquéfaction de sang survenait donc seulement après l'albuminurie; et, ce qui est plus sérieux, n'avons-nous pas vu les troubles urémiques les plus violents être provoqués à l'instant où la vie allait triompher d'accidents compromettants, le faire quand l'alimentation semblait devoir être réparatrice, — celui, il est vrai, où l'économie se saturait de matières qui devaient fournir une plus grande quantité d'urée, — celui où elle devait en être, je dirai imbibée; par conséquent, lorsque les reins allaient avoir à en éliminer davantage, c'est-à-dire le moment où cette surcharge devait nécessairement être plus considérable, surtout si les reins étaient malades et moins aptes à remplir leurs fonctions? Voilà des choses, je puis le dire, trop palpables pour être mises en doute. M... attribue l'albuminurie à la turgescence des parenchymes; mais cet état peut-il être produit, exister sans cause, et d'ailleurs, cet engorgement n'est-il pas dû à un trouble qui vicie les sécrétions? Il est un effet et non la cause. Maintenant, pour peu qu'on réfléchisse à ce que doivent devenir les matériaux de l'urine stagnant trop longtemps dans notre économie, on reconnaît bientôt que cette substance doit devenir un agent toxique de premier ordre comme tous les produits excrémentiels; aussi l'éclampsie, comme sa cause, ne peut-elle être considérée, je crois, autrement que comme le résultat d'une intoxication comparable à celle résultant de la noix vomique; les belles expériences de Freiricht le démontrent, ainsi que les faits suivants et les expériences que je vais raconter.

La femme V....., âgée de cinquante ans, était traitée depuis longtemps par un médecin qui, je le crois, ignorait la cause de ses souffrances; tout ce que nous savons des précédents : c'est qu'elle avait bouffi à plusieurs reprises, éprouvé des accidents orthopnoïques, auxquels on avait opposé des préparations de digitale avec peu de succès; la personne qui me demanda son admission d'urgence à l'hôpital d'Amboise, me déclara que cette malade était tourmentée par une violente douleur de ventre. A peine entrée, elle fut prise de convulsions, perdit connaissance; son médecin ordinaire, appelé en mon absence, fit une ample saignée; les accidents convulsifs ne cessèrent pas; le carus survint, et la malade succomba dans la nuit. Je la vis quelques instants avant; or, comme j'élevai des doutes sur la cause de cette mort subite, je fis la nécropsie avec le plus grand soin. J'étais avec M. le docteur Lagarde. Le cerveau n'était pas même engorgé, les organes thoraciques étaient parfaitement sains; le cœur aussi, le foie, la rate, étaient aussi dans l'état normal; nous étions réduits à attribuer cette mort si brusque à de trop légères lésions, pour ne pas être frappés d'étonnement, lorsque notre attention fut appelée vers les deux uretères qui étaient gros comme des intestins grêles fortement distendus; ils étaient transparents et sans aucune espèce d'injection; la vessie était dans le même état; les reins formaient une ample cavité, car chacun d'eux, ainsi que leurs bassinets, était distendu et contenait environ une petite tasse d'urine; celle-ci, ainsi que celle contenue dans les autres cavités, était parfaitement limpide. Cette rétention, avec dilatation de la vessie, des uretères et des reins, était due à la compression incomplète de l'urètre par un squirre ligneux du corps de l'utérus.

Ce fait nous rappela l'histoire de trois calculeux qui m'avaient été cités par Bretonneau. Ces malades succombèrent à des accidents éclamptiques, après avoir vécu chacun de quatre à cinq jours sans aucune émission d'urine ; et à la nécropsie, on trouva un seul rein, et si énormément dilaté qu'il pouvait contenir plusieurs litres d'urine. L'urétère, chez tous les trois, était bouché hermétiquement par un gravier fortement engagé dans le canal. Chez eux, il ne se trouvait plus que le rudiment de l'autre rein.

Ces malades avaient autrefois éprouvé des accidents néphrétiques. Deux surtout, avaient expulsé antérieurement un fort gravier en urinant du sang et après avoir éprouvé de longues souffrances. Il fut démontré à Bretonneau que, chez deux de ces éclamptiques, si les accidents actuels étaient dus à la rétention de l'urine, que celle-ci était causée par l'obstruction de l'urétère par un gros calcul, et que l'absence de l'autre rein avait été chez eux la la conséquence d'un état pathologique antérieur, lequel avait amené la destruction de cet organe.

J'aurai occasion de vous citer d'autres faits semblables quand je vous entretiendrai de la nécessité de pratiquer une ouverture rénale et du mécanisme par lequel le rein peut être, je dirai détruit. Enfin, pour acquérir la certitude que l'urine avait une action toxique, j'ai fait les expériences suivantes.

Première expérience.

J'injectai une demi-seringue ordinaire pleine d'urine limpide et peu colorée, provenant d'une personne bien portante et menant une vie frugale, dans l'estomac d'un jeune lapin, qui mis à terre n'en parut pas d'abord fort étonné ; mais une demi-heure après, il était pris de convulsions très–violentes, comme si elles eussent été produites par de la noix vomique. Elles durèrent une demi-heure, et l'animal succomba alors comme foudroyé.

Deuxième expérience.

Deux cuillerées d'urine injectées dans l'estomac d'un lapin d'égale taille, le furent sans résultat ; une nouvelle injection, d'un quart de verre, faite le soir, n'eut pas plus d'effet. Le lendemain, on injecta un tiers de plus le matin et le soir. L'animal parut triste quelques instants, mais reprit sa gaieté. Le troisième jour, une demi-seringue d'urine fut injectée ; une demi-heure après cette injection, l'animal parut triste ; deux heures après, il reprit sa vivacité après avoir beaucoup uriné. Trois heures après, la même injection fut répétée, et une heure et demie après cette dernière, le

lapin fut pris de convulsions violentes qui redoublaient dès qu'on le chan-
geait de place; enfin il succomba comme s'il eût été atteint du tétanos.

Troisième expérience.

La même expérience fut répétée ce jour-là sur un lapin d'égale force,
c'est-à-dire que la même quantité d'urine fut injectée. Je dois dire là, qu'il
avait avalé, trois jours avant, quarante gouttes de teinture de cantharides.
Les accidents convulsifs éclatèrent plus promptement chez lui et furent plus
promptement mortels.

Chez ces deux lapins, l'estomac ne contenait que des débris d'aliments,
mais pas de liquide. La vessie était vide, les cavités droites du cœur étaient
pleines de sang. Les reins devinrent rouges quand, une fois coupés, ils
furent laissés exposés à l'air.

Quatrième expérience.

De l'urine fut injectée jusqu'à réplétion de l'estomac d'un autre jeune lapin.
L'animal était à peine mis à terre qu'il restait comme foudroyé, sans avoir
eu le moindre battement des flancs ni fait le moindre mouvement d'inspiration. La foudre ne tue jamais plus promptement ou plus brusquement.

Cinquième expérience.

Un autre lapin de même taille subit une injection moitié moins forte que
la précédente. Il demeura une demi-heure sans paraître souffrir, puis il
devint triste; une heure après, les convulsions commencèrent. Elles durèrent deux heures; placé près du feu, il se serait jeté huit fois dedans si on
ne l'eût empêché, et il devint manifeste pour moi, comme pour le docteur
Olivry qui était présent, que l'animal avait la patte droite de devant
paralysée, car, dans les bonds qu'il faisait, il ne pouvait se soutenir sur
elle.

Neuf heures après, une personne qui le surveillait nous le montra buvant
un peu d'eau fraîche; il était tranquille depuis trois heures et paraissait
sauvé. Le lendemain, la même personne remarqua qu'il éprouvait parfois
des convulsions et n'avait mangé que quelques pelures de pommes et un
peu de pommes de terre. Il succomba enfin le troisième jour dans des convulsions, ayant le train de derrière paralysé. L'ouverture du corps montra
un peu de sang répandu dans le ventre, la vessie pleine d'un liquide rougeâtre et les reins engorgés.

Sixième expérience.

Sur un autre lapin plus fort que celui-ci et qui avait pris un peu de teinture de cantharides, trois jours avant, on institua une expérience analogue, en injectant les deux tiers d'une seringue d'urine dans laquelle on avait mis cinquante centigrammes d'acétate de fer. L'animal mourut dans des convulsions quatre heures après.

Septième expérience.

Dans l'estomac du frère de ce dernier, on injecta les trois quarts d'une demi-seringue d'urine avec un gramme de sulfate de fer. Les accidents convulsifs apparurent un peu plus tard; il éprouva les mêmes convulsions et fit les mêmes sauts que celui de la cinquième expérience. Comme lui il eut une patte de devant paralysée; tout annonçait qu'il survivrait, mais quatorze heures après, il mangea un peu et fut pris de nouvelles convulsions qui le tuèrent instantanément.

Des esprits difficiles pourront ne pas voir une épreuve suffisante dans les expériences qui précèdent. Il fallait, me dit Bretonneau, empoisonner des lapins par leur propre urine; car qui sait si l'urine humaine, poison pour un lapin, le serait pour l'homme?

Je recueillis de l'urine de plusieurs lapins, et une pleine demi-seringue en fut injectée dans l'estomac d'un jeune lapin assez fort. Immédiatement après cette injection, l'animal ne parut pas étonné. Une demi-heure après, il devint triste, fut pris de diarrhée et urina beaucoup; il faisait de grands efforts de défécation et rendit des mucosités abondantes. Le soir, à dix heures (huit heures après), il était redevenu gai; l'expérience fut recommencée avec le même résultat, car le lendemain matin il courait et mangeait du son; alors l'expérience fut encore renouvelée, quand il fut débarrassé de nouveau des symptômes sus-énoncés; mais après une quatrième injection, l'animal se débattait, et comme on le portait près du feu sur de la paille, il mourut dans les convulsions.

Huitième expérience.

Une femelle très-forte, pleine et presque à terme, fut le sujet de cette expérience; elle avait beaucoup mangé : nous injectâmes une pleine seringue d'urine de lapin, qui était réduite à moitié par l'ébullition ; il s'en perdit une certaine quantité pendant l'opération, cette bête; mise à terre, parut un peu étonnée, mais, par ses petites promenades et l'expression de ses mouvements, elle ne nous paraissait pas très-souffrante. Au bout d'une heure, impatientés de ne pas voir de résultat, malgré l'injection de cette urine con·

centrée, nous renouvelâmes l'opération. Un quart d'heure se passa sans symptômes apparents; l'animal devint plus tranquille; puis une demi-heure après, les convulsions se manifestaient, surtout dans le train de derrière; elles ne durèrent pas longtemps; au bout de quelques minutes l'animal était mort. Les convulsions des cuisses furent les dernières. L'estomac était plein d'aliments, l'intestin un peu rouge, les rognons manifestement rouges et engorgés; la matrice renfermait huit petits.

Neuvième expérience.

Deux lapins de même force que le dernier furent soumis à l'injection de l'urine de lapin. Une demi-seringue pleine fut injectée dans leur estomac. Il était tard, je fus me coucher; je les trouvai morts à mon réveil. J'avais soumis un lapin bien plus petit qu'eux à l'injection d'une égale quantité d'eau commune. J'en avais poussé jusqu'à ce qu'elle revînt le long de la sonde. Comme il était mort aussi, cela me donna des doutes sur la valeur des expériences précédentes. Je fis l'ouverture de ces trois lapins; le petit avait des tubercules dans le foie et la rate. Les reins offraient des points blancs rayonnés comme des cicatrices et de plus un épanchement de sang considérable à la grande courbure de l'estomac. Il n'y avait rien de semblable sur les deux soumis à l'urine de lapin.

Chez eux, comme sur ceux tués par l'urine humaine, les cavités droites du cœur étaient pleines de sang, les reins saignaient sous le couteau.

Il fallait voir cependant si une quantité moins volumineuse mais plus active, produirait le même effet. Voici ce que je fis : Je chauffai de l'urine humaine à un degré voisin de l'ébullition; je la fis réduire de deux tiers. Je fis la même chose avec de l'urine de lapin; puis je fis sur un très-gros lapin l'injection de deux tiers de demi-seringue d'urine humaine réduite et tiède. Je fis l'injection d'une demi-seringue d'urine de lapin réduite dans l'estomac d'un autre lapin (de la même portée), mais plus fort que les deux précédents. Le même lapin avait été soumis, à deux reprises, à des injections composées chaque fois d'une demi-seringue pleine d'eau commune; il n'en paraissait pas moins gai, pas moins vif, mangeait comme en bonne santé; il y avait deux jours qu'on le laissait tranquille. Ces deux animaux étaient en observation et soumis à une même expérience, avec cette seule différence, que l'un était soumis à l'urine humaine concentrée et l'autre à celle de lapin; la manière dont ils moururent fut identiquement la même : trente minutes après l'injection, ils commencèrent à se tapir contre le mur, les pattes de derrière allongées, comme s'ils eussent dormi au soleil; puis, douze ou quinze minutes après, ils marchèrent, comme cherchant dans l'appartement, puis vinrent appliquer leurs pattes de devant contre la muraille; enfin, ils furent pris de convulsions intermittentes surtout du train de derrière, et moururent après la cinquième, ayant les yeux ouverts et les pattes allongées.

Une remarque que je ne dois pas omettre de signaler, c'est que, comme ma vieille domestique et son mari, qui ne voulaient pas perdre les peaux de ces animaux, les dépouillaient pour les vendre, ils me firent l'observation suivante que je cite textuellement : « Tous ces animaux ont de l'eau dans les pattes, chose que nous n'avons jamais vue, quoique nous ayons eu occasion d'en dépouiller beaucoup. »

Cela suffit, je crois, pour démontrer que l'exubérance dans le sang des matériaux uriques peut tout au moins devenir très-toxique et occasionner les accidents qu'on a qualifié d'urémiques ; que cela paraît avoir lieu surtout toutes les fois que ces produits ne sont pas éliminés convenablement.

Quel rôle joue donc l'albumine et surtout l'albuminurie dans cette circonstance ? Voilà ce que je me suis demandé. Sa production est-elle l'effet de la non élimination des matériaux uriques ou la cause de cette circonstance grave ? Je crois qu'elle n'est ni l'un ni l'autre pris dans un sens trop absolu, que l'albuminurie est une expression, un signe, voilà tout.

Comme l'urine contient de l'albumine dans les cas les plus variés, puisqu'on a trouvé cette substance avec ou sans maladie des reins, par exemple chez les cancéreux, les tuberculeux, les gens atteints de vastes suppurations, dans la fièvre typhoïde, le choléra, les maladies éruptives, après l'abus du mercure, de l'alcool, enfin dans toutes les maladies dues à un agent toxique, ainsi que dans toutes celles où il survient par une cause quelconque une résorption, toutes les fois qu'il y a eu introduction dans l'économie d'un produit morbide ou d'un agent toxique, ce qui est à peu près la même chose quant à l'effet, du moment que ce produit, capable d'être absorbé et de circuler, cause dans l'économie un trouble et un besoin de délimination ; il faut donc admettre que c'est par l'action plus ou moins directe de ces agents sur un appareil, que cette sécrétion morbide est provoquée. Je la dis morbide, car toutes les fois qu'une sécrétion est augmentée hors des limites physiologiques, son produit acquiert des propriétés qui le vicient et souvent le rendent impropre à être assimilé ou tout au moins font que cette assimilation est difficile ou nulle à cause des propriétés irritantes qui lui sont imprimées ; ainsi la sécrétion exagérée des larmes fâche les paupières et produit le coryza, le mucus nasal peut excorier la lèvre supérieure. L'exagération de la sécrétion intestinale en fait autant sur la muqueuse colique et rectale.

Le liquide secreté par les séreuses malades, celui qui est le plus similaire de la sécrétion, que l'albuminurie cause, quand bien même, si plus tard il y a guérison, laisse un produit qui constitue un jour les adhérences, preuve qu'il ne peut être absorbé tout à fait ; et si la glycose des diabétiques ne subit pas pendant l'acte de la respiration la transformation de celui qui est sécrété normalement, quoique ces malades soient réduits à manger peu de matières saccarifiables, c'est qu'elle subit la loi commune et qu'elle est devenue par le fait de l'état maladif de l'organe qui la sécrète un corps tout au moins difficile à assimiler, comme cette albumine morbide que les reins exportent. Toutes les congestions phlegmasiques ne sont-elles pas d'autant plus difficiles à résoudre et le produit qui en résulte n'est-il pas d'autant plus inassimilable que la cause dite irritante est plus active?

Est-ce dans le cerveau que l'on doit chercher la source de l'albuminurie? Je crois qu'il ne faut pas plus le faire que pour la glycosurie, car sans le foie, on aurait beau piquer et repiquer le quatrième ventricule du cerveau, il ne se produirait pas de glycose et les reins n'en exporteraient pas un seul atome. On aurait tort de croire qu'elle est due à la maladie d'un point quelconque de cet organe.

Est-ce à une perturbation de l'acte respiratoire, etc., qu'il faut attribuer la maladie qui nous occupe? Je ne sais si quelqu'un a pensé à le dire, mais à mon sens, rien, absolument rien, n'indique que cela soit supposable. C'est en vain que j'ai cherché quelque chose qui pût le laisser croire dans les expériences qui ont été faites sur tout ce qui a trait à l'acte de la respiration.

L'agent perturbateur agirait-il sur le cœur et les gros vaisseaux? Comment donc le supposer quand rien, dans les nécropsies des albuminuriques, ne semble l'indiquer et surtout quand on voit que les perturbations fonctionnelles et même celles matérielles du cœur ou des gros vaisseaux peuvent produire pendant longtemps une gêne considérable de la circulation et l'anasarque même, sans qu'il y ait le plus souvent albuminurie? Cette classe de malades n'est même pas de celles qui donnent au clinicien des éclamptiques ni de ces accidents qui accompagnent ou terminent l'albuminurie aiguë. Sans doute que la souffrance que je viens d'indiquer ne l'exclut pas; mais quand cette perturbation existe, l'albumine que contient l'urine dans ces cas, prouve que la liquéfaction du sang n'est pas la cause que nous cherchons, puisque les troubles circulatoires avec anasarque ne sont pas toujours accompagnés de l'albuminurie. Il faut donc, pour que cette maladie ait lieu chez les gens dont le sang n'a pas sa composition normale, que cette modification soit due à la présence, dans ce liquide, d'un agent qui va exciter démesurément l'appareil qui en sécrète normalement et fait par là que cette sécrétion devient morbide et par conséquent surabondante.

Je me suis demandé, comme M. Jacond et autres, si l'albuminurie était due à un trouble digestif ou à une assimilation pervertie. Puis, en réfléchissant, je me suis dit : Qui donc a jamais trouvé plus d'albumine dans les veines porte et cave inférieure? Car c'est dans ces veines que se déchargent les absorbants chilifères, c'est donc là qu'on devrait la trouver plus abondante. Sans doute que les accidents urémiques ne sont jamais plus graves qu'après un repas copieux et éclatent presque toujours pendant la digestion : Dupuytren et Thénard ont trouvé, je le sais, que les diabétiques, soumis à une alimentation trop exclusivement azotée, finissaient par pisser de l'albumine, au bout de très-peu de jours. Nouvelle preuve, pour lé dire en passant, que l'absorption exubérante de matières capable de former de l'urée est une cause puissante d'albuminurie. Je n'ignore pas non plus que les chiens, exclusivement soumis à une alimentation par l'albumine, deviennent bientôt malades, puis albuminuriques ; que ces chiens-là meurent comme ceux que l'on soumet à l'usage exclusif de la gélatine. Que prouvent ces faits, sinon que toute alimentation mauvaise ou privée des éléments nécessaires à la nutrition devient toxique ; que, comme tout ce qui est tel, elle peut provoquer l'organe qui doit la sécréter ? Y a-t-il une alimentation plus albuminoïde que celle des enfants à la mamelle ? Eh bien ! deviennent-ils albuminuriques ? Non, sans doute, tant que la nourrice se porte bien ; s'il n'en est pas de même quand elle se porte mal, quand on ajoute d'autres aliments, quand on les nourrit de lait de vache ou autres, c'est qu'alors les digestions sont faussées, c'est qu'il se fait par conséquent dans le tube digestif une absorption intoxicante, si je puis dire.

L'albumine morbide, dite albumine morte, celle qui est excrétée par les voies urinaires, doit être due, si je ne m'abuse, à ce que j'appellerai un acte périphérique ; car ce ne peut pas être dans les organes centraux qu'elle est formée ; elle est, si je puis dire, la conséquence d'un acte analogue à l'exsudation qui s'opère sur toutes les surfaces séreuses malades. C'est en quelque sorte un commencement de suppuration : aussi se comporte-t-elle très-souvent comme lorsque, par un phénomène de résorption, le pus va infecter l'organisme. Le teint si remarquable des gens qui suppurent depuis longtemps, ou qui sont sous l'influence d'une résorption putride, qui est déjà si différent de celui des cancéreux, ainsi que celui des tuberculeux que l'observateur attentif ne confondra point avec l'aspect des malades atteints de cachexie paludéenne, ni avec le teint des chlorotiques, produit d'abord, puis cause de chacune de ces variétés morbides, voyage et s'infiltre dans la trame cellulaire, comme le fait la garance, le nitrate d'argent, et comme le font sans doute tant de médicaments, tels que l'iode, le mercure, les diurétiques, la quinine et les autres agents susceptibles d'être introduits dans notre économie, tant par la peau que par les voies respiratoires et surtout par celles digestives, lesquels sont excrétés plus tard, puisqu'ils ne sont pas assimilables, ne disent-ils pas que, quand la trame cellulaire est fâchée, irritée par leur présence, elle doit réagir, devenir malade ? Et nier cela, ce serait nier la lumière en plein jour. Or, cette réaction qui est si remarquable quand il s'agit du virus de la vipère, de la piqûre anatomique, peut et doit se comporter bien certainement comme les séreuses qui, elles aussi, lorsqu'elles sécrètent de la sérosité albumineuse, n'expriment là qu'un degré de souffrance bien moindre que celui de la pleurésie et de la péritonite aiguë. Voilà ce qui explique, si je ne m'abuse, l'anasarque renitente générale qui suit la bouffissure, qui, enfin, est la compagne presque obligée de l'albuminurie; ce qui explique pourquoi cette maladie a tant de causes et pourquoi elle peut aussi bien être l'effet d'une suppression de la transpiration, d'une suppuration, d'une perturbation digestive, d'une lésion rénale, laquelle lésion des reins est souvent à la fois cause et effet de cette maladie. Quel est donc l'agent qui, une fois dans la circulation, ne fait pas dépôt dans le tissu cellulaire? La bile, la garance, le nitrate d'argent et le pus ne disent-ils pas cela?

Or, si l'albuminurie n'était pas due à un toxique qui circule, pourquoi alors ce dépôt dans l'œil, ces iridites de l'albuminerie, ces amauroses qui sont la suite du dépôt de cette substance sur la rétine?

Si le tissu cellulaire n'était pas susceptible d'exprimer lui aussi ses souffrances, le verrions-nous se prêter si facilement aux suppurations métastatiques? Si l'albuminurie était autre chose que l'expression de la souffrance de ce tissu irrité, fâché par un sang contenant des produits anormaux, verrions-nous l'albuminurie se compliquer si souvent de phlegmasie des membranes séreuses, qui sont les organes, je dirai similaires, de ce tissu, et dont la partie solidifiable de la sécrétion morbide à tant de ressemblance avec l'albumine exportée par les reins.

Si l'albumine, trouvée dans l'urine était le résultat d'une soustraction faite au sang par les reins, verrait-on l'albuminurie produire d'autres phénomènes que ce qui se passe dans l'hydropisie ascite et autres, par suite de lésions organiques, ainsi que dans les vastes kistes ovariques, quand ces cas exigent la ponction et font que, par cette opération, on retire des litres de sérosité albumineuse, laquelle est reproduite quelquefois en très-peu de jours. Or, pour quiconque a observé de ces pertes immenses de sérosité albumineuse, il est évident que, sans la phlegmasie, qui semble croître après chaque ponction, ou sans l'infection qui suit si souvent cette opération, ces pertes immenses d'albumine se feraient presque avec impunité. N'en est-il pas de même des pertes de sérosité albumineuse, occasionnées par les mouchetures faites aux jambes des anasarqués, à la suite d'une gêne de la circulation? Pour ma part, j'ai vu de ces malades-là fournir des quantités énormes de sérosité albumineuse pendant des mois, quand je pouvais, par la compression modérée des jambes, m'opposer à l'inflammation que ces piqûres excitent souvent, si elles sont négligées.

Telles sont, mon cher Trousseau, les questions que je me suis posé en étudiant l'albuminurie, et les réflexions que cette étude m'a suggérées. Je les soumets à votre appréciation, comme celles qui ont précédé et que nos entretiens pourront faire naître encore.

VII° LETTRE.

Quelques remarques sur les suites de l'ozène scarlatineux et autres.

En parlant de l'angine scarlatineuse, vous dites que les maladies pestilentielles sont accompagnées de bubons. C'est généralement vrai, mais il n'est pas rigoureusement nécessaire, pour que ces bubons, ou plutôt cette condition morbide ganglionnaire ait lieu, que le malade soit atteint d'une maladie de cette nature, et *vice versa*. Ainsi, dans la scarlatine, il faut des conditions qui peuvent souvent être évitées, et, à vrai dire, il en est presque toujours de même pour les autres cas où elle se rencontre.

Vous avez dû observer que ces bubons ne viennent pas toujours aux mêmes stades de chacune des maladies qui les occasionnent; on les voit surgir quelquefois avant la fin de la période aiguë, et dans d'autres circonstances c'est après plusieurs semaines, plusieurs mois, qu'ils apparaissent, et même quand les accidents primitifs avaient été très-légers, par conséquent, lorsque l'intoxication semble avoir été faible et que l'économie a parfaitement résisté à l'influence morbide.

Je ne sais pas si nous serons d'accord, car je crois que cette complication n'a point lieu en général, sans qu'il y ait ou qu'il y ait eu maladie de la surface d'où partent les vaisseaux absorbants qui se rendent aux ganglions affectés, et qui plus est sans qu'un des points, au moins, de cette surface présente aux hiatus absorbants une matière putride, soit qu'elle ait été déposée sur elle, soit qu'elle ait été fabriquée par elle. S'il en était autrement, si c'était parce que la matière toxique a circulé préalablement dans l'économie, ce ne serait pas un seul bubon, mais plusieurs qu'on observerait, et ils n'affecteraient pas presque toujours la région parotidienne, au moins pour la scarlatine. Vous ne nous dites pas non plus pourquoi ces bubons sont rares ailleurs, aussi bien dans la fièvre typhoïde que dans le typhus-fever décrit par Graves, la diphthérite, la rougeole, la variole, et pourquoi ils sont fréquents chez les enfants, après le muguet, pourquoi ils sont généralement chroniques chez eux dans l'eczèma.

Si nous jetons un regard rétrospectif sur le résultat de cette complication, que nos pères appelaient des parotides et regardaient comme critiques,

quand l'abcès était aigu, qu'ils n'osaient pas entraver, qui pourtant était souvent la cause de la mort, il reste démontré que ce gonflement est toujours une
chose très-sérieuse à la fin d'une maladie, et Graves lui-même, que vous
aimez à citer, en fait un fort triste tableau dans ce qu'il dit du typhus-fever;
si ces abcès ganglionnaires étaient loin de la tête, auraient-ils des conséquences aussi sérieuses, aussi compromettantes? Je ne le crois pas. J'admets
avec vous que les désordres locaux et généraux sont à proportion de la
toxicité du fluide absorbé, et qui vient affecter les ganglions. Il y a, dans ce
cas, une analogie frappante avec les causes de toutes les lymphites et
du phlegmon diffus. Un gonflement de la région parotidienne, qui paraît,
au premier abord, faire exception, est celui connu sous le nom vulgaire
d'*ourles* ou oreillons. Mais si on réfléchit à ce qui se passe sur les parties
sexuelles, on sera peu tenté de voir là une affection exclusive de cette
région, et tout porte à croire seulement qu'on n'a pas encore pu bien
faire l'anatomie pathologique de la muqueuse naso-gutturale, dans cette
affection. En résumé, je ne crois pas que les parotides, pour me servir du
nom généralement admis, aient lieu sans qu'il y ait eu véritablement maladie
de la muqueuse naso-gutturale, qu'il faut tâcher de guérir, si on veut les
éviter.

Cette petite discordance entre nous ne mériterait pas que je vous par-
lasse plus longtemps de la phlegmasie naso-gutturale de la scarlatine, si je
n'avais pas à vous signaler quelques remarques à propos des différents
ozènes, remarques qui ne sont pas, je crois, sans importance, sous le
rapport de la thérapeutique. Je vais donc, au risque de ce que vous pourrez
peut-être appeler de l'*ozénomanie*, vous faire part de certains résultats qui
me semblent acquis et avoir quelque valeur. Aussi ne vous hâtez pas de
tourner mes réflexions en ridicule; expérimentez, je vous prie, avec votre
tact admirable : car, si vous le faites, je ne désespère pas que sur ce point
vous me donniez raison.

Lorsque je suivais la clinique de Dupuytren, j'ai quelquefois vu cet
habile chirurgien prescrire de boucher les narines aux malades atteints de
punaisie; cela me parut avoir pour résultat, d'abord, de faire cesser la
mauvaise odeur qu'exhalent ces blessés; mais ce que je ne me rappelle pas
bien, c'est si cela produisait plus; j'ignore pourquoi ces faits n'ont pas été
mentionnés par ses élèves. Peut-être est-ce parce que le succès, ne pouvant
et ne devant pas être prompt, n'a pas paru assez réel à ces messieurs ; quoi
qu'il en soit, ce souvenir me suggéra longtemps après une pensée qui doit
dominer toujours, quand il s'agit de thérapeutique, qui est celle de mettre
l'organe de l'oléfaction à l'abri des excitants provocateurs, en bouchant
les narines. Je fis, sans m'en douter, bien plus, car par là je convertis, pour
ainsi dire, les narines en cavités clauses, et, par ce moyen, j'ai pu m'opposer
à la putréfaction de la sécrétion morbide de cet organe qui, dans la maladie

nasale comme dans tant d'autres affections chirurgicales, est la cause de bien des insuccès. Les premiers essais que j'en ai faits avaient pour but le traitement du coryza chronique, rebelle tant à la cessation de l'usage du tabac, qu'aux inspirations de l'opium, à celles du nitrate de bismuth et autres poudres astringentes; je m'en servis aussi, à l'exemple du Dupuytren, dans la carie des os du nez; qu'elle fût ou non syphilitique; par exemple, pour le cas suivant :

P..., sculpteur en bois, est un homme de quarante-cinq à cinquante ans; il était atteint depuis longtemps d'un ozène chronique que les injections d'eau phagédénique ont seules soulagé légèrement, quoique, pendant quatre ans, Bretonneau ait eu l'attention de les pratiquer lui-même plusieurs fois par semaine; c'est vous dire que tous les moyens qui avaient été employés, pendant de longues années, avaient été infructueux. Or, pendant la maladie de Mme D..., P... ne trouvait plus son médecin en temps opportun; son mal fit de nouveaux progrès, il vint alors me consulter. Une pince élastique, suffisamment forte pour rapprocher les ailes du nez de la cloison moyenne, et par conséquent, intercepter la respiration nasale, fut le seul moyen que j'indiquai. J'en prévins Bretonneau, en le priant de me laisser faire l'expérience; trois mois et demi après, je lui montrai P... débarrassé de son écoulement nasal, et, par conséquent, n'étant plus un sujet de répulsion. Je dois dire, pour être exact, que j'ai dû depuis, à trois fois différentes, conseiller à mon ex-punais de faire encore usage de sa pince, parce que sa membrane muqueuse nasale était restée pendant quelque temps sensible au froid et à l'action de certaines poussières. Aujourd'hui, ce malade ne se plaint plus et ce mieux dure depuis plusieurs années.

C'est par ce moyen que, depuis mon début dans la carrière de médecin, j'ai constamment traité les ozènes chroniques rebelles. Le succès obtenu a été cause que je n'ai pas borné à l'ozène l'obturation des narines, moyen qui semble fait pour attirer des railleries et paraît absurde au plus grand nombre. Ainsi, à l'époque où je traitais P..., je donnais mes soins à Mme D..., qui depuis longtemps restait fébricitante; j'étais fort préoccupé de cette jeune accouchée, quand, dans l'une de mes visites, je trouvai chez elle sa sœur M...., grande fille, âgée de treize ans, à la taille élevée, aux os gros; elle était maigre, il est vrai, mais son teint était bon.

En me reconduisant, M. D.... me dit : « Cher docteur, la personne que vous venez de voir là, est ma belle-sœur que nous perdrons bientôt, sans doute, car elle est *poitrinaire*. » Ce mot me frappa d'autant plus, que je commençais à m'inquiéter de sa jeune dame. Je demandai sur quoi était fondée cette crainte, et voici textuellement ce qui me fut répondu : « Depuis bien longtemps, M.... éprouve trois ou quatre fois par an des maladies de poitrine graves, qui débutent par la fièvre et se terminent par des crachements abondants lesquels ne cèdent qu'à de nombreuses médications et à des emplâtres sur la poitrine. Elle mourra probablement comme mon beau-frère et ma belle-mère qui étaient poitrinaires. »

Autant pour m'éclairer sur l'état de ma malade, que par intérêt pour cette jeune fille, je fis le lendemain un examen minutieux de sa respiration et de l'état de sa poitrine. Je ne constatai rien autre chose que le râle caractéristique d'une bronchite, et, afin de me donner le droit de faire de nouveaux examens, je hasardai quelques conseils ; puis, huit jours après, je percutai et j'auscultai de nouveau, et cette fois, non-seulement je ne trouvai pas de matité ni de traces d'induration ou de cavernes, mais encore l'état des bronches s'était sensiblement amélioré. Dès lors, je m'enquis plus soigneusement de tout ce qui pouvait me mettre à même d'apprécier la valeur des renseignements donnés par le beau-frère, et je constatai une fois de plus combien il faut être en garde contre beaucoup de renseignements ; car il me fut démontré que la mère et le frère de M..... n'étaient probablement pas morts victimes de la phthisie. Cherchant pourquoi cette grande jeune fille était sujette aux accidents pectoraux, puisque à l'instant de cet examen je trouvais ses poumons à peu près sains, comme sa voix était un peu nasillarde, je lui demandai si elle se mouchait beaucoup et surtout si elle était sujette au coryza, elle répondit affirmativement à cette question : en effet, elle y était fort sujette et mouchait beaucoup ; et à ma seconde interrogation ainsi formulée : « Combien salissez-vous donc de mouchoirs par semaine ? » Elle me répondit : « Un tous les jours quand je ne suis pas enrhumée, et quatre également par jour quand je la suis. Comme on doit bien le penser, je demandai à voir un de ses mouchoirs, et j'avoue n'en avoir jamais trouvé chez des malheureux qui manquent de linge un qui eût si grand besoin de lessive. On m'assura que c'était ainsi qu'elle les salissait tous.

Je décidai la famille à essayer l'occlusion des narines à l'aide d'un pince-nez. Comme son père n'habitait pas Tours, elle fut mise en pension chez Mme de L....., afin que je pusse surveiller le traitement. Il fut convenu aussi que M.... ne se moucherait pas, qu'elle se contenterait d'essuyer ses narines, si cela était indispensable.

Quinze jours au plus après l'emploi de ce moyen, M.... ne mouchait pas du tout, ne toussait pas non plus, et ses bronches était revenues tout à fait libres. Ce qui était pour son père une véritable hérésie, c'était de ne pas voir Miquel donner une tisane, une seule potion purgative et pas même faire appliquer un emplâtre. Je recevais si souvent sa visite pour lui entendre répéter chaque fois que deviendra cette humeur, que je le renvoyai assez énergiquement.

Quelques semaines après, un certain lendemain de la fête du St-Sacrement, le beau-frère arriva chez moi en me disant : « Vous n'avez pas voulu purger ni mettre des emplâtres à M...., votre obstination va avoir le résultat qu'on devait attendre, car elle est très-malade, elle ne l'a même jamais été davantage au début des maladies antécédentes; la fièvre qui l'a prise cette nuit, est très-forte, ainsi que le mal de tête; la soif est très-vive, etc. » A cette observation qui n'était pas très-convenablement faite, je répliquai : « A-t-elle son rhume de cerveau ? » Réponse : « Oui et très-fort. — Oh ! pour du coup je parie qu'elle a quitté sa pince (je voulais la lui faire porter encore, quoique depuis un mois et demi elle semblât guérie). Je ne doute pas qu'elle ne soit allée s'exposer, non pas au froid puisqu'il fait très-chaud, mais à la poussière. » M. D.... répondit : « C'est vrai, car nous sommes restés hier sur les trottoirs de la rue Royale à attendre la procession; il y avait beaucoup de promeneurs, et il faisait un peu de poussière. » Il ajouta : « Pourquoi donc me demandez-vous cela ? » Je répliquai : « Parce que je voudrais qu'elle fût très-malade afin d'achever mon expérience etc... » Enfin, pressé par M. D.... d'indiquer un remède, je dis : « Bouchez le nez, et dans trois jours nous verrons. » Le ton avec lequel je fis ma prescription, fut si impératif, qu'on n'osa plus répliquer. Le pince-nez fut remis et, quarante-huit heures après, au grand ébahissement de toute la famille, les accidents qui avaient paru si formidables, n'existaient plus. M.... porta encore deux mois et demi l'instrument de sa guérison, c'est-à-dire jusqu'à l'instant où un de ses oncles fit la sottise de lui dire que cela allait lui allonger le nez. Or, quoique nous fussions dans l'hiver, elle ne retomba pas. J'ai cessé d'être son médecin, mais je ne l'ai point perdue de vue pendant les temps qui ont suivi. Elle s'est mariée, a eu trois enfants et est morte, il y a quelques mois, à Gien, d'une péritonite puerpérale.

Depuis, j'ai eu plusieurs cas de ce genre; pour que l'obturation des fosses nasales ait été aussi fructueuse, chez quelques-uns j'ai ajouté des inspirations d'opium de Rousseau, faites de façon à ce que le médicament arrivât jusque derrière le voile du palais.

Peu de temps après, M. D....., élève de la pension de Saint-Louis, issu d'une famille dans laquelle la phthisie a fait des ravages déplorables, éprouva des accidents pectoraux qui donnèrent au médecin de ce pensionnat des craintes qui furent, je crois, trop clairement exprimées. Tel était l'état des choses quand il devint sourd, et sa surdité parut rebelle. Comme j'avais été consulté pour la maladie de poitrine, que j'avais donné des espérances qui se sont heureusement réalisées, cela fut cause qu'on me ramena ce jeune sourd auquel je me contentai de faire porter une petite pince sur le nez. Ceci amusa autant les pensionnaires que les professeurs, excita, vous le pensez bien, la verve des médecins du pensionnat; mais leurs lazzis cessèrent quand, une vingtaine de jours après, M. D...... prouva à tous qu'il entendait parfaitement les plaisanteries de mes doctes confrères.

Ce jeune homme aujourd'hui habite Paris, poursuivant ses études dans le but d'entrer à Saint-Cyr. Cette détermination n'a pas l'agrément de toute la famille, car il conserve une grande propension à enrhumer, ce qui probablement est la conséquence de sa prédisposition au coryza.

Je viens de donner des soins à la fille d'un officier, complétement sourde, à qui M. Blanchet a enlevé infructueusement une amygdale et pratiqué le cathétérisme des trompes. Il se proposait de faire l'ablation de la seconde amygdale que j'ai trouvée énorme; le voile du palais était gonflé. Le traitement s'est borné à boucher les narines avec des éponges mouillées, et à faire renifler tous les soirs, par chaque narine, cinq à six gouttes d'opium de Rousseau. En moins d'un mois, l'amygdale et le voile du palais furent dégonflés, et l'ouïe si parfaitement rétablie que cette jeune fille m'a amené une Parisienne sourde et muette, croyant que j'allais pouvoir la guérir.

Voilà plusieurs fois que je rencontre des personnes qui, avec un coryza d'apparence légère, éprouvent derrière la luette une cuisson fort incommode et un besoin incessant d'expulser les mucosités surabondantes qui s'y trouvent. Chez elles, l'odorat est perverti et le goût aboli ; cet état résiste aux médications usuelles ; rien ne m'a paru plus efficace que l'occlusion des narines ; plusieurs fois, j'ai prévenu par ce moyen l'accès d'asthme des meuniers et ceux qui débutent par l'éternument.

Le chemin que je prends pour vous parler de l'ozène diphthéritique et scarlatineux et enfin des parotides critiques, vous parait peut-être bien long ; vous n'y êtes cependant pas encore, car il m'a fallu ces précédents et ce qui me reste à vous dire pour me mettre sur la voie et parvenir au traitement convenable de ces affections graves.

J'en étais là, quand un jour, la sœur de ma domestique, fille de vingt-cinq à vingt-six ans, d'apparence bien constituée, qui était atteinte de l'ozène le plus repoussant, vint me trouver. Elle portait en même temps, sous l'angle droit de la mâchoire inférieure, un paquet de ganglions qui n'était pas moins gros qu'une belle pomme de reinette du Canada. Il était dur et bosselé. En vain, je conseillai à cette malade l'obturation de ses narines ; car j'attribuais à cette infirmité un épanchement de synovie considérable dans la cavité du genou droit. J'engageai donc ma malade, pendant qu'elle mettait des vésicatoires sur son genou, à boucher ses narines. Elle n'y consentit pas ; mais, un an plus tard, les deux articulations des genoux furent prises simultanément. Les douleurs furent très-vives, l'épanchement considérable. On fut forcé de la porter dans sa chambre, d'où elle ne put sortir pendant trois semaines. Ce fut seulement pendant ce temps là, qu'elle consentit à boucher ses narines. Bientôt, non-seulement l'ozène céda considérablement, mais, à ma grande surprise, le paquet de ganglions, qui depuis longtemps, ayant la grosseur que j'ai dite, avait résisté tant aux applications émollientes que résolutives, fut réduit au volume d'un jaune d'œuf.

Ce changement si remarquable fut suffisant pour me laisser entrevoir que je possédais le moyen de prévenir, de guérir même les ganglions parotidiens, et ceux dits scrofuleux, ainsi que l'ozène scarlatineux avec ses fatales conséquences; que j'avais aussi un moyen puissant pour le traitement de l'ozène diphthéritique et les accidents qui en sont la suite.

Quelques jours après avoir fait cette observation, il se présenta à ma consultation le nommé R......., jeune garçon de treize à quatorze ans, aux cheveux rouges, assez grand et développé pour son âge. Il était porteur de chaque côté du col et sous la mâchoire, de beaucoup de ganglions, les uns gonflés et durs, d'autres qui avaient suppuré. Rien ne manquait à ce malheureux pour caractériser chez lui ce que dans le public on appelle des écrouelles. Comme j'étais pressé, je le renvoyai en lui disant : « Bouche-toi le nez et cela te suffira. » Je le congédiai si brusquement que je ne le revis plus, et j'étais loin de penser à lui, quand, dix mois après, je dus remplacer M. Blanchet chez un nommé C...... pour lequel plusieurs de nos confrères avaient fait de vaines tentatives de cathétérisme que nécessitait un gonflement considérable de la prostate. Comme je compris de suite qu'il exigeait une sonde à très-courte courbure, je fus plus heureux que mes prédécesseurs; ce succès facile fut cause que je me trouvai bientôt entouré et assourdi par les commères du quartier. Dans le dévergondage de ces femmes, je fus frappé cependant de ce que dit l'une d'elles à mon sujet : « *Il est sorcier ! A-t-on les écrouelles, il vous regarde à peine, ne vous touche pas ; il vous ordonne de vous boucher le nez, et cela suffit; si on le fait, on est bientôt guéri.* » Or, comme cette femme s'était servie précisément d'une expression un peu triviale, que je reconnaissais bien m'être échappée dans un moment de préoccupation, je crus devoir lui demander pourquoi elle disait cela, et sa réponse fut celle-ci : «Je veux parler de mon plus jeune fils. Il a exécuté ponctuellement votre ordonnance, il n'a pas fait autre chose, et il est guéri depuis longtemps. »

Cette observation n'est pas la seule que je possède de l'efficacité de l'obturation des fosses nasales, dans les cas de gonflements ganglionnaires chroniques, avec ou sans suppuration. J'en possède bien d'autres tout aussi heureuses. Je rencontre même peu de ganglions parotidiens ou sous-maxillaires rebelles à ce moyen. Il me faut souvent, il est vrai, toute mon opiniâtreté, pour obtenir des malades des réponses qui me mettent à même de convertir en certitude l'état pathologique de la membrane muqueuse naso-gutturale. Dernièrement, un de nos confrères de Paris, M..., ne voulut pas croire que c'était par ce seul moyen, que l'enfant d'une dame, surnuméraire dans les postes, à Montlouis, avait été débarrassé d'une masse de ganglions sous-maxillaires, du volume d'un gros œuf de poule. Il en fut de même pour un enfant de Beaugency, etc., etc.

Je donne encore en ce moment-ci des soins à Mlle X..., du pensionnat de Mlle L....... Cette jeune personne portait sous l'angle droit de la mâchoire une tumeur ganglionnaire. N'ayant pas obtenu d'elle, d'abord qu'elle consentît à se boucher les narines, c'est en vain que j'eus recours aux inspirations d'opium de Rousseau, de sous-nitrate de bismuth, aux applications de pommade iodurée et autres résolutifs. Il y eut bien, il est vrai, quelques instants où la tumeur parut diminuer; mais enfin il fallut en venir à ouvrir l'abcès. La malade se croyait guérie, et, comme la cicatrice était peu apparente, elle regrettait modérément son indocilité; mais un mois était à peine écoulé, qu'un nouveau gonflement ganglionnaire survenait, pour être bientôt suivi d'un nouvel abcès, accompagné d'un nouveau paquet de ganglions. C'est alors seulement qu'elle céda; car le mal prenait des proportions graves. Peu de jours après l'obturation des fosses nasales, les ganglions fondirent à vue, et je ne doutais plus du succès, lorsqu'elle partit pour aller en vacances. Elle revint me voir, guérie; néanmoins, j'avais prescrit de continuer encore quelque temps par pure précaution. Consulté encore un mois après pour un nouveau gonflement, je l'accusai devant sa mère d'avoir débouché ses narines. Toutes les deux me répondirent par les dénégations les plus formelles. J'avais insisté vainement, quand je m'avisai de lui demander quel jour la tumeur avait commencé à se faire sentir, et, sur sa réponse, j'assignai si justement le jour où ses narines avaient dû être exposées à l'air, que, me voyant si affirmatif, elle avoua franchement que ce jour-là et le lendemain, étant allée se promener avec ses amies, elle avait commis la faute que je lui reprochais, ajoutant que, dès le soir du second jour, elle avait éternué beaucoup, et qu'il n'y avait que vingt-quatre heures qu'elle avait recommencé à suivre de nouveau mon conseil. Elle partit, promettant d'être plus docile. Enfin, il y a peu de jours, j'ai pu la montrer à quelques confrères, n'ayant d'autres traces de son indocilité que les deux petites cicatrices qu'elle aurait pu éviter.

J'en étais là et je n'avais pas observé depuis longtemps l'ozène scarlatineux, quand je fus appelé à Cormery, pour un malade de mon ami Charlot. C'était le fils unique d'un marchand de cette petite ville. Il était âgé de quatre ans et venait de subir les phases aiguës de la scarlatine : elles avaient été sévères; nous étions au sixième jour. On aurait pu le croire hors de danger; j'allais même dire quelque chose de rassurant pour les parents, quand, examinant les narines, je vis qu'elles étaient le siége d'un écoulement peu considérable, il est vrai. Tâtant alors la région parotidienne, je trouvai les ganglions un peu gros, moins roulants. Je prévins alors qu'il fallait se défier, parce que la fièvre assez vive qui accompagnait le gonflement des ganglions et la maladie des narines me faisaient craindre un phlegmon avec abcès parotidien, qui souvent occasionne des accidents cérébraux, qu'ils mettraient infailliblement la vie de cet enfant en danger; car, comme vous, mon cher Trousseau, j'ai vu ces accidents devenir souvent mortels chez les enfants. Les parents me trouvèrent peut-être trop pessimiste. Mais M. Charlot était sur ses gardes. « Vous étiez à peine rendu à Tours, m'a-t-il dit depuis, que les ganglions et la région parotidienne étaient plus gonflés, plus douloureux, que la fièvre avait redoublé, et, chose plus grave, que l'enfant tombait dans le carus le plus complet. » Il fit établir et maintenir une pince sur le nez, appliquer sur les régions parotidiennes des compresses imbibées d'eau de Goulard très-forte. Ce traitement fut minutieusement observé; les accidents s'arrêtèrent immédiatement, et le médecin, ainsi que les parents en furent quittes pour la peur.

Je devais, il y a un an et demi, avoir une nouvelle occasion de constater l'heureuse influence de l'obturation des narines dans l'ozène scarlatineux ; si, dans ce cas, elle ne fut pas aussi complétement efficace, c'est qu'elle ne fut employée que lorsqu'il y avait déjà un commencement de ce sphacèle cellulaire, dont Graves et vous signalez les fâcheux résultats; mais enfin l'autre côté fut préservé.

Il s'agit de l'enfant de M. P....., dont je vous ai déjà parlé. Comme, dans tout le cours de cette grave maladie, il n'y avait rien eu d'apparent aux narines qui fût capable d'éveiller mes craintes sur le gonflement parotidien, j'avouerai que je n'avais pas prévu cet accident et que je croyais l'enfant hors de danger, quand, le douzième jour, à ma visite du matin, je trouvai mon malade avec une fièvre excessivement forte. La région parotidienne gauche, doublée de volume, était très-douloureuse. Je ne sais si vous avez fait la remarque que, c'est presque toujours du côté où le malade est couché le plus habituellement que cet accident commence. Dans le cas de notre petit malade, le côté droit était bien un peu gonflé et douloureux, mais incomparablement moins. L'enfant était dans un carus complet, dont on ne le tirait qu'à force d'excitations ; alors il poussait des cris et délirait complétement.

J'injectai dans les narines du sous-nitrate de bismuth, délayé dans de l'eau, fis tenir leurs ouvertures soigneusement fermées et maintenir des compresses mouillées d'eau blanche sur la région parotidienne. Si cette médication n'empêcha pas le côté gauche d'être le siége d'un vaste abcès, que j'ouvris de bonne heure, elle fit avorter celui du côté opposé et parut influencer favorablement les accidents généraux qui mettaient de nouveau la vie de cet enfant en danger.

Vous devez penser, mon cher Trousseau, que j'ai du faire l'application de ces remarques à la diphthérite. J'aurai occasion de vous en parler et de vous démontrer, je pense, que, dans la diphthérite, il faut surtout faire attention à cette cavité, et qu'on ne saurait trop tôt la mettre à l'abri du contact de l'air.

VIIIᵉ LETTRE.

Sur l'Inoculation.

Comme je suis persuadé que l'inoculation pratiquée de façon à localiser autant que possible l'action de certains virus pourrait atténuer l'effet de ces nombreux agents, causes de tant d'épidémies, je crois donc remplir un devoir en publiant les expériences dont vous avez parlé.

Je ne ferai que copier ce que j'ai, dans le temps, communiqué tant à l'Académie de médecine qu'à l'Institut, il y a plus de vingt ans, par conséquent longtemps avant les expériences de clavelisation faites par M. Renaud. Je pense qu'il ne faut rien changer à ces notes, qui ont obtenu, il est vrai, l'honneur d'aller s'enfouir dans les catacombes de la rue des Saints-Pères et dans les paperasses du palais Mazarin. Dans la première de ces savantes assemblées, je fus accusé de plagiat; ensuite, à l'Institut, je fus considéré comme un homme qui ne méritait pas confiance. J'espère donc aujourd'hui trouver plus de justice près de vous, surtout quand cette grave question occupera désormais les chercheurs.

Personne que je sache n'a supposé que le vaccin pur pût donner une affection constitutionnelle. Dans la pensée que ce virus était le variolique mitigé, j'ai voulu vérifier si cette localisation apparente n'était pas due seulement au mode d'inoculation, pour essayer de localiser ensuite les autres virus similaires; j'ai commencé par l'expérience suivante.

Première série.

Au mois de mai 1829, la femme L....., du bourg de St-Ouen, près Amboise, me consulta pour son plus jeune enfant âgé de vingt mois; il avait été élevé au biberon et s'était bien porté jusqu'à neuf mois; à cette époque, il devint criard et maigrit considérablement, cependant il mangeait et buvait beaucoup d'après le témoignage de la mère; ce petit malade pâle et maigre avait la tête grosse comme celle d'un enfant de cinq à six ans. Les fontanelles et les sutures n'étaient point ossifiées ; le plus léger mouvement imprimé à ce petit malheureux provoquait des cris très-aigus ; sa langue était large et pâle ; il buvait beaucoup, mangeait autant que son âge le permettait ; il n'allait à la selle que tous les cinq ou six jours et remuait bien ses membres.

Il n'avait pas été vacciné, sa mère prétendait que l'état maladif de son enfant n'avait paru s'améliorer que lorsque sa tête, ses oreilles et sa figure s'étaient couvertes de croûtes, ce qui était arrivé seulement deux ou trois fois depuis la maladie.

Je conseillai de faire deux applications de sangsues derrière les oreilles et autant à l'épigastre. Je prescrivis un régime doux ; la première partie de cette prescription fut seule exécutée, et l'enfant devint moins criard ; quelques doses de calomel n'eurent pas plus de succès. Alors je crus pouvoir tout tenter sur un malade sans ressources.

Le 10 août, je fis une incision de deux centimètres comprenant toute l'épaisseur de la peau du bras gauche vis-à-vis l'insertion deltoïdienne ; au lieu de pois dans ce cautère, j'introduisis trois croûtes vaccinales fraîches, puis je couvris le tout d'un emplâtre de diachylum gommé. Le 14 août, j'appris que l'appareil s'était dérangé dès le lendemain de son application, que les croûtes étaient tombées ; la plaie s'était comblée, son fond était vermeil, ses bords n'étaient ni rouges ni gonflés : elle ne suppurait presque pas ; enfin tout annonçait qu'elle était dans l'état normal.

Je mis dedans trois nouvelles croûtes de vaccin que je fixai plus solidement avec des bandelettes emplastiques ; rien ne fut changé au régime habituel de cet enfant. De l'eau d'orge, avec du lait et un peu de bouillie, étaient ses aliments.

Le 16, le petit L..... éprouva un peu de fièvre ; il fut plus altéré et devint très-tourmentant.

Le 17, l'angle supérieur de la plaie avait le fond gris et comme recouvert d'une fausse membrane : les bords étaient rouges et légèrement gonflés, tandis que dans les deux tiers inférieurs cette même plaie était vermeille et ses bords n'étaient ni rouges ni tuméfiés : malgré les précautions que j'avais prises en appliquant l'appareil, il avait remonté, ce qui me sembla expliquer suffisamment la différence d'état des deux extrémités de cette plaie ; il est essentiel de dire que la partie ainsi modifiée par le vaccin fournissait une quantité assez considérable de matière séreuse, tandis que le reste avait à peine taché le linge qui y était collé. Je fis un nouveau pansement et je mis dans l'angle inférieur trois nouvelles croûtes vaccinales.

Il me fut impossible de revoir cet enfant avant le 20 août : la mère me raconta que depuis le 19, au matin, son fils avait beaucoup bu et crié, qu'il avait vomi sept fois, que depuis il lui était survenu un dévoiement très-fort. Sa peau était sèche et brûlante, son pouls très-fréquent; sa langue, toujours pâle, était cependant plus rouge à ses bords que de coutume; les ganglions axillaires gauches étaient un peu plus gros que ceux du côté opposé; la plaie était grise et couenneuse dans toute son étendue et les bords étaient gonflés, durs et rouges. On voyait fort distinctement que sur la portion de peau la plus voisine de la plaie, l'épiderme était soulevé et contenait un liquide; tout cela était entouré d'un cercle rouge qui dénotait une véritable inflammation vaccinale; la suppuration était remplacée par un écoulement[*] séreux très-abondant et nauséabond. Jusque-là ce petit malade n'avait cessé de manger de la bouillie et de boire du lait coupé. Ce fut en vain que je prescrivis la diète, la mère n'en continua pas moins de donner jusqu'à la fin du lait coupé tant qu'il voulut en boire.

Le 21, la fièvre, les vomissements, la diarrhée sont les mêmes qu'à ma dernière visite; les bords de la plaie sont plus saillants, l'auréole est mieux dessinée, mais la rougeur est moins intense, le suintement moins abondant, et tout annonce une inflammation en voie de rétrocéder par le fait d'un désordre intérieur ou d'un commencement d'agonie.

Le lendemain 22 août, même état général : les traits sont plus tirés, la plaie est tout à fait sèche, ses bords sont affaissés; ils ressemblent complétement à ceux d'un bouton de variole retrocédé au douzième jour.

23 août. — Coma profond, les vomissements sont moindres, le dévoiement est plus fort, le pouls filiforme est tellement fréquent et irrégulier qu'il est presque impossible de le trouver; même état de la plaie, l'enfant ne donne signe de la vie de relation qu'en remuant les lèvres pour avoir à boire.

24.— Je rencontrai L....., qui me fit rétrograder en me disant son enfant mort. Mais le 25, étant allé dans la pensée d'en faire la nécropsie, je le trouvai vivant encore. Ses extrémités avaient conservé leur chaleur, on pouvait le tirer de son coma en lui présentant un biberon; il buvait même avec avidité. Son pouls était misérable, la plaie n'avait pas changé d'aspect; sa tête avait étonnamment perdu de son volume, les fontanelles et les sutures étaient marquées par des enfoncements où l'on pouvait loger les doigts; les vomissements et la diarrhée avaient cessé.

Je fis appliquer aux cuisses des cataplasmes de levain et de vinaigre chaud; il mourut vingt-deux heures après cette application, étant resté constamment un peu incliné sur le côté droit (je dois rappeler que pendant sa maladie, il n'a jamais cessé de boire du lait coupé avec de l'eau d'orge).

Nécropsie vingt-trois heures après. — La tête et la plaie étaient absolument dans l'état où je les avais trouvées la veille. La peau était flétrie et d'une pâleur remarquable, excepté vis-à-vis la partie postérieure et latérale droite du bassin, où elle était peu injectée et percée de treize à quatorze ulcérations rondes, superficielles et de largeurs différentes; les plus petites étaient du diamètre d'une graine de vesce, les autres larges comme de fortes lentilles ; le derme n'était pas endommagé dans toute son épaisseur. Ici, il était plus coloré qu'ailleurs, et l'absence de coloration grise ou noire de ces ulcérations ôtait toute pensée d'une gangrène occasionnée par le décubitus; je soulevai les cataplasmes de pâte vinaigrée, l'épiderme y adhérait et s'enleva comme après un vésicatoire laissé longtemps en place ; ce point était le siége de petites ulcérations semblables à celles trouvées vis-à-vis la symphyse sacro-iliaque droite, seulement leur fond avait la même pâleur que tout le reste. Les ganglions de l'aisselle gauche répondant à la plaie, étaient gros comme des haricots de Soissons et rouges comme du tissu érectile ; ceux de l'aisselle droite étaient moins gros et moins colorés, ceux des aines ressemblaient à peu de chose près à ceux de l'aisselle gauche.

De nombreux vaisseaux tapissaient la séreuse méningienne et cérébrale, le cerveau était ferme, non injecté; il contenait encore trois à quatre cents grammes de sérosité ; la séreuse qui tapissait cette grande cavité était plus épaisse que dans l'état normal et parsemée d'autant de vaisseaux sanguins que celle qui recouvrait sa surface ; la membrane muqueuse trachéobronchique, ainsi que les poumons et le cœur, ne me semblèrent pas malades.

L'estomac, modérément distendu, contenait beaucoup de mucosités rouges ; la membrane muqueuse était décolorée, mais très-épaisse, celle du duodenum épaisse et grise, le foie jaune et très-gros, le jejunum et l'iléon me semblèrent injectés comparativement; ils contenaient des matières semblables à celles que j'avais trouvées dans l'estomac; les ganglions mésentériques, gros comme des amandes, étaient mous, rougeâtres. Une portion de l'iléon, longue de deux pouces, était invaginée : les gros intestins étaient décolorés, la vessie aussi; des taches jaunes et des arborisations qui se trouvaient sur les reins, attestaient que ces organes avaient subi l'influence de l'agent d'une maladie éruptive; car c'est toujours dans cet état que j'ai trouvé ces organes chez les variolés et chez les moutons morts de la clavelée. Depuis, j'ai essayé de renouveler cette expérience sur deux adultes épileptiques qui ne portaient pas de traces de vaccin ni de variole ; je n'ai pu développer d'inflammation spécifique dans leur plaie, quoique j'y aie mis plusieurs fois des croûtes vaccinales. Dans l'expérience suivante, le résultat fut négatif.

Malgré ces faits négatifs, celui du petit L....... prouve suffisamment que le vaccin introduit par une autre méthode, peut donner lieu à des phénomènes d'intoxication constitutionnelle, ce qui augmente la présomption, que les virus plus actifs sont susceptibles d'être sinon localisés, au moins limités dans leur action; qu'il suffit pour cela d'en faire l'inoculation par de simples piqûres, à la condition d'en mesurer le nombre. J'entrepris alors l'expérience suivante sur des agneaux avec du claveau.

Le 25 août 1830, je me procurai huit agneaux de petite espèce. Je les fis mettre dans une étable qui n'avait jamais servi à des moutons; elle avait quatorze mètres, était percée au midi seulement d'une porte et d'une petite croisée. Je fus à Villedômer chez un individu dont j'ai oublié le nom : son troupeau, de cent seize têtes, était réduit à soixante; le reste était mort de la clavelée. Au tour de cette ferme gisaient encore plusieurs cadavres des victimes de cette épizootie; je vérifiai par eux que la clavelée tue surtout au fort de l'éruption et sans qu'il y ait rétrocession; que le tissu cellulaire sous-cutané est, ainsi que la peau elle-même, très-injecté; que les viscères sont peu malades dans cette période de la maladie et que les reins offrent des arborisations et des taches jaunes, comme celles que l'on trouve dans les nécropsies des varioles. Je choisis les boutons les moins avancés à suppurer, pour recueillir sous verre le fluide puriforme; je pris ensuite un morceau de la peau de l'un des moutons morts au fort de l'éruption et, dès le lendemain matin, je procédai de la manière suivante :

1º Avec ce qui était sous des verres, je fis douze piqûres, comme lorsque je vaccine; quelques-unes de ces piqûres saignèrent, elles se desséchèrent toutes.

2º Je coupai avec une lancette l'épiderme qui couvrait les pustules sur le morceau de peau, puis je les grattai et j'obtins un liquide séro-sanguinolent, avec lequel je fis également douze piqûres. Pendant trois jours, il ne se manifesta aucun travail; le quatrième, toutes les piqûres furent le siège d'une petite rougeur, qui, successivement, s'élargit un peu moins qu'une pièce de un franc, devint dure et douloureuse; le mouton sur lequel j'avais fait cette dernière expérience était le plus petit de tout mon faible troupeau.

Le huitième jour, il n'essayait plus de manger; ses flancs battaient; il avait les naseaux secs, paraissait avoir une fièvre violente, car ses artères battaient fréquemment; il ne voulait plus suivre les autres; alors, avec un bistouri, j'enlevai l'épiderme qui recouvrait dix de ces pustules; il s'en écoula un fluide séreux, légèrement teint de sang et peu abondant, dont je me servis pour inoculer deux autres moutons. Je leur fis seulement quatre piqûres. Je cautérisai avec le nitrate de mercure les pustules qui avaient fourni le virus.

Le neuvième jour, lendemain de la cautérisation, cet agneau ne boitait plus, avait repris toute sa vivacité, mangeait bien; tous les symptômes de fièvre étaient disparus. Les pustules cautérisées étaient converties en autant d'escarres sèches et déprimées; les deux autres parcoururent leurs périodes; ce ne fut qu'après plusieurs semaines que les croûtes tombèrent, laissant une cicatrice enfoncée, qui se rétrécit et finit par être peu apparente.

Successivement, dans le laps de cinq semaines, je clavélisai les sept autres moutons. Je ne fis jamais, à aucun d'eux, plus de huit à dix piqûres qui ne produisirent pas toutes des pustules ; je n'en obtins que dans les endroits piqués ; elles se développèrent régulièrement, sans fièvre et sans autres accidents. Je dois faire remarquer ici que, sur le septième, j'incisai quelques-unes des pustules, le cinquième jour de l'inoculation. Je coupai jusqu'au tissu cellulaire dans l'intention de favoriser la résorption ; je n'obtins rien ; la plaie suppura, ce qui n'empêcha pas la pustule de se développer et de parcourir ses périodes. Sur le huitième, je fis plusieurs piqûres, dans un très-petit espace, à la partie interne de chacune des deux cuisses. Sur l'un des côtés, j'incisai la peau dès le lendemain de l'inoculation, et sur l'autre, je ne fis la même chose que le troisième jour. Les deux plaies se gangrénèrent, et, autour de l'escarre, il se fit un gonflement de la grosseur d'un petit œuf, dû au développement des pustules agglomérées qui résultaient de l'inoculation. Le huitième ou neuvième jour, cet animal eut un peu de fièvre qui me fit croire à une clavelée constitutionnelle ; mais il n'eut rien de plus que les autres.

Une chose importante à noter, c'est que ces moutons sont restés ensemble, et que pas un n'a contracté la clavelée autrement que par l'inoculation, que celle-ci resta toujours locale, que le lendemain du jour où j'eus clavélisé le dernier d'entre eux, j'en fis venir quatre autres qui restèrent avec eux huit jours, qu'alors je fis conduire le tout dans une bergerie peuplée de soixante moutons, et que pas un d'eux ne contracta la clavelée. Une chose que je n'ai pas signalée dans le temps, mais qui ressort de la lecture des dernières clavélisations, c'est que le virus allait perdant de son énergie, ce que je crois devoir attribuer à ce que celles-ci ne furent faites que le dixième jour.

Maintenant, il est bon que je dise comment j'ai été conduit à me servir de virus variolique, au lieu de vaccin.

En 1833, une femme F......., d'Amboise, m'apporta un enfant de deux ans pour le vacciner ; en ce moment-là, elle avait un autre enfant de quatre ans, atteint d'une variole assez confluente ; son fils aîné, qui était âgé de dix-sept ans, s'obstinait à ne pas se faire vacciner ; elle me pria de venir chez elle inoculer ce récalcitrant, en prenant du virus sur la sœur qui était varioleuse, ce que je fis le troisième jour de l'éruption. Pour cela, je procédai comme si j'avais opéré avec du vaccin. Dès ce moment, ce jeune garçon coucha dans un appartement séparé de celui où était la petite varioleuse.

Le huitième jour, ce jeune F....... portait au bras des pustules plus larges et plus enflammées que ne le sont ordinairement celles de vaccin à

pareille époque; il avait eu une forte fièvre avec mal de tête ; ce malaise
dura deux jours ; ses quatre boutons parcoururent les périodes ordinaires
aux boutons de vaccin et de variole, et F....... n'eut pas de traces d'une
éruption secondaire. Ce fait, ceux énoncés ci-dessus, ainsi que les expériences de M. Grillou, me donnèrent envie de répéter celles du paysan de
Périgueux, de MM. Vacher, Dugas et autres.

Pour cela, je recueillis du virus variolique sur la petite R....., âgée de
quinze mois, et atteinte depuis neuf jours d'une variole demi-confluente. Le
premier enfant sur lequel je fis l'inoculation, était âgé de dix-huit mois ; il
demeurait à Noizay. Je lui fis quatre piqûres au bras, lesquelles produisirent
seulement quatre pustules, qui me parurent plus plates et plus larges que
celles du vaccin ordinaire ; l'enfant n'eut, pour ainsi dire, pas de fièvre.

Le neuvième jour, je procédai de même pour quatre autres enfants, âgés
de dix-huit à vingt mois. Je ne les revis que huit jours après : ils avaient
chacun quatre boutons, c'est-à-dire un nombre égal aux piqûres ; deux
d'entre eux eurent un peu de fièvre et ne furent pas apportés au lieu du
rendez-vous de mes vaccinations. Je n'avais que les deux enfants en
question, pour satisfaire aux demandes de plus de trente personnes ; quoique je n'eusse que huit boutons, je les inoculai cependant toutes avec mon
nouveau vaccin, mais d'un bras seulement ; aux adultes, je fis trois piqûres ;
je n'en fis que deux aux enfants ; jamais, pour aucun, je ne portai ma
lancette deux fois dans le bouton virulent ; je commençai toujours par la
région deltoïdienne, et fis les autres plus bas.

La plus grande partie de mes nouveaux inoculés revint au rendez-vous ;
ils eurent tous autant de boutons que je leur avais fait de piqûres, et je me
suis assuré qu'il en était de même pour ceux qui ne vinrent pas. Parmi ces
derniers, quelques-uns eurent une fièvre très-forte. J'ignorais alors que
l'un des quatre enfants (un de ceux qui avaient manqué à l'appel huit jours
auparavant) avait eu dix boutons d'éruption secondaire ; comme je l'ai dit,
j'inoculai de même, ce jour-là, trente nouveaux sujets ; j'obtins le même
résultat. Quelques-uns des plus jeunes enfants eurent aussi une éruption
secondaire très-légère.

J'avais remarqué que les adultes avaient des boutons moins larges et tout
à fait pareils au vaccin, qu'il n'en était pas de même de ceux des enfants
plus jeunes, que, sur le même bras, il y en avait quelquefois qui ressemblaient au vaccin et d'autres qui étaient plus larges et entourés d'une
agglomération de petites pustules anormales qui faisaient groupe. Je
constatai que l'éruption secondaire n'avait guère lieu que sur les enfants
chez lesquels les pustules étaient larges, entourées de petits boutons ; que
celles-ci se trouvaient surtout en haut du bras, c'est-à-dire à la piqûre la

première faite et lorsque la lancette était plus chargée de virus ; alors, à la vaccination suivante qui fut un peu moins nombreuse, je fis des piqûres aussi peu profondes qu'il me fut possible, et je pris soin de charger très-peu la lancette. J'eus néanmoins encore quelques pustules avec agglomération, mais il y en avait bien plus qui se rapprochaient davantage de l'aspect du véritable vaccin.

A la nouvelle séance d'inoculation, il me fut présenté deux enfants qui avaient été vaccinés quelques années auparavant. A chaque piqûre que je leur fis, je chargeai fortement ma lancette de virus variolique, et aucune d'elles ne fut suivie même d'une inflammation traumatique.

Sur trois enfants, je me contentai de prendre une forte goutte de virus variolique sur la lame de la lancette, de l'appliquer sur la peau, et de le faire pénétrer dans ce tissu, en frottant avec la chasse de l'instrument, mais seulement dans un seul sens, et avec l'intention d'éviter d'écorcher la peau et même d'enlever l'épiderme. Cette application du virus sur la peau intacte ne produisit rien.

Enfin, sur le reste (six), je touchai si faiblement la peau avec la pointe de la lancette peu chargée, que je suis certain, dans quelques cas, de n'avoir pas atteint le derme ; aussi quelques-uns, cette fois, n'eurent-ils pas autant de boutons que de piqûres, et ce fut là que j'eus l'occasion de voir des piqûres non suivies de pustules. La plus grande partie de celles que j'obtins étaient moins larges, un peu plus saillantes au pourtour, et mieux déprimées au centre, en un mot, plus ressemblantes à celles du vaccin que celles qui furent le résultat des autres inoculations ; mais elles ne l'étaient pas toutes ; quelques-unes cependant étaient encore larges, aplaties et entourées de petits boutons, comme lorsque je n'avais pas pris ces précautions.

Enfin, dans ces diverses séances, j'ai inoculé ainsi cent vingt individus avec le virus variolique, et les résultats généraux que j'ai obtenus sur ces sujets de plusieurs communes sont les suivants :

1° Le virus, appliqué seulement sur la peau sans excoriation, ne produit pas d'inflammation locale spécifique ; une dose de virus atomique sur la lancette, une piqûre tellement légère, qu'il n'en résulte ni écoulement de sang, ni rougeur, enfin rien de visible à l'œil qui montre même qu'il y ait eu une piqûre, suffit pour déterminer une pustule ;

2° Les sujets âgés, ceux qui ont la peau brune et peu disposée aux inflammations, ont plus de chances de n'avoir qu'une inflammation locale ; alors les pustules ont davantage l'apparence vaccinale ;

3° En général, les enfants qui ont eu une éruption secondaire avaient la peau disposée aux inflammations pustulentes, ou bien étaient chétifs et mal portants ;

4° Les derniers inoculés d'un même canton m'ont semblé fournir un plus grand nombre d'éruptions secondaires, ce qui s'explique naturellement par leur cohabitation antérieure avec d'autres sujets variolés. J'ai renouvelé le virus quatre fois; pour cela, je l'ai apporté dans des tubes, et aucun des six enfants qui ont été inoculés de la sorte n'a eu d'éruption secondaire;

5° Sur cette première série de cent vingt, trois enfants qui avaient couché pendant plusieurs jours avec leur sœur, atteinte de variole, ont eu une éruption qui ressemblait assez à celle de leur sœur; chez eux, elle se fit avant le neuvième jour, fut plus confluente et se termina bien. L'un des trois contracta, quinze jours après, une fièvre typhoïde à laquelle il succomba le quinzième jour, après une indigestion. Sur quinze autres, l'éruption fut très-légère, jamais confluente; elle ne parcourut pas complétement les périodes de la petite vérole; la fièvre qui l'annonçait eut lieu du septième au neuvième jour; l'éruption se fit du onzième au douzième, et les pustules n'atteignirent presque jamais le degré de développement suffisant pour qu'on pût y recueillir du liquide avec des tubes à vaccin; elle sécha presque aussitôt, et la chute des croûtes ne fut pas longue à se faire. Ces enfants n'ont presque point conservé de cicatrices.

Plus tard, la variole sévissant à Chançay avec force, je fus pressé par beaucoup de gens, restés récalcitrants à la vaccine jusqu'alors; mais comme je n'avais que du virus variolique, recueilli depuis deux mois, j'ai fait trois piqûres sur l'un des bras de quatre personnes de quinze à dix-huit ans, qui toutes ont eu autant de boutons que de piqûres; mais une fille de dix-huit ans, atteinte de fièvre quarte, a eu, en outre, quatre boutons de varioloïde qui se sont assez peu développés pour que je n'aie pas recueilli de ce virus.

Avec un de ces inoculés, je vaccinai, le dixième jour, quatre autres individus de neuf à dix-neuf ans, qui tous eurent autant de boutons que de piqûres, sans affection secondaire. Dix jours après, je fis la même chose pour dix autres, parmi lesquels s'en trouvait un de huit mois; celui-là vivait dans une maison où il y avait une varioloïde, survenue après vaccination ancienne; les autres avaient de neuf à quinze ans. Le premier eut une varioloïde qui ne le rendit pas malade; deux, de huit à neuf ans, eurent seulement chacun sept à huit boutons secondaires; je cessai encore une fois faute de sujets.

Trois semaines après, de nouveaux désastres firent réclamer des vaccinations. Avec le même virus, j'inoculai un enfant de trois ans; trois piqûres produisirent trois pustules. Je n'utilisai ce virus qu'au douzième jour: 1° pour deux vieilles filles qui n'eurent rien, et prouvèrent par là qu'elles n'étaient pas susceptibles d'être inoculées; 2° pour trois enfants, dont deux, de deux à trois ans, eurent une varioloïde; puis parmi les sept autres, un âgé de dix-sept ans, eut aussi une varioloïde; mais, comme chez lui, elle vint avant l'époque de la résorption et après avoir fréquenté des variolés, il est probable que ce sujet l'avait gagnée avant le moment de l'inoculation ; cependant l'éruption ne parcourut pas toutes ses périodes.

Un seul de ces derniers me servit à en inoculer treize autres de tout âge, parmi lesquels deux eurent la variole ; l'un fut pris le soir même ; il habitait dans une maison où il y avait des variolés; les piqûres ne s'enflammèrent pas ; sur le deuxième, âgé de douze ans, il n'y eut point de boutons ; mais, treize jours après, il contracta la variole, sans doute pour avoir été mis en contact avec un varioleux le jour où il fut inoculé ; celui-là mourut, le sixième jour, de la variole.

Quant aux onze autres, six eurent une éruption secondaire, qui ne commença à paraître que le onzième jour. Sur plusieurs d'entre eux, les boutons se développèrent si peu que je ne pus obtenir de quoi emplir des tubes, afin d'essayer dans une autre localité s'il était susceptible de se transmettre et de me procurer un virus moins énergique; deux auraient pu m'en fournir, mais je les vis trop tard.

Plus tard, avec du virus varioleux, j'ai fait encore de nouvelles inoculations, et, comme j'avais remarqué que les sujets étaient d'autant moins exposés aux accidents secondaires, qu'ils étaient plus jeunes, à ces six enfants, je ne fis que deux piqûres, et, du cinquième au sixième jour, quand j'eus la certitude qu'elles allaient avoir toutes leur développement normal, j'en cautérisai une sur chacun d'eux ; je me servis pour cela de nitrate d'argent, et pas un de ces six enfants n'eut d'éruption secondaire. A quelques adultes, comme j'avais fait plus de piqûres, j'en laissai seulement une à chaque bras. Le résultat fut le même, et, si j'avais encore à me servir du virus variolique en place de vaccin, j'agirais de même.

Il est certain que si l'enfant L....... n'a pas eu plus de traces d'une éruption varioliforme, cela n'a tenu qu'aux ingestions alimentaires et aux désordres intérieurs qui en ont été la conséquence. Jamais le vaccin, inoculé par de simples piqûres, n'a produit des troubles aussi graves; jamais aussi des cataplasmes de levain vinaigré, mis sur la peau, ne produisent des ulcérations de ce genre; il faut convenir aussi que, si quelquefois le décubitus en occasionne, elles ne sont pas ausssi nombreuses ni aussi remarquablement rudes, séparées les unes des autres, ni aussi éloignées des saillies osseuses et sans gangrène.

Cette éruption eût-elle été la variole elle-même? Non, sans doute, puisque l'éruption secondaire des inoculations que j'ai faites en si grand nombre, n'a, pour ainsi dire, jamais revêtu cette forme, avec tous ses caractères bien tranchés, que toujours les pustules de l'inoculation, qui étaient plus avancées de huit jours, modifiaient la terminaison de celles qui provenaient de la résorption.

Ces faits prouvent qu'il y a entre le virus appelé vaccin, et celui recueilli sur des boutons de variole, la même différence qui existe entre la variole elle-même, suite d'une infection générale spontanée et celle qui apparaît secondairement, et qui est la suite de l'inoculation par le procédé que j'ai suivi. Le premier fait, vu isolément, porterait à croire que la différence entre le vaccin et le virus de la variole est due au mode d'introduction ; mais ce qui s'est passé dans la série d'inoculations que j'ai pratiquées, prouve que le virus variolique donne lieu à des pustules qui elles-mêmes fournissent un virus bien plus énergique que le véritable vaccin, puisque, une fois la lancette plongée dans une pustule de variole, on peut faire de huit à dix piqûres, qui donnent lieu à autant de pustules, puisque ce virus, récolté le douzième jour, ne manque jamais son effet, tandis que dans une vaccination, quoique l'on ait soin de mouiller chaque fois la pointe de la lancette, il n'est pas rare de voir un tiers des piqûres manquer leur effet, puisque, passé le dixième jour, il est fort rare que le vaccin soit encore contagieux.

Chez les adultes même, le vaccin récolté au huitième jour, s'il n'est pas pris dès qu'on a piqué la pustule, est souvent sans action, tandis que le virus variolique ne manque jamais son effet chez les individus de même âge, quoiqu'on ne le récolte, je le répète, qu'au douzième jour. Une autre différence enfin, c'est l'éruption secondaire que détermine le virus variolique (le vaccin en fait autant quelquefois, il est vrai, ainsi que le prouvent les faits racontés par M. Ferrier, chirurgien du Lazaret de Trempelou, et ce qui se passait il y a plusieurs années, à Paris). On ne peut attribuer cette varioloïde à un vaccin modifié ; les observations suivantes prouveraient le contraire.

Le vaccin dont je me servais en 1834 dans mes vaccinations, était en ma possession depuis plusieurs années. Je le devais à l'obligeance de M. Nerbonneau, de Tours, et, depuis ce temps, j'avais toujours eu le soin d'en conserver chaque année dans des tubes ; il ne m'avait jamais rien produit d'extraordinaire, jusqu'à cette époque où j'ai vacciné à Amboise, dès que j'ai su qu'il y avait des varioles, et c'est avec lui que j'ai continué pendant le cours de l'épidémie. Eh bien ! bon nombre des personnes qui se sont présentées à ces vaccinations ont eu la variole; plusieurs fois il m'est arrivé de voir le tiers de mes vaccinés avoir la variole au huitième jour après la vaccination, mais à des époques différentes, et avec un résultat variable, selon l'époque où elle a éclaté. L'éloignement ou le silence de ces vaccinés a été cause que je n'ai pu noter exactement tous ces faits ; néanmoins ces résultats ont été assez souvent répétés pour ne pas susciter de doutes sur ce que je vais dire.

Quand la fièvre d'éruption avait lieu dans les premiers jours qui suivaient l'inoculation, l'inflammation spécifique n'en suivait pas moins la marche habituelle, seulement la pustule vaccinale était quelquefois plus large, plus plate et plus livide : alors l'éruption variolique concomittante ne différait absolument en rien de ce qu'elle était chez les autres malades de la variole.

Deux enfants qui étaient venus se faire vacciner chez moi, mais dont je n'étais pas le médecin, furent pris le même jour d'accidents fébriles, et, quatre jours après, d'une éruption variolique confluente, dont ils moururent du douzième au treizième jour.

Chez quelques autres, la fièvre qui survint du huitième au neuvième jour fut bien plus forte qu'elle ne l'est ordinairement, avec ce malaise généralement insolite après le vaccin; une éruption eut lieu : elle se comporta comme celle qui avait suivi l'inoculation du virus variolique. Le fait suivant que j'ai le mieux observé en est un spécimen.

Le jeune L..... est le dernier rejeton d'une famille décimée par des tuberculeux; il a six ans, il est chétif et petit, sa peau est brune; depuis le commencement de l'épidémie, sa grand'-mère a eu le plus grand soin de le tenir éloigné de tout ce qui pouvait lui donner la variole; elle le conduisit chez moi accompagné seulement d'un de mes vaccinés de son choix, qui était au huitième jour révolu. Je lui fis six piqûres : elles ne furent suivies que de trois pustules, deux à un bras, une à l'autre. Je ne le revis plus que le septième jour. Le huitième, je fus rappelé; il avait la fièvre, des nausées avec mal de tête; les pustules étaient convenablement développées, mais un peu moins saillantes qu'elles ne le sont ordinairement. L'auréole qui commençait à les entourer, loin d'être rosée comme d'habitude, était livide; enfin cette éruption vaccinale ressemblait en tout point à celle de F..... celui qui le premier avait été inoculé avec du virus variolique. Je visitai cet enfant soigneusement : la fièvre diminua un peu les deux jours suivants, sans cesser complétement; l'auréole resta toujours livide, les pustules moins saillantes, et du onze au douzième jour une nouvelle éruption se fit sur tout le corps; elle fut très-discrète; les pustules augmentèrent graduellement, et, du cinquième jour au sixième de leur apparition, il se fit une auréole peu considérable; la fièvre secondaire fut à peu près nulle, et la suppuration peu abondante; les croûtes tombèrent assez longtemps après, laissant des taches violettes qui se sont effacées à la longue sans laisser de cicatrices. Chez cet enfant, après l'inoculation d'un vaccin sur la nature duquel on ne peut pas élever de doutes, l'éruption a suivi la marche de celle secondaire de l'inoculation variolique par simple piqûre; je n'ai pu découvrir entre elles la moindre différence.

Par ce qui précède, il est resté démontré pour moi : 1° que si le vaccin a une action plus souvent locale, cela est dû à la manière dont on inocule ordinairement; 2° que la clavelée peut se comporter comme le vaccin, si l'on a soin de ne pas introduire une trop grande quantité de virus et si l'on séquestre convenablement les animaux qu'on va inoculer; 3° que le virus variolique, celui qui me semble le plus énergique, lors même qu'il est recueilli dans des circonstances où il doit avoir toute son activité, ne produit une infection générale ostensible, que lorsqu'il est déposé sur un individu très-jeune ou de constitution délicate, si on ne limite pas à temps le nombre des piqûres ; encore reste-t-il démontré que cette action secondaire est beaucoup atténuée par l'effet primitif des pustules qui sont la conséquence immédiate de l'inoculation.

Scarlatine.

Il me semble acquis, par les faits qui précèdent, qu'il est possible de localiser, ou tout au moins de limiter beaucoup l'effet de l'agent des maladies éruptives susceptibles d'être inoculées et qui se propagent par l'inhalation, et par conséquent préserver par ce procédé les êtres qui y sont sujets. Or, puisque la scarlatine a été inoculée, pourquoi ne pourrait-on pas la localiser aussi? Ses papules ne produisent que peu de virus et la résorption doit être tout au plus très-faible et incapable de déterminer une affection secondairement constitutionnelle. Mais comme les théories les plus séduisantes ne sont pas toujours confirmées par l'expérience, j'ai dû saisir la première occasion favorable d'essayer la justification de cette idée par des faits. Voici ce que les circonstances m'ont permis d'observer.

Première observation.

A la fin de novembre de 1833, j'avais à Nazelles plusieurs scarlatineux. L'une des filles de D.... C......, âgée de quinze à seize ans, eut cette éruption très-apparente et forte. Le troisième jour, je piquai plusieurs papules avec quatre lancettes; les piqûres ne saignèrent pas, mais il en sortit une matière légèrement ambrée, qui adhéra à la lame de mes instruments que je serrai très-soigneusement. Je me rendis aussitôt à Noizay, chez la nommée G......, qui nourrissait des enfants trouvés. Là, sur une petite fille de dix-neuf à vingt mois, je fis, avec mes quatre lancettes, huit piqûres au bras; j'avais eu l'attention d'exposer préalablement chaque instrument à la vapeur de ma respiration. Je n'eus que quatre de ces piqûres qui, dès le lendemain soir, c'est-à-dire trente heures après, commencèrent à rougir. Le deuxième jour, la rougeur était assez prononcée; elle augmenta pendant trois jours; chaque piqûre enflammée ressemblait le quatrième jour à une piqûre vaccinale vue au commencement du cinquième jour; l'inflammation qui en était résultée, laissa à sa place une légère teinte foncée de la peau; cette enfant n'éprouva point de fièvre, ni autres troubles de la santé.

Deuxième observation.

Quinze jours après, les deux autres enfants de D.... G....... eurent aussi la scarlatine : l'éruption fut moins apparente que chez leur sœur. Je garnis vingt-quatre lancettes comme dans l'observation précédente ; les circonstances ne permirent pas d'enduire aussi complétement leur pointe de la matière scarlatineuse. Une heure après, avec six de ces lancettes, j'inoculai de nouveau la même petite fille ; je lui fis six piqûres qui ne rougirent même pas. Je fus chez la nommée S...., qui nourrissait aussi des enfants de l'hospice de Tours ; à chacun de ses trois nourrissons âgés de dix-huit mois à cinq ans, je fis six piqûres avec les dix-huit autres lancettes. Les dix-huit piqûres ne furent suivies d'inflammation que chez un de ces enfants, celui âgé de quatre ans ; encore n'y en eut-il que trois qui suivirent la même marche que chez le nourrisson de G..... , lors de la première inoculation.

Cette nouvelle inoculation me parut une contre-épreuve assez décisive : car si l'inflammation obtenue chez le premier n'eût été que traumatique, pourquoi ne se serait-elle pas renouvelée à la seconde tentative d'inoculation? Pourquoi, chez les trois enfants de S...., dix-huit piqûres faites dans les mêmes circonstances, n'ont-elles produit que trois papules qui, comme celle du nourrisson de G......, ont suivi la marche de l'inflammation scarlatineuse? Voyons les faits suivants.

Troisième observation.

Le 18 janvier 1834, je fus appelé chez le nommé B.., maçon, demeurant à Amboise, rue de Bléré, pour une petite fille âgée de quatre ans, atteinte d'une scarlatine angineuse des plus confluentes avec accidents cérébraux ; la maladie datait de vingt-quatre heures. Cet homme, sa femme et ses trois enfants habitaient une seule chambre mal aérée ; il était impossible de séparer les deux enfants. J'avais déjà observé bien des fois que, quand la scarlatine éclate dans une maison, le premier malade précède ordinairement les autres de douze à quinze jours. Je proposai donc à la mère d'attendre jusqu'au troisième jour pour faire à chacun des enfants un certain nombre de piqûres ; elle y consentit.

A la première petite fille, qui était brune et âgée de dix ans, je fis dix piqûres aux cuisses ; au petit garçon blond et âgé de dix-huit à vingt mois, je ne fis que six piqûres ; je pénétrai sous l'épiderme comme dans une vaccination.

Dès le lendemain, les dix piqûres de la petite se reconnaissaient par de petits points noirs formés par du sang desséché ; chacun de ces points était entouré d'une petite auréole rouge. Le deuxième jour, cette rougeur était plus grande et plus foncée ; le troisième jour, elle n'avait pas augmenté, seulement la peau paraissait avoir pris là un peu plus d'épaisseur et ressemblait parfaitement par la forme, la grosseur et la couleur, à une papule scarlatineuse ; le quatrième jour, il n'y avait pas de changement ; le cinquième jour, la peau était seulement plus brune ; il n'y eut point de fièvre ni de gonflement apparent des ganglions axillaires.

Quant au plus jeune, cinq de ses piqûres seulement devinrent rouges et gonflées comme celles de sa sœur ; la seule différence est que la rougeur fut un peu plus large et la saillie un peu plus forte, ce qui me sembla tout naturel, puisque cet enfant était blond et avait la peau très-vasculaire, tandis que sa sœur l'avait brune et peu injectée.

Depuis le 19 février jusqu'au 1er avril, ces enfants ont habité et couché avec leur sœur ; l'on n'a pas pris du reste la plus légère précaution pour les préserver de la scarlatine, et cependant ils ne l'ont pas contractée.

Quatrième observation.

B...., maréchal, rue Porte-Hurtault, à Amboise, a quatre enfants ; l'un est âgé de six ans, un autre de cinq, le troisième de trois et le quatrième de huit ou neuf mois ; ils couchent tous avec leurs parents dans une petite chambre basse et mal aérée. La médiocre fortune de cette famille empêche qu'on y puisse obtenir toute la propreté désirable. L'aînée de ces quatre enfants, qui est une petite fille, était atteinte d'une scarlatine demi-confluente. Déjà parvenue à la fin de son quatrième jour, l'angine, qui accompagnait la maladie de la peau, était tellement caractéristique de cette affection, qu'il n'était pas possible de douter que ce ne fût la scarlatine encore épidémique dans ce quartier. Je piquai plusieurs papules des plus apparentes ; chaque fois que j'eus enduit suffisamment la pointe de ma lancette de la matière séro-sanguinolente qu'elles contenaient, je fis une piqûre à l'un des autres enfants ; j'en pratiquai deux sur les cuisses de chacun des deux plus âgés, et huit seulement sur les avant-bras du plus jeune.

Chez tous les trois, la peau était tellement marquée par les morsures de puces, qu'il ne fut pas possible de suivre bien ponctuellement le développement des papules, suite de cette inoculation. Néanmoins, j'ai pu constater que chez tous, quelques-unes ont été le siége d'une inflammation tout à fait semblable à celle des enfants B.. ; les deux aînés n'eurent que trois et le dernier quatre de ces papules capables d'être remarquées, au milieu des cicatrices résultant des morsures de puces ; quoi qu'il en soit, ces enfants ont constamment habité avec leur sœur et n'ont rien contracté qui puisse faire soupçonner la scarlatine, quoique la convalescence et la desquammation de celle qui aurait pu la leur donner ait marché fort lentement.

Il est important de noter que la femme B.... a pendant ce même temps éprouvé un mal de gorge assez fort, avec fièvre, que cette indisposition a duré sept jours; comme je n'ai pas été appelé à voir cette malade, je n'affirmerai pas que cette angine était scarlatineuse; libre à chacun d'en penser ce qu'il lui plaira.

Le 6 mai, j'allai voir un scarlatineux traité par M. Bridel, médecin à Bléré, chez le sieur A..... M......., tonnelier, demeurant sur le champ de foire; cet homme avait trois enfants, dont l'un âgé de huit ans, l'autre de six, et le dernier de cinq à six mois.

Le cadet était atteint d'une scarlatine confluente, dont il mourut à la fin du quatrième jour; j'engageai les parents à prier M. Bridel d'inoculer les deux autres enfants, s'ils voulaient éviter pour eux l'affection qui allait leur enlever celui qui était agonisant à l'instant où je le visitais, ce qui fut fait, et je vais rapporter ici ce que M. Bridel eut la complaisance de m'écrire à ce sujet :

« Mon cher Confrère,

« Comme sur le petit A....., les papules étaient plus apparentes sur la
« poitrine que sur les autres parties, ce furent celles-là qui me fournirent
« le virus pour inoculer les deux frères; je les piquai avec la pointe d'une
« lancette : elles ne saignèrent pas ou presque pas; il en sortit une matière
« jaunâtre que je recueillis avec mon instrument. Je fis ainsi huit piqûres
« sur les bras de l'aîné, trois sur les côtés du ventre du plus jeune et trois
« sur chaque bras.

« L'aîné n'entra point dans la chambre du malade : il resta dehors,
« quoiqu'il fît un temps pluvieux; mais le plus jeune, qui était élevé à la
« mamelle, ne sortit point de l'appartement.

« Vingt-quatre heures après cette opération, les huit piqûres faites au
« bras du petit A..... aîné étaient toutes le siége d'une rougeur; onze
« seulement, sur les douze faites au plus jeune, offraient le même aspect.

« Cette rougeur augmenta jusqu'au quatrième jour, et le cinquième, elle
« était notablement diminuée.

« La santé de ces deux enfants ne fut pas troublée ; cependant, celui qui
« est âgé de six mois, parut un peu plus altéré et plus brûlant que de
« coutume, et quoique l'aîné, qui n'habitait pas, il est vrai, la maison
« paternelle, eût reçu la visite de ses parents, et que le plus jeune ne fût
« pas sorti de l'appartement, ces enfants n'ont pas contracté la scarlatine.

« Le 8 juin 1834, continue M. Bridel, je fus appelé au village de la Sicar-
« dière, près Bléré, pour plusieurs scarlatineux.

« Dans la chambre qu'occupait le nommé B....., à côté de son lit, était
« endormi son enfant, âgé de dix-huit à vingt mois; je proposai la même
« opération que pour les enfants A.....; les parents y consentirent; l'érup-
« tion, chez B....., était surtout confluente aux avant-bras : ce fut sur
« eux que je pris le virus; je fis quatre piqûres à chaque bras de l'enfant.'

« Les huit piqûres avaient été faites au milieu d'une multitude de taches
« produites par des piqûres de puces; néanmoins, le lendemain, elles étaient
« très-reconnaissables par de petites croûtes dont la base était déjà rouge ;
« le troisième jour, cette inflammation était plus prononcée, et le cin-
« quième, il ne restait qu'une légère tache peu foncée.

« Pendant ce travail inflammatoire, suite de l'inoculation, cet enfant a
« conservé son appétit; néanmoins, pendant les deux premiers jours, sa mère
« crut qu'il éprouvait un peu de malaise et un peu plus de chaleur à la peau.

« J'ai, depuis, inoculé deux autres enfants; mais cette opération n'a pas
« été suivie de l'inflammation nécessaire : je m'abstiens de vous commu-
« niquer leur observation. Convaincu que des expériences de cette nature
« sont d'une importance majeure, je vous promets de nouveaux faits si la
« scarlatine n'abandonne pas nos localités. »

Trois jours après la réception de cette lettre, j'ai eu occasion de voir
M. Bridel, qui arrivait de chez l'un de ces enfants inoculés sans résultat; il
était atteint de la scarlatine; mais comme il y avait douze jours au moins
que l'inoculation avait été faite et que cet enfant habitait avec un scarlatineux, il est évident que cette opération avait été sans aucune espèce de
résultat, et que ce petit malade était dans les conditions d'un vacciné chez
lequel le vaccin ne prend pas et qui contracte la variole quelques jours
après.

Cinquième observation.

Inquiet pour mes enfants des suites que pourrait avoir la scarlatine, je
les inoculai tous les trois, ainsi que le petit G....., avec du virus pris sur
la sœur de ce dernier, atteinte de cette éruption et qui l'avait contractée
près d'une ouvrière entrant en convalescence.

Dans ce cas, le virus fut pris seulement au quatrième jour, ce qui fut
cause que peu de piqûres furent suivies d'inflammation. La plus jeune en
eut deux, la cadette trois, l'aînée point, et le petit G...... six.

Depuis ce moment, mes enfants n'ont point habité avec des scarlatineux,
ils ne peuvent donc prouver la vertu préservatrice de ce mode d'inoculation; quant au petit G....., quoiqu'il soit resté dans la maison paternelle, il a été exempt de la maladie de sa sœur.

J'ai pu ajouter depuis de nouveaux faits à ceux qui précèdent ; les deux
premières observations suivantes m'ont été communiquées encore par
M. Bridel, de Bléré.

Première observation.

M.... B..., femme de C...... P...., âgée de trente-cinq ans, habitant les environs de Bléré, fut prise de la scarlatine épidémique, le 26 juin 1834 ; elle en mourut le 30, laissant son mari avec deux enfants. Sa fille, M..., fut également atteinte de la scarlatine, le 4 juillet suivant.

M. Bridel se servit de cette malade pour inoculer son frère J..., âgé de six mois. Les piqûres faites à cet enfant furent suivies d'autant de papules ; il ne cessa pas d'habiter la maison où était morte sa mère et où sa sœur était malade, et il n'eut pas la scarlatine, tandis que son père en fut atteint. Le seul inoculé en fut également le seul préservé (communication verbale). Mais, six semaines après, je reçus du même confrère la lettre suivante :

« CHER CONFRÈRE,

« Au mois de juin 1835, je fis quatre piqûres au bras d'une petite fille du « nommé L....., cultivateur à Bléré ; le virus a été recueilli sur ce dernier, « atteint depuis trois jours de la scarlatine épidémique. Cette petite fille « éprouva le travail inflammatoire local, mais très-léger, semblable à celui « de ceux que j'ai inoculés précédemment, et avec un peu plus de soif.

« Depuis le moment de l'inoculation, elle est restée continuellement dans « la chambre où était couché son père, et elle n'a point éprouvé la scarla-« tine. La tante de cette petite fille, âgée de dix ans, a été inoculée en « même temps ; le virus a été recueilli sur le même malade, mais il n'est « rien résulté de ces piqûres qui pût faire croire à l'inflammation scarla-« tineuse, et le septième jour, cette petite fille a éprouvé les prodromes de « la scarlatine, qui a parcouru ses périodes avec peu d'intensité. »

Deuxième observation.

Au mois de juillet 1834, la scarlatine régnait épidémiquement et faisait bon nombre de victimes à Fleuray. Je fus appelé à la ferme du Fou, chez le sieur M....... P....., pour sa petite-fille, âgée de cinq à six ans ; elle était au premier jour de la scarlatine, et, pour le dire en passant, cette petite l'avait contractée peu de jours après le retour d'une domestique, qui l'avait elle-même contractée après avoir donné des soins à d'autres malades, dans une ferme voisine. J'attendis le troisième jour que les papules fussent assez apparentes, et me servis de ce que contenaient les plus saillantes pour inoculer son frère, âgé de quatre ans environ ; je lui fis huit piqûres sur les bras.

Le lendemain et le surlendemain, il éprouva un peu de soif et fut grimaud ;

le deuxième jour, je trouvai trois piqûres entourées d'une petite rougeur qui contrastait évidemment avec le défaut d'inflammation des trois autres. Je ne pus revoir cet enfant, qui habitait à trois lieues d'Amboise; mais des renseignements positifs m'ont permis d'affirmer qu'il n'a pas éprouvé la scarlatine, quoiqu'il n'eût pas cessé d'habiter la maison où se trouvait la sœur et la fille la première atteinte.

Troisième observation.

Au mois de mai 1825, M. B...... R.... aîné, fabricant de draps, à Amboise, fut voir un de ses enfants, atteint de la scarlatine, dans un pensionnat de Tours, et, deux jours après, il éprouva tous les accidents qui caractérisent cette affection, tels que vomissements, soif, céphalalgie, fièvre, angine, éruption papuleuse, rien n'y manqua. Le quatrième jour, je piquai successivement toutes les papules apparentes, tant aux bras qu'au col et aux cuisses, et à chaque fois je fis une piqûre avec la même lancette aux bras et aux cuisses de ses autres enfants, d'âge et de sexe différents; j'en fis autant à sa petite nièce. Comme j'obtins très-peu de chose pour enduire la pointe de ma lancette, je fis à tous ces enfants une grande quantité de piqûres qui ne furent pas toutes suivies de la petite inflammation que je désirais; car le deuxième et le quatrième jour où je les visitai, j'en trouvai sur tous, il est vrai, de trois à six qui me parurent incommodes.

Mlle B....... l'aînée, jeune personne âgée de dix-sept à dix-huit ans, fut la seule qui ne sortit pas de sa maison. Tous les autres enfants furent mis en pension pendant quelques jours, et, huit jours après, les trois plus jeunes revinrent à la maison, ainsi que leur petite cousine, mais seulement de temps en temps et sans y coucher. Eh bien! aucun de ces six enfants ne contracta la scarlatine. Il est vrai de dire aussi que personne des ouvriers ne contracta la maladie, et qu'il n'y eut pas d'autres scarlatineux à Amboise, après M. B..... ..

Voilà donc dix-neuf personnes qui, après avoir subi l'inoculation du virus scarlatineux, ont pu rester impunément là où d'autres ont gagné la maladie. Depuis, une épidémie de scarlatine a sévi à Nazelles, et j'ai fait dix-huit tentatives d'inoculation, dont une seulement en frottant le bras d'un enfant apte à la contracter, avec celui d'un scarlatineux, sans rien obtenir. Chez sept autres, les piqûres n'ont point été suivies d'inflammation. Il en est un, le jeune F..., dont quatre piqûres rougirent et s'enflammèrent le lendemain; il eut la scarlatine quatre mois après. Cette inflammation était-elle, par rapport à la scarlatine, ce qu'est la fausse vaccine au vaccin? Serait-ce au contraire une preuve que je me fais illusion et que l'inoculation, comme je la pratique, n'est pas préservatrice? Le temps

seul pourra le dire; mais les neuf autres inoculés purent rester impunément au milieu des autres scarlatineux.

Enfin, depuis que j'habite Tours, M. M...., ingénieur, employé sur le
chemin de fer de Tours à Bordeaux, contracta l'angine scarlatineuse à
Châtellerault, puis communiqua à sa fille une scarlatine demi-confluente.
Le troisième jour, je me servis des papules un peu saillantes pour inoculer
la mère de cette jeune enfant et une domestique; elles n'eurent pas la
scarlatine.

J'ai cru devoir raconter dans le plus grand détail mes expériences sur
l'inoculation, pensant qu'elles pourront un jour en autoriser d'autres, car,
dans mon intime persuasion, là se trouve un pas immense à faire faire à
l'hygiène publique.

IXᵉ LETTRE.

Sur la contagion.

C'est avec infiniment d'intérêt que j'ai lu vos observations sur la contagion. J'ai vu que vous la distinguiez de l'imitation et de l'infection. Dans la distinction que vous faites des maladies contagieuses, il y a, je crois, quelque chose qui ne satisfera pas les esprits difficiles. Ainsi, vous ne rangez pas dans cette classe précisément celles qui mériteraient peut-être seules ce nom. Je ne crois pas que vous fassiez admettre que la gale, le muguet, la teigne, l'herpès tonsurant, certains furoncles, etc., ne soient pas des maladies ; or, celles-là ne se transmettent-elles pas par un contact immédiat, palpable, pour ainsi dire, et non autrement? Ces dernières n'infectent pas l'économie tout entière ; elles sont, si je puis dire, toujours locales. Quant aux autres, qui sont celles que vous désignez à vos lecteurs comme étant contagieuses, ce n'est pas même, à proprement parler, par le contact immédiat du malade à l'individu sain que la transmission s'en fait, et, s'il n'y a pas une espèce d'inoculation, cette transmission n'a ordinairement lieu que par inhalation, et, pour ces derniers, l'effet de l'agent toxique n'apparaît que lorsque l'économie entière est envahie. Si je n'avais que cette chicane de mots à vous chercher, mon ami, mes félicitations seraient sans réserves, mais ce qui nous divise est plus sérieux.

C'est, je crois, pour ne pas vous brouiller avec les partisans des doctrines qui nous ont valu, en 1832, le trop fameux rapport Double, à propos du choléra asiatique, que vous dites que la spontanéité est un fait dans le développement des maladies contagieuses. Vous croyez cela, dites-vous, parce que l'histoire ne vous parle pas de la variole et de la syphilis avant le vᵉ siècle ; le choléra asiatique serait donc, à bien plus forte raison, une maladie spontanée. Croyez-vous que, à une époque où on voyageait bien moins, où l'on écrivait moins encore, où l'on n'imprimait pas, l'on eût été rechercher son origine en Asie? Pourquoi les juifs pratiquent-ils donc la circoncision, pourquoi les Mahométans les ont-ils imités? N'est-ce pas là une pratique d'hygiène, comme tant d'autres préceptes religieux? Que veut-on donc éviter par la circoncision, je vous le demande, si ce n'est la syphilis? Vous parlez de la rage : pourquoi est-elle inconnue à Bourbon, quand on la rencontre dans les îles voisines? C'est qu'elle n'y a pas encore été importée. Pourquoi le choléra n'a-t-il pas encore fait des victimes au cap de Bonne-Espérance? C'est parce que l'agent producteur n'a pas une vie assez longue pour qu'un navire ait pu l'y semer. Cette observation est de Graves, si vous vous le rappelez. Quoi ! parce que l'histoire des premiers siècles ne parle pas d'une maladie, vous pensez qu'elle a dû naître spontanément, et par conséquent qu'il peut en être de même encore aujourd'hui? Par cette même raison, puisque les traces de l'homme n'apparaissent que bien tard après d'autres mammifères, nous devrions donc dire qu'il est né spontanément, et qu'il peut en être de même encore. Quelques plaisants diront oui, mais avec le concours de l'homme et de la femme, ce qui n'est pas de la spontanéité comme vous l'entendez. Ainsi, en admettant même que chaque maladie spécifique, contagieuse, ait pu naitre une fois de circonstances à nous inconnues, je ne pense pas que nous devions admettre la spontanéité pour elles, pas plus que l'origine spontanée de ces animaux que nos voyageurs ont apportés dans nos contrées, sans s'en douter, avec les produits nouveaux dont ils nous ont enrichis. Si tant est qu'on ne puisse révoquer complétement en doute la spontanéité de certaines maladies, qui apparaissent pour la première fois, elle ne peut être admise comme une chose quasi vulgaire, ainsi que tant de médecins l'entendent malheureusement ; et toutes les fois qu'une maladie contagieuse connue apparaitra dans une localité ou dans une armée, disons qu'elle y a été importée, et cherchons comment cela s'est fait. Tissot, inoculant la variole avec un fil qui avait été maculé trois ans auparavant, n'est-il pas l'adversaire le plus redoutable de la spontanéité? Quel est le médecin qui ne se croirait pas un mari déshonoré ou un père trompé, si sa femme ou sa fille lui montraient des accidents syphilitiques attribués à la spontanéité?

Il y a quarante-cinq ans, lors de mes examens pour le doctorat, quand on me demanda quelle différence il y avait entre les venins et les virus, si, après avoir répondu que les venins ne se reproduisent pas dans le corps qu'ils contaminent, comme le font les virus, j'avais ajouté que ces derniers, qui sont les agents des maladies transmissibles, et le plus souvent épidémiques, sont des êtres probablement analogues aux ferments, mais qui ne sont connus que par leurs effets, alors cette réponse qui, je le crois, trouverait aujourd'hui accueil près de quelques-uns, aurait sans doute provoqué des railleries de mes examinateurs, si même elle ne m'eût pas attiré quelque chose de fâcheux. J'aurais pu répondre à cela : Ces agents sont-ils autre chose, puisque, s'ils naissent spontanément et de toutes pièces, c'est pour ceux qui ne veulent pas se donner la peine de chercher et d'observer? Non-seulement ils se reproduisent, mais encore ils ont tous des conditions d'incubation, d'éclosion, de vie et d'action variables, il est vrai,

pour chaque maladie, mais en revanche, aussi constantes que possible, pour
chacune d'elles ; si je dis constantes, c'est qu'il y a peu d'êtres connus et
appréciables par nos moyens d'investigation, tant dans le régime végétal
que dans le règne animal, qui offrent à cette période de leur développement
moins d'anomalie. Ainsi, quel est donc le virus dont l'action première ne
soit pas spéciale et caractéristique ? S'il en est parmi eux dont les effets
secondaires, chroniques ou non, varient quelquefois, cela ne tient-il pas
presque exclusivement aux moyens qu'on oppose aux premières manifestations de ses agents ? Le moment est peut-être mal choisi pour soutenir
cette thèse, quand on voit des épidémographes prétendre que ces agents
peuvent naître, non-seulement spontanément, mais encore sous l'influence
de causes bien diverses ; quand on voit les vétérinaires les plus distingués
professer en pleine Académie que la morve peut naître aussi de causes
tellement multipliées, qu'on pourrait dire que ces causes dépendent de tout
ce qui détériore l'individu ; car ils la font pour ainsi dire naître de toutes
pièces. Espérons que les recherches faites sur les trichines et les bactrides
vont leur ouvrir les yeux et les faire entrer en lice, ainsi que celles pour les
tubercules. Ils ont tous les moyens de nous distancer.

Je ne prétends pas dire, tant s'en faut, qu'il n'y ait pas un grand nombre
d'affections qui semblent frapper plus facilement et de préférence les êtres
épuisés ou souffrants. Je sais que l'un des meilleurs moyens, s'il y en a un,
d'échapper à l'action contaminante des agents morbides, quels qu'ils soient,
virus ou autres, c'est de rester le plus valide possible. Aussi, je crois que
nos hygiénistes officiels, au lieu de venir accuser tantôt le froid, tantôt le
chaud, le sec et l'humide, les saisons, la disette, l'abondance des fruits, les
éléments, les eaux, les lieux, etc., tout enfin, feraient mieux, plutôt que de
nous débiter, avec un sérieux incomparable, tant de preuves de leur savante
ignorance, feraient beaucoup mieux, je le répète, de dire tout simplement : « Le meilleur moyen d'éviter les agents insaisissables qui produisent
les épidémies et les maladies contagieuses, c'est de vivre chacun de la
manière la plus conforme à l'entretien de sa santé, ce qui varie selon les
individus. » Puis ils devraient ajouter : « Nettoyez, aérez vos appartements,
soyez propres autant que possible, si vous ne pouvez éviter le contact des
objets et le séjour des lieux infectés. Car, plus on diminue la concentration
des virus, plus on en atténue les effets fâcheux, la confluence enfin. »

Quand MM. R.. et B... sont venus professer que la morve pouvait naître
de toutes pièces, comment, mon cher compatriote, n'êtes-vous pas monté à
la tribune, pour mettre fin à cette partie du débat ? Vous leur auriez
objecté, je pense, que les chevaux épuisés, harassés de fatigue, misérables
de tout point, qui ont le malheur d'appartenir à des cultivateurs et à des
voituriers ruinés, y sont moins sujets que ceux de l'armée ; qui ignore que
chez ces gens-là, dans les années de disette, le travail est, pour les animaux

qu'ils emploient, en proportion inverse de la nourriture? Ils sont mal tenus, mal nettoyés, ils éprouvent enfin journellement toutes les misères possibles, voire même les coups, dont la multiplicité est en raison directe de leur misère. Or, ceux-là, je le répète, fournissent incomparablement, et toute proportion gardée, moins de malades de la morve que les chevaux de l'armée, qui sont généralement bien soignés, à des heures réglées, logés dans des écuries tenues très propres et aussi aérées que possible, n'éprouvant jamais, si ce n'est dans des circonstances exceptionnelles, l'influence de causes de misères comparables à celles qu'éprouvent ceux dont je viens de parler. La cause de la morve n'est donc pas là, et si les chevaux de l'armée y sont plus souvent exposés, ainsi qu'à d'autres maladies épizootiques, cela tient sans doute aux mêmes causes qui se rencontrent dans les grandes réunions d'hommes, causes fort explicables, comme je vous le dirai plus loin. Sans vouloir prétendre que l'entretien des chevaux de l'armée ne laisse rien à désirer, je demanderai alors à ces Messieurs si ceux qui sont employés dans les grandes administrations de voitures publiques, bien entretenus de tout point, sont exempts de la morve. La gourme est certainement une maladie contagieuse, qui affecte les chevaux les mieux nourris et les mieux tenus, les jeunes comme les vieux ; il suffit quelquefois qu'un d'eux ait passé quelques jours dans l'écurie d'un marchand où cette maladie a régné, pour qu'il la contracte et la transmette ensuite à ceux qui sont logés depuis longtemps dans la nouvelle écurie qui lui est assignée, laquelle pourra devenir un nouveau foyer d'infection, tant qu'elle n'aura pas été assainie. Or, j'ai entendu invoquer le changement de lieu, de nourriture, d'habitude pour les importateurs ; mais alors à quelle erreur de régime, à quelle cause donc attribuer la maladie pour les chevaux qui habitent depuis longtemps l'écurie envahie, puisque rien pour eux n'est changé, tant dans le régime que dans les soins, etc., puisque, enfin, ils sont là dans des conditions qui ne laissent rien à désirer, si ce n'est la contagion, — et alors que devient la spontanéité?

Quelques-uns vous auraient dit peut-être : « Mais le premier cas, d'où vient-il? » D'abord, n'en peut-on pas dire autant des plantes et des insectes disparus depuis longues années d'un bois, d'un champ, d'une contrée, lesquels ne sont cependant pas regardés comme dus à autre chose qu'à un germe déposé et resté endormi depuis longtemps ou importé depuis peu, mais nullement à une génération spontanée, comme vous le dites très-bien ? C'est donc, permettez-moi de vous le dire, se laisser aller à une espèce de contradiction que d'admettre la spontanéité que j'aurais voulu vous voir nier énergiquement. Rappelez-vous donc l'épidémie de dyssenterie qui fut importée par un régiment de cavalerie dans la caserne du Vieux-Château, à Tours, où elle régna pendant plusieurs années ; elle apparaissait toujours vers le mois de juillet et cessait avec les froids. Les médecins de ce corps l'attribuaient à l'eau, qu'ils disaient saumâtre. Vous savez, comme moi, que les puits de cette caserne reçoivent leur eau de la Loire, par infiltration à travers les couches de sable, et Dieu sait si elles sont les moins saines de toutes celles qui sont fournies par les puits de Tours. Vous savez bien que l'épidémie cessa pendant plusieurs années, et qu'elle reparut dès qu'un nouveau régiment vint dans cette caserne fournir une nouvelle population plus apte à contracter la maladie. Dois-je aussi vous parler d'une autre épidémie de dyssenterie, qui régna pendant quatre ans aux environs d'Amboise (elle sévissait également de juillet à fin d'octobre, sans jamais affecter deux fois la même localité, et se propageait toujours de proche en proche), puis enfin de cette autre épidémie de dyssenterie, observée depuis la fin de 1848 aux environs de Saumur, laquelle marchait, si je puis dire, à petites étapes successives, car elle fut neuf ans avant d'arriver près de Tours?

Une objection qui me sera faite, peut-être, est la suivante : « Pourquoi les grandes agglomérations d'hommes et d'animaux, toutes choses égales, d'ailleurs et malgré les précautions hygiéniques les plus scrupuleuses, sont-elles souvent l'occasion de grandes épidémies ou de grandes épizooties? » Cela n'est-il pas très-explicable, sans avoir besoin d'invoquer la spontanéité? Est-il possible de le supposer dans une grande agglomération d'hommes et d'animaux, provenant de points aussi éloignés qu'opposés, faite trop à la hâte pour qu'elle puisse remplir toutes les conditions indispensables afin qu'il ne se trouve pas dans ces milliers d'êtres un ou plusieurs porteurs de germes infectieux, ou qui, passant dans un lieu infecté, contractent la maladie et deviennent alors le point de départ d'une épidémie, avant qu'on s'en soit plaint, ou qu'ils soient même découverts? Alors, non-seulement les sujets contaminés, mais encore les literies, les lieux de station, où il suffit qu'un individu, atteint de maladie contagieuse, ait séjourné quelques instants pour infecter ceux qui vont les utiliser ensuite, et qu'on ne peut reconnaître ni détruire, deviennent des causes de transmission et, par conséquent, la source de nouvelles épidémies ; c'est enfin comme l'incendie d'une ville occasionnée par une allumette chimique. Quoi ! quand les ménagères les plus propres, les plus actives, qui appellent à leur aide tous les moyens de propreté, voire même les plâtriers, les maçons, les menuisiers, ne peuvent pas dépoisonner les appartements une fois infectés par des punaises, et l'on sait que les germes de ces insectes sont loin d'être microscopiques ; quand on se rappelle l'exemple du navire le *Wellington*, que vous avez cité vous-même, devons-nous attribuer à la spontanéité, l'apparition d'êtres dont la graine, la naissance, la vie, les mœurs, si je puis dire, nous sont aussi inconnues, puisqu'ils échappent à tous nos moyens d'études et d'investigation?

Reconnaître que l'agglomération des hommes ait favorisé le développement du choléra après 1832, lors de la guerre de Pologne, et depuis, la dyssenterie et le typhus, lors de la guerre de Crimée, il y a loin de là à admettre la spontanéité. Pour qu'il y ait de grands incendies, il faut une agglomération de maisons combustibles. Les hommes qui composaient les armées russes et polonaises, lors de la guerre de Pologne, les combattants de Crimée, par cela même qu'il n'y avait pas eu depuis longtemps de grandes guerres, étaient généralement neufs et aptes aux maladies contagieuses. Toutes pouvaient donc se propager dans de semblables réunions, surtout après les privations de tout genre, inévitables dans de pareilles circonstances. Quand Bonaparte leva le camp de Boulogne pour faire la campagne d'Autriche, s'il avait eu à transporter des hommes non aguerris et des chevaux neufs, croyez-vous qu'il eût pu faire ce coup de maître sans laisser sur sa route un grand nombre de malades? Ne sait-on pas, au contraire, que très-peu manquèrent au rendez-vous? C'est parce que cette nombreuse réunion était faite depuis longtemps, et que chacun de ceux qui la composaient, avait payé son tribut aux maladies transmissibles, que ce corps d'armée était le moins apte à en contracter. Maintenant, par opposition, rappelez-vous ce qui se passa, il y a quelques années, à Paris : je veux vous parler de cette épidémie effroyable de fièvre typhoïde, plus terrible que celle de 1813, qui a peut-être fait plus de victimes dans ce grand centre que le choléra en 1832. Or, à ce moment, par le fait de la crise de 1848, la population ouvrière nomade venait d'être complétement renouvelée au retour de la prospérité. Là, on ne peut pas invoquer encore les effets de la misère, puisque le travail ne manquait pas : c'était au contraire le retour de la prospérité industrielle qui était cause de cette nouvelle réunion de jeunes ouvriers; c'est parce qu'ils trouvaient du travail lucratif, qu'ils étaient nombreux; mais c'était une population jeune et apte à payer son tribut à la dothinentérie.

Croyez-vous que si l'armée du camp de Boulogne eût été formée de semblables éléments, lors de son départ pour l'Autriche, elle eût été exempte d'épidémie? Non, cent fois non, mon cher professeur. Aussi, ce qui a valu à votre maître, qui fut aussi le mien, une réputation méritée, ce sont surtout ses observations sur la spécificité. Or, mon cher Trousseau, que devient-elle avec la spontanéité? Qu'a donc de spécifique une maladie qui peut naître de toutes pièces et qui peut dégénérer en une ou plusieurs autres, spécifiques ou non? N'entendons-nous pas dire tous les jours : « Telle maladie a dégénéré en rougeole, en variole, en scarlatine, en fièvre typhoïde, etc? » Pour les véritables observateurs, cela a-t-il lieu réellement? N'est-il pas temps de mettre fin à ce chaos?

Quoiqu'une maladie spécifique, surtout parmi les éruptives, soit suivie, ou puisse l'être, de la souffrance de l'un des organes touchés par ce qui produit cette éruption, cette nouvelle inflammation ou cette suppuration n'a plus rien de spécifique? Que dirait Bretonneau, s'il pouvait entendre son élève chéri professer une doctrine si opposée à celle qui honore sa mémoire?

Je le répèterai sur tous les tons : la spontanéité ne sera soutenue que par ceux qui ne se donnent pas la peine ou ne prennent pas le temps de chercher. Voici deux faits où ses partisans auraient pu avoir apparence de raison. Mon gendre, M. Lagarde, voyait naguère la varicelle sur une vieille femme paralytique qui, depuis quatre ans, ne quitte pas le lit; elle est éloignée de voisins, elle n'a de soins sérieux que ceux de sa fille. Celle-ci est ouvrière, elle dit n'avoir point été malade, si ce n'est par quelques rares élevures, sans fièvre, qui ont laissé des croûtes. Mais enfin, en cherchant, mon gendre finit par rencontrer des varicelles, à une lieue de là, sur des clients de la pauvre fille, que celle-ci a visités autrefois. Un jour, le même observateur, en venant à Tours, se trouva dans un wagon en compagnie d'une nourrice dont le nourrisson avait une variole. Or, mon cher Trousseau, croyez-vous que l'on ne peut pas contracter la variole en pareil lieu, sans se douter où et comment on a pu l'avoir contractée? etc., etc.

Ce n'est point une vaine querelle que je vous cherche là : vous en jugerez par ce qui suit.

En 1856, le conseil d'hygiène d'Indre-et-Loire fut convoqué, immédiatement après l'inondation de juin, par l'autorité compétente. La très-docte réunion crut devoir annoncer, non pas la peste, mais beaucoup de maladies terribles, et, de plus, elle traita d'une façon très-cavalière un petit travail de Bretonneau, leur collègue. Celui-ci, comme médecin des épidémies, avait cru qu'il était du devoir du conseil de rassurer l'opinion publique sur les conséquences que le retrait des eaux pouvait avoir pour la santé générale. Ce fut inutilement que M. Brun, préfet d'alors, invoqua les titres que votre maître avait à plus d'égards. Le pessimisme triompha et il fut publié, dans le journal du département, une instruction qui mit tout le monde en émoi et fit émigrer de la ville tout ce qui pouvait le faire ; ce fut un sauve-qui-peut, aggravant encore les pertes du petit commerce et des ouvriers. Ne croyant pas que ce factum inqualifiable émanât d'une si savante réunion, je demandai l'autorisation de publier un article rassurant : car j'invoquais ce qui avait été observé après des circonstances analogues, dans d'autres localités autrefois inondées. Je rappelais, pour l'innocuité de la santé publique, la suite des crues qui avaient inondé Amboise en 1825, 1834, 1846. Cela me fut refusé. Eh bien! mon cher Trousseau, sachez que jamais fin d'été n'a fourni moins de malades dans le val de la Loire, que celle de 1856. Il y eut bien une petite épidémie, mais ce fut dans la commune de Crotelles, près de Châteaurenault, c'est-à-dire à vingt-huit kilomètres des lieux inondés. Un membre de ce docte conseil d'hygiène, l'un des satiriques du travail de Bretonneau, fut envoyé pour observer cette épidémie et chercher la cause de cette fièvre typhoïde. Ne pouvant invoquer les effets de l'inondation, il imagina *que la spontanéité de cette épidémie* avait été occasionnée par le passage d'un chemin vicinal dans un coin du cimetière de la localité, ce qui avait nécessité quelques déblais.

Tous les rapports relatifs aux épidémies, qui sortent de la plume de ce savant professeur de pathologie, à l'école de Tours, sont de cette force, et ce n'est pas sans sourire que j'ai vu l'Académie impériale de médecine lui décerner une mention honorable.

Chaque contagium a, comme les graines, son mode d'évolution et ses conditions de conservation. J'aurai sans doute occasion de revenir sur ce sujet, à propos de la fièvre typhoïde, de la dyssenterie et du croup.

Xᵉ. LETTRE.

Des évacuations sanguines.

Vous ne partagez pas, je le crois, mon cher Trousseau, les idées de M. Beau ; mais je crois que vous ne dites pas ce qu'il faudrait pour élucider la question des évacuations sanguines. Voici ce que j'avais le projet d'adresser à notre collègue : je vous le soumets, pensant que c'est un moyen de vous faire expliquer plus clairement; vos élèves et vos lecteurs ne peuvent qu'y gagner.

A Monsieur Beau.

Cher confrère, les critiques provoquées par vos conférences sur la question des évacuations sanguines dans le traitement de la pneumonie, ne me semblent pas réfuter suffisamment ces exagérations très-fàcheuses ; les bons travaux qui vous appartiennent rendent les erreurs qui vous échappent, d'autant plus graves que vous êtes un professeur apprécié de la Faculté, aimé et suivi des étudiants.

Votre thèse est basée sur une observation exacte, il est vrai, mais bien incomplète. Oui, ce sont les êtres les plus faibles et les vieillards qui sont les plus sujets aux inflammations; pourquoi donc, je vous le demande, en serait-il autrement? Si les premiers sont plus faibles qu'ils ne devraient l'être, c'est qu'ils sont tous ou presque tous porteurs de lésions chroniques ou de ces souffrances de l'économie, qui en sont les conséquences; c'est qu'ils sont par cela même plus disposés que les individus robustes à subir l'influence de toutes les causes de maladies. Quant aux vieillards, combien en voit-on parmi eux qui soient exempts de ces mêmes désordres chroniques? Cela n'est-il pas la conséquence de ce qu'ils ont vécu? Je vous demanderai même, mon cher confrère, combien vous rencontrez d'inflammation aiguës, excepté celles traumatiques ou dues à l'action d'un agent chimique ou toxique, enfin à une cause violente appréciable, qui ne soient

pas entées ou précédées d'une lésion chronique. Si, parmi les lecteurs de
cette lettre, il se trouvait des incrédules, je les engagerais à se rappeler ce
qui se passe tant pour les érysipèles et les phlegmons aigûs, que pour ces
angines tonsillaires presque périodiques qu'éprouvent certains individus;
quant à moi, il y a bien des années que je cherche des cas qui fassent
exception à cette règle, et je n'en ai pas encore trouvé un seul; il y aurait
peut-être en apparence une exception à faire pour les pleurésies chroniques
avec épanchement, lesquelles semblent arriver soudainement; mais pour
peu qu'on y fasse attention, on trouve toujours une épine tuberculeuse ou
une intoxication qui en est la cause première.

Si nous revenons à la pneumonie, croit-on que les rhumes presque per-
manents, déterminés par la saison variable et souvent rigoureuse de l'hiver,
soient pour rien dans la production des inflammations pectorales aiguës? Si
ces phlegmasies, légères dans le principe, et dues à l'impression plus ou
moins directe de l'air froid sur la muqueuse, deviennent presque chroniques
par la fréquente répétition de leur cause ordinaire, ne jouaient pas un
grand rôle dans ce cas, pourquoi ne verrait-on pas un plus grand nombre
de pleuro-pneumonies au début de la saison froide? N'est-ce pas là le
moment où l'on n'est pas encore habitué à l'abaissement de la température,
et où l'on n'a pas encore pris toutes les précautions nécessaires contre le
froid? Car les pneumonies, presque rares au début de la saison froide,
sont, à moins d'épidémies de grippe ou de rougeole, lesquelles ne connaissent pas de saison, sont, dis-je, en général, très-communes à la fin de
l'hiver, en mars et avril surtout.

Si nous faisions, sur ce sujet, appel aux observateurs des petites localités
qui, soit dit en passant, devraient être moins dédaignés, eux qui peuvent
observer longtemps les mêmes clients, ils nous diraient que ce sont les
personnes qui ont éprouvé autrefois des pleuro-pneumonies, et surtout
celles qui en conservent des traces, qui, à chaque saison, sont les premières
atteintes et fournissent le plus grand nombre de phlegmasies pectorales
aiguës, toutes proportions gardées. Si Amussat a dit, avec juste raison, que
les maladies des voies urinaires montaient et ne descendaient pas, pour
quiconque a suivi avec attention les épidémies annuelles de phlegmasies
pectorales sans causes spécifiques, il est évident que celles des voies
aériennes procèdent aussi de l'orifice de ces voies au poumon, et que le
rhume précède la pneumonie, à moins qu'il n'y ait des traces de pneumonie
ancienne ou un commencement de tuberculisation.

Il est positif que certaines personnes, toutes choses égales d'ailleurs,
contractent des inflammations bien plus facilement que d'autres, sans qu'on
puisse arguer pour cela de la plasticité ou de la défibrination du sang; or,
quand on voit mettre fin aux angines tonsillaires presque périodiques par
la cautérisation bien faite ou par l'ablation des amygdales, quand on fait

cesser la disposition aux érysipèles par la seule attention de guérir les maladies de la peau, autour desquelles ils se développent quatre-vingt-dix-neuf fois sur cent, que l'on prévient si souvent les phlegmasies pulmonaires par la seule attention que l'on met à traiter le catarrhe nasal, aigu ou chronique, on est forcé de convenir que souvent la disposition phlegmasique tient plus à un état local qu'à une disposition générale. S'il suit de là que les évacuations sanguines et même toutes les autres ne sont pas un moyen préservatif ou capable de les juguler, on a tort de conclure qu'elles ne servent pas du tout, et encore moins qu'elles sont nuisibles. Ne parlons donc plus de la couenne qui fait si souvent défaut dans la première saignée d'une pneumonie. Ne savez-vous pas qu'on la retrouve souvent très-épaisse, lors même que les accidents de réaction ont cessé? Est-ce qu'on ne la voit pas aussi sur des caillots dont le sang n'est rien moins que riche en cruor? Elle se rencontre également parfois très-épaisse sur le sang tiré à des sujets épuisés, et qui, malgré cet épuisement, ne sont pas encore soulagés par cette soustraction.

La médecine possède-t-elle un moyen abortif réel des maladies, une fois que l'impression morbide est opérée, si ce n'est la substitution? Non, sans doute, les charlatans peuvent le dire à la foule *qui vult decipi;* mais le médecin honnête sait bien que non, et il avouera que les pertes de sang, soit générales, soit locales, ne font pas exception.

Pourquoi tirez-vous donc du sang, me dira-t-on peut-être? Je pourrais répondre : Parce que j'ai vu souvent ce moyen soulager dans des cas extrêmes, et quand je n'en voyais pas d'autre. Mon but est d'essayer de donner sur les bons effets de cette pratique, une explication qui satisfasse le physiologiste. Je sais quelle est votre répulsion pour les théories : cependant vous-même, dans certaines occasions, vous reconnaissez qu'il est utile d'y recourir et vous le faites avec succès.

Si, comme je le crois, les saignées soulagent et aident à la guérison des pneumonies et des autres inflammations des parenchymes, c'est que non-seulement elles produisent un effet dérivatif et atténuant qui n'est pas à dédaigner, surtout par les saignées capillaires; mais encore c'est parce que les soustractions sanguines, opérées dans les inflammations parenchymateuses, ont un effet semblable à celui qui est obtenu par la cessation des ingestions alimentaires chez les malades atteints de phlegmasies aiguës des voies digestives, celui qu'on veut obtenir quand on met dans l'obscurité les yeux atteints d'ophtalmie aiguë, ce qu'on obtient aussi par la cessation de l'exercice d'un membre malade, par l'interdiction des travaux intellectuels dans les maladies cérébrales. Ainsi, quand on tire du sang dans les inflammations des parenchymes, on fait tout ce qu'il est possible de faire pour les mettre au repos, puisque plus ces organes reçoivent de sang dans un temps donné, plus ils ont à fonctionner, plus, par conséquent, ils agissent et se fatiguent, si cela peut se dire. Sans doute ce mode de faire a parfois des inconvénients qu'il faut tourner; mais n'y en a-t-il pas aussi qu'il faut subir, quand on est forcé de mettre à la diète absolue un être affaibli, épuisé même, mais dont l'estomac ne peut rien supporter, quoi que l'on fasse? C'est à bien apprécier le pour et le contre que consiste le tact du clinicien, et ce qu'on appelle le bonheur en médecine. Ce sont ces circonstances qui rendent généralement les statistiques fallacieuses; c'est précisément là ce que le professeur de clinique est appelé à enseigner; ce rôle est le vôtre, et vous pouvez, mieux que personne, continuer à le rendre brillant.

Ainsi que je l'ai dit, il n'est pas un des agents contro-stimulants qui agisse sans être absorbé, sans cela il serait inefficace. Eh bien, toutes les pertes de sang développent beaucoup la faculté d'absorption; elles donnent donc certainement plus de puissance à la médication dite contro-stimulante; aussi, après elles, quelques centigrammes de tartre stibié ou d'un autre sel d'antimoine, des parcelles de digitale, etc., font plus d'effet que des doses décuples dans la condition opposée. Faites-en donc l'expérience; quant à moi, j'ai essayé à peu près de toutes les médications sans parti pris; après avoir fait cela, je me suis demandé si tous les contro-stimulants qui, donnés à haute dose, vous ne l'ignorez pas, sont des intoxicants souvent assez énergiques (et c'est ainsi que les administrent les antagonistes des pertes de sang), je me suis demandé, dis-je, si cette manière de faire n'était pas la cause de convalescences plus longues, plus difficiles que dans le cas où les malades ont suivi le traitement par les pertes de sang convenablement ménagées; il est constant que les conséquences de ce mode de faire sont en général promptement réparées. Si les pertes de sang avaient les inconvénients que vous avez exagérés, comment tant de femmes les supporteraient-elles? Qui ignore avec quelle impunité certaines femmes du grand monde sont — je dirai métrorrhagiques? Vous savez que, malgré les plus grandes précautions, on ne peut empêcher que l'action des sels stibiés n'ait un long retentissement au moins sur la muqueuse digestive, sur laquelle ils développent, et cela de l'aveu de tous, des aphthes en assez grande abondance.

En admettant votre hypothèse, Monsieur Beau, il faudrait, à plus forte raison, proscrire l'usage de l'antimoine, de la digitale, etc., enfin l'emploi de tous ces agents, plus ou moins toxiques, qui agissent sur la circulation, et, qui, par leur absorption, vicient nécessairement le sang. Ces médicaments ne doivent-ils pas nuire à la convalescence, surtout quand, par leur usage exclusif, on est obligé de les porter à des doses considérables? Suivant la logique, et si vous avez raison, nous devrions donner à nos pneumoniques tout ce que nous croirions de plus réparateur.

Si vous aviez voulu démontrer seulement à vos élèves que c'est à tort que quelques médecins prétendent juguler les inflammations par les évacuations sanguines, vous seriez resté dans le vrai. A ceux qui auraient cette prétention, je proposerais un sinapisme ou un vésicatoire sur la peau saine avant tout traitement, puis de procéder à l'emploi des évacuations sanguines de toute nature, pendant leur application et après elle. Or, j'affirme que, malgré cela, l'inflammation que ces topiques provoquent habituellement, non-seulement n'avortera pas, mais encore aura sa durée habituelle. Si on paraît juguler quelques inflammations par les pertes de sang, c'est quand l'impression est légère; mais cela n'a jamais lieu pour celles qui sont précédées ou produites par une cause spécifique, une maladie antérieure, enfin par ce que j'appelle une épine sérieuse, énergique; celles-là parcourent toujours leur période. Ainsi, dans la pneumonie, on soulage par les évacuations sanguines, on prévient peut-être même l'accroissement des désordres qui peuvent en être les conséquences. Enfin, on obtient par ce moyen ce qui peut produire le repos dans l'inflammation d'un membre; on diminue l'acuité du mal, on peut même parfois imprimer à sa marche quelque chose de chronique, avantage qui souvent ne doit pas être dédaigné, car tel malade qui succomberait infailliblement aux conséquences d'une inflammation aiguë arrivée dans un délai trop court, survit à des altérations bien plus considérables, si elles sont produites dans un délai plus long. Quel est l'anatomopathologiste qui n'a pas été frappé de cette vérité, en constatant que parfois des désordres matériels, presque légers, sont devenus mortels, tandis qu'au contraire, chez d'autres, la mort n'est arrivée qu'après une succession de lésions excessivement graves, où il y avait pourtant cette seule différence que, dans le premier cas, la marche du mal a été rapide, tandis que dans la seconde supposition, la succession de ces désordres a été lente à se faire?

Je serais d'accord avec vous, Monsieur Beau, si vous aviez ajouté qu'il ne faut pas abuser des évacuations sanguines, parce qu'en dépassant de sages limites, on est presque certain d'augmenter de beaucoup la durée de la maladie. Je tâcherai de donner plus loin la preuve de ce fâcheux effet de l'abus des pertes de sang.

Il est peu de médecins de campagne qui pourraient se passer de saigner dans les affections aiguës de poitrine : cela soulage leurs malades à l'instant même, surtout si on a le soin de ne pas le faire au début du frisson. Il est souvent nécessaire de recommencer quinze à dix-huit heures après. Il est vrai que, malgré cela, la maladie n'en dure pas moins, le plus souvent, huit à neuf jours et quelquefois plus, selon la nature et la gravité de la cause qui l'a déterminée; mais la convalescence est ordinairement courte, et la mort l'exception, même pour les vieillards, si les digestions sont convenablement étudiées.

Avant de citer quelques observations à l'appui de ce que je viens de dire, je ne dois pas taire que j'ai vécu avec des médecins qui avaient autant horreur des évacuations sanguines que des vésicatoires mis *loco dolenti;* ils prétendaient démontrer l'effet nuisible de ces deux moyens par la plessimétrie et l'auscultation.

Leur raisonnement était celui-ci : l'engouement a augmenté malgré votre médication, donc elle nuit. A cette objection qui pourrait être faite, car les désordres matériels semblent donner raison aux opposants des évacuations sanguines, je répondrai : « Citez un palliatif quelconque qui, employé au début d'une inflammation, s'oppose tout à fait à la congestion qui doit être l'effet du mal. » Je n'en connais pas contre les phlegmasies externes, excepté les agents ectrotiques; n'espérons donc pas obtenir mieux dans les phlegmasies internes.

J'ai dit que les évacuations poussées à l'excès avaient pour inconvénient de prolonger outre mesure la durée du mal. Je ne citerai point de pneumonie : ces faits prêteraient à trop de controverses. Pour deux malades sujets à des angines tonsillaires, qui ne duraient jamais plus de neuf jours quand on laissait la maladie à elle-même, on employa de copieuses évacuations sanguines, et, loin de faire avorter le mal, comme on l'espérait, cette pratique eut pour résultat de faire que l'abcès qui aurait terminé les accidents le neuvième jour, ne perça qu'à la fin du seizième. Le premier cas se rencontra sur un de nos confrères, M. H., de Véretz. C'était en 1823 ; ce médecin, voulant faire avorter l'angine tonsillaire à laquelle il était sujet (le mal avait débuté cette fois comme il le faisait habituellement), se hâta de faire pratiquer deux saignées du bras, et d'appliquer de nombreuses sangsues. Le soulagement fut peu apparent, et l'abcès, qui aurait dû se terminer le neuvième jour, se prolongea jusqu'au seizième.

J'avais gardé le souvenir de ce fait, lorsque M. M..., pharmacien à Amboise, sujet, lui aussi, aux mêmes accidents que notre confrère, me fit appeler; il était, au moment où je fus consulté, au neuvième jour de son angine tonsillaire. Son médecin avait fait deux copieuses saignées et appliqué quatre-vingts sangsues. Je crus pouvoir prédire que la maladie durerait plus de quinze jours, ce qui arriva, et fut cause que M. M... renonça aussi pour toujours à l'emploi des saignées et des sangsues dans les angines subséquentes.

Je voudrais terminer cette lettre; mais, comme depuis bientôt cinquante ans j'assiste à des luttes dont Broussais fut le promoteur, que mes réflexions pourraient bien n'avoir pas plus d'influence que celles de ceux qui sont entrés les premiers dans la lice, je crois utile de joindre ici quelques observations qui ne sont pas sans valeur, afin de prouver tout au moins aux plus incrédules que les évacuations sanguines ne sont pas une ressource à dédaigner.

Première observation.

Il y a déjà longtemps, qu'un soir, entre neuf et dix heures, je fus appelé
près de M. B. Ch..., ex-fabricant, à Amboise, âgé alors de quatre-vingt-
deux ans. C'était un bon vieillard, robuste, qui avait toujours mené une vie
sobre; il était enrhumé depuis quelque temps. Un frisson qui l'avait pris en
se couchant, avait précédé l'état suivant. Son pouls était très-développé,
dur, accéléré, la respiration haute, fréquente, râlante comme dans l'agonie;
le malade toussait et crachait abondamment un mucus mêlé de sang. Ce
vieillard s'écriait : « J'étouffe! au secours!... » Dans cette conjoncture, une
saignée me parut être le seul moyen qui eût de l'actualité. Après avoir tiré
plus de quatre cents grammes de sang, je lui demandai : «Eh bien! bonhomme,
comment êtes-vous? » — «Un peu mieux. » Le sang était très-rutilant; je
bouchai la saignée; la ligature n'était pas achevée que ce vieillard me
supplia de laisser encore couler le sang, en s'écriant : « Je deviens pire. »
J'acquiesçai à sa demande; après en avoir tiré à peu près six cents grammes,
je voulus m'arrêter : encore même retour d'accidents, mêmes plaintes, mêmes
instances du malade. Enfin, je mis le pouce sur la plaie, pour l'ôter de
temps en temps, et, dans l'espace d'une heure et demie au plus, j'arrivai à
en laisser couler une quantité fabuleuse; car je ne crois pas exagérer en
affirmant qu'elle équivalait à celle de plus de trois fortes saignées, et
M. Ch... n'en paraissait pas notablement affaibli ni décoloré. Pendant les
six jours suivants, il cracha quelques mucosités sanguinolentes, mais les
accidents orthopnéiques ne reparurent pas. Le huitième jour, je ne fus pas
peu surpris de le trouver disposé à se lever et à se promener dans sa cour, et
sa convalescence, si convalescence il y eut, fut très-courte. Trois ans après,
ce bon vieillard succomba atteint d'un cancer du pylore.

Deuxième observation.

Pendant cinq années, à partir de l'âge de quatre-vingt-un ans, Mme G....,
ma belle-mère, n'a jamais passé une seule fin d'hiver sans éprouver une
pleuro-pneumonie. Frisson, fièvre intense, oppression, douleur de côté,
toux, crachats rouillés, matité au bout de quelques jours, avec bruit respiratoire caractéristique, accidents qui furent toujours enrayés par une
saignée, puis à la fin, par l'oxide blanc d'antimoine et la digitale.
Lorsque M. Lagarde m'appela pour la première de ces pleuro-pneumonies, les accidents n'étaient pas bien dessinés encore; mais la fièvre, accompagnée de délire, était alors si intense, que j'engageai mon gendre à pratiquer une saignée de bras, et le lendemain, il ne manquait rien pour
caractériser la pleuro-pneumonie aiguë, qui n'avait été que soupçonnée;

mais si les accidents pneumoniques matériels étaient plus dessinés, en revanche, la fièvre était beaucoup tombée. Cette première maladie dura huit à neuf jours ; la convalescence de cette pleuro-pneumonie, chez un vieillard d'une constitution délicate, fut si prompte, que la malade reprit bientôt ses habitudes premières. Il en fut de même l'année suivante. Le même traitement fut mis en usage, et Mme G.... se rétablit si bien, qu'elle fut encore capable d'aller chez une de ses nièces, passer trois semaines à la campagne, et d'y faire à âne des courses de plus de six kilomètres. Au début de la cinquième pleuro-pneumonie, voulant éviter des reproches de sa petite-fille, qui la grondait pour ses imprudences, elle dissimula son mal, et ce ne fut que lorsqu'elle fut pressée par la gravité des accidents, qu'elle fit prévenir son petit-fils, au milieu de la nuit, réclamant avec instances la saignée qui avait toujours été pour elle si providentielle. Cette fois, peut-être à cause du retard, le soulagement ne fut pas aussi complet, et il fallut recourir aux ventouses sèches, après lesquelles les accidents se calmèrent complétement. Il y avait déjà quelques jours que nous la croyions hors d'affaire, quand elle fut emportée par un accès de fièvre pernicieuse qui avait été précédé lui-même par d'autres accès insigniflants.

Chez cette femme âgée, quel est l'agent qui aurait pu être plus efficace? Il faut avoir vu l'acuité des accidents, et, chose presque incroyable, combien, malgré l'âge avancé de cette dame, la convalescence était courte.

Voici deux autres faits, chez des gens épuisés, presque exsangues. Ils ont d'autant plus de valeur, selon moi, que cela s'est passé en consultation avec d'autres confrères et lorsque, de leur aveu, toute médication paraissait inutile. Il fallait, me dirent-ils, toute mon autorité de vieillard, pour oser une semblable prescription.

Mlle A....., couturière, âgée de quarante-trois ans, est une fille si épuisée par les veilles et le travail, qu'elle est forcée, depuis longtemps, de recourir tantôt aux ferrugineux et tantôt aux cordiaux. Son teint est pâle, elle est habituellement oppressée. Le 20 février 1860, peu après son époque menstruelle, elle éprouve frissons, dyspnée, toux, douleurs dans le côté droit, crachats rouillés, respiration fréquente, constipation ; pouls : cent quinze. Du 20 au 22, diète, infusion de tilleul ou de fleurs pectorales, plus un paquet de magnésie et bicarbonate de soude, matin et soir. Cette médication est suivie de diarrhée. Le 23 février, moins de dyspnée, mais vomissements ; on continue les infusions et la diète. — 24 février. La douleur de côté est plus vive ; il y a gêne excessive de la respiration, continuation de vomissements, infiltration des membres. Potion de Rivière, vin de Malaga étendu de beaucoup d'eau. — Le 25, même état. C'est en vain qu'on veut essayer la médication contro-stimulante; la malade ne peut supporter que le vin de Malaga et la potion de Rivière ; elle vomit toute autre chose. — 26 février. La maladie s'aggrave de plus en plus ; la suffocation est imminente ; le pouls.est tellement fréquent, qu'on ne peut plus compter ses pulsations. Tels sont les renseignements que j'obtins de M. Aguzzoly, son médecin ordinaire. Il ajouta que, depuis deux jours, il croyait à chaque visite la trouver morte ; je lui fus adjoint le 29 février, à onze heures du soir. A ce moment, le cœur battait à soulever la poitrine ; le pouls était d'une vitesse excessive et insaisissable. Mlle A.... ne pouvait supporter le moindre mouvement; l'oppression était extrême, la face était livide, la respiration haute, fréquente au plus haut degré. Il y avait matité de toute la poitrine droite. On me montra quelques crachats rouillés ; de l'aveu de tous les assistants, l'anasarque faisait des progrès à vue.

Prescription. — Ne donner pour boisson qu'un peu de vin de Malaga étendu d'eau ; mettre quatre bonnes sangsues sous la clavicule droite, qu'on laissera saigner tant qu'elles voudront, à moins que la respiration ne devienne plus mauvaise et qu'il survienne du refroidissement. Elles saignèrent abondamment pendant vingt heures.

Le 1er mars, mieux notable, tant que le sang coule, et retour des accidents dès que l'écoulement a cessé. Je prescris la même boisson et quatre nouvelles sangsues qui saignent quatorze heures. — 2 mars. La dyspnée a cessé, l'anasarque a disparu, le pouls est relevé ; toujours le vin de Malaga, exclusivement. — Le 3, reprise des accidents; trois nouvelles sangsues qui saignent longtemps. Le mieux est tel le lendemain, que je crois devoir laisser la malade aux soins de son médecin qui, du 4 au 5 mars, prescrit trois nouvelles sangsues pour arrêter le retour de nouveaux accidents. — Du 6 au 10, alimentation végétale. — Le 10, alimentation animalisée. — Le 28, convalescence franche. Huit ou neuf mois après, Mlle A.... éprouva une nouvelle pleuro-pneumonie. Je fus appelé dès le début. Je prescrivis de suite des applications de sangsues successives; les accidents furent de courte durée. J'ai su depuis, par ses héritiers, que, dans une troisième pleuro-pneumonie, le médecin appelé avait cru devoir suivre une autre indication.

Ce qui m'a autorisé à prescrire un traitement qui a autant étonné mon jeune confrère que la famille, c'est le souvenir du fait suivant, qui n'est pas moins remarquable. J'ai dû, pour plus d'exactitude, invoquer, comme pour le précédent, le souvenir du médecin ordinaire. Or, voici ce que m'a écrit le docteur Chenouard, médecin à Vouvray, auquel j'avais été adjoint. Je vais copier sa lettre :

« Le 15 juin 1856, je vis L....., arrivé la veille de Bordeaux. Ce jeune
« homme, âgé de vingt et quelques années, convalescent d'une variole
« confluente récente, avait contracté en route une pleuro-pneumonie du
« côté droit, caractérisée par un épanchement dans toute la plèvre, car la
« matité était complète et très-prononcée; il expectorait beaucoup de
« crachats rouillés; la dyspnée était considérable ainsi que la fièvre; le pouls
« était à cent trente. Je fis appliquer immédiatement douze sangsues sur le

« point douloureux ; je prescrivis l'oxide blanc d'antimoine uni à l'extrait
« de digitale et à l'eau gommeuse. Les accidents n'ayant pas diminué le 17,
« je fis appliquer huit nouvelles sangsues, continuer la médication antimo-
« niacale; de plus, je fis mettre un large vésicatoire. Le 18 juin, lorsque
« vous vîtes le malade, les accidents n'avaient pas cessé, tant s'en faut ;
« nous continuâmes la prescription, la digitale, plus une potion éthérée, et
« il fut convenu qu'on appliquerait deux sangsues sur la clavicule, qui
« seraient renouvelées dès que celles-ci cesseraient de saigner, à moins
« d'aggravation des accidents. Ce traitement fut continué pendant cinq
« jours, temps pendant lequel quarante sangsues furent appliquées succes-
« sivement; la guérison était complète le 10 juillet. »

Je vous ai dit que les pertes de sang aidaient et préparaient même l'effet
des antimoniaux, qu'elles étaient un moyen de rendre les agents analogues
plus efficaces. Le fait suivant, que j'ai recueilli dans une de mes conversa-
tions intimes avec mon gendre, M. le docteur Lagarde, peut trouver ici sa
place, avec d'autant plus de raison qu'il ne m'appartient pas. Je vais citer
textuellement notre colloque.

« Vous souvient-il beaucoup du nommé M......, de Nazelles ; ce vigneron est âgé de soixante ans, au moins; il est épuisé par le travail ; c'est un
homme assez obtus. Après avoir eu la grippe, comme ses voisins, il vient
d'être atteint d'une forte pleuro-pneumonie, qui lui est survenue d'une
façon latente. Je n'ai été appelé que quand il était dans une prostration
complète, avec le pouls à peine saisissable, irrégulier, très-fréquent. Le
malade était excessivement oppressé; ses crachats étaient rouillés; l'auscultation et la percussion, tout enfin indiquait une pleuro-pneumonie grave ;
la figure était bouffie, les jambes anasarquées.

« Je donnai d'abord de l'oxide blanc d'antimoine uni à la digitale, sans
aucune amélioration pendant trois jours; alors, voyant le mal augmenter,
ne sachant plus que faire, je me décidai à faire une saignée; le sang était
très-couenneux, et, chose très-remarquable, le pouls devint sur l'heure fort
et plein, le malade sortit de sa torpeur, sa respiration devint moins gênée,
enfin il y eut une réaction complète.

« J'ai continué ensuite l'usage des antimoniaux et de la digitale : le pouls
est resté plein, le malade sensiblement plus à lui; la fièvre a persisté, il est
vrai, quelques jours sans aggravation, et enfin M...... s'est retiré de ce
mauvais pas; cela a été une véritable résurrection. »

Depuis que j'ai jeté ces réflexions sur le papier, j'ai eu encore l'occasion
de voir, étant avec M. le docteur Pasquier, un malade de M. Chenouard, sur
la commune de Parçay, homme de trente et quelques années, au dixième
jour d'une pleuro-pneumonie vaste de l'un des côtés traitée par les
pertes de sang, un vésicatoire sur la poitrine et les préparations stibiées
unies à la digitale. Il était déjà arrivé entre le dixième et le onzième jour : le

côté opposé de la poitrine était le siége d'une douleur vive ; à la base il y avait de la matité qui allait croissant ; le pouls était très-fréquent, l'oppres- sion extrême, la toux fort fréquente, les crachats sanguinolents ; pour nous tous la mort semblait prochaine. Dans cette perplexité, et ne voyant rien de mieux, je fis cesser les antimoniaux et la digitale pour donner une potion alcaline éthérée ; puis je fis mettre quatre à cinq sangsues, qui devaient être — je dirai permanentes ; j'avouerai que je ne comptai guère sur un succès dont la promptitude fut cependant extrême ; l'écoulement sanguin fut maintenu pendant quinze à dix-huit heures.

Quelle que soit la méthode de traitement adoptée par le médecin dans les pleuro-pneumonies aiguës, il pourra toujours citer des succès et se croire sincèrement un praticien heureux. Vous savez, comme moi, que cette maladie n'est pas généralement mortelle. La cause en est-elle très-légère ? Elle pourra ne pas dépasser six jours, même en ne soumettant le malade à aucune espèce de médication, si ce n'est la diète et le repos ; mais cette maladie dure généralement neuf jours, quel que soit le mode de traitement employé. A cette époque, les crachats prennent un aspect puriforme, ce que nos pères appelaient la coction. Les cas où elle dure plus longtemps sont les moins communs, et sont en quelque sorte exceptionnels.

Or, cher confrère, ce qu'il y a à faire pour un professeur de clinique, ce qu'il n'est guère possible d'apprendre par la simple lecture, ce qui n'est donné même qu'au plus petit nombre de bien enseigner, c'est de montrer à nos successeurs ce qu'il y a de bon à prendre dans chaque mode de traite- ment, dans les cas graves surtout. Les emprunts heureux que j'ai faits quelquefois à chacune des méthodes préconisées, m'ont convaincu qu'il ne faut être exclusif pour aucune d'elles, et je m'estimerai heureux si je puis vous faire revenir de votre aversion trop excessive pour les pertes de sang, et si je puis, en même temps, voir diminuer le nombre de ceux qui ont pour elles un enthousiasme irréfléchi ; car ma conviction est que si les évacuations sanguines seules ou combinées avec la méthode rasorienne sont utiles, elles nuisent quelquefois dans des mains inhabiles.

XI° LETTRE.

Sur les fièvres intermittentes.

Quoique les fièvres intermittentes aient occupé beaucoup d'hommes très-capables, et quoique ces maladies soient de celles que lamédecine peut combattre avec succès, ce sujet laisse cependant encore beaucoup à désirer. Je vais essayer de raconter ce que trente années d'exercice m'ont permis d'observer; car, de 1821 à 1848, j'ai communément traité de deux à trois cents fiévreux par an. Par conséquent, je n'entends parler que des fièvres intermittentes de Touraine, et surtout de celles des environs d'Amboise, puisque, pendant ce laps de temps, je n'ai point pratiqué la médecine ailleurs. Ce n'est pas un traité complet, que je n'ai ni le temps ni la capacité de faire, ce ne sont que des notes recueillies sans plan concerté. Que ceux qui veulent étudier cette matière lisent Morton, Torti, Alibert, etc. Le médecin des petites localités doit, pour bien remplir sa mission, passer les jours et souvent les nuits dans les chemins et au milieu des bois; on ne peut donc lui demander que des souvenirs.

Des hommes, dont j'apprécie le savoir, ont dit qu'en Touraine, il n'y a pas de fièvres quartes; cette assertion m'a d'autant plus surpris, qu'à mon début, j'eus à traiter deux de ces fièvres, l'une datant de trois ans, l'autre de deux, sur des gens qui n'avaient jamais quitté leur localité, Noizay et Reugny, où j'en ai toujours observé depuis un bon nombre tous les ans. Sur une note que j'ai tenue en 1828, je vois, sur cent vingt fiévreux, quatre-vingt-dix fièvres tierces, vingt-et-une fièvres quartes; cette année-là, cependant, n'avait rien offert de bien exceptionnel. Depuis 1821, j'ai vu des fièvres intermittentes de tous les types et de toutes les formes. Une, entre autres, revenait tous les quinze jours. Je n'en ai observé qu'une bi-quotidienne; elle conserva ce type pendant huit jours, puis devint successivement tierce. Je sais que Bretonneau en a vu une tout à fait semblable. Les types exceptionnels m'ont toujours paru dépendre de lésions insolites seules ou concomittantes de celles des fièvres dites paludéennes. Ces exceptions n'étaient point de ces fièvres franches pour lesquelles le quinquina et ses préparations sont efficaces.

Jusqu'en 1849, époque où j'ai quitté Amboise pour venir me fixer à Tours, je n'ai jamais vu une saison de fièvre commencer par des accès francs. Les premiers malades offraient presque toujours des accidents aigus, qui simulaient plus ou moins une pleurésie, une pneumonie ou bien encore une fièvre typhoïde. Il fallait attendre plusieurs jours pour voir les accès se régler, et quelquefois, lorsque tout me faisait croire que j'allais avoir à combattre une fièvre d'accès, de nouveaux accidents venaient déceler une autre maladie. J'ai remarqué que les saisons influent beaucoup sur les types. Au printemps, les fièvres sont plus souvent quotidiennes ou rémittentes ; à la fin de l'été, elles sont généralement tierces ou double tierces ; plus on s'achemine vers la fin de l'automne, plus les fièvres quartes ou double quartes sont communes. Je ne dois pas omettre de dire que beaucoup ne sont pas quartes d'emblée ; elles commencent par être tierces ou même quotidiennes.

Les années à la fois chaudes et très-sèches, froides et humides, ne m'ont jamais donné autant de fièvres que les années à la fois chaudes et humides, ni celles de disette autant que celles d'abondance.

Les fièvres vernales marchent ordinairement de pair avec les pleuro-pneumonies, plus communes en mars et en avril, tandis qu'à la fin de l'été, je n'ai remarqué que des fièvres d'accès. Je dois dire qu'excepté ces deux ordres de maladies, je n'ai vu dans les environs d'Amboise que peu d'épidémies autres que celles qui sont dues à un principe transmissible. A ma connaissance, Broussais est le seul qui ait dit que le froid nocturne, alternant avec la chaleur du jour, avait une grande influence sur la production des fièvres d'accès, dites paludéennes. On n'a peut-être pas fait assez de cas des dires de ce critique célèbre, dires que je crois inexacts, en ce sens seulement, que la cause des fièvres pernicieuses est la même que celles des pyrexies moins graves. Presque tous les malades fiévreux accusent la fâcheuse influence du froid, c'est-à-dire des transitions du chaud au froid. Cette cause, agissant au printemps, occasionne tantôt la fièvre d'accès, tantôt une pneumonie ; il m'est arrivé souvent d'être appelé pour plusieurs malades qui s'étaient simultanément exposés à la même cause de maladie, par exemple, à subir une averse ; alors les uns étaient atteints de pleuro-pneumonies, les autres de fièvres d'accès, au printemps. Il n'en était pas de même en automne ; à cette époque de l'année, les maladies aiguës de poitrine étaient toujours fort rares. Dans cette saison où les fièvres sont plus communes et plus tenaces, c'étaient plutôt des diarrhées qu'on rencontrait chez les partenaires des fiévreux. Le froid semble si souvent contribuer à la production des fièvres que nos paysans tourangeaux appellent cette maladie un *chaud-refroidi* ; cependant tout semble indiquer que les fièvres ont une cause intoxicante, ne serait-ce que la participation constante des reins aux désordres organiques ; mais il y a, je crois, des raisons graves, qui doivent faire douter que cette intoxication soit réellement paludéenne.

La chimie ne nous a pas encore démontré en quoi l'air des marais diffère sensiblement, par sa composition, de celui des sites éloignés de ces localités redoutées. Le nez du voyageur reconnaît, il est vrai, sans peine, près des endroits fréquemment inondés, une odeur qui rappelle le goût de l'eau qui a reposé sur la vase en fermentation; mais cette odeur, qui se transmet très-bien aux herbes qui ont été inondées, est toujours forte après chaque débordement de nos petites rivières fangeuses; elle se dissipe assez promptement après chaque dessèchement. Que ce soit en hiver ou en été, cette odeur est généralement à peu près la même; elle est presque toujours aussi intense dans toutes les saisons. Les crues, qui en sont la cause, sont fréquentes en hiver et au printemps, au plus tard, jusqu'à la fin du mois de juin; or, elles sont, au contraire, rares en juillet, août, septembre. Depuis 1821, je n'ai jamais rien observé qui puisse laisser croire que l'un de ces débordements ait été suivi d'un accroissement sensible dans le nombre des fiévreux. Il en est de même après celui qui fut occasionné par la grêle de 1839, ainsi qu'après ceux qui suivirent les pluies torrentielles de 1845; ces débordements perdirent les prairies; l'herbe, qui était très-haute alors, rendit l'écoulement de l'eau excessivement lent: ceci favorisa sa décomposition ainsi que la putréfaction des poissons et des divers animaux qui furent noyés.

En 1839 surtout, l'exhalaison émanant de ces prairies était en tout comparable, d'après un confrère qui a vu les Marais-Pontins où il a chassé, à ce que les habitants de ces contrées appellent la *mal'aria*. Eh bien! il n'y eut pas là plus de fiévreux que dans les autres localités, et pendant plus de six semaines ou deux mois après cette catastrophe, les bestiaux furent envoyés paître dans ces prairies, sans qu'il en soit résulté la moindre épizootie, ni rien qui pût faire soupçonner aux cultivateurs qu'il y eût danger pour eux d'utiliser ces pâturages avariés.

En 1834, la petite rivière de l'Amasse, qui traverse Amboise et s'y divise en deux bras, pour former le réservoir d'un moulin, grossit si énormément, qu'elle emporta tous les travaux de retenue d'eau. Dès ce moment, le lit de ce bassin, le plus immonde qu'on pût voir, quand il était à sec, resta pendant deux ans partiellement baigné ou desséché alternativement, parce que les fabricants de draps, les tanneurs, les chamoiseurs faisaient, chacun devant leur usine, les retenues qui leur étaient indispensables. Eh bien! malgré ces alternatives de submersion et dessèchement du limon de ce bassin, la population d'Amboise ne compta pas plus de malades et surtout de fiévreux que d'habitude. Une observation, continuée pendant plusieurs années, m'a prouvé que les gens qui, par leur état, sont exposés journellement aux exhalaisons de la vase des marais, ne sont pas ceux qui fournissent le plus de fiévreux. Ainsi, tous les ans, après la moisson, voici ce qui se passe sur les bords de la Cisse et dans les autres petits cours d'eau qui viennent la grossir; les vignerons ont moins d'occupation que dans le reste de l'année, et c'est là le moment choisi par eux pour s'occuper du curage des fossés et des marais. J'ai vu bien des fois, trente, quarante de ces hommes à la fois, employés à curer les biefs vaseux des moulins, et comme ces gens-là étaient presque tous pris dans ma clientèle, j'ai constaté que pas un, après ce travail, n'avait contracté la fièvre. On aurait tort d'invoquer le suétudisme; car je rappellerai que ces ouvriers ne se livrent à ce travail que temporairement.

En 1860, à l'instant où je rédige ces souvenirs, on vient de curer le canal de jonction du Cher à la Loire; cent quarante ouvriers ont été employés. Quelques médecins avaient prédit une épidémie de fièvre; non-seulement il n'en a rien été, mais pas un de ces terrassiers n'a été atteint de fièvre.

Si je jette un coup d'œil sur les divers sites de ces localités où j'ai exercé si longtemps, je vois que ceux où il y a le plus de fiévreux, ne sont pas ceux où l'impaludation est plus facile et même là où elle paraît inévitable; tandis qu'en revanche, j'en ai observé quelquefois un grand nombre sur l'arrière-côte, et dans des années si sèches que les habitants de ces contrées étaient obligés d'aller chercher de l'eau à deux lieues, pour subvenir aux besoins du bétail, par exemple, dans la commune de Dammarie, qui est exempte d'étangs, qui est éloignée de petites rivières de plus de huit kilomètres. Autre exemple : à Noizay, dans le village du Gros-Ormeau, qui borde la levée de la Loire, nous voyons, au sud, ce fleuve; à l'est, un marais qui, pendant l'été, est à moitié desséché et qui, l'hiver, est plein d'eau; à l'ouest, une vaste mare où les bestiaux enfoncent dans la vase jusqu'au ventre. Dans cette même mare, l'eau monte ou descend graduellement, selon les crues de la Loire; ce n'est donc à la fin de l'été qu'un vrai bourbier, qui peut avoir un demi-hectare d'étendue. Eh bien! le village est un de ceux où les fièvres m'ont toujours paru moins communes : si elles sont un peu plus nombreuses le long du coteau, où les habitations sont creusées dans le rocher et exposées au midi, non loin de la rivière et de prairies faciles à inonder et remplies de sources, en revanche, elles le sont bien davantage dans les vallons qui coupent ce coteau du nord au sud, quoiqu'il n'y ait pas dans la plupart de ces gorges une seule retenue d'eau, quoique les habitations soient par conséquent beaucoup plus éloignées des bords de la rivière et des prairies que celles dont je viens de parler.

Notons que celui de ces vallons où j'ai vu constamment le plus grand nombre de fiévreux, qui s'appelle Vautrochot, traverse les bois dépendant du château de Noizay : il est un des plus froids la nuit; il est si chaud, le jour, que l'un de ses habitants le qualifie d'Afrique de la commune.

Tout à fait sur le sommet du coteau, sur le point le plus éloigné, par conséquent, de la rivière, se trouvent seulement quatre habitations. Je dois dire que, pendant vingt-cinq ans, il ne s'est pas passé un seul automne, sans que j'aie eu à traiter des fiévreux dans chacune d'elles, tandis que le village du Gros-Ormeau n'en fournissait quelquefois pas un seul. Le faubourg du Bout-des-Ponts, à Amboise, est à peu près dans les mêmes conditions que ce dernier village, et je n'y ai jamais vu plus de fièvres qu'ailleurs. La commune de Chançay a son bourg situé sur le bord de la petite rivière de la Brenne; ce n'est cependant pas là que les fiévreux se montrent d'abord et en plus grand nombre; c'est à la vallée de Raye, village de la même commune, mais distant de plus d'un kilomètre de cette même rivière. Le vallon où est situé ce dernier village est percé du levant au couchant; il n'y a pas de retenue d'eau, mais il est environné de bois de tous côtés, excepté par son ouverture qui est au sud-ouest. Là, comme dans le vallon de Vautrochot, comme à Dammarie, les bois, en l'abritant des courants d'air, y rendent les journées d'été excessivement chaudes et les nuits plus froides qu'ailleurs.

Si j'avais pensé à dresser une statistique du nombre des fiévreux de ces localités, où j'ai si longtemps exercé la médecine, il m'eût été facile de démontrer que les fièvres sont plus communes sur l'arrière-côte ou au milieu des bois, qu'elles y sont plus tenaces que près des prairies marécageuses. En face d'Amboise, sur la même ligne que Noizay, se trouve le bourg de Nazelles, que dans un temps on avait surnommé la Sologne du canton, parce qu'autrefois les fièvres y étaient endémiques; là se trouvent, il est vrai, des pâturages marécageux, appartenant seulement à une fraction de la commune; dans quelques portions de ces pâturages, les bestiaux y plongent jusqu'au ventre. Une fraction des habitants n'a pas le droit de vaine pâture dans ces prairies communes : elle est en opposition avec celle qui la possède; cela est cause qu'il n'a jamais été fait dans ces marais des travaux d'assainissement. Eh bien! depuis 1827, la santé générale s'est améliorée sensiblement dans ce bourg, malgré la persistance de ce que l'on croyait être la cause de son insalubrité; car, je le répète, les marais sont dans le même état qu'avant 1825. Or, voici ce qui a été fait : le château de Nazelles a été vendu en détail, et sur la quantité de bois qui dominait ce coteau, il en a été défriché plus de cinquante hectares; il n'en reste aujourd'hui que quelques hectares sur les pentes les plus abruptes.

Je faisais part un jour de mes observations à Bretonneau, qui crut me réfuter, en me citant l'épidémie qui sévit à Saint-Pierre-des-Corps, lorsque l'on fit des fouilles pour le canal de jonction du Cher à la Loire. Je ne sais si je m'abuse, mais de grandes masses de terres remuées font absolument, par leur vaporisation, le même effet que les grands végétaux, lorsque le soleil cesse de paraître, puisqu'elles répandent dans l'air ambiant une grande quantité de vapeurs humides; tous les voyageurs que j'ai consultés sur ce qu'on observe dans les contrées où les fièvres sont endémiques, sont unanimes pour reconnaître que ce qui rachète dans ces localités la chaleur du jour, c'est la fraîcheur des nuits.

Depuis que j'ai rédigé cette notice, je lis dans les leçons de M. Trousseau qu'il suffit d'un changement dans la direction du vent pour changer le flot épidémique aux environs des Marais-Pontins, et cela dans un périmètre fort étendu. Ce fait ne m'étonne pas, car voici ce que mes pérégrinations nocturnes m'ont fait constater. Il m'était impossible de les faire sans avoir un manteau toujours déployé, afin de me couvrir de temps en temps, car toujours les vallons, dans la direction du vent provenant des bois, étaient froids à incommoder, quand, à quelques mètres de ces courants, la température était parfois excessive, la nuit seulement. Le fait cité par M. Trousseau n'est donc pas inexplicable à un autre point de vue que l'impaludation.

Les fièvres pernicieuses ne sont pas rares non plus en Touraine ; elles apparaissent tout à fait dans les mêmes conditions que les moins graves. Elles m'ont semblé devoir leur gravité à ce que le fiévreux, avant d'être soumis à la cause déterminante, était atteint d'une lésion chronique antécédente ou plutôt à ce qu'une cause de perturbation grave venait se joindre à celle de la fièvre, ce qui donnait alors à l'accès sa forme caractéristique. Je dois me rappeler qu'en 1818, après un chagrin profond, je fus pris de fièvres tierces, auxquelles j'étais sujet depuis 1811, et, contre mon habitude, le premier accès fut accompagné d'accidents cérébraux tels que que je n'eusse pu, je crois, en supporter un autre semblable. Le quinquina en fit justice, et il y avait déjà deux mois que j'étais indemne de la fièvre intermittente, et que je me croyais parfaitement guéri, quand, après avoir mangé du raisin, je fus atteint d'une diarrhée légère, dont je ne me préoccupai pas ; mais après une demi-nuit passée dans une cave, pour les soins de la vendange, je fus repris d'un accès de fièvre qui, cette fois, prit la forme hémorrhagique. Le nombre des évacuations alvines, sanguinolentes, véritables lavures de chair, fut tel, que bien certainement je n'aurais pas soutenu impunément un autre accès. Une fois lancé dans la pratique, j'ai eu l'occasion de faire les mêmes observations. Le premier cas fut celui d'un nommé G...., taillandier à Reugny, âgé de cinquante-huit à soixante ans ; ce malade souffrait depuis longtemps d'une sciatique chronique. Les premiers accès se caractérisèrent par une grande aggravation de sa douleur ; il avait donc une véritable sciatique intermittente double tierce. On lui conseilla un purgatif énergique. Dès ce moment, sa sciatique intermittente fut remplacée par une hémorrhagie intestinale, également intermittente et, quand je fus appelé, il y avait déjà quelques heures que le troisième grand accès avait cessé. J'eus à constater seulement la quantité de sang qui avait été rendu. Je me hâtai d'administrer du quinquina, tout en témoignant la crainte que son administration fût trop tardive. Cette révélation ne fut pas inutile pour mon crédit naissant; car, à l'heure indiquée pour l'accès suivant, G.... mourut comme frappé par la foudre en évacuant du sang et de la lavure de chair.

Quelque temps après, je fus plus heureux pour la femme P........, de Saint-Ouen. Cette malade aussi était atteinte d'une sciatique chronique qui prit, en devenant aiguë, la forme tierce. Son mari lui ayant administré une infusion de gratiole comme purgatif, l'accès suivant prit aussi la forme hémorrhagique. J'assistais à l'accès; dès qu'il fut près de sa fin, je donnai du sulfate de quinine uni à l'opium, et la mère P........ guérit. J'avais annoncé au mari le danger que courait sa femme, en lui reprochant son imprudence. Je fus bien prié de me taire, et voici pourquoi : « Monsieur, me dit-il, c'est ma troisième; si elle meurt et qu'on sache ce que vous venez de me dire, je n'en pourrai pas trouver une autre. » La mère P........ éprouva depuis, et à plusieurs reprises, des fièvres d'accès où sa sciatique était l'accident qui dominait, mais elle n'a jamais eu d'autres hémorrhagies intestinales.

Autre fait. — Il s'agit d'une fièvre intermittente avec nausées, chez un jeune conscrit de Noizay, nommé L ...... Ce malade apprend que sa destination l'obligera à partir seul, par conséquent, privé de ses camarades. Cette nouvelle l'afflige profondément, aussi l'accès suivant affecte la forme carotique et L...... meurt dans ce premier accès pernicieux. J'aurai, dans dans le courant de cette note, l'occasion de citer quelques autres faits analogues.

S'il arrive souvent qu'une perturbation vient imprimer aux accès une forme ou une acuité proportionnée à cette impression, et calquée, pour ainsi dire, sur elle, chose importante à noter dans la pratique, il est également essentiel de signaler que souvent il suffit d'une perturbation quelconque pour occasionner des fièvres chez des gens qui, sans cela, traverseraient impunément le moment de l'épidémie.

J'ai rencontré souvent, je dirai de petites épidémies, dans des maisons où presque tous les gens qui en faisaient partie étaient fiévreux. Il suffisait, pour cela que dans une ferme, maîtres, domestiques, ouvriers, eussent été astreints à des boissons insalubres ou à de mauvais aliments, tels que vaches, verrats, truies, mal préparés ; ou bien encore j'ai vu des bandes de moissonneurs devenir presque tous fiévreux après avoir essuyé une averse ; et, certes, un médecin, non prévenu, aurait pu voir dans ces diverses circonstances accessoires la cause principale des fièvres intermittentes, quand il n'y a là qu'un fait commun à toutes les causes de maladies épidémiques; c'est une occasion déterminante, rien de plus.

On dit que, dans les Marais-Pontins, des factionnaires ont été trouvés morts, il y a quinze ou seize ans.

Une femme, dont l'enfant avait eu quelquefois de légers accès convulsifs, le coucha bien portant, en apparence; c'était au milieu du jour : deux heures après, quand cette mère fut pour voir s'il était éveillé, elle le trouva mort. M. Lagarde et moi en fîmes l'autopsie. Nous ne trouvâmes absolument rien dans le cerveau, tandis que le foie, la rate et les reins présentaient les mêmes désordres que ceux que nous avons trouvés chez les individus morts par le fait d'un accès de fièvre pernicieuse.

Or, dans les neuf cas où M. Lagarde et moi avons eu occasion de faire la nécropsie d'individus victimes de fièvres pernicieuses, quelques - uns sont morts dans le premier accès, comme l'enfant dont je viens de parler ; pour quelques autres, la mort n'avait eu lieu qu'au deuxième; chez plusieurs autres, les accidents étaient devenus pernicieux après avoir été précédés d'accès que je dirai bénins. Eh bien ! chez tous, sans distinction, le foie était gros, gorgé de sang, au point que son bord antérieur était arrondi, comme l'a constaté bien des fois Bretonneau. Chez tous, la rate était malade ; le plus souvent elle était gonflée et molle. Sur quelques-uns, elle était seulement déchirée et comme réduite en bouillie. Chez tous aussi, les reins étaient gros, saignant sous le scalpel, enfin, dans l'état où je les ai trouvés sur un enfant dont je parlerai bientôt, lequel mourut en deux heures, urinant du sang. Dans le cerveau d'un seul de ces cadavres, nous trouvâmes un léger épanchement de sang ; l'enfant était mort avec des accidents carotiques ; sur ceux qui succombèrent à une hémorrhagie intestinale, nous trouvâmes du sang dans l'intestin grêle et le colon. Chez presque tous, les poumons étaient dans l'état d'un individu mort d'hémorrhagie, c'est-à-dire presque exsangues.

C'est à tort, je crois, que M. Piorry attribue la fièvre d'accès exclusivement à la maladie de la rate. Si je n'étais pas convaincu que cet organe n'est pas le seul compromis dans les fièvres intermittentes, j'aurais peut-être déjà dit à ses adversaires : « Comment, c'est parce que la rate ne se gonfle que successivement à chaque accès, que vous prétendez que la souffrance splénique n'est pas une des principales causes organiques de la fièvre intermittente, et que cette lésion n'est qu'une conséquence ? » Je leur aurais demandé si l'ampoule de la peau dans l'érysipèle doit précéder la douleur, la rougeur et la fièvre, si la rougeur de la peau, son gonflement, occasionné par la brûlure au deuxième degré, doivent se voir avant l'effet de celle-ci. Qui a jamais pensé à attribuer la fièvre de la pleuro-pneumonie à autre chose qu'à cette maladie, parce que la matité et autres accidents matériels ne précèdent pas, parce que les accidents stéthoscopiques et plessimétriques augmentent encore quelquefois, même quand les accidents généraux se calment ? Quiconque a eu l'occasion d'ouvrir des corps de gens qui ont eu autrefois des fièvres d'accès, a dû trouver souvent la rate ayant seulement sa membrane propre enflammée, d'autres fois, son parenchyme ramolli, mais sans un gonflement bien notable. Ici, M. Piorry a eu un tort, c'est celui que je viens de lui reprocher; car la rate n'est pas seule congestionnée dans la fièvre d'accès.

L'anasarque est souvent la suite de fièvres intermittentes. Ce que j'ai dit de la participation du rein à tous les accès, explique mieux, ce me semble, qu'autre chose, si cela est possible, l'albuminurie dite paludéenne. Ce n'est pas toujours chez ceux qui ont eu un grand nombre d'accès qu'elle est la plus fréquente; je l'ai souvent observée après un petit nombre qui même étaient restés bénins. Les ingestions intempestives m'ont paru avoir, dans ce cas, la même influence que dans l'albuminurie scarlatineuse et celle de la grossesse, etc., etc.

J'ai vu bien des souffrances, autres que celles propres aux fièvres d'accès, donner lieu à des accidents qui les simulent. Parmi celles qui donnent lieu à des accès d'apparence intermittente franche, les maladies des voies urinaires sont celles qui m'ont paru les provoquer le plus souvent. Mais cela peut se rencontrer dans une foule de cas où il y a eu intoxication, par exemple dans les suppurations profondes. Ainsi j'ai vu, avec M. le docteur Slavecki, un employé du chemin de fer, qui fut traité pendant six mois pour des fièvres tierces rebelles. Un rétrécissement urétral lui avait occasionné une maladie du col de la vessie, avec abcès qui s'ouvrit à la racine de la verge. Une autre fois, il s'agissait d'une jeune femme enceinte de quelques semaines, chez laquelle des accès, qui cédèrent d'abord au sulfate de quinine; plus tard, ils furent si rebelles, qu'ils firent craindre une phthisie. Une douleur de côté dans la région de la rate survint après de nombreux accès; la cause était un vaste abcès sous le carré des lombes. Souvent aussi, la pleurésie chronique en impose pour une fièvre intermittente. Il en est de même des lésions chroniques du foie. Combien de névralgies faciales, à forme intermittente, sont soulagées pour quelques jours seulement, par le sulfate de quinine, et qui, plus tard, sont guéries bien plus efficacement par la clef de Garengeot! Cette erreur m'a paru si fréquente, que ce n'est qu'exceptionnellement que j'admets les névralgies dentaires.

En relisant ce qui précède, je crains que mes lecteurs ne croient que je n'admets pas que les fièvres intermittentes soient dues à une intoxication, ce qui est loin de ma pensée : d'abord, parce que, comme je l'ai constaté dans diverses nécropsies, ce n'est pas seulement la rate, mais aussi le foie et les reins, trois réceptacles où se trouvent les poisons saisissables à nos moyens, qui sont malades dans cette pyrexie; mais aussi c'est parce que toutes celles similaires sont rares, quand l'économie n'est pas intoxiquée, soit par les virus, soit par une collection purulente, ou quelque chose d'équivalent. Mais enfin, dans tous les cas d'accidents d'apparence bien intermittents, on trouve toujours une cause d'intoxication; le tout est de bien chercher.

Un autre motif, c'est que les fièvres dites paludéennes ne cèdent réellement bien qu'à des médicaments ou des médications qui agissent sur le système circulatoire, à ces moyens que l'on peut qualifier de contre-intoxicants.

Mais ce que je tenais à faire constater, c'est que, quoiqu'il y ait effluve paludéenne, les fièvres ne règneront pas épidémiquement si la population de ces contrées n'est pas en même temps soumise à des alternatives d'une vive fraîcheur diurne contrastant très-fort avec celles quotidiennes de chaleur; que même les fièvres règnent souvent là où il n'y a pas de marais, mais là où, par le fait du boisement, ces alternatives de froid et de chaud sont très-remarquables; qu'elles affecteront plutôt les gens déjà malades que ceux très-valides; que les intermittences sont d'autant plus franches, plus espacées, si je puis dire, que ces alternatives sont plus fortes et durent depuis plus longtemps.

Du traitement.

Je crois avoir dit que tous les ans, au commencement de la saison, les fièvres ne débutaient pas généralement par des accès, mais bien par des accidents continus tels que, malgré la longue habitude que je crois avoir acquise, je ne répondrais pas en voyant un malade atteint de ces perturbations qui, sous peu de jours, prendront la forme intermittente, tierce ou double tierce, de ne pas commettre l'erreur de croire, si c'est au printemps, à une pleuro-pneumonie débutante, et plus tard à une fièvre typhoïde. Je pourrais citer des erreurs semblables, commises par un maître devant qui je me suis incliné.

J'étais encore jeune praticien, quand je me suis dit : Voici des accidents continus qui vont dégénérer en fièvres d'accès; si le sulfate de quinine agit comme l'antidote d'une intoxication spécifique, il doit être plus efficace encore s'il est donné au début. Conduit par ce raisonnement, et sans attendre que les accès fussent régularisés, j'ai, à plusieurs reprises, donné le sulfate de quinine dans cette période et toujours j'ai eu pour résultat une prolongation de cet état aigu; quelquefois même cette prolongation fut telle, et les accidents prirent tant d'acuité, qu'ils me laissèrent croire d'abord que j'avais eu affaire à de véritables fièvres typhoïdes. Mais à la fin, la fièvre devenant intermittente-tierce, il me fallait recourir aux mêmes moyens qui, tout d'abord, avaient augmenté et paru prolonger les accidents continus. J'ai dû reconnaître que c'étaient des fièvres et qu'il fallait attendre, pour agir, la régularisation des accès.

Je n'ai jamais hésité, dans le début, quand les accidents étaient aigus, d'apparence continue et trop forts, de recourir aux antiphlogistiques; je n'ai jamais eu, que je sache, à m'en repentir. Les pertes de sang, convenablement ménagées, faites dans la période de chaleur, m'ont paru donner à l'accès une résolution plus prompte; la rémission et même l'intermittence n'en étaient que plus complètes et l'accès suivant se prononçait davantage; enfin cela m'a toujours semblé abréger les incertitudes de ce début; mais quant au traitement des fièvres intermittentes par les pertes de sang et tout ce qui est réputé antiphlogistique exclusivement, j'ai acquis la certitude qu'il était nuisible. Je n'entends pas dire que je n'ai pas vu des fièvres guérir après la mise en œuvre de ce traitement, car il y en a beaucoup qui guérissent, quoi que l'on fasse ou que l'on ne fasse pas; c'est là ce qui explique pourquoi tant de moyens inutiles ont eu des prôneurs.

Je disais, il y a un instant, que j'ai vu souvent au début de l'épidémie les accidents avoir la forme continue. Parmi les nombreux faits que je pourrais citer à l'appui, je n'ai pas oublié le suivant. Mon ami Pilault, médecin à Saint-Martin-le-Beau, convoqua M. Lagarde et moi pour voir une jeune femme qui était sans connaissance, les yeux insensibles à la lumière, enfin dans le carus le plus complet; on trouvait quelques traces de sang dans les deux conduits des oreilles. Le pouls était plein, fréquent. Voici ce que le confrère nous apprit. « La malade avait été frappée par son mari à plusieurs reprises pour cause d'infidélité conjugale. Il y avait suppression des règles depuis six semaines. Depuis quelques jours elle se plaignait de la tête, de dégoûts; elle avait une fièvre modérée, et c'était de la veille, et tout d'un coup, qu'elle était tombée dans l'état carotique que j'ai indiqué. » Nous crûmes tous les trois à une lésion cérébrale, ne supposant pas une fièvre d'accès pernicieuse. Nous fîmes une saignée, nous appliquâmes des sangsues derrière les oreilles, des compresses d'oxycrat sur la tête, des sinapismes aux jambes, et nous prescrivîmes des boissons théiformes.

A notre visite du lendemain, le carus était moins complet; la fièvre avait un peu diminué, le pouls était moins plein, la peau moins brûlante; il y avait eu un peu de sueur. On continua le traitement antiphlogistique, mais moins énergiquement, c'est-à-dire qu'on mit de nouvelles sangsues, mais l'on ne réappliqua pas de sinapismes : on provoqua des selles par un lavement laxatif. Le troisième jour, une chose me frappa, ce fut le retour des accidents aussi violents que l'avant-veille. Comme il avait eu lieu à peu près à la même heure et sans nouvelle cause connue, nous hasardâmes un lavement de quinquina de vingt-cinq grammes à l'instant où la fièvre parut se modérer. Les accidents cérébraux ne reparurent pas et la femme entra en convalescence.

Nous nous demandions tous les trois si nous avions bien réellement eu affaire à une fièvre intermittente. Le vieux confrère Moreau-Casauban, à qui je racontai toutes ces péripéties, ne le croyait pas; mais, quinze jours après, des accidents intermittents tierces, moins aigus sans doute que les premiers, vinrent nous tirer d'incertitude et prouver que la jeune malade avait réellement été atteinte d'une fièvre tierce pernicieuse apoplectiforme.

L'événement prouva plus tard qu'elle était enceinte d'environ six semaines.

Il est très-peu de médecins en Touraine qui croient devoir s'abstenir des vomitifs et des purgatifs au début des fièvres intermittentes. Cette pratique est aimée des malades, qui s'épanouissent à la vue d'un vase plein. Je n'ignore pas que chez beaucoup la fièvre paraît coupée après leur emploi; mais j'ai eu de nombreuses occasions de constater combien, quelquefois, cela rend la tolérance des fébrifuges impossible, ou tout au moins difficile, si même cela ne compromet pas parfois la vie. Le fait de la femme P......., celui du nommé G...., prouvent que quelquefois l'administration d'un vomitif ou d'un purgatif rend l'accès qui suit pernicieux. Il y a trois ans, je passais à Montlouis à l'instant où un jeune bourrelier tombait comme foudroyé au début de l'accès. Il avait des fièvres tierces très-ordinaires depuis une quinzaine de jours. Il refusa obstinément de prendre du sulfate de quinine avant d'avoir pris une médecine, laquelle était tout simplement composée de cinquante grammes de sel de Sedlitz. La nécropsie ne décela rien autre chose que le gonflement des trois parenchymes du ventre. Le crâne ne fut pas ouvert; nous le jugeâmes très-inutile, le malade n'ayant rien éprouvé du côté de l'encéphale.

J'ai vu même quelquefois le sulfate de quinine donné comme préservatif être suivi, je devrais peut-être dire être cause du retour de la fièvre : c'est quand il avait un effet purgatif. J'exerçais depuis deux ans à Noizay quand je fus consulté pour le fils d'un nommé M......, vigneron à la vallée de Raye, commune de Chançay. Depuis quelques jours cet enfant était devenu anasarqué, après avoir eu huit ou neuf accès de fièvre tierce. Je lui donnai du sulfate de quinine délayé dans du sirop. A ma troisième visite, je trouvai mon petit malade parfaitement désenflé et sans fièvre; mais comme il était encore très-pâle, que le foie et la rate étaient volumineux, je conseillai de continuer le traitement, et pour cela je donnai une nouvelle dose de sulfate de quinine également mêlé avec du sirop. Je dis de le prendre par intervalles de six en six jours. J'ai omis de dire qu'aussitôt la cessation des accidents, l'appétit était revenu, et que sans doute le malade s'y livrait un peu trop. Quelques jours après, passant dans le village, je trouvai le père à la porte de chez lui et m'informai de mon petit malade. Au lieu de compliments, je reçus pour réponse : *Vous l'avez tué !* J'osai lui demander de quand il était mort; il me répliqua : « Pas encore; mais il n'en vaut guère mieux. » Alors j'entrai malgré le père, je trouvai mon malade bouffi à pleine peau; la mère, moins violente que son mari, m'apprit que du jour où l'enfant avait usé de la dernière potion au sulfate de quinine, il avait été pris de deux accès de fièvre, après une violente diarrhée; que celle-ci persistait encore depuis quatre jours; que l'anasarque était revenue. Il y avait une oppression épouvantable ; le pouls était misérable, la soif vive. Je prescrivis de suite une potion absorbante laudanisée et éthérée, la diète et de l'eau de tilleul. Ce traitement fut continué quatre jours seulement; à mesure que la diarrhée se calmait, on se relâchait d'une diète aussi sévère.

L'espèce de résurrection de ce malade m'avait un peu rapatrié avec la famille, qui était toujours persuadée du mauvais effet de ma potion; il en restait encore heureusement les deux tiers; j'avais à cœur de désabuser ces pauvres gens, et je ne saurais décrire la scène qui se passa entre eux et moi quand ils me virent déboucher la fiole maudite, m'approcher du malade et lui faire prendre une cuillerée de son contenu; bref, ce fut avec le même médicament, qui avait produit, selon eux, un effet si désastreux, que le petit M...... vit son anasarque céder comme par enchantement, et qu'il revint à la santé. Il y a de cela quarante ans, et, à la louange de ces pauvres gens, je dois dire qu'ils n'ont jamais manqué une occasion de me prouver combien ils regrettaient les choses désobligeantes dont ils m'avaient accablé. Je pourrais grossir cette note d'observations aussi probantes; celle-là suffit, je crois.

J'ai essayé à peu près tous les moyens préconisés comme succédanés du quinquina; ils ne m'ont jamais donné des résultats assez satisfaisants pour les croire capables de remplacer l'écorce du Pérou. On doit des encouragements à de louables efforts, mais ce n'est pas une raison pour s'engouer de moyens qui laissent trop à désirer. Espérons que de nouvelles tentatives seront plus heureuses, car jusqu'à présent le quinquina n'a pas d'égal.

Le mode d'administration du fébrifuge est encore, parmi les praticiens, le sujet de divisions nombreuses. Ce qu'il y a de certain, c'est que la plus mauvaise méthode est celle des doses fractionnées; ce n'est que dans la période chronique que je l'ai vue quelquefois réussir : j'en parlerai plus loin. Une observation qui, je crois, appartient à Bretonneau, c'est que cette méthode des doses fractionnées, et surtout répétées à des intervalles rapprochés, est le plus sûr moyen de provoquer l'intolérance. Le fait suivant prouvera en partie ce qui précède.

Un médecin élevé exclusivement à l'hôpital de Tours, et que Bretonneau avait affectionné d'une manière toute spéciale, démérita l'estime de ce maître à propos de l'enfant d'un cantonnier de Saint-Cyr. Cette jeune fille, âgée de quatorze à quinze ans, était atteinte de fièvres tierces depuis plusieurs mois. Le médecin dont il s'agit avait opposé obstinément de petites doses de quinine (quatre grains par jour, deux pilules matin et soir). La malheureuse enfant était à sa quatrième boite; plus elle en prenait et plus mal elle la supportait. Elle vint consulter Bretonneau, qui lui fit avaler à la fin de l'accès suivant douze de ces pilules en une seule fois. Cette médication fut suivie d'un succès immédiat. Les reproches qu'il fit à son élève furent vifs, et la réplique une honte pour le corps médical.

Il est positif que tel malade qui, au lieu d'avaler à la fin de l'accès la dose

MIQUEL. I. 12

nécessaire pour couper sa fièvre, n'en prend que la moitié le premier jour, et le lendemain l'autre moitié, se plaindra et sera réellement incommodé de la seconde dose, et, pour comble d'infortune, verra la fièvre devenir plus rebelle. J'ai été à même de constater cela un grand nombre de fois. Je crois donc devoir louer sans restriction les propositions aphoristiques du médecin de l'hôpital de Tours sur les fièvres intermittentes.

Depuis 1821, j'ai toujours donné le quinquina ou le sulfate de quinine à assez haute dose et le plus près possible de la fin de l'accès. J'ai presque toujours ajouté un peu d'opium pour assurer la tolérance, car lorsqu'il fait vomir, et surtout quand il purge, je le répéterai, son effet est nul, et, qui plus est, son administration ultérieure difficile. Je crois à la nécessité de l'administrer à la fin de l'accès, non-seulement parce que, quand il est donné trop près de celui qui va suivre, la fièvre ne s'en trouve pas coupée, et, qui plus est, l'accès suivant est quelquefois beaucoup plus fort, si même les conséquences ne sont pas plus graves. Le fait qui suit m'a toujours frappé sous ce rapport.

C....... D......, cultivateur au château de La Vallière, commune de Neyron, avait un fils âgé de huit à neuf ans. Cet enfant contracta des fièvres tierces qui furent coupées par trente centigrammes de sulfate de quinine administrés à la fin de l'accès. Une seconde dose fut donnée huit jours après. Ce traitement me parut suffisant d'abord; mais, un mois après, un écart de régime fut l'occasion d'une récidive. Consulté de nouveau, je prescrivis un demi-gros de sulfate de quinine en trente-six pilules, pour être administré tous les huit jours à la dose de six pilules, comme traitement préservatif.

Les six premières pilules coupèrent la fièvre ; la mère en donna encore deux fois, puis, croyant son fils rétabli, elle oublia le reste de la prescription. Je n'entendais plus parler de ce malade quand un dimanche soir je rencontrai C......., qui me demanda une place dans ma voiture. Chemin faisant, nous causâmes de son fils, qui était redevenu fiévreux depuis une dizaine de jours. Je blâmai la mère d'avoir suspendu le traitement et conseillai de donner à la fin du prochain accès six autres pilules, dose par conséquent égale aux premières. Le lendemain matin, à onze heures, un exprès vint me chercher en toute hâte pour voir ce petit malade. Quand j'arrivai, à une heure, je ne trouvai plus qu'un cadavre. Voici ce qui s'était passé. Ce jour-là était celui où la fièvre devait venir à onze heures du matin ; or, par une de ces inadvertances inexplicables, au lieu de donner le sulfate de quinine à la fin de l'accès, comme précédemment, la mère l'avait donné à neuf heures du matin, et le frisson avait commencé un peu avant onze heures. Il avait été sidérant et l'enfant était mort en urinant du sang à plein canal. Je fis le lendemain la nécropsie ; le foie était gros, gorgé, à bords arrondis, la rate très-développée, les reins gonflés, turgescents, pleins de sang. Les bassinets, qui en contenaient aussi beaucoup, démontraient que le peu qui était encore

renfermé dans la vessie, sans que la membrane muqueuse de cet organe en
fût seulement colorée, avait été fourni exclusivement par les reins. C'est à
partir de cette nécropsie, qui attira si vivement mon attention, que dans
celles que j'ai eu occasion de faire depuis sur des sujets victimes de fièvres
pernicieuses j'ai toujours trouvé une hypérémie rénale concomittante de
l'engorgement du foie et de la lésion de la rate. Si, à deux reprises, la même
dose de sulfate de quinine n'avait pas été suivie du succès complet, si surtout les dernières pilules administrées n'avaient pas été extraites de la
même boîte que celles qui avaient été précédemment efficaces, ce fait pourrait, aux yeux de quelques sceptiques, ne pas paraître suffisamment probant; mais là tout est réuni pour m'exempter de faire d'autres citations.

Bretonneau donnait et conseillait de donner ordinairement aux adultes
un gramme de sulfate de quinine. Sans vouloir dire que cette dose est trop
élevée, je n'ai jamais guère dépassé celle de quatre-vingts centigrammes,
parce que j'ai constaté que, chaque fois que j'ai cru devoir le faire, l'accès
suivant ne manquait pas aussi complétement. Je n'attachais aucune valeur
secondaire à cet incident; je m'abstenais de toute nouvelle ingestion; l'absence du deuxième accès venait toujours prouver que j'aurais eu tort, dans
ces cas, de ne pas croire le malade suffisamment saturé de quinine.

L'administration du sulfate de quinine à trop haute dose m'a paru avoir
un autre inconvénient plus sérieux, c'est celui de laisser souvent le malade
dans un état gastralgique qui rendait les convalescences non-seulement
longues, mais plus rebelles à de nouvelles doses de fébrifuge, et par cela
même les rechutes plus fréquentes. En 1846, un de mes amis qui exerçait
dans mon voisinage, et dont la clientèle équivalait, pour le nombre, à peine
au tiers de la mienne, supputait la dose de quinine qu'il avait déjà fait consommer. Dans notre conversation intime, il fut démontré que celle que
j'avais employée ne dépassait pas le tiers de cette quantité, ce que l'on concevra aisément, si je dis que mon confrère donnait communément un gramme
de sulfate à chaque adulte fiévreux à la fin de l'accès, puis un autre gramme
vingt-quatre heures après. Or, dans l'hiver qui suivit, ce praticien me convoqua
à plusieurs reprises, pour me montrer une quantité de fièvres rebelles qui
dépassait de plus des deux tiers les récidives que je pouvais compter parmi
mes malades, auxquels, je le répète, je n'avais jamais donné plus de quatre-
vingts centigrammes, et auxquels je n'avais jamais conseillé des doses
multipliées à de courts intervalles.

Je pourrais citer des faits où l'administration très-élevée fut suivie
d'accidents déplorables. On comprendra ma retenue sur ce point; mais
quand je parlerai des saignées locales et de la compression du ventre dans
la période chronique, j'aurai occasion de citer une observation qui démontre
cela sans réplique. Il faut pourtant que je dise que j'ai vu des malades qui
avaient fini, en prenant de hautes doses de sulfate de quinine ou de
quinquina, par ne plus pouvoir en retirer aucun bénéfice, si ce n'est en

recourant à des quantités fabuleuses de ce médicament. Ainsi, un jour, étant consulté par M. A..., pour des fièvres quartes, je ne fus pas peu surpris de la demande qu'il me fit de lui prescrire *cent vingt-cinq grammes de quinquina calisaga*. Ce monsieur était arrivé depuis quelque temps du Nouveau-Monde. Il me prévint que, durant ses longues pérégrinations, il avait été sujet aux fièvres intermittentes, et que, sur la fin, il n'avait pu obtenir sa guérison qu'en prenant dans une seule séance quatre onces de quinquina. C'était un homme de taille moyenne, brun, bien bâti, énergique, un peu adonné aux liqueurs fortes. Je lui prescrivis quarante grammes de quinquina calisaga en poudre, pour prendre en une seule fois et à la fin de l'accès. Cette dose fut sans effet; après quoi je dus laisser le malade éprouver deux accès; puis enfin je cédai à ses sollicitations et je prescrivis les quatre onces de quinquina, que mon homme avala comme il l'aurait fait de dix grammes, et la fièvre fut coupée. Il est vrai que le suétudisme peut faire que les malades arrivent à prendre impunément des médicaments énergiques à des doses fabuleuses. Aussi, ce n'était jamais sans inquiétude que je voyais un Russe, le prince M....., avaler quotidiennement soixante-dix centigrammes d'hydrochlorate de morphine, sans éprouver le moindre narcotisme. Il avait contracté cette habitude en Allemagne, pour essayer de calmer des douleurs névralgiques. Quand de nombreuses récidives de fièvre avaient rendu les malades insensibles aux doses que j'ai l'habitude d'indiquer, j'ai quelquefois éprouvé de bons résultats du quinquina réuni au fer ou à des extraits amers, à doses plus rapprochées.

Le sulfate de quinine, ainsi que le quinquina, donnés comme préservatifs tous les huit ou dix jours, ne sont efficaces qu'autant que les malades ont soin d'éviter les causes de rechutes, lesquelles sont, je le répète, une impression de froid, la diarrhée, les voyages sur un véhicule dur qui occasionne des secousses du ventre, et, pour les femmes, le retour des règles. Ainsi, Bretonneau étant chez moi, à Amboise, où il était venu voir un malade, fut pris d'un nouvel accès de fièvre très-violent, quoiqu'il eût ingéré, la veille, au matin, un gramme cinquante centigrammes de quinine, comme préservatif; la cause est que, le soir de cette ingestion, il avait essuyé une averse qui avait traversé tous ses vêtements. Ce fait est assez piquant pour m'exempter d'en citer d'autres. J'ai toujours remarqué qu'il faut donner le fébrifuge préservatif à des jours qui répondent à des périodes fixes avec celui où l'accès avait été coupé, ce qui confirme une des remarques judicieuses de Graves sur la périodicité. Puisque je parle de préservatif, je dois dire qu'une précaution, *sine qua non*, pour éviter le retour des fièvres, c'est d'astreindre les malades à se vêtir chaudement.

La convalescence des fièvres est souvent bien loin d'être franche : j'ai beau avoir soigné un grand nombre de fiévreux tous les ans, je ne répondrais cependant pas, en voyant un individu languissant, de distinguer toujours celui qui, après avoir éprouvé des fièvres intermittentes franches, a encore besoin de recourir aux préparations de quinquina, de celui à qui, si elles ne sont pas nuisibles, elles sont pour le moins inutiles.

Il y a trente-neuf ans que, soignant la servante-maîtresse d'un vieux garçon, le plus sceptique que j'aie pu rencontrer, j'éprouvai un de ces embarras que je serais heureux de pouvoir éviter à quelques-uns de mes jeunes lecteurs. Il s'agissait d'une fille d'une trentaine d'années, atteinte de fièvre tierce, dont elle avait eu plusieurs récidives. Cette malade avait fini par éprouver des accidents sérieux, chaque fois qu'elle était forcée de reprendre une nouvelle dose de sulfate de quinine ; enfin elle devint anasarquée. Les récriminations incessantes de son maître étaient telles que, pour tout au monde, j'aurais voulu voir la malade en d'autres mains. Enfin, je m'avisai de lui donner, tous les deux jours, huit centigrammes de calomel. L'effet de cette médication empirique fut merveilleux, l'appétit revint, la bouffissure disparut ; bref, le mieux alla croissant d'une façon telle, que mon Aristarque devint un prôneur émérite. Cela m'eût donné de l'orgueil, si j'avais pu m'expliquer ce succès qui ne fut pas de longue durée, car la bonne Catherine, huit jours après, était reprise d'un accès de fièvre très-fort. Je calmai par un régime convenable la diarrhée qu'avait occasionnée ma médication légèrement purgative, et, comme on le pense bien, je ne me pressai pas de revenir au sulfate de quinine. Cette fois, j'administrai un lavement de six gros de quinquina calisaga avec laudanum.

Cette malade m'avait occasionné trop de tribulations pour que ce fait fût oublié dans l'avenir ; aussi j'ai dû avoir quelquefois recours au calomel dans les cas douteux. Enfin, une plus longue expérience m'apprit que ce moyen n'est pas le seul, et j'ai bien des fois obtenu le même résultat en donnant du sous-nitrate de bismuth. Voici ce que cette médication produit : pendant quelques jours, les accidents gastralgiques cessent ; une fois cessés, le malade éprouve de nouveaux frissons, et il faut alors revenir au fébrifuge. De ceci, je crois pouvoir conclure que, quand la quinine ou le quinquina à des doses trop fortes ou trop fréquemment répétées chez des individus gastralgiques sont suivis d'accidents chroniques qui dénaturent les accès, tous les moyens capables de guérir ces accidents peuvent être utilisés pour ramener la tolérance de l'estomac en même temps que les accès à leur type primitif.

Chez les femmes, l'époque menstruelle est souvent suivie du retour des accès. Ayant eu plusieurs occasions d'en voir guérir ensuite sans traitement, lorsqu'elles atteignaient le quatrième ou cinquième mois de leur grossesse, j'ai quelquefois donné le conseil de faire des enfants, ce qui n'est pas toujours accueilli favorablement. D'ailleurs, comme les hommes n'ont pas ce privilége, j'ai pensé qu'en comprimant le ventre de façon à agir sous le foie et la rate, je produirais un effet analogue à celui de la grossesse. Cette pratique m'a valu à la fois des quolibets et des succès; comme on le pense, je ne parlerai que des derniers, et je puis assurer qu'il n'y a pas, dans les fièvres chroniques, un moyen qui seconde plus convenablement le quinquina; souvent même, il réussit seul, quand les préparations quiniques ne peuvent plus être tolérées. Entre autres faits, je citerai celui du fils du sieur G....., premier garçon à la poste d'Amboise, enfant âgé de huit à neuf ans; après avoir eu de nombreuses récidives de fièvres que le sulfate de quinine coupait toujours momentanément, il avait fini par ne plus pouvoir avaler ce médicament. Je fis la compression. Les accès diminuèrent successivement du premier au troisième, qui fut le dernier. La compression fut maintenue deux mois; alors les parents, croyant leur enfant guéri, cessèrent d'en faire usage; mais, dix jours après, on fut forcé d'y recourir. Les parents avaient eux-mêmes recommencé à en faire l'application : quoique l'appareil compressif, dont ils s'étaient servi fût le même, ils avaient échoué; mais lorsque je l'eus rétabli convenablement, la fièvre cessa au second accès. L'oncle de cet enfant, le sieur P....., qui avait perdu son frère à la suite de fièvres d'accès, était lui-même atteint de fièvres rebelles à tous les médicaments qui furent administrés tant par moi que par mes confrères. Il ne dut sa guérison qu'à l'emploi de ce même moyen, quoiqu'il travaillât énergiquement à bêcher la terre.

A la fin de 1826, mon confrère, M. C...., médecin à Vernou, homme assez vigoureux, âgé de cinquante ans environ, sujet à des vertiges, fut pris d'accidents fébriles continus. Je crus pouvoir assurer qu'ils se termineraient dans huit à dix jours par des accès doubles-tierces ou tierces, sous la seule influence de la diète et des boissons théiformes. Ce confrère avait perdu, quelque temps auparavant, sa femme et l'un de ses enfants; il était donc resté veuf avec trois autres. Quand la maladie eut subi les phases que j'avais indiquées, je prescrivis, à la fin du deuxième accès intermittent franc, quarante centigrammes de sulfate de quinine. Le soir, le malade en prit une semblable dose, et le lendemain, à l'heure du retour de l'accès, encore quarante autres centigrammes. (J'ai déjà dit, je crois, qu'à cette époque, en 1827, quarante centigrammes me donnaient des résultats aussi beaux que ceux obtenus aujourd'hui avec quatre-vingts.) J'étais loin de soupçonner cette administration intempestive, quand le soir, à cinq heures, allant voir si la fièvre de mon confrère était coupée, je le trouvai sans connaissance, la respiration stercoreuse, le pouls plein, enfin au milieu d'un accès de fièvre pernicieuse apoplectiforme. M. Bénardeau, médecin à Monnaie, parent du malade, m'attendait avec impatience. Dans une conjoncture aussi délicate et aussi grave, nous crûmes devoir demander en toute hâte, à Tours, feu Gouraud et Bretonneau. Le premier arriva seul, à dix heures du soir; il crut à une erreur de diagnostic et supposa une fièvre typhoïde. Mais, comme, dans mon intime persuasion, mon premier maitre se trompait, je le fis consentir à autoriser l'administration d'un lavement de quinquina si, entre deux et trois heures du matin, une sueur abondante se manifestait. Je veillai, et, à trois heures, ma prédiction se réalisa; alors je donnai un lavement composé de vingt grammes de quinquina calisaga. Quand je revins, le soir, à cinq heures, je trouvai Bretonneau près du malade. Celui-ci me fit la même objection que Gouraud. L'erreur était facile, parce que la fièvre occasionnée par l'administration du quinquina était assez forte. Bref, l'événement prouva que nous avions affaire à une fièvre d'accès, et il fut convenu entre mes deux maitres et moi, que, tous les huit jours, nous donnerions quarante centigrammes de sulfate de quinine, ce qui fut fait. Je dois dire que M. C.... n'éprouva pas une convalescence franche, et que chaque prise de sulfate de quinine, loin d'améliorer sa position, était suivie d'un petit accès de fièvre, puis de dégoût et d'embarras de la tête. Ce traitement, continué pendant six semaines sans amélioration, me donna la pensée de recourir à un lavement de quinquina, semblable à celui dont j'ai parlé. Son effet fut le même que celui produit par l'ingestion du sulfate de quinine et M. C.... éprouvait de temps en temps des accès irréguliers. Il était décoloré, sans appétit, il s'affaiblissait journellement, comme on va voir. Son ventre prenait du développement. Tel était l'état des choses, quand, un dimanche matin, je fus prié de me trouver en consultation avec Bretonneau. Le médecin de l'hôpital de Tours conseilla de donner le soir quarante centigrammes de sulfate de quinine et quarante autres le lendemain matin, ce à quoi je fis de l'opposition parce que j'avais vu que chaque dose de quarante centigrammes était difficilement tolérée, et que, de plus, j'attribuais les accidents pernicieux du début aux deux doses de quinine que le malade avait eu la malheureuse pensée d'ajouter à celles que j'avais prescrites. Alors Bretonneau proposa un lavement de quinquina. Je dus lui dire le résultat de celui que j'avais donné quelques semaines auparavant. Il demanda quelle en était la dose; ma réponse fut de sa part l'occasion de réflexions bien regrettables, réflexions qu'heureusement j'avais les moyens de réfuter. Alors il revint à sa première idée, qui était de donner quarante centigrammes de sulfate de quinine le soir, et autant le lendemain matin. A mon tour, je conseillai l'application de quinze sangsues sur le flanc gauche, puis la compression du ventre. C'est à regret que je ne puis taire les satires que ma proposition excita devant un nombreux auditoire de la part de Bretonneau. On fit part des deux avis au malade; lui, qui voulait émanciper son plus jeune fils et n'avait pu, ce jour, le dire de façon à être compris, trouva assez d'énergie pour répliquer : « Si je prends encore de la quinine, je suis mort. » Cette réplique mit fin à notre désaccord. Je fus donc mis en demeure de faire exécuter mon avis. Feu Georget, qui vint voir le malade le lendemain, constatant la présence du liquide dans le péri-

toine, ne put s'empêcher de me dire : « Tu es bien osé, » et je crois que
cette pensée fut aussi celle du confrère Bénardeau, parent du malade, qui
assistait à la consultation. Sous l'influence de ce traitement uni à un régime
doux, le ventre se détuméfia, le malade reprit de la vie, et enfin, six
semaines après, de petits accès tierces bien francs, qui n'empêchaient pas le
malade d'avoir de l'appétit et de reprendre des forces, m'engagèrent à
recourir à une seule dose de quarante centigrammes de sulfate de quinine,
qui, cette fois, fut parfaitement tolérée et suivie d'une convalescence très-
franche.

Je pourrais citer bon nombre de faits aussi instructifs sous bien des rapports ; ce fait prouve, selon moi, combien il est inutile, pour ne pas dire
plus, d'insister sur l'administration des préparations de quinquina, quand
elles sont mal tolérées. Il démontre ensuite que c'est à tort qu'on redoute-
rait quelques pertes de sang, quand la rate a passé de l'état purement
congestif à l'inflammation chronique; il prouve de plus que, quand cet état
est calmé, on peut revenir au sulfate de quinine administré avec circonspection. Il démontre enfin le bénéfice de la compression du ventre.

Puisque je viens de parler de l'inflammation de la rate, je crois devoir
dire que le fait de M. C.... n'est pas le seul que j'aie rencontré, et j'ai
même eu deux fois l'occasion de voir cette inflammation se terminer par un
phlegmon suppuré de cet organe ; car, dans ces deux cas, après quarante
jours d'accidents fébriles graves, la tumeur de l'hypocondre gauche a
disparu ainsi que la douleur, etc., etc., après d'abondantes selles composées
d'une matière horriblement fétide, ayant la couleur de sang putréfié, ne
ressemblant pas aux selles du méléna et plus épaisses que celles de la fièvre
dyssentérique.

La compression du ventre a été pour moi du plus grand secours dans
beaucoup de cas analogues à celui de M. C..... Je pourrais citer une
quarantaine de faits où les malades ne pouvaient supporter ni le sulfate de
quinine ni le quinquina, tant en lavement que par la bouche; les uns,
parce qu'ils en avaient mésusé; d'autres, parce qu'ils avaient rendu leurs
entrailles impatientes par l'effet des purgatifs; d'autres enfin, parce que
les voies digestives étaient malades depuis longtemps. Dans un bien plus
grand nombre, j'ai été heureux de recourir à ce moyen, comme puissant
adjuvant de la quinine et du quinquina pour prévenir les rechutes. Une fois,
surtout, je crois en avoir tiré un grand profit pour prévenir un accès de
fièvre pernicieuse. Voici le fait :

Le nommé V...., jeune garçon de dix-sept à dix-huit ans, demeurant au
village des Coürs, commune de Nazelles, était tourmenté depuis longtemps
par des fièvres double quartes. Par incurie ou autrement, il avait eu plusieurs rechutes. Un dimanche, pendant que j'étais absent, l'accès changea
de forme. Il fut caractérisé cette fois par de nombreuses selles, composées

de lavures de chair. Le confrère chez lequel on s'adressa, croyant à une diarrhée dyssentérique ordinaire, ne fut pas le voir, et se contenta d'ordonner une potion calmante. Quand j'arrivai le lendemain chez V...., il me fut possible encore de constater la nature et approximativement la quantité de matières rendues par les selles, et il ne me fut pas permis de douter que, loin d'avoir affaire à une dyssenterie, V.... venait de subir un accès de fièvre pernicieuse dyssentérique, qui l'avait jeté dans un collapsus excessivement grave. Ce garçon n'avait donc plus que quelques heures à attendre l'accès suivant. J'ai déjà dit les raisons que j'ai pour croire que le fébrifuge, donné très-peu de temps avant l'accès, est parfois un moyen d'en augmenter la violence plutôt que d'en prévenir le retour et les effets. Les accidents éprouvés la veille par V.... exigeaient cependant que je fisse l'essai d'un préservatif quelconque. Je n'étais pas en mesure de me procurer le moyen de compression que j'emploie habituellement, mais j'avais avec moi trois bandes de diachylum gommé, destinées à un autre usage. Je les taillai en lanières de cinq centimètres de large, et je m'en servis pour faire une ceinture compressive sur tout le ventre. Comme je n'avais jamais employé ce moyen à la veille d'un accès pernicieux, je ne fus pas sans anxiété toute la journée; mais, à ma visite du soir, j'eus la satisfaction d'apprendre que mon malade n'avait éprouvé que du malaise à l'heure redoutée. Or, comme il était possible que ce ne fût dû qu'à un changement de type, je continuai à visiter ce jeune garçon tous les jours. Pendant ce temps, je le tins le plus chaudement possible et à un régime doux. Or, voici ce qui arriva : le bandage, qui était fait de diachylum, se relâcha successivement, et, à mesure qu'il cessa d'être aussi bien compressif, les accidents fébriles doubles-quartes reprirent chaque jour un degré notable d'accroissement; quelque temps après, ils cédèrent à quatre-vingts centigrammes de sulfate de quinine donnés après le plus fort accès.

Voici comment je procède habituellement à cette compression. Je prends deux épais coussins, proportionnés à l'ampleur du ventre ; ils sont communément longs de dix-huit à vingt centimètres, larges de dix, épais de cinq à leur centre. Je les confectionne avec des rondelles d'étoffe de laine, ou mieux encore avec de l'agaric. Je les place dans la direction du rebord des fausses côtes, de façon à renfermer le foie et la rate dans chaque hypocondre, et, pour cela, je les maintiens à l'aide d'une bande de futaine ou mieux encore de flanelle, large de dix à onze centimètres, longue de dix mètres. Par ce procédé, l'épigastre, qui souvent ne peut supporter la plus légère pression, ne se trouve pas gêné. Je me rappelle, entre autres, avoir traité par ce moyen deux dames qui ne pouvaient tolérer le sulfate de quinine, administré par la bouche, ni le quinquina en lavement, et, quoique cependant pour elles la compression de l'épigastre fût une chose redoutable, elles supportèrent très-bien ce mode de traitement et furent par lui, ou si on aime mieux, après son emploi, débarrassées complétement des fièvres rebelles.

L'usage de cette compression est vraiment prodigieux comme préservatif du retour des accès. Il est moins incommode qu'on pourrait le croire et il doit être continué longtemps. Ordinairement, je fais réappliquer l'appareil tous les trois ou quatre jours.

XIIᵉ LETTRE.

Sur la dothinentérie.

Quoique je ne sois rien, absolument rien, quelques jeunes confrères me traitent de maître. Pour que cette qualification ne soit pas semblable à ce compliment banal que l'on fait aux vieilles coquettes sur leur beauté qui a toujours été équivoque, je me tiens, autant que possible, au courant de ce qui se publie, essayant de joindre à ce que donne l'expérience, la connaissance de ce qui se fait sur la dothinentérie. Cette lecture m'a inspiré les réflexions qui suivent.

Je ne croyais pas qu'un jour ce serait pour moi un devoir d'intervenir dans les questions qui se rattachent à la dothinentérie. Je ne suis donc pas riche d'observations authentiques comme pour la scarlatine, mais je crois cependant pouvoir encore le faire fructueusement.

Une chose affligeante pour les hommes qui voudraient voir la médecine cesser d'être le sujet de railleries, c'est la divergence qui existe, non pas seulement entre quelques médecins, sur l'une des maladies les plus graves et les plus communes, mais encore c'est de voir que l'exemple est donné autant par nos maîtres que par les autres médecins réputés princes de la science et qui croient mériter réellement cette qualification.

Que, sur quelques points de doctrine ou de pratique exceptionnelle, cela ait lieu, on l'admettrait, car la science n'a pas dit son dernier mot; mais que sur la dothinentérie, cette maladie si commune, l'Académie, ainsi que les diverses Facultés, ne soient pas d'accord entre elles, que cette discordance soit aussi complète entre chaque membre composant chacun de ces corps, c'est, à mon sens, un scandale. Que les Facultés étrangères soient en divergence avec celles de France, cela pourrait s'excuser. Que même Montpellier, Strasbourg et Paris, par leurs organes officiels, émettent sur ce point des opinions diverses, cela est plus triste; cependant, comme les élèves de chaque école pratiquent communément dans des circonscriptions différentes, et comme les rencontres ne sont que passagères entre les représentants de ces diverses Facultés, cela offre moins de prise à la critique. Mais que Paris soit le théâtre de cette triste comédie, et que des hommes sensés n'essaient pas d'y mettre fin, cela m'a toujours surpris.

Il y a quelques années, la presse n'a-t-elle pas trop fait connaître dans l'Europe entière l'analyse des séances de l'Académie impériale de médecine, à propos de cette maladie, et surtout de son traitement? La lutte fut chaude, si vous vous le rappelez, entre les partisans des purgatifs à outrance, ceux des saignées coup sur coup, ceux des antiseptiques, entre les organo-pathes, les éclectiques, les empiriques, les partisans des calmants, ceux des toniques, et enfin ceux qui conseillent de ne rien faire. Cette discussion tint en suspens et dans une juste attente les obscurs praticiens qui, comme moi, espéraient qu'après ces débats si passionnés, pour le moins, la majorité de l'Académie aurait la bonne pensée de formuler un avis qui permît de dire : « Je suis partisan ou adversaire du traitement le plus apprécié par la majorité du corps médical qui doit faire autorité. » Il n'en fut point ainsi : chaque chef de doctrine est sorti de l'arène après avoir décoché quelques traits et reçu quelques blessures. Mais les auditeurs, les lecteurs et les malades surtout, qu'en ont-ils retiré? Pour vous dire ma pensée, il me semble que, dans de pareilles circonstances, le président devrait ordonner le comité secret; cela servirait le corps qu'il préside, sauvegarderait la médecine de beaucoup de lazzis, la société, pour laquelle MM. les académi-ciens sont censés se passionner, y gagnerait, car les amours-propres froissés seraient de meilleure composition.

Maintenant, si nous nous reportons à ce qui doit se passer à la Faculté, dont les erreurs pèsent fort sur la santé publique, puisqu'elle envoie tous les ans deux ou trois cents adeptes avec le droit *curandi vel occidendi per totam*, c'est bien pire encore, car enfin les récipiendaires ne peuvent pas répondre à M. Grisolle comme à M. Bouillaud, à celui-ci comme à M. Piorry. Quel langage doivent-ils tenir à M. Beau? pas tout à fait le même qu'à M. Monneret, sans doute, et je vois qu'il doit être aussi différent avec vous. Supposons une assemblée de médecins sortis de la Faculté de Paris, et que cette réunion soit composée d'un adepte de chaque professeur de cette École, et que chacun des membres donne son avis devant une nombreuse assemblée de profanes, que pourront-ils faire autre chose que de reproduire une de ces scènes dont Molière a flagellé si justement les médecins de son époque?

Quels progrès, je vous le demanderai, avons-nous faits depuis quarante-cinq ans, époque où Bretonneau appela pour la première fois l'attention de son modeste auditoire sur la fièvre typhoïde? A propos du jeune malade civil, sujet de cet entretien, il nous lut en grande partie le travail de MM. Petit et Serres ; il le commenta et nous fit voir comment ces messieurs avaient mal interprété les faits. Qui aurait dit qu'après tant de travaux et de recherches, la thérapeutique de cette maladie serait aussi peu avancée et aussi incertaine aujourd'hui?

Personne n'élève de doutes sur les lésions intestinales que l'on trouve dans cette maladie; vous admettez, il est vrai, la fièvre typhoïde sans éruption; pour vous cette absence de lésion s'explique comme la variole et la scarlatine frustes. Quoique vous disiez que c'est une chose rare, je ne puis vous laisser dire cela sans faire mes réserves. D'abord, combien avez-vous vu de variole *sine variolis*, — et dans ce cas, peut-on appeler cela la variole? — Quant à la scarlatine, devrez-vous traiter l'angine scarlatineuse comme la scarlatine; le danger, les soins exigibles sont-ils les mêmes? Or, si l'agent de la dothinentérie n'affecte pas l'intestin, s'il porte son action sur d'autres organes, est-ce que c'est là la dothinentérie? Avez-vous un spéci-fique pour détruire chacun de ces toxiques, quel que soit le point affecté par lui? Car je crois que la dothinentérie, sans maladie des glandes de Payer et de Brunner, n'est autre chose que le résultat d'une erreur de diagnostic : il y a ou il n'y a pas maladie spéciale de l'intestin, et alors, si les glandes de Payer et de Brunner ne sont pas atteintes de l'altération spécifique, comment le malade peut-il être exposé aux phases dangereuses de l'éruption des ulcérations et de leurs suites, puisqu'elles n'existent pas? Ainsi, dans la dothinentérie comme dans la variole, après la période éruptive, vient celle de suppuration ou d'ulcération, puis celle de résorption, proportionnées à la confluence et surtout à l'état plus ou moins phagédénique des ulcères qui en résultent; or, mon cher Trousseau, s'il n'y a pas d'éruption, le malade ne peut passer par les périodes qui la suivent et sans laquelle elles ne peuvent avoir lieu; par conséquent, il ne peut être exposé aux dangers qui sont inhérents à cette phase de la maladie. On ne pourrait nier qu'il y ait beaucoup de maladies et de suppurations profondes surtout, occasionnant des accidents qui trompent les plus experts; et je pourrais vous citer des cas où un grand maître en cette matière s'obstina longtemps à regarder comme dothinentériques deux malades atteints de fièvres rémittentes qui, vers le douzième ou treizième jour, sous l'influence de la diète, finirent par prendre le type tierce. J'assiste en ce moment à l'agonie d'un enfant traité par la méthode empirique du sulfate de quinine, comme atteint d'une fièvre typhoïde; bien certainement le petit malheureux n'a autre chose qu'une souffrance intestinale occasionnée par le mauvais régime suivi à la fin d'une rougeole. Ces erreurs, causes de cette divergence entre votre manière de voir et la mienne, seraient sans conséquence, si toutes les écoles étaient d'accord pour indiquer une médication expectante dans les deux premiers stades de la dothinentérie, et malheureusement il y a beaucoup de maladies qui simulent cette affection et trompent les méde-cins; par exemple, le fait suivant : il y a une vingtaine d'années, la famille du sieur H..., serrurier aisé d'Amboise, composée du père, de la mère, de trois enfants et de deux ouvriers, éprouva toutes les phases d'une maladie que je traitai pour la fièvre typhoïde, les uns avec délire et soubresauts des tendons, les autres avec hébétude, diarrhée, accidents adynamiques, ballonnements du ventre, gargouillements dans la fosse iliaque, toux, etc. Je vous assure que rien ne manquait pour me faire errer.

Ce fut le père qui tomba malade le premier ; il se remit à l'ouvrage, ainsi que les ouvriers, dès que cela fut possible. Le reste de la famille n'était pas rétabli que le chef était retombé ; les ouvriers avaient fui. Cette rechute fut pour moi un trait de lumière, tardif, il est vrai. Je déclarai que ce n'était pas la fièvre typhoïde que nous avions eu à traiter, et, pressant mes questions, je finis par savoir que ces gens avaient une cave aux portes de la ville, que là était le vin qu'ils buvaient, que ce vin entrait frauduleusement, et que pour cela on se servait d'un vase en fer blanc qui se cachait sous les vêtements. Dès ce moment, cette conduite blâmable cessa, et avec elle les accidents que je viens de signaler. Cette méprise était fort difficile à éviter, je crois. Quand nous causerons du traitement, je vous citerai des faits où il y avait eu erreur de diagnostic.

Si l'intoxication dothinentérique pouvait avoir lieu sans lésion intestinale spécifique, cette lésion n'existant pas, les conséquences que ces désordres entraînent plus ou moins ne devraient plus être les mêmes, et elle ne vaudrait pas les débats auxquels nous assistons depuis un demi-siècle. Je ne veux donc traiter avec vous que de la manifestation dothinentérique intestinale, que les uns attribuent à l'altération des matières sécrétées et contenues dans l'intestin ; que d'autres, comme M. Beau, disent résulter de l'action âcre de la bile sur la muqueuse intestinale. Aux uns comme aux autres, on pourrait demander comment il se fait qu'il se produise une semblable perversion sans l'influence d'un agent spécial, analogue à celui de la variole, puisqu'il est rare qu'on ait deux fois cette même maladie ; comment il se fait aussi qu'elle ait des périodes fixes ? M. Beau, surtout, aurait eu à expliquer comment l'action âcre de la bile a d'autant plus d'effet sur la membrane muqueuse digestive, qu'on s'éloigne davantage du point où elle est déversée. Que dirait-on à celui qui prétendrait que du vitriol jeté dans un ruisseau doit laisser plus de traces à sa sortie qu'à son entrée ?

Bretonneau attribuait la dothinentérie à un agent insaisissable spécifique transmissible, agissant sur tout l'organisme, dont la manifestation importante et la seule bien caractéristique produit, comme la variole et la scarlatine, des phénomènes morbides, non pas à la peau, mais à la surface de l'iléon, du cœcum, quelquefois un peu plus loin, soit en haut, soit en bas, une éruption à période fixe, accompagnée du gonflement des ganglions mésentériques, tel que ces ganglions deviennent le siége d'un dépôt de matière puriforme semblable à celui qui se rencontre au centre des ganglions bronchiques après la rougeole.

Vous êtes en dissidence avec Bretonneau, quand vous la faites naître spontanément ou de toutes pièces, ce qui est la même chose. Je vous ai dit là-dessus, à propos de la scarlatine et de la contagion, pourquoi nous ne pouvions pas être d'accord sur ce point ; je n'y reviendrai pas. Vous allez plus loin aussi que Bretonneau, quand vous parlez des formes de la dothinentérie comme d'un catarrhe intestinal, d'un catarrhe pulmonaire, d'abcès, de gangrène, dûs spécialement à l'agent dothinentérique. S'il en était ainsi, il faudrait donc dire la même chose pour les suites de la variole, de la scarlatine, de la dyssenterie, enfin, pour toutes les maladies qui entraînent quelquefois après elles de grandes perturbations, suite d'une résorption purulente, effet très-secondaire de ces maladies, si j'osais, je dirais des médications qui parfois leur sont opposées? Il en faudrait même dire autant des accidents si variés qui se rencontrent parfois après toutes les suppurations, même chirurgicales, sans en excepter les taches pétéchiales, les ecchymoses, les eschares, les abcès. Certainement, si, au début de la maladie, le dothinentérique est déjà atteint d'un catarrhe pulmonaire ou d'une diarrhée chronique, sa maladie prendra une forme plus catarrhale que chez celui qui, sous tous les rapports, se portait bien ; chez l'ivrogne elle aura une autre forme; elle ne sera pas la même chez la femme mal réglée ou hystérique, voilà pour les premiers stades. Les variantes seront également aussi nombreuses dans le cours de la maladie : cela dépendra de ce que l'on aura fait qui soit capable d'augmenter ou de diminuer l'éruption, et plus tard la fétidité des ulcères, ainsi que les chances de résorption. Si alors le malade s'expose au froid, aux indigestions, etc.; quand il est à la fin de sa dothinentérie, toutes les choses que vous décrivez pourront avoir lieu, mais, je le répète, elles ne seront pas plus spécifiques que si elles étaient la suite de tout autre désordre ou intoxication de l'économie; elles n'exigeront pas plus qu'elles une médication spéciale. Il n'en est pas de la dothinentérie et autres maladies à périodes fixes, qui se contractent par inhalation, comme de celles qui sont dues à l'inoculation, telles que la syphilis et la diphthérite, maladies dont les phases n'ont pas de période déterminée. Autant ces dernières gardent un caractère spécifique dans toutes leurs manifestations qui exigent un traitement spécial, autant les autres doivent être rangées médicalement dans la classe de celles qui n'en exigent pas. Les goutteux, les diabétiques, les albuminuriques, lorsqu'ils subissent des pneumonies ou autres phlegmasies, ainsi que les maladies qui sont sous l'influence d'autres diathèses, sont certainement plus compromis, toutes choses égales d'ailleurs, que les individus qui en sont exempts; aller plus loin, ce serait porter l'amour de la spécificité au superlatif, ce serait jeter la pathologie dans un dédale sans fin.

Ces complications sont-elles aussi fréquentes que vous semblez le dire? Vous pensez que l'éruption n'est pas la maladie tout entière, vous en dites autant pour la variole et la scarlatine; cela est vrai, si vous entendez seulement par là indiquer que l'agent étend son action délétère sur quelques autres organes, comme cela a lieu dans d'autres maladies éruptives ; ainsi, dans la scarlatine, ce sont surtout les reins et la membrane naso-gutturale qui sont frappés concurremment avec la peau. Dans la rougeole, ce sont les bronches et les reins qui sont surtout impressionnés par l'agent toxique. Dans la dothinentérie, par exemple, les reins, le foie, la rate, etc., ne sont pas indemnes, mais ces lésions ou plutôt cette impression n'a pas ordinairement un retentissement très-sérieux, bien spécifique, et, quand il devient assez grave pour constituer ce que vous appelez une pneumonie dothinentérique, je crois que le plus souvent cela est occasionné par la résorption purulente, ce qui fait rentrer ces lésions dans la classe des maladies non spécifiques. Pour qu'il en fût autrement, ces manifestations devraient être, non pas exceptionnelles, mais apparaître simultanément avec l'éruption, car l'agent de cette maladie, comme celui de toutes les affections éruptives à périodes fixes, une fois répandu dans l'économie, agit sur les organes sensibles à son action, comme le ferait une substance chimique ; et si, après que cette action est produite, il survient d'autres troubles organiques, cela n'est qu'un effet secondaire sur des organes rendus, il est vrai, par ce fait de l'agent dothinentérique, plus aptes à s'enflammer, à suppurer, mais rien de plus ; c'est sortir du vrai, je le répéterai, que de prétendre autre chose.

Selon vous, ces complications seraient très-communes. Je ne puis être de votre avis : car, sans les cas que j'ai été appelé à voir comme consultant, elles seraient pour moi excessivement rares ; cependant, pendant les quarante-quatre ans qui viennent de s'écouler, on ne m'a pas choisi les malades. Je sais bien que la population des grands centres, ainsi que celle qui vient peupler les hôpitaux, est bien plus détériorée que celle de nos campagnes et de nos petites localités. Mais ces circonstances sont-elles les seules causes de cette différence entre vos observations et les miennes ? C'est ce que nous essaierons d'éclairer un peu plus loin.

Vous avez raison, les sudamina, les pétéchies, ainsi que l'éruption cutanée, ne sont point des effets constants de la dothinentérie. Je les ai observés très-rarement ; on les rencontre dans d'autres cas : ainsi je les ai vus naguère avec nos confrères Andrieux et Duclos dans un cas de rétention de matières fécales par cause mécanique, dont je vous entretiendrai une autre fois. Je ne les crois donc point une manifestation spécifique ; je les attribue aussi à l'intoxication secondaire. Ce qui est plus constant, c'est la chute des cheveux ; mais elle n'a lieu que dans une époque très-avancée de la convalescence.

Vous ne parlez pas d'une complication qui n'est cependant pas rare ; il est vrai qu'on la rencontre dans beaucoup d'autres maladies fébriles ; elle tient une place dans les leçons de Graves : je veux parler du hoquet ; il n'est pas l'apanage exclusif des sujets nerveux, tant s'en faut ; je l'ai plus souvent rencontré chez des hommes forts et d'une santé en apparence à toute épreuve. En général, ces malades n'étaient pas précisément des ivrognes ; mais soit par habitude, soit par condition, ils avaient bu à toute heure : ces gens-là sont sujets à des aigreurs ; ils ne connaissent

pas les nécessités d'un régime. Cette observation m'a conduit à reconnaître
que le hoquet est presque constamment dû à la présence d'acides formés
dans l'estomac, et marche de pair avec les aphthes; indiquer sa cause, c'est
presque mettre sur la voie pour le prévenir et le guérir.

La dothinentérie est transmissible.

Ne pourrait-on pas faire quelque chose pour atténuer les fâcheux effets
de sa transmissibilité?

Avant la guerre de Crimée et l'effroyable épidémie de dothinentérie qui
désola Paris en 1852, il eût été impossible de faire revenir la généralité du
corps médical, celui de Paris surtout, sur le pas en arrière que lui firent faire
l'Institut et l'Académie de médecine, appuyés par le corps de santé militaire :
je veux parler de la victoire néfaste de Chervins, lorsqu'il prétendit que la
fièvre jaune n'était pas contagieuse; ce fut un malheur que ne put pas
empêcher le consciencieux travail de Gendron; vous auriez alors soulevé
un *tolle* de contradicteurs que vous n'aurez pas aujourd'hui, et je n'aurais
rien à vous dire sur ce point, si ce n'est que nous, contagionistes de vieille
date, devons travailler à débrouiller ce que la contamination laisse encore
de vague et exige d'observations dans l'intérêt du plus grand nombre.

Les anti-contagionistes, se sont toujours retranchés derrière deux objections. D'abord, ils citaient quelques faits où la contamination n'apparaissait
pas; comme si chaque être n'avait pas son mode de germination et de
développement, comme s'il devait toujours se reproduire infailliblement;
puis ils se prévalaient de la réplique suivante : « En propageant l'idée de
contagion, vous rendez, disaient-ils, plus difficiles les moyens de secourir
les dothinentériques. » Voyons donc s'il n'est pas possible de fixer les praticiens sur les conditions qu'exige cet agent reproducteur pour se répan-
dre; c'est le moyen d'arriver un jour à éluder autant que possible son
influence fâcheuse.

Si, pour la rougeole, il suffit à une personne de faire une station au plus
de quelques secondes dans un appartement où gît un rubéoleux qui vient
cependant d'arriver dans un pays où cette maladie ne règne pas, pour que
cette courte visite soit le commencement d'une épidémie, comme cela se
fit dans la famille M....., dont Bretonneau a dû vous parler quelquefois,
il faut, je crois, plus de temps pour la scarlatine. C'est bien autre chose pour
la dyssenterie dont la propagation cesse pour ainsi dire avec les gelées de
novembre, et, si on la voit l'année suivante, ce n'est guère qu'en juillet;
encore n'apparaît-elle que dans les villages voisins de ceux qui ont été
infectés dix ou onze mois auparavant. Ne savons-nous pas que le virus

diphthéritique préfère les points déjà malades; que, pour le chancre syphilitique, il faut un frottement; pour le charbon et la pustule maligne, une piqûre ou une plaie; pour la phthisie, une longue cohabitation? Or, si j'ai bien observé la dothinentérie, ce qui en facilite le plus la contamination ou mieux la transmission, c'est de séjourner la nuit dans l'appartement ou dans le lit qui a servi à une victime de cet agent, surtout lorsque les soins de propreté manquent, et cette cause est fréquente. Si ce que je viens de dire était démontré pour la dothinentérie, on pourrait concevoir, ce me semble, l'espérance de parvenir à diminuer la propagation de cette maladie. Le premier fait qui m'a donné cette pensée date de 1825. Une fille gagiste chez B..... L...., de Noizay, contracta la dothinentérie, qui était alors épidémique dans le faubourg du Bout-des-Ponts d'Amboise où elle avait été; elle couchait près de sa commensale, dans une petite chambre attenante à celle de ses maîtres : cette autre domestique fut prise après elle, puis ce fut la maîtresse, celle qui leur donnait des soins affectueux, puis après celle-ci son mari, après le mari les deux enfants aînés; il n'y eut d'exempt que le plus jeune que j'avais fait éloigner. La pauvre fille qui avait soigné sa camarade mourut, ainsi que le chef de la maison. Alors, pour remplacer la défunte, on prit la sœur d'un nommé L... B..., postillon à la Frillière, lequel était père de six enfants. Cette fille ne put faire son service que quinze jours près des malades, parce qu'elle le devint à son tour. Alors on dut la transporter chez son frère qui demeurait à six kilomètres. Sa belle-sœur, femme L... B..., et cinq de ses enfants furent victimes de cette hospitalité. Le chef de la maison et son fils aîné, également postillon à la Frillière, furent seuls exempts. Ils allaient et venaient dans la maison, mais n'y couchaient pas, leur service les appelant une partie du jour et toute la nuit à la poste. Pendant ce désastre, la famille B...... reçut la visite au moins de quarante personnes de ma connaissance. De tous ces visiteurs, pas un cette année-là ne fut atteint de la fièvre typhoïde. Quelques-uns étaient cependant aptes à la contracter, car le frère aîné de B...., qui demeurait à Limeray, en fut sévèrement atteint deux ans après. Autre fait.—La petite commune d'Autrèche a une population de quatre cents âmes environ; elle fut effroyablement maltraitée par la fièvre typhoïde en 1827 et 28, plus d'un tiers de la population en fut atteint. Dans cette commune, il y a peu d'habitations agglomérées. Feu Allard, de Châteaurenault, qui n'était pas contagioniste, était le médecin le plus répandu dans cette localité où j'avais des relations assez restreintes, suffisantes néanmoins pour constater que la dothinentérie n'arrivait dans chaque ferme ou dans chaque maison qu'après y avoir été importée par l'une des veilleuses. A peu près dans le même temps, M. et Mme F....-M...., meunier alors au petit moulin de Vernou, qui avaient deux enfants et deux domestiques, furent tous les deux atteints de la dothinentérie presque simultanément. J'étais de longue date le médecin de la famille de M. F....., et M. Guimier, de Vouvray, anti-contagioniste, était celui de la famille de Mme F..... jeune. Je fis éloigner de suite les deux enfants ; il fut convenu que les deux jeunes domestiques entreraient le moins possible dans les appartements où couchaient les deux malades. Je permis à Mme F..... mère, femme délicate, de soigner ses enfants, me fondant sur le renseignement suivant : « Nous avons eu, me dit-elle, il y a une quarantaine d'années, une maladie qui dura quarante jours, et qu'on appelait fièvre putride. » Mon confrère fut moins difficile, il autorisa la mère de la jeune femme à en faire autant que Mme F..... mère. Il y avait treize à quatorze jours que ces femmes se partageaient les soins nécessaires à leurs enfants, quand Mme M...... fut reconduite chez elle, à quatre kilomètres, où la dothinentérie ne régnait pas. Avant de mourir de la fièvre typhoïde, elle la communiqua à quatre femmes qui furent chargées de passer les nuits près d'elle. Deux de ces malheureuses succombèrent ; les autres gens employés dans la ferme, mais qui ne veillèrent pas la malade, en furent exempts.

En 1833, Mme C...., femme d'un contre-maître de l'usine de Pocé, succomba à la fièvre typhoïde, survenue quelques jours après sa couche ; elle habitait une petite maison bien aérée et construite depuis un an ou deux, mais placée non loin d'une cave creusée dans le rocher, qui servait également d'habitation. La femme F......, qui donnait ses soins à Mme C.... et qui habitait la cave dont je viens de parler, fut prise également de la fièvre typhoïde, puis après elle plusieurs de ses enfants. A cette époque, l'usine de Pocé faisait venir des ouvriers mouleurs de tous les côtés ; les logements étaient rares dans le village. De ce foyer naquit une véritable épidémie dans la commune de Pocé. Jusque-là, rien d'extraordinaire à noter ; mais la cave où avait habité la famille F....... fut laissée vide pendant quelques mois et devint l'un des rares logements disponibles pour les nouveaux venus. Eh bien, pendant plus de six ans, chaque famille nouvelle qui l'a habitée a payé son tribut à la fièvre typhoïde. Comme elle était réputée cave maudite, la population qui l'habitait, faute de mieux, n'y faisait jamais que le plus court séjour possible. Sa funeste influence cessa lorsqu'une famille qui l'avait habitée et y avait payé son tribut vint y demeurer de nouveau. Il n'en fut pas de même pour la maison plus facile à nettoyer.

Sur l'avenue de Grammont, dans une grande maison à quatre étages, disposée pour des artisans, j'eus occasion, en 1850, de soigner au rez-de-chaussée la famille de L......, ouvrier charpentier sur le chemin de fer de Tours à Bordeaux. La fièvre typhoïde fut importée dans ce ménage par la fille aînée, jeune couturière. Il n'est peut-être pas inutile de dire ici que ces cinq dothinentériques ne firent pas une grande dépense de médicaments. Je fis mettre dans un litre d'eau soixante grammes de sulfate de fer, et les cinq malades n'eurent pour tisane que de l'eau légèrement sucrée, additionnée de cette dissolution astringente, le tout secondé de la diète la plus-sévère pendant dix-huit jours. J'invoquerai ce fait un peu plus tard. Il est bon de dire que la convalescence de ces cinq malades fut très-courte. Si je cite ici ce fait, c'est pour dire que la maladie de ce ménage fut le point de départ d'une épidémie qui se confina dans cette maison seulement, et qu'elle dura au moins deux ans. Il y eut, si je suis bien renseigné, treize autres cas de fièvre typhoïde, sur lesquels quatre succombèrent sous l'influence de traitements divers.

Je regrette de n'avoir pas relevé le nombre de jeunes gens que j'ai vu, après leur retour de voyages d'agrément, être atteints de la dothinentérie, que, selon moi, ils avaient contractée dans les lits d'hôtels.

A la fin de l'été de 1857, un jeune homme va faire la moisson sur les confins du département; il revient chez ses parents, habitant au village de Rochepinard, commune de Montlouis, porteur de la fièvre typhoïde. Sa mère et les parents qui le veillent en sont atteints après lui; puis d'autres parents, habitant le même village et qui viennent les soigner, subissent aussi la dothinentérie. Si l'épidémie cessa de croître, c'est quand, appelé pour la dix-huitième victime, j'exigeai que les soins nécessaires à ce dernier fussent donnés exclusivement par ceux qui étaient guéris, et, chose remarquable, à partir de ce moment, il n'y eut plus d'autres personnes atteintes dans ce village très-peuplé. Les faits que vous citez dans vos conférences semblent me venir en aide, et permettent d'espérer qu'avec des soins d'aération et de purification, on pourra atténuer beaucoup sa fâcheuse faculté de transmission. Le meilleur moyen entre tous serait, selon moi, de soumettre les literies à une température élevée; on fait cela en Belgique, je crois, pour les vêtements des galeux et leurs literies, pourquoi ne le ferait-on pas pour la dothinentérie? Avis aux hygiénistes officiels. Un appareil construit *ad hoc* par arrondissement, où la police, aidée du médecin traitant, ferait transporter les effets contaminants, ne serait pas une chose impossible ni très-dispendieuse, et aurait, ce me semble, le plus heureux résultat.

De la conduite à tenir dès le début de la dothinentérie.

Vous engagez vos auditeurs à rester à peu près inactifs lorsque la maladie suit une marche régulière, vous dites que l'intervention de l'art est à peu près inutile dans les fièvres éruptives. Il est beaucoup de points qui semblent peu importants, dont l'inobservation cependant peut avoir des conséquences immenses, puisqu'une seule plaque dothinentérique ulcérée peut devenir cause de mort, soit en amenant une perforation intestinale, soit en occasionnant une hémorrhagie; le médecin doit donc surveiller jusqu'à la fin de la maladie.

Vous dites vrai, et on ne peut mieux dire, la dothinentérie est à l'intestin ce que sont à la peau les maladies éruptives. Il faudrait avoir les yeux fermés pour ne pas le voir et ne pas en tenir bonne note; elle ne peut même être autre chose pour ceux qui la font naître de toutes pièces. Elle est due à un agent qui, après s'être introduit dans notre économie par inhalation, circule et en fait, si l'on veut, une maladie *totius substantiæ*. Mais son impression sur toute l'économie est loin d'être sidérante comme celle de la fièvre jaune, du choléra, algide et même de la scarlatine. Cette première action se traduit par un état que vous décrivez bien, qu'on appelle les prodrômes : voilà ce qui constitue réellement la première période de la dothinentérie. C'est pendant ce premier stade qu'est préparée la manifestation spécifique, c'est-à-dire l'éruption intestinale, la seule réellement digne de cette qualification, celle enfin qui plus tard constitue la dothinentérie et selon certaines circonstances la fièvre typhoïde. Cette première période de la maladie n'est jamais meurtrière, si j'en crois tout ce que j'ai vu depuis 1817, époque où Bretonneau en parla à son modeste auditoire ; et, jusqu'à ce jour, elle n'a été utilisée par les médecins que comme un moyen de diagnostic. Cependant, quand on est consulté à temps, elle mérite plus d'intérêt, puisqu'elle est la période d'incubation, qu'elle représente cet état qui, dans la variole, précède l'éruption. Alors, si le malade est bien dirigé pendant ce début du développement de la dothinentérie, on peut, sinon éviter toutes les phases de cette pyrexie, du moins en diminuer la gravité; ainsi, pour me servir d'une comparaison, croit-on, par exemple, que si, pendant les prodrômes de variole, on met la peau dans des conditions telles qu'elle soit excitée directement ou sympathiquement, croit-on, dis-je, que l'éruption ne sera pas plus confluente, plus compliquée que si ce tissu a été maintenu dans des conditions opposées? Dans la première supposition, l'éruption, une fois produite, pourra avoir des conséquences plus graves que si on a tout fait pour diminuer la susceptibilité congestive de la peau. Or, pour en revenir à la dothinentérie, si, dans la période prodromique, le tube digestif est excité et rendu apte aux congestions, et même s'il est mis en contact avec des agents irritants, qui peut dire que l'éruption dothinentérique ne sera pas plus forte et plus susceptible d'avoir des conséquences désastreuses? C'est souvent par des précautions en apparence oiseuses que l'on constitue le bonheur en médecine. Ces réflexions suffisent pour démontrer la nécessité pour ceux qui sont exposés à la dothinentérie, de maintenir toute leur économie et surtout leur tube digestif dans les meilleures conditions sanitaires possibles; ces soins varient selon l'individu, et c'est en faisant mettre en pratique ces principes chez les membres des familles où venait d'éclater la dothinentérie, que j'ai eu la consolation de voir souvent les seconds malades d'une même famille moins compromis que les premiers; car, répétons-le, comme c'est l'éruption intestinale qui fait le principal danger de la dothinentérie, c'est lorsqu'il fait tout pour

rendre l'éruption moindre, que le médecin peut espérer être utile dans cette
première période, et l'est réellement, et il rend sa tâche moins difficile
dans les suivantes.

Ordinairement, quand le médecin est appelé pour la première fois, le
malade n'est déjà plus dans la période dont nous venons de parler. Son
pouls est fréquent, sa peau brûlante, malgré un certain état d'hébétude, le
visage est coloré, etc. La réaction indique que l'éruption est en train de se
faire. Je sais que si la mort arrivait à cet instant, l'anatomo-pathologiste ne
verrait rien ou presque rien. Il ne faut pas conclure que la muqueuse
intestinale, ainsi que les glandes de Payer et de Brunner, ne sont pas déjà
malades ; si le travail morbide qu'elle nécessite avant que la maladie ne
devienne apparente ne se faisait pas, elle ne pourrait pas avoir lieu. Il ne
faut donc pas conclure de ce qu'elle n'apparaît pas encore, que les accidents qui, selon beaucoup, passent pour n'avoir pas préexisté, ne lui sont
pas dus. Dans les premiers jours qui suivent l'inoculation du vaccin et de
la variole inoculée, la maladie cutanée apparaît-elle ? Non, certes, et cependant, qui oserait dire que les accidents fébriles qui la précèdent ne sont
pas occasionnés par elle ? La douleur précède la vésication cantharidique.
L'effet de cet agent énergique, qui atteindra son summum d'action en
quelques heures, se décèle-t-il à l'œil dès que le malade commence à se
plaindre ? Cependant la peau est déjà assez gravement souffrante, impressionnée ; sa maladie est déjà telle, qu'il serait impossible au médecin de
l'arrêter autrement que par la méthode dite substitutive. Or, comme la
nature n'a pas une grande variété de moyens, est-il déraisonnable de
conclure que l'agent dothinentérique, lequel n'atteint son plus haut degré
d'action que du treizième au quatorzième jour, dont l'effet est comparativement bien plus longtemps à parcourir ses périodes, doit provoquer la
souffrance de la membrane intestinale longtemps avant que son effet appa-
raisse à l'œil de l'anatomiste ? Et, pour me servir d'une comparaison que j'ai
déjà employée pour la scarlatine, l'agent dothinentérique, une fois fixé sur
l'intestin, s'y comporte comme un agent chimique dont l'action, cette fois,
sera lente. Il est donc inexact, pour ne pas dire illogique, d'attribuer les
accidents de cette période de la maladie à autre chose qu'aux plaintes de
l'intestin. Vous qui manœuvrez avec succès les affusions froides dans la
scarlatine, qui les avez vus calmer les accidents ataxiques occasionnés par
la maladie cutanée ; vous devez être le premier à reconnaître que l'ataxie,
quelque grave qu'elle soit dans la période éruptive de la dothinentérie, n'a
pas un autre mode de se produire. Vous devez admettre que si elle était
due, comme on a pu le croire autrefois, à l'action toxique de l'agent sur le
principe vital, ou, si vous aimez mieux, sur les centres nerveux, qu'elle
devrait alors se manifester plutôt pendant les prodromes, et non pas
attendre, pour naître, la manifestation des premiers troubles digestifs, pour

croître en raison du progrès de la souffrance intestinale. J'insiste sur ce point, car je crois que de cette notion simple découle nécessairement une indication aussi importante que négligée dans le traitement de ce que l'on appelle l'ataxie, laquelle naît aussi bien après une brûlure qu'après une maladie éruptive, après une grave blessure que dans le cours d'une maladie interne, ataxie dont la cause matérielle a vainement occupé tant d'anatomo-pathologistes, et donne lieu encore journellement à tant d'explications qui ne supportent pas un examen sérieux. On m'objectera peut-être la disproportion apparente des accidents avec la lésion intestinale, quand d'autres fois il y a impassibilité extrême chez quelques malades, qui sont porteurs de lésions intestinales très-graves, c'est-à-dire d'une éruption confluente passée même à l'état d'ulcération. Mais cela prouve-t-il autre chose que ce que nous voyons tous les jours ? Ainsi, nombre d'individus robustes semblent défier la mort, qui cependant succombent après quelques jours d'une pleuropneumonie bien plus ancienne que les accidents qui ont attiré l'attention ; par conséquent, cette maladie les avait trouvés d'abord impassibles. Par opposition, il y a des pleuro-pneumonies légères qui provoquent des accidents aigus très-énergiques, et quand cela a lieu, on n'est pas tenté, je pense, de les attribuer à une autre cause. Tel individu supporte une brûlure sans trop de réaction, qui, chez tel autre, donnera lieu à des accidents très-graves : tel cancer dévore un individu sans douleurs, quand tel autre, en apparence semblable, provoque souvent des phénomènes de réaction promptement mortels. Ce que nous appelons maux de nerfs dépend souvent d'une lésion matérielle peu étendue, légère même, presque insignifiante ou très-peu apparente.

On trouve quelquefois le foie et la rate ramollis dans la fièvre typhoïde ; ces désordres augmentent le trouble, je ne le nie pas ; mais les maladies éruptives cutanées sont-elles plus exemptes qu'elle de lésions organiques dues à l'intoxication qui les a occasionnées ? Non, certes, et cela n'empêche pas que la phlegmasie cutanée soit le point de mire du médecin, parce que c'est par la souffrance de cette large surface plutôt que par celle d'autres organes que le malade est mis en danger et succombe. Reportons-nous à la scarlatine, et disons que, quand il en est autrement, ce ne sont que des exceptions rares.

Je ne me dissimule pas quels sont les inconvénients d'une polémique entre professeurs d'une même Faculté, et quelquefois dans le même amphithéâtre ; mais n'y en a-t-il pas plus encore à laisser les étudiants dans une incertitude et dans une irrésolution que doivent nécessiter les opinions si divergentes de leurs maîtres? Je crois que les professeurs d'Alfort sont dans l'erreur lorsqu'ils font naître la morve de toutes pièces. Convenons cependant que ce qu'ils viennent de faire à l'Académie est un exemple bon à suivre ; au moins ils n'ont pas donné en public l'exemple des dissidences graves que nous déplorons.

Vous avez fait une description de la dothinentérie, qui est irréprochable ;
vous avez, de plus, prouvé son analogie avec les fièvres éruptives cutanées :
je m'attendais à vous voir démontrer l'inanité, le danger même des
prétentions avouées par les partisans des vomitifs, des purgatifs, des
toniques sans mesure. J'aurais voulu vous voir faire le cas que méritent
les prétendus spécifiques et les évacuations sanguines comme moyen
abortif; puis enfin, j'aurais voulu vous voir indiquer quelles sont les conséquences graves de certains ingesta qui semblent cependant insignifiants,
ensuite, ce qu'il y a d'erroné dans le conseil répété sur tous les tons, qu'il
faut alimenter les malades, tout au moins de la façon qui n'est pas la vôtre ;
j'espérais enfin que vous démontreriez combien il est nécessaire de faire
suivre aux dothinentériques un traitement raisonné, lequel se réduit, selon
moi, à faire de la petite chirurgie pour la maladie intestinale ; car la médication topique est, je crois, le seul moyen de limiter les effets de l'éruption,
de diminuer la conséquence des ulcérations, et celles plus graves encore de
la résorption qui s'opère par les ulcérations si elles deviennent phagédé-
niques. J'aurais désiré, dans cette occasion, vous entendre mettre à leur
niveau de prétendus succès. Que prouvent ces cas cités comme
heureux par chaque chef de doctrine, sinon qu'il y a des malades qui
guérissent malgré le médecin et la maladie? Peut-il en être autrement, je
vous le demande, puisque bon nombre de méthodes prônées et enseignées
officiellement, sont diamétralement opposées les unes aux autres? Vous êtes
moins malheureux que beaucoup de vos collègues, je le sais ; c'est déjà un
pas vers le bien. Je n'ignore pas que ce que je demande là eût soulevé un
tolle parmi eux ; il faut cependant bien que cela se fasse un jour ou
l'autre. Vous étiez l'élève chéri de Bretonneau : qui donc peut et doit le faire
mieux que vous ? — Noblesse oblige. — Il ne suffit pas de dire : « Je fais cela,
je me crois heureux ; or, je le fais, parce que cela me réussit souvent. » Si
chaque professeur en dit autant, que feront leurs auditeurs à leurs
examens? Que feriez-vous vous-même, si on vous répondait en vous citant
les excentricités de certains collègues, et, ce qui est plus sérieux encore,
que font les malades, bien plus intéressés à ce que les cliniques officielles
ne soient plus non-seulement infructueuses, mais quelque chose encore de
plus déplorable?.....

Si j'insiste, c'est que je me rappelle encore, qu'il y a quarante-cinq ans,
je crus devoir renoncer à traiter un sujet de médecine, pour ne pas jouer le
rôle d'un récipiendaire niais ou congédié. En choisissant un sujet chirurgical, je croyais éviter ce que je vais vous dire. La chirurgie de Dupuytren
m'avait séduit : j'avais constaté, à l'Hôtel-Dieu, l'avantage de la demi-flexion
dans le traitement des fractures du membre inférieur. J'étais trop fier pour
réclamer la protection de qui que ce fût. Richeraud était mon président; il
apostilla mon manuscrit en ces termes : « Ce travail prouve que M. Miquel
aime la vérité et la recherche avec zèle. Il me paraît très-propre à faire le

sujet de son sixième examen. » La place de secrétaire de l'Académie de médecine n'était pas encore donnée; Richeraud la briguait : il échoua juste l'avant-veille du jour où je devais passer mon examen; il attribuait son échec à Dupuytren. Le 21 juin, j'arrivai tranquillement à la Faculté ; on me campa une vieille robe de professeur sur le dos. Quelle ne fut pas ma surprise quand je vis que la séance allait être présidée par feu Pelletan, et que j'allais avoir pour examinateurs Richeraud, Boyer et Marjolin ! Vous n'ignorez pas, mon cher Trousseau, que ces quatre professeurs étaient les ennemis jurés de Dupuytren. J'en fis l'épreuve, car je fus littéralement maltraité sur tous les points, excepté justement sur celui où j'étais réellement vulnérable ; je le fus avec un acharnement et un mauvais ton sans pareils, qui excita les murmures de l'auditoire, et j'aurais été renvoyé à trois mois, sans le bon, le loyal Marjolin, qui légitima par des citations deux de mes réponses, qui excitaient la colère de Boyer et de Richeraud. Le lendemain de ma réception, je croyais devoir une visite de bienséance à mes examinateurs et commencer par M. le président. Je fus mal reçu par Richeraud, il me fit fermer sa porte, comme si j'eusse été un malfaiteur ; alors je reportai mes remercîments à Marjolin, qui, plus tard, me donna des marques d'estime que j'aime à me rappeler. Eh bien ! je pense que si, aujourd'hui, un candidat au doctorat avait le courage de mettre tous vos collègues, professeurs de l'École de Paris, en opposition entre eux, comme cela découle de leurs enseignements, qu'il serait très-probablement dans la même passe que moi, et peut-être ne trouverait-il pas un Marjolin ? Voilà pourquoi je vous engage à sortir d'une réserve qui paraît de bon goût et plaide en votre faveur, comme collègue, mais dont la science et vos auditeurs souffrent également ; Bretonneau vous en ferait des reproches, s'il vivait encore.

Avant de traiter avec vous des indications nécessaires dans la période éruptive de la dothinentérie et de nous fixer sur le meilleur traitement, il est peut-être bon de rappeler quelques données de physiologie pathologique, dont on ne semble pas tenir assez compte.

1° Une chose que personne ne pourrait nier, c'est que, dès qu'il y a une fièvre un peu sérieuse, l'économie entière souffre, et alors il y a un trouble des fonctions digestives dont il faut tenir plus ou moins compte. Les belles expériences de M. Claude Bernard sont à méditer.

2° Une autre vérité admise en chirurgie, c'est que, lorsqu'il existe une lésion apparente, concordant avec des désordres physiologiques, quelque bizarres, quelque aigus ou disproportionnés qu'ils paraissent avec elle, le premier besoin et le premier devoir du médecin, c'est de calmer et de traiter cette lésion; que ces accidents soient bilieux, digestifs ou cérébraux, peu importe, la nécessité est toujours la même. Il faut, avant tout, s'occuper de ce que j'appellerai l'épine.

3° Si cette perturbation est digestive, elle modifie les sécrétions, et en première ligne, celles de l'estomac, et, s'il n'y a pas de vomissements, il y a au moins nausées ou dégoût; or, cette viciation a surtout pour effet d'augmenter la sécrétion de cet organe; enfin elle la dénature incontesta- blement. Eh bien! une des belles expériences de M. Claude Bernard a démontré l'influence qu'a, pour la sécrétion biliaire, le passage sur l'orifice du canal cholédoque d'un produit devenu acide. On sait qu'il suffit à ce savant de toucher l'orifice de ce canal avec un corps imbibé de vinaigre, pour obtenir que la bile fût lancée en jets, quand, au contraire, tous les autres attouchements restaient pour ainsi dire sans effet. Or, la sécré- tion du suc gastrique pervertie peut-elle être autre que plus acide à l'état normal? etc., etc.

Une autre observation qui est si banale, que je crains d'être oiseux en la rappelant, c'est que, lorsqu'un organe ou une surface a eu sa sécrétion surexcitée, la supersécrétion qui résulte de cette excitation ne cesse pas avec la cause qui l'a produite; il arrive même assez souvent que ce retentis- sement dure longtemps et d'une façon regrettable. Par exemple, certaines maladies chroniques de la peau, telles que boutons, furoncles, seraient moins communes, si on ne faisait pas sur ce tissu des applications provoquantes, quoi qu'elles soient, en apparence, légères; elles ont même cessé depuis longtemps, quand les mauvais résultats dont je parle apparaissent et exigent l'intervention d'une médication topique.

Il y a des inconvénients à provoquer ou à entretenir une disposition morbide quelconque; que ces troubles soient aigus ou chroniques, ils disposent singulièrement l'économie à être influencée par les plus légères causes morbifiques. Ainsi, quand un individu a éprouvé une inflammation vaste, plus sa durée a été longue, plus a été grand le nombre de points mis en suppuration, plus ce malade est disposé à en contracter de simi- laires; cela ne fait-il pas souvent le désespoir du médecin? Combien de mères viennent-elles avec juste raison accuser le vaccin d'avoir occasionné à leurs enfants des maladies cutanées dont ils avaient été exempts jusque- là? Les vésicatoires, les cataplasmes, les onguents excitants ne laissent-ils pas souvent la peau sujette à des éruptions? Les faits observés journelle- ment me dispensent d'aller chercher mes exemples sur d'autres parties qui se prêtent moins à nos moyens d'observation. Il en est de même pour les autres surfaces; celles digestives ne font pas exception.

Plus une ulcération est sordide, plus il y a risque d'intoxication; son étendue est moins redoutable, à beaucoup près, que sa sordidité. Tout s'enchaîne dans notre économie; par exemple, les enfants qui éprouvent souvent des exsudations du cuir chevelu, si les soins de propreté ne sont pas pour ainsi dire extrêmes, résorbent du pus. Cette résorption provoque le gonflement des ganglions lymphatiques du cou, et, si on n'y met ordre de bonne heure, ces jeunes êtres pâlissent, bouffissent, deviennent même albuminuriques ; enfin ils éprouvent toutes les conséquences d'une véritable intoxication, dont les effets ne cèdent que par la cessation du mal qui les a occasionnés, et ont aussi très-souvent un retentissement de longue durée. J'en ai dit assez sur ce sujet, en parlant de l'albuminurie, pour ne pas insister plus longtemps. Voilà un phénomène que l'on peut suivre et observer, — je dirai à l'œil. Eh bien ! il est l'exemple frappant de ce qui se passe ailleurs toutes les fois qu'une suppuration s'altère et devient toxique. C'est ainsi que les lymphites et les résorptions purulentes aiguës ou chroniques se produisent. Avec un peu d'observation, il est facile de constater que l'état morbide des lymphatiques et des ganglions où ils se rendent est proportionné à la sordidité des points malades d'où partent ces vaisseaux. Enfin, il est de fait que l'intoxication croît ou diminue en raison directe de ces conditions ; que, par conséquent, la résorption est d'autant plus à redouter, que l'on tient plus ou moins bon compte de l'état de la surface en suppuration qui en est le point de départ. Je n'ignore pas qu'on objecte que les molécules du pus non altéré ont un volume qui dépasse la capacité des orifices absorbants, pour que la résorption ait lieu par eux. Oui, cela est, tant que ce pus n'est pas altéré. Dans ce cas, il est peu malfaisant, quand même la résorption se ferait par les ouvertures veineuses ; mais des observations bien faites et incontestables démontrent que le pus, une fois altéré, voyage dans le sang et qu'il peut être porté dans tous les viscères, où il manifeste sa présence, le plus souvent, d'une manière aussi inopinée que gravement compromettante, comme dans l'observation citée par notre compatriote Velpeau, que j'ai pu noter comme lui, à l'hôpital de Tours, en 1817.

Un jeune maçon fut admis dans l'hôpital, salle 12, pour une fracture complète de la jambe, compliquée de plaies. Il succomba quelques jours après, sous l'influence d'accidents ataxiques, développés pendant que la plaie était la source d'une suppuration fétide.

A la nécropsie, nous trouvâmes une infinité de petites collections purulentes, de toutes les grosseurs. Dans tous les viscères, c'étaient de petits dépôts sans inflammation périphérique qui pût seulement laisser soupçonner qu'il y eût eu là un petit travail préalable. Il y en avait depuis la grosseur d'un grain de millet jusqu'à celle d'une cerise.

Autre fait. — G......, d'Autrèche, âgé de seize ans, avait un polype fibreux énorme dans les fosses nasales ; je dus en faire la ligature. La sortie de ce corps, beaucoup trop volumineux pour se faire par l'isthme du gosier, n'eut lieu que quelques jours après la chute de la ligature ; il me fallut attendre que la putréfaction le ramollît pour que je pusse l'extraire à l'aide des pinces de Musens. G......, qui jusque-là était fort et bien portant, éprouva pendant quelques jours des accidents d'intoxication, qui se dissipèrent en apparence. Comme il habitait à douze kilomètres d'Amboise, je le perdis de vue pendant six mois; à cette époque, il vint me retrouver, il était porteur d'un abcès fistuleux, entretenu par la carie du tarse et du métatarse. Comme j'ai eu à me louer des injections caustiques dans des cas de carie scrofuleuse, que, par ce moyen, j'ai converti souvent cette maladie de l'os en nécrose, et obtenu ainsi des guérisons sans amputation, je voulus en faire autant dans ce cas, plus grave, il est vrai, que ceux dont je viens de parler. Or, pour réussir à faire pénétrer l'injection dans tous les coins de l'abcès, je dilatai plusieurs des ouvertures fistuleuses avec de l'éponge préparée. A ma visite du lendemain, je constatai que la suppuration était plus fétide que d'habitude. G...... éprouva un peu de fièvre pendant quarante-huit heures, et, dix jours après, je constatai la présence d'un abcès froid, situé dans le voisinage de la colonne vertébrale, région dorsale. Cinq semaines après, je fis encore la même chose, et le résultat fut identiquement semblable; car, neuf ou dix jours après, un second abcès froid apparaissait dans le dos, comme le premier; comme lui, il était voisin de la colonne épinière qu'il n'intéressait pas : il se trouvait placé un peu plus haut et du côté opposé. Ils avaient tous deux le volume d'un bon œuf de poule.

Ce pauvre enfant n'était pas d'Amboise : les appointements du médecin payaient ses journées d'hôpital. Nous ne pouvions donc rester longtemps dans une pareille condition; il m'en coûtait encore plus moralement de le renvoyer non guéri. Malgré mon découragement, j'incisai largement les deux abcès du dos, j'en cautérisai la surface, puis, quelques semaines après, je pratiquai l'amputation de la jambe. J'eus enfin la satisfaction de ne renvoyer ce blessé que lorsqu'il fut capable d'apprendre un métier; il se fit tailleur; depuis il est resté bien portant jusqu'en 1859, c'est-à-dire l'espace de quinze ans, époque à laquelle il succomba par le fait d'une dyssenterie effroyable qui sévissait épidémiquement dans son village.

La veille de Noël, en 1822, Charles B....., de Noizay, âgé de dix-neuf ans, chassait des canards, lorsque le canon de son fusil creva et lui emporta le pouce et quelques fragments du carpe, avec la plus grande partie de la peau de la face dorsale de la main et du poignet. Les pansements que je faisais, quoique simples, demandaient cependant beaucoup de temps pour le soin que je mettais à rapprocher, autant que faire se pouvait, les parties lacérées. Ce malade demeurait à trois kilomètres de chez moi; mes occupations étaient nombreuses. Cela fut cause que par trois fois, à de longs intervalles, je fus un jour sans aller le panser. Voici quel fut le résultat de ces trois omissions : pour B......, dont la plaie était habituellement vermeille et recouverte d'un pus très-louable, chaque fois la suppuration devint un peu sanguinolente, acquit une odeur inaccoutumée; la plaie se couvrit d'une substance grise, d'apparence pseudo-membraneuse, à travers laquelle apparaissaient de petits bourgeons d'un rouge violet; voilà pour les accidents locaux. Joignons à cela fièvre, mal de tête, nausées et diarrhée, enfin tout ce qui précède ordinairement une fièvre éruptive. Ce n'est qu'après la deuxième fois que je commençai à soupçonner la cause de cet accident; et il fallut bien me rendre à l'évidence, lorsque, à la troisième fois, je vis la plaie s'ulcérer et la suppuration redevenir sanieuse. Cette leçon, qui me fut donnée, comme on le voit, presque au début de ma carrière, n'a pas été sans influence sur le résultat de ma pratique, tant chirurgicale que médicale, qui, je le crois du moins, a été généralement heureuse; car cette observation m'a montré quels soins, quelle attention il faut apporter au pansement des blessures, si l'on veut éviter les lymphites, les phlébites et les résorptions purulentes, causes de tant de déboires.

Peut-on espérer mettre un dothinentérique dans de bonnes conditions, si on ne tient pas compte de ces données de physiologie thérapeutique? Non, non, très-positivement. Or, dans les diverses méthodes prônées, sont-elles observées? La réponse va se trouver dans les réflexions qui feront le sujet de la lettre suivante.

XIIIe LETTRE.

Sur les divers moyens employés dans le traitement de la dothinentérie.

Au commencement de 1814, Varin et Gouraud étaient chargés seuls du service de l'hôpital de Tours, lorsque la fièvre putride, le typhus, commencèrent à sévir dans cet établissement. Bretonneau, successeur de Varin, devait attirer plus tard notre attention sur la spécificité de cette maladie, en nous disant : « Messieurs, la potasse caustique ne brûle pas comme l'acide sulfurique, celui-ci comme le nitrique, et ce dernier comme le feu. » L'encombrement devint tel alors, que Varin dut avoir des aides ; je restai à son service, et je me rappelle bien que ce médecin se contentait de tenir à la diète et à l'usage presque exclusif de l'eau de tilleul, qui était bien peu sucrée, pour cause alors, les malades atteints de cette épidémie. Quelque grave que fût leur état, une remarque que mes condisciples et moi fîmes, c'est qu'il était moins malheureux que ceux qui usaient d'une médication plus active contre cette fièvre qu'ils qualifiaient alors de catarrhale, muqueuse, adynamique et ataxique, selon les nuances.

Jusque-là, il n'y a peut-être rien de bien saillant à noter ; mais Gouraud, pour lequel les administrateurs de l'hospice n'étaient pas d'une bienveillance excessive, voulant éviter le collègue qu'on lui proposait, et qu'on lui imposa plus tard, s'était engagé à suffire seul au service chirurgical, à l'aide de ses dix-neuf élèves, et il y réussit tant que la fièvre épidémique ne vint pas affecter dix-huit d'entre eux. Il fut le médecin de nous tous. C'est justice de dire qu'il nous soigna comme un père, que sa médication fut absolument négative, comme celle de Varin, et qu'il fut assez heureux pour nous guérir tous. On remarqua même que les employés qui furent soignés par d'autres médecins n'eurent pas tous à s'en louer.

Je ne sais, mon cher Trousseau, si aujourd'hui les promoteurs des méthodes qui font école, pourraient citer un semblable résultat. Je ne puis vous dissimuler, qu'ayant assisté, si je puis le dire, à tout ce qui s'est fait depuis, à propos de la dothinentérie, j'ai bien des fois pensé à mon premier maître. Cette médication fut à peu près celle que je vis suivre par Bretonneau, au début de ses recherches, jusqu'à l'époque où je quittai Tours pour aller entendre Broussais et voir cet homme à l'œuvre. Or, une chose vous surprendra peut-être; c'est sous ce réformateur, dont la conduite au Val-de-Grâce n'était pas toujours en rapport complet avec ses leçons de la rue des Grès, que j'ai appris qu'il n'abusait pas toujours des sangsues et encore moins de substances dites émollientes et gommeuses. Ainsi, j'ai vu Broussais gronder très-amèrement, en pleine salle, devant tout son auditoire, un sous-aide de garde qui avait mis vingt-cinq sangsues sur l'épigastre d'un dothinentérique, entré la veille après la visite. Je fus aussi outré du procédé du supérieur que peu convaincu de la valeur des raisons qu'il donna de sa réprobation. Voici en quels termes il s'exprima : « Monsieur, vous ne deviez pas mettre vingt-cinq sangsues, mais seulement douze; vous auriez dû voir que cette gastro-entérite doit durer longtemps, et puisqu'elle ne peut être enlevée d'emblée, il était opportun de ménager la ressource que nous offrent les pertes de sang, lesquelles sont encore nécessaires, comme dans ce cas-ci. » Maintenant, voici dans quelle occasion Broussais, clinicien, fut encore, selon moi, bien en contradiction avec Broussais, professeur.

Jules G...., étudiant en droit, était un gros gaillard de dix-sept à dix-huit ans, d'apparence robuste, qui, cependant, durant toute sa jeunesse, avait été sujet aux indigestions. En 1819, il s'amusa à jouer la comédie, rue Transnonain, avec quelques-uns de ses condisciples. Celui chez lequel se faisaient les répétitions avait des liqueurs dont ces jeunes comédiens usaient abondamment. Chez Jules G..., ces extra furent suivis de dégoût, de fièvre, de diarrhée. Il était mon compatriote, mon ami; plus tard même, je devais devenir son allié. Je lui conseillai la diète, et l'usage de l'eau de gomme édulcorée. Le malade ajouta la pâte du jujube et de la gomme arabique solide qu'il suçait. Cette médication, suivie pendant huit jours, parut amender un peu les accidents. Alors je permis un petit potage maigre bien pané. Dès le lendemain, il y eut une exaspération de la diarrhée, des coliques et du dégoût; je crus bien faire en conseillant de maintenir la diète et l'usage des gommeux. Six jours après, nouvel essai du potage qui fut aussi malheureux. Le malade, lassé avec raison de mes soins, fut trouver Broussais. Je pense que, par bienséance, mon ami ne me dit pas en quels termes le médecin du Val-de-Grâce s'était exprimé sur ma médication. Mais ce que je puis assurer seulement, c'est que le mucilage fut remplacé par du bouillon gras, des boissons légèrement sapides, non mucilagineuses et des cerises pelées bien mûres, et que l'on substitua bientôt un potage au bouillon, etc., etc. La convalescence ne se fit pas attendre longtemps, au grand étonnement du novice Miquel.

Il n'est peut-être pas inutile de continuer cette observation, afin de montrer les contradictions du chef de la médecine physiologique, et, de plus, un autre point d'une importance fort grave pour la question qui nous occupe.

Depuis 1819 jusqu'en 1826, Jules G... se livra à tous les plaisirs honnêtes de son âge, sans aucun inconvénient; il chassait, allait au bal, etc., sans en paraître plus incommodé que ses amis. Des affaires graves l'ayant appelé à Paris, dans l'été de 1826, il y fut pris de la même indisposition qu'en 1819. Ce fut Chevreau, son ami, qui plus tard devait mourir médecin en chef en Algérie, qui lui donna les premiers soins. Il fit appliquer vingt sangsues à l'épigastre, prescrivit la diète et les boissons mucilagineuses. Cet état maladif se perpétuant, la famille fit revenir Jules G... à Amboise, et ce fut moi, cette fois, qui fis cesser l'usage des gommeux et de toutes les boissons acidifiables ; car toutes, ainsi que les bouillons de viande, les potages maigres, surtout ceux qui étaient panés, provoquaient la diarrhée et des coliques.

J'avais expérimenté, comme j'aurai occasion de le dire plus tard, que les substances solides, celles qui exigent une mastication soutenue, convenaient mieux à mon malade. Jules G... faisait deux repas par jour : chaque repas était composé de soixante à soixante-dix grammes de croûtes de pain et de beurre. Avec cela, il pouvait user de quelques boissons toniques. Après huit jours de ce mode d'alimentation, suivi sans aucune espèce de trouble apparent, la famille crut bien faire en insistant pour qu'il fût donné un potage maigre. Cet essai fut suivi du retour de la colique et de la diarrhée; on fut donc forcé de revenir au premier moyen. Sept ou huit jours après, nouvelle tentative d'un potage, même résultat. La famille désira avoir l'avis de Broussais. Je dus rédiger le mémoire à consulter et le soumettre à l'approbation du père du malade. Comme nous n'habitions pas le même lieu, cela demanda quelques jours. Bref, quand la réponse de Broussais arriva, il y avait encore neuf à dix jours que l'usage du pain et du beurre était parfaitement toléré.

L'avis de Broussais fut que nous n'avions affaire qu'à une névrose, qu'il fallait faire des frictions opiacées sur l'épigastre et soumettre le malade à la diète lactée. Cet avis était déjà mis en pratique, lorsque j'eus communication de la réponse de Broussais et que je revis le malade. Déjà des aigreurs, des borborygmes préludaient à la rechute mortelle que ce moyen devait, pour le moins, hâter : car ce pauvre garçon, à partir de ce jour, éprouva des accidents qui, pour tout autre, auraient simulé la dothinentérie du quinzième au vingtième jour, et il succomba avec le ventre ballonné, le pouls misérable et du délire.

Plus je vieillis, plus je suis convaincu que dans la fièvre typhoïde, comme dans toutes les maladies analogues, le médecin n'a qu'une mission à remplir, mission très-belle encore, c'est de faire, je le répète, la chirurgie des effets matériels des agents toxiques sur les organes, c'est-à-dire l'emploi du traitement topique. Fait-on, peut-on même faire quelque chose de plus dans les maladies éruptives cutanées? Non, sans doute; essayer de faire plus, autant vouloir ôter de la terre une plante qui n'a qu'une saison, qui ne peut se reproduire, qui est déjà très-avancée et dont la destruction ne serait possible que par des fouilles plus longues, plus nuisibles au sol que l'existence de la plante elle-même. Aussi, il y a longtemps que je dis : Heureux sont les malades dont les médecins sont persuadés de cette vérité.

Des boissons.

Le choix des tisanes, dans le cours de la dothinentérie, est certainement l'un des points les plus importants du traitement. Si je ne me trompe, ce choix mal entendu fut la principale cause des échecs que les disciples de Broussais éprouvèrent dans la pratique. Ce fut le chef de l'école physiologique qui, comme je viens de vous le dire, me donna une de ces leçons qui ne s'oublient jamais. Broussais, mon contradicteur, fut-il conduit, dans le cas de M. J... G..., par ses théories, à changer le traitement de son disciple? Je ne le crois pas. Dans tous les cas, si je me trompe, il est bien surprenant que, dans les deux années qui suivirent (pendant lesquelles je fus un de ses plus assidus), je ne lui aie jamais entendu rien dire, tant au Val-de-Grâce que dans la rue des Grès, qui pût éclairer ses auditeurs sur l'inconvénient des boissons acidifiables, par conséquent, sur l'effet des gommeuses, ainsi que sur le besoin qu'il y a d'être très-réservé sur leur emploi. Vous devez croire que le moindre mot, ayant trait à ce point de pratique, ne m'aurait pas échappé, car le fait de M. J... G... et la leçon que j'en ai reçue m'ont préoccupé longtemps; ce n'est donc pas d'emblée que je suis arrivé à reconnaître que les boissons douces, émollientes et acides ne sont pas les meilleures à faire ingérer à des gens qui ont les intestins souffrants. Ce fait m'a expliqué pourquoi un purgatif donné après leur usage est souvent soulageant, comment aussi d'autres liquides, réputés excitants, constituent parfois une boisson qui est cent fois préférable. Le choix des tisanes serait moins difficile si les matières qui les composent arrivaient sur le point malade, avant d'être dénaturées tant par leur séjour dans la partie supérieure du tube digestif, que par leur concentration, conséquence de l'absorption endosmosique, et si leur mélange avec la matière sécrétée par les organes près desquels elles passent ne les dénaturait pas et n'en constituait pas un agent au moins importun, si, de plus, chaque individualité n'avait pas ses aptitudes et ses répulsions.

Il n'est pas de praticien qui ait exercé quelque temps, sans rencontrer des individus chez lesquels une verrée d'eau fraîche provoque des coliques et même la diarrhée. Il en est d'autres qui digèrent beaucoup mieux un morceau de pain qu'une verrée d'eau panée; d'autres qui sont purgés infailliblement par une décoction de graine de lin ou tout autre mucilage. Le nombre est grand des personnes qui ne peuvent boire de la limonade sans éprouver des aigreurs, et par suite, un dérangement digestif; il en est de même pour toutes les boissons contenant à la fois du sucre et un acide végétal. Or, que ne doit-il pas résulter de l'usage de semblables boissons données à des personnes dont l'intestin est enflammé, pustuleux, ulcéré plus ou moins gravement, conditions qui lui ôtent jusqu'à un certain point la faculté de se débarrasser et qui favorisent encore plus la stase et la décomposition de ces ingesta, et surtout, quand on réfléchit que les goûts du malade, que l'état de sécheresse de sa bouche, enfin, que la soif vive qui le domine, font qu'il appète et consomme des quantités considérables de boissons; que, dans cette condition morbide, il choisit de préférence ceux de ces liquides qui, une fois soumis à l'action digestive, acquièrent bientôt la qualité de ceux qui, même en santé, fâchent l'intestin; et quand on pense que c'est précisément dans la portion de cet intestin qui est affectée pendant la manifestation dothinentérique que ces effets malfaisants se passent? Ces réflexions me semblent si vraies et si importantes, que je ne m'explique pas pourquoi les thérapeutistes n'ont encore rien dit sur ce sujet, et je suis étonné que vous-même, mon ami, vous soyez, sur ce point, d'une si grande brièveté.

Je pense que c'est par une interprétation fausse des premiers effets des émollients appliqués sur la peau et introduits dans la bouche et le gosier, que nos idées ont été faussées quant aux choix des boissons à donner aux dothinentériques et même à tous ceux dont les voies digestives souffrent. Sans cela le médecin le plus novice n'aurait jamais commis cette faute.

Pour peu qu'on y réfléchisse, on reconnaîtra que pour tous les topiques cutanés, les effets, même bienfaisants, sont mal interprétés, et que ceux dits émollients et adoucissants sont loin de rester toujours tels. Pour être édifié sur ce point, il suffisait naguère d'assister à la visite du chirurgien de l'un des hôpitaux où l'on prodiguait les cataplasmes émollients sur les blessures(1). Le premier effet de ces topiques, dû à l'imbibition, est le relâchement des tissus. Ce résultat est tout mécanique, il diminue l'espèce d'étranglement des parties sous-adjacentes; par son aide aussi, on obtient peut-être, dans certaines parties, une absorption plus facile des subtances médicamenteuses, mais le résultat secondaire est loin d'être toujours aussi avantageux, car les agents qui entrent dans sa composition subissent bientôt une altération qui devient la cause d'éruptions parfois désagréables et en tout semblables à celles qui sont déterminées par des substances

(1) J'ai dit *naguère*, car aujourd'hui la mode est à l'alcool; bon moyen, sans doute, mais dont on abuse déjà, car ne se vante-t-on pas comme d'une prouesse des quantités d'alcool que l'on fait avaler aux malades? Si une crinoline faite dans une certaine mesure habille bien nos dames, il faut convenir que lorsqu'elle la dépasse, elle a plus d'un inconvénient et devient bien ridicule.

excitantes, et, je crois, ils favorisent, s'ils ne provoquent pas les érysipèles. Sans ces appréciations des premiers effets des émollients, lesquelles manquent de justesse pour n'avoir pas été plus complètes, on eût mieux apprécié la valeur des diverses boissons, et l'on eût certainement choisi tout d'abord celles qui, dans l'état de santé, sont généralement les mieux tolérées et soulageantes dans les troubles digestifs, au lieu de préférer celles que tous les hygiénistes s'accordent à réputer comme insalubres ou indigestes. Je voudrais donc voir proscrire du traitement de la dothinentérie les boissons chargées de substances amylacées ou mucoso-sucrées et surtout celles qui contiennent des acides végétaux ou autres matières transformables, enfin, les boissons fermentescibles, parce que je les crois susceptibles de provoquer un surcroît de sécrétion biliaire et capables aussi de devenir un topique des plus aptes à augmenter la confluence de l'éruption et à en accroître les mauvais effets, ce que j'aurai occasion de prouver, je crois, quand je parlerai de l'alimentation, ainsi qu'on en peut déjà juger, je pense, par les observations qui vont suivre.

Premier fait.

M. G..., âgé de cinquante ans, homme de cabinet, de bonne constitution, doué d'un bon appétit, aimant les choses de haut goût, fut pris, en 1824, de fièvre avec mal de tête, soif et dégoût. Le docteur Moreau-Casaubau lui conseilla la diète et les boissons réputées rafraîchissantes, parmi lesquelles le malade choisit la limonade; il s'obstina même à ne pas boire autre chose. J'ai dit que ce malade aimait les choses de haut goût. On fut forcé de mettre deux citrons par litre et de sucrer assez fortement cette limonade. Le mauvais effet en fut prompt, car dès le surlendemain il se plaignit d'aigreurs, et, le jour suivant, il fut pris de hoquet; puis enfin, successivement la bouche et le gosier se tapissèrent d'aphthes, comme dans le muguet le plus confluent. Cet état se prolongea pendant plusieurs jours, parce que le malade refusa de cesser la limonade; enfin, ce ne fut qu'après l'usage de boissons légèrement astringentes, de gargarismes de même nature et celui d'assez fortes doses d'opium que le hoquet cessa.

Puisque l'occasion s'en présente, je dois dire que c'est ce fait qui m'a donné à penser que le hoquet, qui complique si fréquemment tant de maladies aiguës, est dû le plus souvent à l'acidification des substances ingérées dans ces maladies, et, depuis cette époque, j'ai trouvé peu de cas capables d'infirmer cette manière de voir.

Deuxième fait.

B......, vigneron à Pocé, âgé de quarante et quelques années, assez bien constitué et adonné quelque peu à la boisson, était le client d'un de mes collègues, que je remplaçais, lorsqu'il fut pris d'accidents fébriles, au commencement de l'été. Pour moi, ces accidents étaient de nature à devenir intermittents, tierces ou doubles-tierces, car cela avait lieu pour tous les gens atteints des maladies de la saison ; il suffisait de faire de l'expectation. Je le remis donc à son médecin ordinaire. Celui-ci avait pour habitude de donner à ses malades, atteints d'affections aiguës, des paquets d'orge mondé, de gomme concassée, plus du sirop de gomme. B...... fut traité comme les autres.

Neuf ou dix jours après, je fus appelé en consultation près de cet homme soi-disant atteint de fièvre typhoïde grave. Il avait seulement, comme le précédent, des accidents fébriles qui paraissaient continus, et la bouche, ainsi que le pharynx, étaient tapissés de fausses membranes qui recouvraient des aphthes ; s'il n'avait pas le hoquet, en revanche, il avait la diarrhée. On substitua aux moyens dont je viens de parler une décoction de pavots aromatisée par une infusion de feuilles d'oranger, plus un gargarisme astringent et de la craie lavée. A mesure que les accidents morbides dûs aux acides se calmèrent, la fièvre prit le type franchement intermittent, et le sulfate de quinine en fit prompte justice.

Troisième fait.

J'avais également vu, en l'absence du même confrère, un an auparavant, Mlle E. H..., jeune modiste aux cheveux noirs et bien constituée. Cette malade était au début de fièvres rémittentes que j'allais couper quand son médecin reprit ses occupations journalières. Elle fut soumise comme B...... aux boissons amylacées, édulcorées avec le sirop de gomme, additionnées de bouillon. Vingt jours après, je fus appelé en consultation. La malade était réellement dans un état grave : fièvre continue, bouche aphtheuse, ganglions parotidiens développés, et enfin tous les symptômes m'en auraient imposé pour une fièvre typhoïde avancée, si je ne m'étais pas rappelé ce que j'avais vu au début ; ce souvenir fut cause d'investigations à l'aide desquelles je pus constater que la malade avait des sueurs qui revenaient périodiquement. Dès lors je conseillai un lavement de quinquina, concurremment avec des applications résolutives sur les ganglions, un gargarisme astringent, une tisane de feuilles d'oranger peu sucrée ; dès ce moment, les accidents, qui paraissaient si formidables, cessèrent. Quelques jours après, une récidive des accès vint confirmer surabondamment mon diagnostic. Nous verrons plus tard que les intestins doivent être également maléficiés par les acides qui s'y forment, et que cet état aphtheux ne se borne pas à la bouche et au gosier.

Puisque ce sont les boissons légèrement aromatisées et celles qui sont bien complétement fermentées qui, en santé, sont généralement les mieux tolérées par les voies digestives, ce sont aussi celles qui auraient dû être primitivement employées dans la dothinentérie, avec d'autant plus de raison que le public et les médecins eux-mêmes les choisissent dans les indispositions digestives subites. Sans doute que si, dans ces cas, elles sont préférées sans exception, c'est que l'expérience a appris combien elles sont efficaces. Qui donc, dans une indigestion ou dans un moment d'anxiété précordiale gastralgique, oserait donner de la limonade ou de l'eau de groseille, de gomme, de lin, d'orge et autres analogues aussi indigestes ?

La leçon que me donna Broussais en 1819 me suggéra les réflexions qui ont constamment dirigé ma pratique, tant dans la fièvre typhoïde que dans bien d'autres souffrances des voies digestives. Aussi, j'affirme que, depuis mon début dans la carrière de médecin, je n'ai jamais eu à regretter le choix des boissons légèrement théiformes, peu sucrées, ainsi que de celles qui se prêtent peu à la fermentation. Il m'est arrivé bien des fois de voir les confrères auxquels j'ai eu l'honneur d'être adjoint, rester étonnés en m'entendant préférer les boissons qu'ils croient excitantes à celles qu'ils regardent comme douées des propriétés opposées, parce qu'ils ne tiennent pas compte de l'altération que subissent dans l'estomac celles acidifiables, et du fâcheux effet qu'elles produisent par cela même sur l'éruption et ses suites, tandis que les infusions légèrement aromatisées par le tilleul, la feuille d'oranger, la camomille, le réséda, le cassis, ne se dénaturent pas, restent telles qu'elles sont ingérées, et, par conséquent, n'acquièrent pas de propriétés capables de provoquer la sécrétion biliaire et encore moins de devenir un topique fâcheux sur l'éruption. Je ne répugne pas à donner de l'eau aromatisée par quelques gouttes d'infusion légère de café ou de thé, quelques gouttes d'eau-de-vie ou de rhum, un peu de bière coupée par cinq ou six fois autant d'eau, sans addition de sucre, lesquelles m'ont donné souvent des résultats merveilleux. J'aurai occasion d'y revenir en parlant du régime.

Une des boissons que je ne dois pas omettre de signaler, est la suivante : dans de l'eau légèrement sucrée, aromatisée par quelques gouttes de teinture d'écorces d'orange ou de citron, je fais ajouter un tiers ou moitié d'eau de Seltz, ce qui fait une boisson que les malades prennent pour de la limonade, mais qui n'en a aucun des inconvénients. Quand je veux donner de l'eau de riz, si c'est avec du pavot, je fais d'abord ma décoction de pavot avant d'ajouter le riz et ne fais faire qu'un ou deux bouillons, seulement le temps nécessaire pour que l'eau enlève au riz le principe astringent qu'a pu lui céder son écorce, puis je masque son goût par l'infusion de quelques feuilles d'oranger.

Des évacuations sanguines.

Le traitement de la dothinentérie par les saignées coup sur coup, les ventouses, les sangsues, est un mode de faire copié sur celui de feu Broussais. Ce chef d'école n'admettait pas cette maladie, il la regardait seulement comme l'une des phases terminales de la gastro-entérite abandonnée à elle-même ou mal soignée. Il voyait dans l'état des ganglions mésentériques malades et pleins de pus concret à leur centre le commencement de la tuberculisation de ces organes. Ce traitement est incapable d'empêcher l'éruption dothinentérique de suivre toutes ses phases : il peut tout au plus pallier l'excès d'inflammation, diminuer la douleur, ou, si vous aimez mieux, l'irritation, accidents qui peuvent souvent devenir mortels. Je crois que cela est, car Bretonneau qui, vous le savez, mon cher Trousseau, n'avait pas un grand enthousiasme pour les pertes de sang, convenait qu'elles ont cet effet, et ce n'est pas peu dire. Je me suis expliqué ailleurs sur la valeur des pertes de sang, comme moyen de traitement des inflammations. S'il en était autrement, si les évacuations sanguines, employées au début, avaient la faculté abortive que quelques-uns leur ont prêtée contre les inflammations, elles devraient alors rendre la peau insensible à toutes les applications révulsives, et vous savez comme moi qu'il n'en est rien. Vous n'ignorez pas que le vaccin, les furoncles, l'inflammation canthari-dienne, etc., etc., ne suivent pas moins leur marche malgré les pertes de sang. Pourquoi donc, si ces déperditions n'entravent pas les affections spécifiques externes dans leur progrès, ni ne les empêchent même pas de paraître, quoique le traitement soit fait et bien fait avant le premier degré de manifestation, pourquoi, dis-je, aller supposer qu'elles peuvent avoir cette influence sur celles de l'intestin, dont on ne peut pas *de visu* observer la marche?

Il est positif que les pertes de sang, convenablement ménagées, sont quelquefois efficaces contre les phénomènes de réaction s'ils sont trop forts ; c'est un moyen, faible, il est vrai, que l'on peut opposer à l'un des accidents de la fièvre typhoïde, pendant la période d'éruption chez les gens riches de sang. Si elles n'ont pas toute la propriété que leur attribuent certains chefs d'école, il ne s'ensuit pas que leurs détracteurs aient tout à fait raison. D'abord, il n'est pas vrai qu'elles augmentent les accidents d'intoxication ; ce que j'ai dit au commencement de cette lettre me semble le démontrer suffisamment ; car, lorsque le médecin est appelé près des dothinentériques, l'intoxication est ce qu'elle doit être. En faisant, dans ce cas, l'application d'idées justes, quand il s'agit de certains empoisonnements qui sont encore en train de se faire, on fait fausse route et l'on commet une erreur. Pour condamner les pertes de sang aussi absolument, il ne faut pas avoir suivi la clinique de Broussais. J'affirme que la pratique de ce grand critique était loin d'être aussi malheureuse que celle de beaucoup de praticiens qui ont fait école depuis, et qui lui étaient opposés. Sans doute que les imitateurs de ce professeur, ses copistes, ont eu des revers mérités, mais ce n'étaient que des copistes infidèles. En médecine, comme en toute autre chose, la mode a son empire : elle compte des exagérés, à Paris, surtout ; il faut l'avouer, la méthode des contro - stimulants n'en est-elle pas un exemple fâcheux ? Je parlais tout à l'heure de l'alcool : où ne va-t-on pas aller ?

Des vomitifs..

Si l'on pouvait supposer que l'agent dothinentérique est ingéré, qu'il pénètre dans notre économie par les voies digestives, cela donnant lieu de craindre qu'en agissant comme les poisons introduits par cette voie, il peut devenir plus malfaisant et plus meurtrier, son absorption n'étant pas encore complète, j'aurais compris qu'on pût concevoir l'espérance d'arrêter les progrès du mal par l'évacuation que ces agents provoquent ; ils auraient eu au moins un but compréhensible ; mais aller faire vomir pour atténuer l'effet d'un agent toxique introduit dans la circulation par les voies respiratoires, quel effet médicateur la saine raison peut-elle en espérer ? Cela passe toute logique. On me dira peut-être que c'est pour débarrasser l'estomac : d'abord sa plénitude doit être bien douteuse, après plusieurs jours d'un malaise prodromique ; mais enfin, supposons cette plénitude : est-ce que, dans ce cas, la diète n'est pas cent fois préférable et plus sûre ? et pour qui craint l'état torpide que l'embarras gastrique, suite d'une mauvaise digestion, peut engendrer, les agents diffusibles me semblent plus sûrs et moins compromettants.

Dans une maladie de long cours comme la dothinentérie, qui épuise, et dans laquelle il est si nécessaire de ménager les souffrances, j'entends par là les actes qui sortent de l'ordre physiologique, ne commet – on pas une véritable faute en fatiguant le malade par des vomitifs ? et, par cette pratique turbulente, n'ajoute-t-on pas à la maladie une cause d'épuisement incomparablement plus grande que la diète et les pertes de sang discrètement provoquées ?

Joignons à ces inconvénients, dont il m'a toujours semblé qu'il fallait tenir compte, celui d'exciter encore la souffrance intestinale, surtout si le vomitif devient purgatif. Que voit-on journellement chez les gens qui se font vomir, même pour les causes les plus futiles ? Le lendemain et les jours suivants, il est bien rare que leur estomac soit mieux disposé qu'auparavant : si on les consulte, ils accusent généralement une bouche pâteuse, amère, et un certain dégoût, si même il n'y a pas encore des renvois bilieux, tels que certains malades se louent d'avoir été purgés et témoignent l'envie de recommencer. Or, c'est un semblable effet qu'on propose de provoquer au début et dans le cours d'une maladie où toutes les écoles sont d'accord pour reconnaître une lésion matérielle de l'intestin qui deviendra le point le plus culminant, maladie où certains médecins voient l'effet nuisible de la bile, etc., etc. Soyons donc logiques, si nous voulons être utiles.

Des purgatifs.

Bretonneau fut le premier qui, en France, essaya avec connaissance de cause, contre la dothinentérie, l'emploi des purgatifs. S'il copiait en cela les Anglais, ce n'était pas dans la même intention qu'eux : il espérait obtenir par l'action topique des sels neutres donnés au début de l'éruption un effet abortif, guidé en cela par ce qu'il avait obtenu, ainsi que M. Serres, en piquant des boutons de variole, de zona ou de vaccin avec la pointe d'une aiguille trempée dans une dissolution concentrée de nitrate d'argent, enfin par ce qu'il a obtenu de l'emploi des cathérétiques dans la dyphthérite. Mais quand, plus tard, je l'ai vu donner quelquefois de légers laxatifs, il choisissait la magnésie qui, par son effet absorbant, remplissait, selon lui, un double but, détruisait les acides et provoquait l'évacuation des sécrétions alvines détériorées et devenues par là capables de déterminer sur l'éruption un effet analogue à celui d'un cataplasme excitant et provocateur. Il donnait aussi quelquefois du calomel, pensant obtenir de cet agent, outre l'effet légèrement purgatif, celui de désinfectant des matières.

Pour vous démontrer le cas qu'il faisait des purgatifs, je vais vous raconter l'anecdote suivante. Appelé en consultation, près de Saumur, Bretonneau arriva après le décès du malade ; mais il y avait encore dans la famille un autre dothinentérique. Le médecin ordinaire était un partisan des purgatifs, et, comme Bretonneau faisait de l'opposition à cette médication, notre confrère, soutenant son opinion, crut devoir lui répliquer qu'il était surpris de l'entendre ainsi repousser la doctrine des purgatifs, en lui disant : « Mais, Monsieur, je vous croyais non-seulement partisan, mais encore le promoteur de ce genre de traitement. » L'ancien médecin de l'Hôpital de Tours répondit : « Mon cher confrère, faisons la nécropsie « de ce cadavre et je suis certain qu'il me sera possible de vous démon- « trer que par vos purgatifs vous avez augmenté la confluence de l'érup- « tion, et, de plus, aggravé ses conséquences. Que croyez-vous faire « en administrant des purgatifs ? Quant à moi, je suis certain que, par « cette médication, l'on fait la même chose que, lorsque sur la peau d'un « variolé, on applique des cataplasmes excitants. Essayez cela à la « première occasion, et vous verrez que là où vous aurez appliqué vos « cataplasmes, vous aurez rendu l'éruption plus confluente et plus « grave. » Je crois vous rapporter textuellement ce récit, que j'ai entendu moi-même de la bouche de Bretonneau. Qu'est donc l'effet des purgatifs sur les ulcères dothinentériques à l'instant où les bourbillons se détachent, je vous le demande, et après ? Est-ce que les purgatifs n'augmentent pas la sécrétion intestinale ? Ils seraient les seuls agents de ce genre qui n'augmenteraient pas l'action sécrétoire de la surface sur laquelle ils agissent. Quel est le médecin qui n'a pas été à même de le constater ?

Ce que j'ai dit des prodrômes doit; ce me semble, réfuter suffisamment les médecins qui attribuent la dothinentérie à l'action délétère de la bile et des autres sécrétions intestinales : supposition gratuite et sans preuve aucune. Avec plus de réflexion, ils se seraient dit : Il n'est pas possible qu'il en soit ainsi, puisque les traces du mal, loin d'être dans le point le plus voisin des sécréteurs, sont au contraire dans celui qui en est le plus éloigné.

Quant à ceux qui donnent des évacuants pour s'opposer aux effets topiques de la bile et de tous les autres produits de la sécrétion intestinale, je dirai : Laissez donc ces organes en repos, évitez tout ce qui les provoque et par conséquent les irrite, c'est le seul moyen de faire que leurs sécrétions soient le moins abondantes possible et surtout le moins perverties. Pour essayer de les convaincre qu'en cessant toute irritation on amoindrit beaucoup l'action sécrétoire, je les engage à méditer l'observation que je rapporterai plus loin sur la guérison d'une fistule salivaire, obtenue par le repos des mâchoires seulement.

Quel est l'organe sécréteur dont l'action n'est pas augmentée pendant quelque temps, après qu'on l'a provoquée artificiellement, et par conséquent, quand on a exagéré son action?

Quelle est la sécrétion qui n'est pas dénaturée dès que l'organe qui en est le siége est surexcité? Les larmes, le mucus nasal, la salive, la sécrétion cutanée, celle rectale ne sont-elles pas la preuve de ce que je viens de dire? Les larmes irritent les joues, la sécrétion nasale rend la lèvre malade, etc., etc.; pourquoi la provocation de la sécrétion biliaire, par un vomitif, ferait-elle exception?

Je n'ignore pas que l'on m'opposera des malades qui ont paru soulagés par l'usage des purgatifs, d'autres, qui sont moins malades le lendemain de chaque purgation que la veille du jour où on les a prescrites. Qu'y a-t-il dans ce fait qui diffère de ce qui se passe après chaque pansement d'un vésicatoire? Sans l'application épispastique, la peau ne serait pas malade; mais si vous ne pansez pas la plaie, bientôt la sécrétion provoquée se viciera et deviendra elle-même cause de l'aggravation du mal que vous avez produit. Le pansement, même à l'aide d'onguents, serait-il douloureux sur le quart-d'heure qu'il serait soulageant ensuite; mais comme il aura provoqué une sécrétion nouvelle, il faudra recommencer et cela avec le même résultat, sous peine de revoir le mal s'aggraver par le défaut de pansement, et ce sera à recommencer jusqu'à ce que vous soyez assez sage pour cesser vos excitations journalières.

Bien des personnes atteintes d'un catarrhe nasal, plutôt que de laisser leur pituitaire en repos et la mettre dans les meilleures conditions de curabilité possible, se mouchent souvent et prisent pour désobstruer leurs narines, se louent de ce moyen qui pourtant donne lieu à une sensation douloureuse, quelquefois assez vive, parce que cette pratique est d'un soulagement momentané assez remarquable, parce que les narines sont débarrassées momentanément ; mais qui oserait dire que si elles se mouchaient moins et surtout que si elles ne prisaient pas, l'embarras des fosses nasales augmenterait et durerait autant? Il en est de même, je crois, pour les purgatifs administrés dans la dothinentérie.

Quant aux statistiques sur lesquelles on s'appuie, il faudrait voir, avant tout, quel traitement, quel régime on fait suivre aux malades non purgés. Alors nous verrions probablement une chose qui explique, je crois, l'erreur dans laquelle on est tombé, c'est qu'on oppose à la pratique des purgatifs un mode de faire aussi fâcheux, aussi contraire à la marche de la dothinentérie, c'est-à-dire l'usage d'ingesta, qui deviennent une cause d'aggravation du mal, comme nous l'avons vu en parlant des boissons, et comme nous le verrons encore mieux quand il sera question du régime. Au surplus, si la bile et les autres sécrétions qui sont déversées dans l'intestin étaient les causes premières des accidents de la fièvre typhoïde, pourquoi donc purger souvent? N'est-ce pas là un moyen infaillible d'augmenter la sécrétion biliaire, quand il faudrait, je le répéterai à satiété, tout faire pour diminuer cette sécrétion et mettre les organes des sécrétions vicieuses ou importunes dans des conditions propres à diminuer leur activité exubérante? Que dirait-on de celui qui, pour parer à des sueurs colliquatives, appliquerait sur la peau de l'huile de croton ou de la teinture de cantharides, ou qui, sans forcer la comparaison, soumettrait son malade à l'action de l'eau chaude et des sudorifiques, enfin qui ferait tout ce qui est capable de provoquer les organes sécréteurs de la peau?

Je n'ignore pas que parfois certaines diarrhées sont arrêtées par l'administration d'un sel neutre, qu'on fait cesser quelques vomissements à l'aide de certains vomitifs, des hémorrhagies par des applications très-chaudes, des engelures par des bains analogues. Si dans ces cas on réussit, c'est en modifiant, en dénaturant la lésion locale, c'est en quelque sorte par la méthode substitutive, quelquefois aussi, en expulsant du point malade, si je puis dire, l'épine qui le fâche. Mais cette manière de faire est-elle sage, est-elle même proposable dans une maladie qui affecte si profondément le tissu intestinal et les glandes de Poyer et de Brunner? Enfin, Bretonneau n'a-t-il pas échoué quand il a essayé cette méthode? Or, l'on sait si cet habile expérimentateur renonçait à ses tentatives avant d'avoir acquis la conviction qu'elles ne remplissaient pas le but qu'il voulait atteindre, et je puis, plus que personne, assurer que le médecin de l'hôpital de Tours ne renonçait à un essai thérapeutique qu'après avoir épuisé tous les moyens de le faire réussir. S'il péchait quelquefois, ce n'était pas faute de savoir persévérer.

Des vésicatoires & des sinapismes.

Depuis longtemps la presse médicale reste muette sur l'emploi des révulsifs cutanés, et surtout sur celui des vésicatoires et des sinapismes dans la fièvre typhoïde. Serait-ce que cette vieillerie n'a pas encore trouvé un rénovateur, c'est-à-dire un de ces chercheurs de moyens tels quels, pour attirer sur lui l'attention publique? Si cela était un perfectionnement, je me plairais à le constater; cela supposerait que l'on en a fait le cas qu'il mérite. Malheureusement la pratique des coureurs de clientèle à tout prix ne se montre pas sobre à leur endroit, car la consommation qui s'en fait égale tout ce qu'on peut imaginer. Ils ne laissent pas plus mourir leurs malades sans vésicatoires aux cuisses et aux jambes et sans sinapismes que sans les derniers sacrements. Les médecins sont-ils portés à les prescrire par l'exemple de leurs maîtres ou par les exigences des parents qui entourent les malades? Malheureusement nous sommes loin encore du siècle où la pratique de la médecine ne sera plus un métier. Les médecins paient patente; ils ont des frais généraux proportionnés aux goûts de l'époque et de leurs clients. La maxime : « Chacun vit du métier qu'il sait faire » n'est pas inconnue dans ce siècle, où l'on est pressé de faire fortune.

Comment les vésicatoires pourraient-ils améliorer la marche de l'éruption quand ils sont sans influence sur celle d'une vésication ou d'une éruption cutanée antécédente? Je le demande à qui voudra en faire l'expérience.

Dans le premier stade de la maladie, la vie des dothinentériques est compromise par la douleur, ou, si l'on aime mieux, puisque cette douleur n'est pas perçue par le sensorium, c'est par un état d'irritation qui a son semblable dans toutes les vastes congestions qui sidèrent et tuent avant la période de suppuration, quelquefois même avant que l'état congestif qui devra avoir lieu soit produit, sorte d'ataxie qui épuise la vie avec une vitesse incroyable. Or, n'est-ce pas ajouter une nouvelle source de souffrances et par conséquent d'épuisement à celle qu'éprouve un malheureux auquel il reste bien juste assez de puissance vitale pour supporter le mal qui le met en péril. Voilà leur effet; ils n'en ont pas d'autres dans le premier moment, si l'on s'en sert dans la période d'augmentation de la maladie. J'ai prouvé ailleurs que leur action, dans les grandes occasions, pouvait se faire attendre et devenir même funeste quand elle n'était plus proposable, c'est-à-dire quand la maladie pour laquelle on les applique est guérie. Supposons ce premier moment passé et que le malade ait résisté au mal et à l'emploi des rubéfiants; supposons-le même arrivé à la période de suppuration, et par conséquent à celle de cette intoxication qui résulte de la résorption du pus, laquelle s'opère à l'aide des ulcères intestinaux (circonstance grave que démontre l'état des ganglions mésentériques). Or, cette résorption soumet la vie à une influence sceptique d'une autre nature, c'est-à-dire secondaire, et dans ce moment-là les rubéfiants impriment à la peau une disposition ulcéreuse qui rend la convalescence plus difficile, plus compromise, si même la susceptibilité de ce tissu n'est pas devenue elle-même l'occasion d'accidents mortels. Quel est le praticien qui n'a pas eu l'occasion de constater que les vésicatoires, surtout, provoquent cette disposition si importante à éviter?

J'ai vu mourir naguère une belle jeune femme, par le fait même des vésicatoires ainsi appliqués. Elle était au dix-huitième jour d'une dothinentérie très-grave, quand mes occupations m'appelèrent près de son frère, médecin, à qui je crus devoir faire part de l'état de sa sœur. Celui-ci exigea, je puis dire, qu'il fût mis deux vésicatoires aux jambes. Je n'avais qu'à m'incliner. Ce qu'il fallut de temps pour se les procurer fit que la maladie avait pris une meilleure marche. Quand il y avait à peine quatre heures que leur application était faite, je prescrivis de les ôter, ce que l'on ne fît pas. On fit le même cas de ma défense d'enlever l'épiderme et de ne pas panser avec des irritants.

Il y avait cinq jours que je croyais ma malade hors de danger, je commençais même à l'alimenter, quand la mère de cette infortunée jeune femme vint me parler de gangrène à la peau. Je trouvai des eschares au sacrum, et surtout aux jambes, et la fièvre rallumée; les ulcérations firent des progrès tels que la malade succomba quelques jours après. Ce que j'ai omis de dire, c'est que ce confrère était venu voir la malade, qu'il avait, à mon insu, recommandé à sa mère de panser les vésicatoires de sa sœur avec de l'onguent de Garou et de tout faire pour en entretenir la suppuration. Je pourrais citer bien d'autres cas semblables.

Enfin, je le répéterai, les vésicatoires, dans la période aiguë de la fièvre typhoïde, n'ont pas d'autre effet que d'ajouter une irritation à celle qui épuise et qui peut-être va tuer le malade, et pour rendre ma pensée par une comparaison, c'est suspendre un nouveau poids au bras d'un malheureux qui succombe sous le faix de celui mis sur ses épaules; ils ont pour action secondaire d'ajouter à la période de suppuration de cette fièvre une plus grande disposition aux accidents qu'il est si essentiel et si difficile de prévenir ou de maîtriser : c'est vraiment de l'huile jetée sur un incendie sans aucun profit. Je n'entends pas parler ici des épanchements séreux ou autres congestions qui peuvent surgir quelque temps après la dothinentérie, là où l'action des vésicatoires placés non loin du mal n'est peut-être pas sans utilité. Aussi, je crois, mon cher Trousseau, que vous rendriez un service réel si vous parveniez à faire que la génération qui vous écoute cessât de prodiguer aux jambes et aux cuisses les vésicatoires, cette véritable extrême-onction médicale. Enfin, rappelez-vous le fait suivant, qui eut trop de retentissement à l'époque. Celui-là prouvera mieux que tout ce que l'on pourra citer le peu de valeur des vésications cutanées contre la dothinentérie.

Mlle L....., grande et forte fille de dix-neuf ans, était au dix-neuvième jour d'une fièvre typhoïde quand Bretonneau fut appelé. Le médecin ordinaire n'était pas là; rien dans ce qui fut raconté du début n'était capable de laisser croire à une maladie grave dans son principe. Cependant cette malade allait mourir, non comme le font les typhoïdés, mais comme ceux qui succombent par le fait d'une vaste brûlure au troisième degré.

On avait fait mettre successivement sept larges vésicatoires, tant aux jambes qu'aux cuisses, sur la poitrine et dans le dos; on les avait entretenus.

J'affirme cela, car je fus prié, troisième, d'avoir à donner des soins à cette fille unique les vingt et vingt et unième jours. Elle succomba malgré le soin que je mis pour faire cesser, autant que possible, cette souffrance de la peau.

Quel que soit le jugement que chacun ait porté sur la cause de la mort de cette malade, toujours est-il démontré par ce fait qu'une vésication excessivement outrée (car le quart de la surface cutanée était malade) n'a pas même enrayé la dothinentérie; que cette maladie n'a pas moins suivi sa marche progressive.

Sur l'alimentation dans la dothinentérie et ses suites.

Je crois devoir vous faire quelques observations sur l'alimentation des dothinentériques. Il n'y a pas très-longtemps que le *cura famis* était regardé comme le plus puissant moyen de triompher des phlegmasies. On mettait à la diète pour un panaris, pour les furoncles, comme pour la dothinentérie. La réaction ne nous a-t-elle pas fait tomber dans un excès opposé, tout aussi fâcheux? Y a-t-il aujourd'hui une réunion de médecins sans que l'on crie : « Gare à la faiblesse! » Ce que l'on dit infailliblement partout, c'est *comment nourrir, comment soutenir les forces?* Ce cri est autant celui du malade lui-même, de ses parents, de ses gardes que de ses médecins. Le pot au feu précède la tisane et même la purgation, ce n'est pas peu dire; bientôt le cuisinier sera appelé avant le médecin. Avec cette méthode, on est sûr d'avoir de la clientèle et de passer pour savant; si on ne l'est pas, on est au moins habile; cela suffit pour rendre l'opposition difficile sur ce chapitre. Vous êtes moins compromis que bien d'autres, j'ai hâte de le dire; mais enfin, vous payez aussi un peu votre tribut à la mode.

Bretonneau, qui a été, il faut bien le dire, l'un des premiers et des plus vigoureux opposants aux travers médicaux du Val-de-Grâce, et, par conséquent, l'un des promoteurs de la réaction contre la diète, a traité quelquefois avec moi des malades atteints de fièvre typhoïde : je l'ai communément laissé faire; je l'ai donc suffisamment vu à l'œuvre pour pouvoir affirmer que son *modus faciendi,* sur ce point, était loin d'approcher de l'abus que je vois faire journellement de l'alimentation, et je ne sais si, aujourd'hui, ce clinicien habile ne regretterait pas d'avoir tant réclamé contre les abus de la diète. Car si j'avais été possédé de la manie d'alimenter quand même, son exemple m'aurait corrigé, comme le fit celui de Broussais, il y a quarante et quelques années, pour me prémunir contre l'abus des sangsues et des boissons gommeuses.

Le mode d'alimentation du médecin de l'hôpital de Tours, pendant les vingt jours de la dothinentérie, était composé tout simplement d'un léger bouillon maigre, modérément beurré, jeté sur un peu de pain recuit, et la quantité qu'il en donna, notamment à la femme de M. C..., notre confrère, alors jeune fille de seize à dix-sept ans, ainsi qu'à M. de R..., son père, dans une dothinentérie assez grave, fut si peu considérable, que celle donnée dans tout le cours de la maladie aurait à peine rempli deux bols ; encore n'était-ce pas dans l'intention d'alimenter qu'il le faisait, mais avec celle d'étendre et de délayer la bile, afin de l'empêcher, disait-il, d'être un topique trop actif sur les ulcérations dothinentériques. Je crois qu'il eût mieux fait de n'en pas donner du tout, pour les raisons que je donnerai plus loin. Mais enfin, il est bon de constater ce que faisait ce praticien incomparable, auquel vous avez eu la loyauté de rendre, en toute occasion, justice et hommage ; il est résulté encore une fois pour moi cette conviction, avec preuves en main, si je puis dire, qu'il vaut beaucoup mieux voir les chefs de doctrine à l'œuvre, que d'agir d'après certaines communications verbales ou même écrites de ces maîtres.

Je me suis demandé bien des fois si l'ingestion des substances alimentaires pouvait servir à quelque chose d'utile dans le cours de la dothinentérie, si réellement elles nourrissaient, surtout dans les cas graves, et si de l'eau pure n'en ferait pas autant qu'elles, sans en avoir les inconvénients. Voici pourquoi, dès mon début, je me suis posé cette question. Étant étudiant, j'ai fait, comme tant d'autres, quelques vivisections. Or, une de celles qu'on ne manque jamais de faire pour étudier les vaisseaux chylifères et la chylification, c'est d'ouvrir un chien, après lui avoir fourni un bon repas, et au moment où on suppose la digestion en train de se faire. Alors, tous les vaisseaux sont gorgés d'un liquide blanc, lequel est porté dans les ganglions mésentériques et les traverse. Ainsi, ce qui est absorbé par la muqueuse digestive doit donc suivre cette voie avant d'arriver dans le réservoir de Péquet. Partant de ce souvenir, je me suis dit : « Puisque les ganglions mésentériques sont toujours gonflés et malades dans la dothinentérie, si la maladie suit son cours, ces organes deviennent le réceptacle du pus ; ils ne peuvent donc continuer à fonctionner normalement ; par conséquent, comment la nutrition peut-elle se faire ? » J'adresse encore cette question aux physiologistes, et, en admettant, ce que je crois impossible qu'ils démontrent, que l'absorption n'est pas tout à fait interrompue, quelle matière ces organes peuvent-ils donc laisser passer ? Est-il possible d'admettre que celle-ci, arrivant dans le torrent de la circulation, après les avoir traversés, soit de bonne nature, et dans des conditions telles que l'économie puisse s'en bien trouver? Cette première objection n'est pas la seule. Vous m'accorderez, sans doute, que les substances alimentaires ingérées qui, dans l'état de santé, fournissent à l'entretien de la vie, ont besoin, — pour ne pas obéir aux lois de la fermentation putride ou acide qui les dénature et les rend impropres à remplir le but, qui, parfois même, les rend toxiques, — de ne pas rester plus longtemps qu'il ne faut dans un milieu dont la température dépasse trente - deux degrés; que cette stagnation ne peut avoir lieu sans outre-passer très-promptement l'état d'altération néces- saire pour que la digestion s'en fasse normalement; que, sans cette condition, qui peut être aggravée encore par l'état altéré des liquides qui sont fournis par les sécréteurs concourant aux fonctions digestives; que, sans cela, dis-je, cette décomposition ne tarde pas, et qu'alors ces matières, données dans l'intention de les voir agir comme aliment, acquièrent des propriétés qui les rendent tout à fait impropres au but que le médecin s'est proposé, qui est de nourrir, — je dirai plus, c'est que bientôt elles en contractent au contraire une fâcheuse. Or, comment croire que ces substances, en passant sur les organes malades, puissent être réparatrices, et n'être pas du tout une cause d'aggravation du mal, et par conséquent un agent malfaisant?

Ce qui prouve qu'elles stagnent dans l'intestin, c'est ce gargouillement, si facile à constater dans la région iléo-cœcale; c'est l'espèce de distension de cette région, due au développement plus grand de l'intestin, trouble si constant, qu'il est le signe le plus caractéristique de la dothinentérie; ce qui le prouve aussi, c'est la diarrhée fétide, ou, ce qui est pis encore, la constipation, qui n'a lieu dans ce cas, que parce que l'éruption dothinenté- rique a tellement affecté le parenchyme intestinal, que celui-ci est devenu inhabile à se contracter, ce qui fait de lui un fâcheux cloaque.

Maintenant, si nous interrogeons les cas qui permettent de constater quelle est la nature acquise par les matières alimentaires mal digérées, que verrons-nous? Je vais laisser parler des faits qui prouvent bien éloquem- ment quelle action délétère les matières mal digérées doivent exercer sur l'éruption intestinale, tant dans la période d'évolution que dans celle d'exfoliation et d'ulcération de l'éruption dothinentérique.

En parlant des boissons, j'ai déjà cité trois observations qui démontrent suffisamment que l'acidification outrée des ingesta peut, dans une maladie de courte durée, déterminer des accidents qui simulent même, pour des médecins habiles, la fièvre typhoïde. Or, si cette conversion fâcheuse des boissons contenant des substances mucoso-sucrées, peut produire ou aggraver beaucoup une éruption aphtheuse, comment celles-ci peuvent-elles guérir une maladie qui va fatalement produire des ulcérations, et, à plus forte raison, comment peut-on supposer qu'elles seront un topique inno- cent sur ces ulcérations? Faire cette question, n'est-ce pas la résoudre, je crois, pour les hommes non prévenus?

On rencontre souvent des malades sujets à des alternatives de constipation et de diarrhée; chez eux, la première selle qui a lieu après plusieurs jours de constipation est formée par un bouchon de matières solides, poussée, pour ainsi dire, par celles qui n'ont d'autre cause pour être provoquantes que d'avoir été retenues, je dirai mécaniquement, et subi, par leur rétention, l'altération démesurée; puis celles qui suivent, deviennent molles, souvent même fluides. Il n'est même pas rare de voir les dernières être composées presque entièrement par des mucosités rectales, quelquefois même sanguinolentes, et provoquer des épreintes, comme dans la dyssenterie. Or, on ne calme promptement et bien ces accidents que par des quarts de lavements opiacés, que Bretonneau qualifiait de gargarismes du rectum. On prévient assez généralement le retour de cette indisposition par l'usage d'absorbants, ou mieux encore en faisant que les malades provoquent des selles quotidiennes par des lavements, etc., etc. Dans ce fait si vulgaire, ne trouve-t-on pas la démonstration complète de l'action excessivement irritante acquise par les substances alimentaires, quand, par une cause quelconque et surtout par leur rétention trop prolongée, elles outrepassent l'altération nécessaire à la digestion; elles deviennent donc bien âcres, bien irritantes, puisqu'il suffit de leur simple passage sur la muqueuse rectale pour rendre cette surface douloureuse et lui faire sécréter non-seulement des mucosités, mais même provoquer une exsudation sanguine. Vous savez qu'il ne faut pas un grand trouble digestif pour produire ce fâcheux effet. Voici des faits qui sont bien dignes d'être médités.

Mme B..... R....., dont j'aurai occasion de citer l'observation *in extenso*, quand je parlerai de l'étranglement interne et de la ponction intestinale, a porté pendant dix-huit mois une fistule pratiquée dans l'arc du colon; elle bouchait cette ouverture avec un morceau de racine de guimauve; elle n'allait jamais guère à la selle qu'une seule fois par jour, et pour cela, après avoir ôté le bouchon, elle faisait une injection d'eau émolliente dans l'intestin, ce qui délayait et facilitait la sortie des matières, puis elle appliquait, un peu au-dessous, un vase pour les recevoir tant bien que mal. Cette défécation artificielle, pour être complète, ne demandait qu'une demi-heure, une heure au plus. Or, quand les digestions de Mme B..... étaient normales, la peau du ventre, baignée par les excréments délayés, restait exempte de toute espèce de cuisson et d'éruption; mais le moindre dérangement, le moindre trouble digestif communiquait à ces matières une propriété telle qu'il suffisait d'une seule séance, et, par conséquent d'un seul bain d'une heure sur la peau du ventre, par ces matières étendues d'eau, pour que les parties touchées par elles fussent le lendemain couvertes d'une éruption, qu'un œil non prévenu aurait pu croire le résultat d'une friction avec de l'huile de croton. Notez bien qu'il ne fallait pas, pour que cet accident eût lieu, que Mme B..... éprouvât un grand trouble digestif ; car la première fois qu'elle me consulta pour tâcher de le prévenir, et dès que je prononçai le mot mauvaise digestion, les parents et la malade elle-même s'écrièrent unanimement que les digestions étaient bonnes, très-bonnes. Il fallut toute mon insistance et toute mon autorité dans cette famille, pour amener la malade elle-même à mieux étudier ses digestions ; mais enfin elle finit par être convaincue, et alors elle m'aida par ses précautions et le choix plus judicieux de ses aliments à prévenir le retour de cette incommodité.

Ce qui me fit insister sur le besoin d'étudier et de normaliser les diges-tions chez Mme B....., malgré les dénégations et l'opposition de la famille entière, c'est le fait suivant : Mme B....., qui habitait le Bout-des-Ponts à Amboise, était une femme de soixante-douze ans, rendue valétudinaire par les prodrômes, ou, si vous aimez mieux, par le début d'un squirre du pylore ; elle portait une hernie crurale qui s'étrangla. A cette époque, on ne connaissait pas le chloroforme : il me répugnait de soumettre cette vieille valétudinaire à une opération ; je faisais donc tout pour éviter d'en venir à cette extrémité. Il y avait déjà cinq jours que sa hernie était étranglée, quand je prescrivis un cataplasme fait de graine de lin et d'une poignée de feuilles fraîches de belladone. Ce topique fut appliqué sur le ventre à dix heures du soir, et enlevé le lendemain matin à quatre heures pendant un nouveau vomissement. Mme B..... n'éprouva rien qui pût être attribué à la belladone, jusqu'à midi ; elle fut donc encore huit heures sans rien éprouver. Mais, à cette heure, elle commença à se plaindre de sécheresse dans la gorge ; quelque temps après, elle délira ; enfin, les accidents toxiques augmentèrent considérablement, et, à cinq heures du soir, ils étaient effrayants : je crus qu'elle périrait dans la soirée. Je fis laver avec beaucoup de soin la partie où le cataplasme avait été appliqué ; on le fit avec de l'eau chaude et du savon ; on donna du café, et, quelques heures après, les accidents cessèrent de croître ; ils diminuèrent même notablement dans la nuit. Le lendemain matin, comme Mme B..... était dans le carus le plus complet, je profitai de cette condition favorable pour opérer sa hernie ; j'étais assisté par M. le docteur Lagarde. C'était une entérocèle : l'intestin était gangrené ; nous eûmes donc un anus contre nature, curable sans opération, mais nous fûmes neuf mois avant d'obtenir sa guérison complète. Dans les premiers moments, l'excoriation de la peau produite par le bain des matières fécales ne nous surprit pas extraordinairement ; mais elle devint un supplice intolérable, et ce ne fut qu'à la longue, que nous nous aperçûmes qu'elle était moins forte quand les digestions se rappro-chaient de l'état normal. La fille de cette dame, femme intelligente sous beaucoup de rapports, ne put jamais comprendre la nécessité d'une diète pour obtenir la guérison de sa mère. Or, chaque fois qu'elle transgressait nos prescriptions, la malheureuse dame B..... éprouvait le retour du supplice occasionné par l'excoriation de la peau. Il arriva même six ou sept fois des recrudescenes telles, que la fistule stercorale qui paraissait près de guérir, se rouvrit, s'ulcéra presque comme dans les premiers temps qui suivirent l'opération ; cela se faisait sous l'influence d'aliments qui, en apparence, étaient les moins capables de troubler la digestion. Enfin, cette dame guérit et vécut encore trois ans, pour mourir, comme je l'ai dit, d'un squirre du pylore. Mais sa guérison ne fut obtenue que par l'insistance que je mis à faire choisir les aliments, aidés de l'usage du bicarbonate de soude.

Je ne sais si d'autres chirurgiens ont eu occasion de signaler des faits semblables. M. Dugenet, médecin à Bléré, a eu à traiter un anus contre nature, également suite d'une entérocèle gangrenée, dont il n'a pu obtenir la guérison qu'en soumettant constamment son malade à l'usage des absorbants.

Dans ce moment même, je vois sur la commune d'Esvres, avec M. Charlot, médecin à Cormery, une femme qui porte un anus contre nature, suite d'une hernie gangrenée. J'ai tout lieu de croire que c'est le cœcum qui, comme chez Mme B....., a été pincé (pour le dire en passant, cette hernie a été douze jours étranglée avant que l'abcès stercoral ait lieu, et, pendant ces douze jours, la malade n'a pas éprouvé de vomissements). Cette femme est âgée de soixante ans environ; elle est dure et peu soigneuse d'elle-même. Eh bien ! tant qu'elle ne prend pas d'absorbants (craie et bicarbonate de soude), les parties baignées par les matières fécales qui s'écoulent de la plaie, deviennent boursoufflées, excoriées et douloureuses.

Ce fâcheux effet des mauvaises digestions n'est pas seulement local. Vous avez, dernièrement, soulevé à l'Académie de médecine une discussion à propos des prétendues congestions cérébrales, qui ne sont autres que l'effet de ce que Bretonneau qualifiait de *fer chaud intestinal*, question grave, dont je vous entretiendrai plus loin. Ce qu'il suffit, quant à présent, c'est de vous rappeler que souvent une digestion fausse donne lieu à des perturbations cérébrales. Or, si, pour un trouble digestif, l'intestin n'étant pas très-malade, il peut résulter un semblable effet, que ne doit-il pas advenir dans la dothinentérie quand, par des ingestions inopportunes, on surcharge l'intestin de substances qui vont y devenir, j'ose dire toxiques, au lieu d'être alimentaires? Or, si les ingesta mal choisis pendant la période aiguë de la fièvre typhoïde ont l'action que je leur attribue, ils sont loin de diminuer la sordidité des ulcérations, et, après avoir concouru à accroître leur nombre, au lieu de soutenir la vie et d'alimenter enfin, ils retardent beaucoup le moment où leur effet réparateur peut être possible, et éloignent le moment de la convalescence; de plus, ils favorisent d'une façon incalculable la **résorption**, par conséquent l'intoxication secondaire. Je n'hésite donc pas à dire que l'alimentation intempestive est la cause la plus active de toutes ces congestions que vous signalez comme une conséquence assez commune de la dothinentérie.

Pour essayer de démontrer la nécessité de donner des aliments aux dothinentériques dans le cours de la période d'évolution et d'ulcération, vous invoquez le fait cité par Malgaigne; je veux parler des blessés russes qui, en 1815, guérissaient beaucoup mieux que les nôtres, parce qu'ils étaient copieusement nourris, tandis que les blessés français étaient tenus à la diète, ou tout au moins à un régime assez sévère. Je vous ferai remarquer qu'il manque ici quelque chose pour que cet exemple soit applicable à la dothinentérie, et ce quelque chose est de la plus haute importance. Si les blessés qui sont sous le coup de vastes suppurations ont besoin d'aliments et même d'une nourriture à la fois tonique et réparatrice, c'est pour s'opposer avant tout, autant que possible, à la résorption du pus. On sait qu'un moyen de favoriser l'action absorbante dans un point quelconque, c'est de produire ou d'augmenter ailleurs une grande déperdition. Oui, les saignées, la diète sont des moyens puissants d'activer une absorption quelconque, toxique ou curative; et, par opposition, les ingestions nourrissantes, excitantes, réparatrices, font tout le contraire. Je vous accorde tout cela, mais, je vous répèterai que, dans le cas actuel, les circonstances ne sont pas les mêmes, tant s'en faut, puisque, dans la dothinentérie, les ingestions alimentaires, loin de produire des matériaux alibiles, nutritifs, se convertissent bientôt en substances qui, par leur acidité ou leur décomposition ammoniacale et putride même, forment sur l'éruption, sur les ulcérations le topique le plus opposé à la guérison, puisqu'il irrite les ulcérations, les baigne de matières fétides, qui sont faites, en un mot, pour y produire le phagédénisme. Cet état ne peut être comparé qu'à celui des plaies qui ne sont pas pansées en temps opportun, dont, par conséquent, le produit altéré fournit aux hiatus absorbants qui abondent sur des surfaces ulcérées des substances faites pour augmenter affreusement l'intoxication que l'on veut et doit redouter. Or, c'est ce que vont prouver les faits suivants, que je pourrais multiplier.

Il y a quatre ans, je fus appelé chez M. S.....; sa famille est nombreuse, et ses enfants sont tous plus ou moins étiolés. Une de ses jeunes filles, nommée Blanche, âgée alors de neuf à dix ans, la plus fluette et la plus maigre de toutes, avait apporté dans la maison la dothinentérie. Elle fut très-gravement malade pendant vingt-et-un jours. Fièvre ardente, pouls très-fréquent, soif vive, langue sèche, ventre développé, surtout à droite, et douloureux dans ce point, délire. Cet état dura vingt jours sans grand changement. Pendant ce temps, je maintins cette jeune fille à la diète la plus absolue, à l'usage de l'eau de Seltz coupée avec de l'eau faiblement édulcorée par du sirop d'écorces d'oranges, que j'entremêlais d'infusions de fleurs pectorales, de tilleul ou de fleurs d'oranger, toutes boissons également peu sucrées. Les accidents ataxiques cédèrent, comme je l'ai dit, le vingt-et-unième jour. Le ventre devint moins développé, moins douloureux, la fièvre presque nulle, les selles régulières et moulées. Il y avait cinq jours que la malade prenait impunément de petits potages maigres, potages frais trempés, lorsque j'autorisai la maman à donner de l'eau de poulet, puis successivement un bouillon un peu plus fort uni à un peu de fécule. Depuis huit jours, la malade était sans fièvre; je croyais la convalescence assurée, quand, allant voir ses sœurs, atteintes aussi de la dothinentérie, je trouvai ma petite malade avec le pouls fréquent, de la soif et du délire. L'examen attentif que je fis, afin de m'assurer s'il n'y avait pas quelque collection purulente, me mit à même de constater que la matière des selles avait pris, depuis la veille, une fétidité excessive. Dès lors, tout fut expliqué; je dus revenir à la diète rigoureuse : les accidents de cette rechute durèrent quinze jours. Comme il m'eût été impossible de faire avaler la moindre substance désinfectante, je fus réduit à cette seule ressource chez un sujet déjà très-amaigri, antérieurement épuisé par vingt jours d'accidents les plus graves, ce qui, certainement, n'avait pas encore été réparé par le faible essai d'alimentation qui avait été fait pendant neuf jours. Pour le dire en passant, cette malade fut observée par un de mes anciens clients, qui, dans un cas pareil, n'approuvant pas mes idées, avait cru devoir confier le soin d'un de ses enfants à deux de mes confrères qui, bien entendu, ne marchent pas sous ma bannière. Aussi, pour lui, vésica-catoires, potions antiseptiques, sulfate de quinine, etc., bouillons, potages ne furent pas épargnés jusqu'au décès, et si je pouvais jouir du malheur d'autrui, je dirais que j'ai eu la satisfaction de voir mon client revenir spontanément, après avoir exprimé ses regrets sur ce qu'il avait observé pour le fils qu'il avait perdu.

Il y a trois ans, je fus appelé à Saint-Symphorien, chez une blanchisseuse, pour son gendre, le sieur L....., maître serrurier, à Tours. Depuis deux ans, cet homme, autrefois d'une belle constitution, grand, brun, bien taillé, âgé d'environ quarante ans, était atteint d'une diarrhée contre laquelle tous les traitements conseillés avaient échoué, et, si je me suis bien rendu compte de l'insuccès éprouvé par deux confrères qui lui ont donné des soins, c'est que ces Messieurs, ayant peur de la faiblesse et de l'inanition, avaient toujours mêlé à leurs moyens le bouillon gras et les potages fécu-lents. Lors de ma visite, cet homme vomissait huit à dix fois par jour, et allait à la selle quinze ou seize fois. Les excréments étaient liquides, bruns et d'une fétidité sans égale. Le malade était excessivement émacié, éprou-vait des évanouissements; il avait le teint des hommes qui résorbent le pus depuis longtemps; c'est à peine s'il avait la force de répondre à mes questions. Son pouls était misérable, son ventre développé, surtout à droite, où la pression faisait naître des gargouillements. Il n'était pas ce qu'on appelle tendu ni dur; évidemment, L..... avait des ulcérations dans le cœcum. Étaient-elles la conséquence d'une fièvre typhoïde, je ne saurais l'affirmer, car cela ne put être éclairci. Le malade me dit : « Rien ne m'a soulagé, quelque variés qu'aient été les moyens que les médecins m'ont conseillés. » Son étonnement fut grand, quand il m'entendit lui prescrire seulement des quarts de lavements laudanisés, contenant du sous-nitrate de bismuth, de prendre du charbon, de l'eau pure pour boisson habituelle, et pour nourriture le tiers d'une miche recuite, trempée dans une verrée d'eau aiguisée par une cuillerée à bouche de rhum sans sucre. Le lendemain, L..... n'avait vomi qu'une seule fois quelques mucosités, et il n'avait eu que trois selles, dont la matière était déjà beaucoup moins fétide. Le quatrième jour il ne vomissait plus, n'avait que deux selles par jour, pouvait manger sa miche entière et avaler trois verrées d'eau, aiguisée chacune par une cuillerée de rhum. Comme je le trouvais dans une bonne voie, je ne le revis plus que le treizième jour. Alors je fus appelé, non pas à Saint-Symphorien, mais à son domicile, rue de la Monnaie, à Tours, où il était venu à pied pour présider à ses travaux et voir quelques clients. Ce fut lui qui vint me recevoir à la porte. Ce n'était plus le même homme, son teint n'était pas comparable. Depuis quelques jours, il mangeait non pas une miche, mais bien trois par jour. « Je suis ressuscité, me dit-il; si ce n'était pas à moi que cela est arrivé, je ne pourrais croire qu'avec un pareil régime, on puisse revenir à la santé. Je vais maintenant à la selle deux fois par jour, je suis fort, je dors bien et j'ai de l'appétit. » C'était le chant du cygne; je ne devais pas longtemps jouir de ce succès. L..... avait eu la malheureuse pensée de manger, au matin, du jaune d'œuf avec sa miche recuite; je le blâmai, il n'était plus temps, car le lendemain, je fus appelé chez lui à Saint-Symphorien. La matière des selles était redevenue d'une fétidité tout à fait repoussante; elle contenait des grumeaux de sang; les nausées, les vomituritions étaient revenues, la prostration était complète, et L..... expira le cinquième jour qui suivit cette infraction.

Vous avez dû être consulté, il y a cinq ans, par la famille de M. P...., notre compatriote, lequel succomba à des ulcérations du cœcum. Je vais vous rappeler ce fait, car j'ai eu l'occasion d'expérimenter plusieurs fois sur lui les effets toxiques des aliments mal digérés. Vous savez qu'il avait plus de soixante ans, qu'il était d'une belle apparence, que, depuis qu'il était devenu très-riche, il était en relations avec des hommes qui aiment la bonne chère, et qu'il dînait rarement seul.

Trois ans avant la maladie qui l'emporta, M. P..... revint plusieurs fois en Touraine, avec des accidents diarrhéiques qui cédèrent toujours à un régime convenable et à l'usage de la craie lavée.

Douze ou quinze mois après, il retomba, et cette fois, quoique le traitement fût aussi simple et aussi court, je crus devoir lui signifier qu'il fallait changer de régime, etc. Mon langage ne fut pas de son goût, et, à la quatrième rechute, il resta à Paris, puis il fut à Vichy; enfin, quand il revint en Touraine, que je le rencontrai chez mon frère, ce monsieur avait perdu son beau teint; évidemment il résorbait des matières toxiques; nous étions alors au commencement d'août. Deux mois après, ses parents me consultèrent et je ne crus pas devoir leur cacher que l'état du malade était devenu grave. Huit jours après, je fus rappelé; alors ce malade avait trente-deux garde-robes par jour. Il éprouvait des évanouissements, ne pouvait plus quitter son appartement; il n'avait pas de fièvre, était peu altéré et ses selles étaient extrêmement fétides.

Comme il aimait le lait, et que j'ai remarqué que les personnes qui l'aiment beaucoup, digèrent toujours bien cette substance, je lui en fis donner, et je joignis à cela deux potages maigres frais trempés, un peu de vin d'Espagne étendu d'eau, plus des lavements contenant du charbon animal.

Quatre jours après l'usage exclusif de ces moyens, M. P.... n'allait pas à la selle plus de deux fois par vingt-quatre heures. Il avait repris assez de force pour faire le tour de sa propriété, qui était de vingt hectares. Il se maintint dans cet état, tant qu'il consentit à observer le régime. Mais, dès qu'il reprit l'usage du bouillon gras, de la viande et du vin de Bordeaux, avec la fréquence des selles revinrent la faiblesse et les évanouissements. Il fallut une rechute aussi prompte pour qu'il fût possible d'obtenir de ce malade qu'il restât au régime qui lui était si notablement efficace.

La famille avait désiré l'avis de Bretonneau; connaissant le peu de persévérance du malade, et, pour des raisons que vous connaissez, j'avais engagé Mme P..... à faire observer le régime à son mari, afin d'obtenir de mon confrère une approbation qui forcerait M. P..... à le continuer; mais Bretonneau fut voir le malade sans m'en prévenir, et il eut la fâcheuse pensée de répondre : « Mangez ce qui ne vous fait pas mal. » Mon indocile fit immédiatement des essais, et, quarante-huit heures après, il était retombé dans l'état où vous l'avez vu à Paris, dont il est mort quelque temps après.

Poursuivons l'étude des ingesta sur les ulcérations cœcales.

Le 3 juin 1856, au moment où la Loire inondait une partie de la ville de Tours, on vint me prier d'assister au débarquement du sieur Genty, qu'on avait enlevé d'une maison submergée, pour le transporter rue Royale. Ce jeune homme, grand, mince, âgé de vingt ans, employé dans une maison de marchand de vins, à Paris, avait été traité pendant plusieurs semaines à la maison de santé du faubourg Saint-Denis, d'où il avait été amené à Tours, pour être confié ensuite aux soins de M. le docteur Herpin. Ce médecin, me dit-on, le jugeait incurable, et avait refusé d'aller le voir dans la maison inondée, d'où il venait. J'étais en train d'installer ce malade chez

M. Monick, chirurgien-dentiste, quand M. Charcellay, oubliant qu'il est professeur de clinique interne, médecin de l'hôpital général, membre correspondant de l'Académie de médecine et de plusieurs sociétés savantes, conservateur du vaccin pour le département d'Indre-et-Loire, médecin du chemin de fer, etc., etc., entra, n'ayant pas l'air de me voir, demandant s'il n'y avait pas là un malade. Sur la réponse affirmative des nombreux assistants, il s'approcha du lit, s'empara de la conversation, enfin, puisqu'il faut le dire, il fit tant, que Mme P....., sœur du malade, laquelle m'avait fait demander, sans me connaître personnellement, prit ce monsieur pour moi-même. J'assistai en silence pendant assez longtemps au colloque établi entre M. Charcellay et les parents du malade. Or, voici ce qui est résulté très-positivement des réponses qui furent faites à cet honorable. M. Genty avait été traité, tant à Paris qu'à Tours, comme atteint d'une péritonite. Il éprouvait des nausées, des vomituritions, de la diarrhée ; les selles étaient nombreuses et fétides. Il avait de la fièvre, le ventre était douloureux, tendu plus à droite qu'à gauche, surtout vers la région iléo-cœcale, et le malade était aussi épuisé qu'émacié.

Croyant à une mystification, j'allais me retirer ; mais, avant de le faire, je fis part de mon intention à M. Lemoine, pharmacien, intime de la famille, qui s'y opposa, en m'affirmant qu'il y avait méprise, et alla de nouveau s'en assurer près de Mme P....., sœur du malade. Dès lors je dus procéder à un examen minutieux, d'où il résulta pour moi l'intime persuasion que Genty avait eu, au début seulement, une fièvre typhoïde de moyenne gravité, et que, sous l'influence du régime, les ulcérations s'étaient aggravées au lieu de se cicatriser ; que le parenchyme de l'intestin était devenu malade d'abord, puis ensuite le péritoine, surtout dans les parties circonvoisines ; et que l'on pouvait encore espérer une guérison en faisant cesser sa cause. Pendant que je procédais à cet examen, M. Charcellay crut devoir renchérir sur toutes les observations que je fis. Il ne devint même pas silencieux quand, lui ayant cédé de nouveau la place, pour m'accouder sur le pied du lit, je conseillai à ce malade, par un motif que vous apprécierez, sans doute, de rappeler M. Herpin et de suivre de nouveau ses conseils, ce qui amena entre lui et moi le colloque suivant : « M. Herpin, depuis qu'il me soigne, m'a toujours donné de l'eau de riz, du bouillon, des potages gras ; plus il m'en a donné, plus j'ai vomi ; mon dégoût est tel, que je ne puis plus rien avaler. » — Réponse : « Il vous donnera autre chose, par exemple, des potages maigres. — Oui, ajouta M. Charcellay, des potages maigres, bien panés, bien panés, bien panés. » Devant continuer ma prescription, j'ajoutai : « Ils doivent être à peine trempés, s'ils étaient panés ; ils produiraient, je crois, le même effet que ceux que vous refusez. » M. Genty ajouta : « Indiquez-moi, je vous prie, une boisson, puisque toutes celles qu'on m'a données m'incommodent. » Je répliquai : « Très-peu de vin dans beaucoup d'eau. » Je n'avais pas fini de parler, que M. Charcellay s'empressait encore de dire : « Oui, du bon vin de Bordeaux, vieux et bien sucré. » Mon interrupteur était mal inspiré, car je voulais dire du vin de Malaga ou de Frontignan, et surtout sans addition de sucre ; car les vins du pays renferment trop de ferment et exposent trop à l'ascescence, surtout s'ils sont sucrés. Après avoir fait ces courtes observations, je me retirai en laissant là ce collègue qui, par une sordide cupidité, avait sali sa robe.

Le lendemain, je fus mis en demeure de faire exécuter mes conseils de la veille. Le mieux se fit si peu attendre que, le deuxième jour, les selles étaient plus rares et moins fétides. Enfin, ce malade, cinq semaines après, n'avait plus de diarrhée ; son ventre avait repris le volume normal. Il conservait seulement un peu d'empâtement à droite, mais il n'était pas douloureux, et son appétit était revenu, quand il fut pris d'un frisson qui fut suivi d'un épanchement pleural à droite. Je dus diminuer l'alimentation, mettre des vésicatoires volants sur la poitrine, et, cinq mois après, ce jeune homme reprenait ses occupations de garçon marchand de vin.

Comme j'ai cité ailleurs des observations où les substances acidifiables ont occasionné des résultats fâcheux, je me crois dispensé de vous en citer d'autres. Avant de terminer, j'ai relu ce que vous avez professé sur le traitement et le régime à faire suivre dans la dothinentérie. J'ai voulu m'assurer si les faits qui précèdent suffisent pour réfuter ce qui est opposé à mes convictions. Vous êtes habile, vous êtes éloquent, vous avez le prestige que donne une haute position justement acquise, vous avez l'assistance d'une bonne compagnie et l'assentiment d'autorités très-estimées ; ces considérations étaient de nature à me faire hésiter, si ce que je vous oppose était exceptionnel. Les efforts que j'ai faits en silence pour m'éclairer et reconnaître, au besoin, mon erreur, sans blessures d'amour-propre, m'ont mis à même de rencontrer beaucoup de faits semblables ; sans cela, je déchirerais ces pages, car je regarderais comme une mauvaise action de venir encore concourir à jeter de l'incertitude sur ce qui a rapport au traitement de la dothinentérie, question grave, qui se présente si souvent ; mais reculer devant les obstacles que j'entrevois, ce serait manquer, à la fin de ma carrière, aux habitudes de toute ma vie, ce serait aussi vous injurier et mettre votre loyauté en suspicion. Dans mon espoir donc, de modifier vos croyances, je vais vous suivre, j'ose dire article par article sur ce point. Dans quelques-uns, je crois voir des preuves d'un accord possible. Dans tous les cas, si vous me démontrez que je me suis trompé, je serai le premier à le proclamer.

Vous avez raison de dire qu'il est bon de ne rien faire et de laisser marcher la dothinentérie, quand elle est discrète. Mais je regrette que vous ayez ajouté : « Je donne des boissons acides, telles que l'orangeade, la limonade, l'eau de groseille, les boissons framboisées, etc..... » Je le regrette, parce que, sans ces boissons, vous n'auriez pas eu aussi souvent besoin de recourir à la potion contenant de la craie, ni aux pilules de nitrate d'argent. Je crois aussi que, par cette abstention, vous auriez observé moins souvent la forme adynamique, ainsi que celle ataxique; vous auriez vu aussi moins souvent la durée de la maladie dépasser vingt-et-un jours, et le besoin de relever la nature défaillante eût été moins fréquent. Est-ce que les formes ne sont pas occasionnées presque toujours par la confluence de l'éruption, puis par la sordidité des ulcérations, ce qui, comme je crois vous l'avoir démontré, dépend souvent de la nature des acides contenus dans le tube digestif? Pour moi, relever la nature défaillante, consiste surtout à diminuer les effets de l'éruption. Pourquoi donc, quand il y a constipation, donner si souvent des purgatifs, quelque légers qu'ils soient, et ne pas se borner à des lavements, autant que possible. J'ai déjà dit ailleurs pourquoi je n'aime pas ce moyen de provoquer les selles; je n'y reviendrai pas. Que dans la dothinentérie légère, discrète, on puisse sans inconvénients donner quelques potages maigres, véritables brouets clairs, comme je vous ai dit l'avoir vu faire à Bretonneau, je ne vous contredirai pas absolument, car alors les ganglions mésentériques ne sont pas tous malades; ils sont peut-être encore capables de permettre une absorption qui ne soit pas trop anormale. Mais cela n'est-il pas sujet à des inconvénients qu'on attribue à la maladie elle-même, et qui ne sont en réalité que la conséquence du traitement. Vous me répondrez que les malades guérissent : je sais cela, et je ne le nie pas ; mais combien de sujets atteints de rougeole, de variole, de scarlatine, guérissent malgré les traitements les moins convenables? N'en est-il pas de même de la dothinentérie?

Dans les cas graves, je crois l'autophagie moins redoutable que la maladie elle-même. Je suis loin de la craindre autant que vous; je redoute bien davantage l'intoxication que produit l'alimentation mal assimilée, laquelle prolonge la maladie après l'avoir aggravée malencontreusement.

Vous vous appuyez de l'autorité de Graves et de Bretonneau, ces deux champions de la réaction anti-broussaisienne. Ils ne sont plus là pour répondre, et, dans ce que vous citez de Graves, de ce praticien que je vénère comme vous, je ne vois que des assertions sans preuves, et encore, rien n'indique qu'il ait voulu précisément parler de la dothinentérie, mais seulement des maladies aiguës en général. Quant à Bretonneau, ce que je vous ai dit à propos de l'épouse et du beau-père de notre confrère C....., indique au moins que notre maître avait bien modifié ses idées sur ce point, et je crois n'être pas étranger à ce changement; il n'est peut-être pas hors de propos de vous raconter ici comment cela a pu se faire.

M. Thierry avait quitté Amboise depuis quelque temps pour venir à Tours continuer son commerce de bois propre à la menuiserie et à la fabrication des meubles. Il s'était associé pour cela à un M. P....., demeurant à la

Tranchée; ce dernier perdit sa femme par le fait d'une fièvre typhoïde grave. Elle fut traitée par votre ancien condisciple Caillaud, médecin à Saint-Symphorien, lequel s'était adjoint M. F. Leclerc et Bretonneau.

Mme T..... ne cessa de donner des soins affectueux à la femme de l'associé de son mari. Huit jours après ce décès, elle fut prise à son tour de la même maladie. Pendant le séjour de la famille T..... à Amboise, j'avais toujours été son médecin; peut-être même avais-je acquis quelques droits exceptionnels à sa confiance. Les accidents débutèrent avec violence. La mort de Mme P..... avait jeté l'alarme dans la famille. Je fus prié de venir à Tours voir cette malade le quatrième ou cinquième jour; c'était au printemps de 1846. Ce jour-là il me fut impossible d'attendre M. Caillaud qui était absent pour quelque temps. Je dus laisser mon avis par écrit, et, par conséquent, sans pouvoir lui donner toutes les explications faciles à comprendre quand elles sont faites verbalement. Voici en quoi consista le traitement que je conseillai : Diète absolue, infusion de tilleul peu sucrée, potion de Rivière étendue d'eau, et composée avec le double de la dose de bicarbonate indiquée par les formulaires; je prescrivais aussi de faire alterner cette potion avec la suivante : Extrait de ratanhia, un gramme; eau édulcorée, deux cent cinquante grammes. Je vous dirai plus loin pourquoi je donnais le ratanhia dans ce cas.

Le début était grave comme je vous l'ai dit, car le pouls dépassait cent vingt. La soif était vive, la douleur de tête forte, la malade avait des vomissements et de plus le ventre développé, sensible au palper; la diarrhée était assez forte. Mme T..... était surtout fort effrayée.

Quarante-huit heures après cette première visite, M. T..... vint me quérir de nouveau à Amboise en me disant que M. Caillaud avait fait suivre à la malade les conseils que j'avais donnés, mais qu'il ne voulait pas prendre sur lui la responsabilité d'un traitement qu'il ne comprenait pas, qu'il fallait alors me charger de le suivre plus assidûment; il l'engageait donc à me rappeler. Au rendez-vous pris avec Caillaud pour le lendemain, les choses se passèrent assez convenablement; cependant il fut convenu que je viendrais tous les deux ou trois jours. Je continuai donc ainsi à avoir pour surveillant, peut-être pas de la malade, mais de ma gestion, un confrère qui au fond était un brave garçon, lequel me fit une invitation à dîner pour l'une des visites suivantes. J'ai gardé le souvenir que c'était un vendredi et je me rappelle surtout ce qui, dans la conversation, échappa à mon amphytrion quand nous fûmes entre la poire et le fromage : « *Bretonneau dit que vous allez tuer cette malade.* » Je n'eus pas l'air de faire attention à ce propos, car peut-être que si je l'eus questionné, j'eus appris ce que M. T..... m'a confirmé récemment, c'est que Bretonneau était venu voir la malade lui-même à mon insu, conduit par Caillaud, et qu'une fois hors de l'appartement, il avait dit à M. T..... que sa femme était perdue, que les conséquences de la diète que je lui faisais suivre étaient telles qu'elle ne pourrait jamais s'en relever. Le samedi soir, lendemain de ce dîner, un nouvel exprès vint me prier de venir encore le lendemain dimanche matin à Tours, afin de me réunir avec MM. Caillaud et Bretonneau. En quittant le chemin de fer pour aller à la Tranchée, mon chemin était de passer rue de Buffon. Je le fis avec d'autant plus d'empressement que cela m'offrait un véhicule, et surtout me fournissait l'occasion de causer avec mon ancien maître; mais nous évitâmes l'un et l'autre de parler de l'objet de ce rendez-vous. Si je me tenais sur mes gardes, comme vous le comprenez bien, Bretonneau, de son côté, n'était pas pressé de me dire ce qu'il avait signifié au mari. Enfin, mon cher Trousseau, voici ce qui se passa : Caillaud nous attendait; notez que nous étions au seizième jour de la maladie. Quand Bretonneau eut bien examiné, quand je me proposais de riposter s'il faisait ce qu'il avait trop l'habitude de faire, il regarda Caillaud et lui dit : « Je croyais la trouver plus mal. » Je fis la sourde oreille comme au dîner du vendredi, et me contentai de dire négligemment que c'était ainsi que j'avais l'habitude de traiter mes dothinentériques. Ces messieurs ne me répliquèrent pas et nous nous séparâmes comme si nous eussions été complétement d'accord. Les accidents fébriles se terminèrent avant le vingt-et-unième jour; l'appétit revint promptement, la convalescence fut courte et sans encombres. Caillaud devait être nécessairement interpellé par les membres de la famille qu'ils avaient effrayés : il avoua franchement qu'il n'avait rien compris à ce succès, ajoutant que j'étais *excentrique*; mais la famille, comme vous le comprenez bien, ne prit pas cette qualification en mauvaise part; et depuis, Bretonneau ne m'a jamais reparlé de cette malade.

Les faits que vous alléguez pour effrayer de la diète, sont-ils cités à propos? Les naufragés de l'Alceste et de la Méduse n'ont pas eu à subir que l'inanition. Celle-ci est-elle aussi prompte à faire sentir ses ravages chez le malade que chez l'homme sain et bien portant, chez celui que l'on retient au lit, à qui on donne à boire suffisamment, que chez celui qui est privé de tout et qui doit en même temps subir toutes les causes d'épuisement? Croyez-vous que l'homme qui lutte jour et nuit contre toutes sortes de dangers, qui souffre toutes les tortures morales possibles, qui voit la mort s'appro-cher avec toutes ses horreurs, n'éprouvera pas plutôt des accidents céré-braux que le malade qui est bien soigné, bien reposé et surtout à qui l'on donne à boire suffisamment, je le répète?

Les expériences de M. Chaussat sont-elles concluantes par la même raison? Je tiens ces appréciations pour justes, je ne les discute pas. Il dit que l'ina-nition fait perdre quarante-deux millièmes par jour : ce n'est donc qu'après vingt-huit jours d'abstinence absolue que, selon lui, le malade serait com-promis. Or, dix-huit ou vingt jours tout au plus suffisent pour éviter les terribles suites de la dothinentérie. Cette seule réflexion démontre, je pense, que c'est à tort qu'on s'autoriserait des recherches de ce médecin pour éviter de mettre les dothinentériques dans des conditions favorables à la marche de l'éruption intestinale et de ses suites.

Au moment où je relis ces observations pour être livrées à l'impression, je viens d'être adjoint à M. le docteur Courbon pour un cas d'étranglement interne, qu'il suffit, quand à présent, de raconter brièvement, si l'on veut prouver sans réplique ce que valent les craintes exagérées de la diète dans la dothinentérie.

M. T....., peintre en bâtiments, âgé de soixante-sept ans, jouissait habituellement d'une bonne santé, excepté cependant qu'il éprouvait de temps en temps des coliques qui apparaissaient et guérissaient sans le secours de la médecine. Elles occupaient le milieu du ventre, mais n'avaient absolument rien de néphrétique, comme la suite le démontrera. C'était un fumeur émérite et un homme de bon appétit. Dix ou douze jours avant d'avoir recours à M. Courbon, ce malade avait éprouvé des douleurs de ventre, des vomissements et une impossibilité absolue de rendre des gaz ou des matières par le rectum. Cela était arrivé sans cause appréciable, comme les coliques dont j'ai parlé plus haut. Pendant ce temps, les purgatifs et les lavements laxatifs furent sans effet jusqu'à la fin du quatrième jour, époque à laquelle la débâcle eut lieu. Le malade reprit son appétit et s'y livra. Après une amélioration de quatre autres jours, il fut repris de vomissements, de douleurs de ventre et de l'impossibilité absolue de rendre des vents ou des matières par l'anus. C'est alors que son médecin, M. Giraudet, étant malade, il eut recours à M. Courbon qui, comme son premier médecin, remit en œuvre les purgatifs et les lavements actifs. Ces moyens ayant été essayés sous toutes les formes par mon jeune confrère avec un insuccès complet pendant huit jours, c'est alors que je fus appelé. Le ventre était ballonné, modérément douloureux : je le fis couvrir de compresses imbibées de liqueur d'Hoffmann, recouvertes de papier huilé, donner exclusivement de la glace et en même temps des lavements purgatifs ; à ce moment le pouls était entre quatre-vingt-dix et cent. Les seuls effets de ce traitement furent la cessation des vomissements et la diminution du ballonnement du ventre qui devint moins douloureux. Il fut continué inclusivement jusqu'au treizième jour. Dans cet intervalle, il fut donné tantôt un lavement avec du bouillon, tantôt avec du vin qui généralement furent mal supportés par le rectum qui était profondément ulcéré, comme on le verra. Chose remarquable, l'urine resta toujours limpide et exempte du dépôt que Bretonneau regardait comme caractéristique de l'autophagie.

La proposition que je fis d'en venir à l'opération décida M. Courbon et la famille à en référer à M. Giraudet qui n'eut d'autre expédient à conseiller que l'administration d'une bonne panade. Mon jeune confrère crut sage d'administrer seulement du bouillon froid par cuillerées. Ce conseil, qui parut plaire d'abord à la famille, fut peu du goût de M. T.....; car, jusqu'au dix-septième jour dont je vais parler, il n'en consomma pas un litre. Le malade préféra la glace; des lavements lui furent administrés avec une seringue de cheval, mais il ne put jamais laisser injecter plus des deux tiers de son contenu. Enfin, du dix-septième au dix-huitième jour, la face se gonfla, la bouche devint aphtheuse, et l'haleine, qui, depuis cinq ou six jours, était infecte, l'était devenue bien davantage. Comme le ventre se ballonnait de nouveau, nous crûmes qu'il était temps ou jamais de venir à l'opération; je crois devoir arrêter ici le récit de cette observation. Mais, ce qu'il importe de noter, c'est que notre malade, après des souffrances aussi graves, des prodrômes de maladie et une diète aussi complète, put encore *quitter son lit, se tenir debout pour faire lui-même sa barbe et se recoucher sans le secours de personne.* Or, n'y a-t-il pas eu là, tant par la souffrance que par l'abstention forcée de matières alimentaires, la preuve de ce que je viens de dire tendant à démontrer l'inanité des craintes manifestées à propos de la diète dans la dothinentérie?

M. Cahen parle d'amaigrissement excessif : ce fait n'est pas exact, s'il s'agit de la dothinentérie conduite dans les limites normales, c'est-à-dire quand on a tout fait pour éviter les accidents secondaires. Il m'est arrivé bien des fois de voir les parents des malades s'étonner de ce que ceux-ci conservaient encore, après vingt jours, une certaine apparence de fraîcheur, et remarquer combien peu ils avaient maigri. Il n'en est pas de même quand on n'est pas assez heureux pour prévenir la période de résorption, et, par conséquent, les accidents secondaires qui en sont les résultats. Ainsi, malgré les raisons que vous alléguez, je n'en crois pas moins devoir persister dans la croyance que j'ai acquise depuis que j'exerce, c'est qu'une diète intelligente, et le soin d'éviter tout ce qui, dans les ingesta, est capable d'activer l'éruption et les ulcérations ont des conséquences moins graves, moins redoutables pour les dothinentériques que le régime alimentaire qu'on leur fait suivre aujourd'hui pendant les périodes d'éruption et d'ulcération. J'ajouterai même que, par ce *modus faciendi*, on évite le plus souvent ces accidents secondaires, qui ne sont pas plus spéciaux à la dothinentérie qu'à toutes les maladies dans lesquelles la résorption purulente ne peut pas toujours être évitée.

Il y a quelques mois, Mme B....., une de mes clientes, vous consulta, et pour ne pas dire ce qu'il était bon de taire, vous eûtes le bon esprit de lui écrire que les accidents qu'elle éprouvait étaient nerveux. Cette réponse ne satisfaisant pas sa curiosité, je fus appelé à mon tour, pour lui dire ce que l'on entendait par la qualification d'accidents nerveux; à quoi je répondis : « Nous désignons par ce mot les maladies occasionnées par un désordre tellement peu appréciable, qu'il échappe à la sagacité du médecin. »

Et, je crois, mon cher Trousseau, que les troubles qui suivent la dothinentérie, que vous désignez sous ce titre, sont de ce nombre ; si la cause
matérielle de ces accidents échappe, il ne s'ensuit pas qu'elle ne soit pas
matérielle et qu'elle ne soit pas saisissable. Or, c'est une obligation pour
tous, de tâcher de diminuer le nombre des maladies dites nerveuses ; c'est,
je crois, le moyen le plus sûr de les prévenir et encore mieux de les
guérir.

Je pense comme vous que beaucoup de troubles digestifs ne sont pas dus
à la gastrite ni à la gastro-entérite, car, lorsqu'on fait la nécropsie de ceux
qui les ont éprouvés, on ne trouve pas dans le tube digestif une lésion matérielle capable de les expliquer. Mais, en revanche, il faut tenir beaucoup
plus compte qu'on ne le fait de l'influence fâcheuse que peut avoir la présence dans le tube digestif des agents capables de modifier les substances
ingérées. Alors, je le répéterai à satiété, on rencontrera plus rarement ces
troubles dus aux ferments soit acides, soit putrides ou ammoniacaux, dont
l'activité pervertit si promptement les matières ingérées, et fait que celles-
ci, loin d'être des agents réparateurs, deviennent au contraire causes de
vomissements ou de diarrhée. Dans ces cas, le meilleur moyen de faire
cesser ces désordres n'est pas la diète, tant s'en faut. Il est bien plus simple
de substituer à l'alimentation suivie jusqu'alors des choses incapables de
subir l'influence du ferment dominant. Tel est, je crois, le secret du traitement de tant de troubles digestifs dits nerveux qui apparaissent à la fin de
la dothinentérie comme après d'autres maladies. C'est dans ces cas là que
Bretonneau se montrait praticien et avait raison : car, lorsque les malades
refusaient ou vomissaient toute alimentation, il leur faisait user à chaque
repas de plusieurs mets ou ingérer des quenelles, c'est-à-dire un hachis
composé de choses diverses. J'ai été longtemps sans bien comprendre le
mode d'agir de ce moyen qui lui a valu des succès réels.

Loin d'être un accident nerveux, difficile à comprendre, et encore plus
à expliquer, l'acte qui se passe alors dans l'estomac et dans l'intestin grêle,
est un phénomène vulgaire qui a lieu dans une infinité de circonstances que
la ménagère de campagne connaît parfaitement : car, lorsqu'elle boulange,
elle sait que si elle met trop de levain dans sa pâte ou que si celui-ci est
trop actif, ou bien encore que si elle tarde trop à mettre au four, son pain
sera trop levé et même un peu aigre. Or, que se passe-t-il dans la digestion
qui soit différent ? Si, par des repas trop rapprochés ou bien succédant à
d'autres plus copieux pour la puissance digestive et qui ont laissé dans
l'estomac un résidu trop altéré ou si le repas précédent a provoqué une sécrétion trop active et morbide, il y aura formation d'acides si la matière ingérée est végétale ou acidifiable, ou de produits ammoniacaux si l'ingestion
est composée surtout de substances animales. Ces altérations se succéderont
tant qu'on aura pas, à l'aide d'un agent modificateur ou d'un changement

dans la nature même de l'aliment, fait cesser cette tendance fâcheuse;
voilà, je crois, pourquoi l'eau, la diète, les purgatifs, l'éther, l'opium, les
amers, les alcalis, le charbon, le vin de quinquina, le vin d'Espagne, etc., etc.,
administrés dans les troubles digestifs, donnent quelquefois de bons résultats quoiqu'ils paraissent avoir des effets si opposés. Si la chimie ne rend
pas compte de bien des phénomènes, si l'on a tort de vouloir tout expliquer
par elle, il ne faut cependant pas tomber dans un excès opposé, et les faits
suivants me semblent suffisants pour autoriser cette manière d'envisager
certaines susceptibilités digestives.

Près de l'embarcadère de Tours habite un jeune épicier dont les parents,
à l'époque de sa naissance, étaient gagistes chez M. de C..... Comme ils
ne pouvaient garder cet enfant avec eux, ils le confièrent aux soins de la
femme G.. qui l'élevait au petit pot. Deux mois après, lorsqu'on me consulta, il était très-chétif, décoloré; il vomissait tout ce qu'il prenait; les
matières des vomissements étaient acides et porracées. En attendant qu'on
pût trouver une nourrice qui voulût bien donner son sein à ce petit moribond, je fis, à l'aide d'un morceau de caoutchouc mis sur un tuyau de plume
fixé dans un bouchon, un biberon qui exigeait beaucoup d'efforts de suc-
cion. Je recommandai de substituer au sucre un peu de sel de cuisine. On
fut trois semaines sans trouver la nourrice désirée; mais, avant de transporter l'enfant chez elle, je fus rappelé de nouveau; alors je trouvai son
état si complétement amélioré, que je le fis rester chez sa première où l'on
continua de l'élever au petit pot. Avec les précautions indiquées, combien
d'enfants qui végètent, quoique nourris à la mamelle, et qui reviennent à
la vie en soumettant leurs nourrices à l'usage du bicarbonate de soude et
en prenant eux-mêmes un peu de magnésie ou de craie!

M. F....., ancien bureaucrate, a depuis longtemps du dégoût; il se
plaint de douleurs de tête, de vertiges, il est constipé modérément, il tousse
souvent, son pouls est fébrile, il éprouve de l'insomnie à la suite d'indigestions venues par la plus petite infraction. Les accidents prennent bientôt
des proportions tellement graves, qu'un de mes co-consultants croit devoir
diagnostiquer une maladie de cerveau, parce que la dernière indigestion a
été suivie d'accidents convulsifs légers avec faiblesse notable du bras et de
la jambe droite. Ces accidents ont persisté plus d'un mois. Enfin, après trois
mois d'essais infructueux, M. F... ingérait avec dégoût deux potages, deux
bouillons par vingt-quatre heures. J'avais vainement tenté de substituer aux
potages, une seule fois par jour, une alimentation plus solide, car le vomissement qui arrivait souvent immédiatement ne se faisait jamais attendre
plus d'une heure : la matière vomie était fort acide. Comme cet essai de repas
était fait au milieu du jour, c'est-à-dire cinq heures et demie au plus après
l'ingestion du potage, il me vint à la pensée que s'il était mal toléré, c'est
qu'il était pris quand l'estomac n'était pas encore débarrassé du résidu du

potage : je changeai les heures et fis prendre les aliments solides le matin à son réveil, c'est-à-dire quatorze heures après toute alimentation. Dès lors, plus de nausées, plus de vomissements ; l'appétit ne tarda pas à redevenir plus vif. Au moment où j'écris, M. F... est en pleine convalescence.

M. L....., principal commis de la fabrique de limes d'Amboise, éprouva une pleuro-pneumonie grave. Quoique cette maladie n'eût pas été traitée· par les antimoniaux, j'éprouvai toutes sortes de difficultés pour alimenter ce convalescent, parce qu'il vomissait tout ce qu'il ingérait, une heure ou une heure et demie après l'avoir pris ; la matière des vomissements exhalait une forte odeur d'aigre, malgré l'usage des absorbants, tels que le bicarbonate de soude. M. L..... avait éprouvé, avant cette dernière maladie, des accidents digestifs que j'attribuais à la gravelle. La condition de ce malade était si grave et si persistante, que j'eus la crainte la plus sérieuse que ce trouble digestif ne fût dû à une lésion organique. Il me fallut prendre un ton très-impératif, pour l'obliger à essayer un peu de bouillon de bœuf, au lieu de choses sucrées et potages maigres. Il se crut en droit de me faire des reproches, quand, le soir, il m'annonça qu'il avait également vomi le bouillon, comme tout le reste. Mais, en l'interrogeant avec soin, je constatai que les vomissements avaient été retardés d'une heure. Je fis donc continuer, et, peu de jours après, mon récalcitrant faisait deux repas par jour, l'un avec la cuisse, l'autre avec l'aile du dinde, de façon qu'un de ces animaux de gros calibre suffisait à peine à l'alimentation de ce convalescent pendant deux jours et demi.

Ce fait pourrait paraître moins concluant, sans les circonstances suivantes. Après huit ou dix jours de succès non interrompu, Mme L..... crut devoir, un vendredi, remplacer la viande par un riz au lait qui, cependant, fut pris modérément et avec appétit. Deux heures et demie après, tout au plus, les vomissements revinrent comme les premiers jours, et il fallut recommencer l'usage exclusif de la viande.

Je n'ai jamais rencontré meilleure occasion de constater la nécessité de changer la nature des aliments, quand celle usitée devenait nuisible, que dans l'observation suivante, où rien ne manque de ce qui est nécessaire pour le démontrer. Notre confrère Guimier, de Vouvray, avait un frère, employé dans les droits réunis, lequel était âgé d'environ cinquante ans. Depuis dix ans, ce monsieur digérait mal ; ses digestions s'étaient dérangées après l'administration d'un purgatif, dont l'effet trop énergique avait eu un long retentissement. Depuis lors, chaque recrudescence de troubles digestifs avait été réparée par la diète et un régime adoucissant. Successivement, les rechutes se rapprochèrent, l'épuisement fit des progrès ; alors M. Guimier et moi, diagnostiquâmes une lésion organique, qui devait avoir une terminaison promptement fatale.

Ce malade était sans fortune, il n'avait que dix-neuf ans huit mois de services, et il lui fallait vingt ans accomplis pour obtenir le minimum de sa retraite, dont la veuve aurait pu avoir la moitié. Notre confrère Guimier, tout Broussaisien qu'il fût, avait un grand penchant pour la polypharmacie, dont son frère se trouvait assez mal. Je le priai donc d'avoir à me laisser agir seul, car je me proposais de faire survivre le malheureux malade jusqu'à l'époque nécessaire pour l'obtention de sa retraite, ce qui n'était pas chose facile, eu égard à l'état d'épuisement dans lequel il était tombé. Or, pendant ces quatre mois, voici l'expédient dont je me suis servi. Quand M. G... était plus malade, qu'il vomissait, je le mettais exclusivement à l'usage de l'eau pure pendant trois ou quatre jours, et, dès qu'il était un jour sans vomir, je lui donnais alors par degrés des potages maigres ou quelques aliments de même nature, et, dès qu'il éprouvait un sentiment de chaleur ou de renvois acides, j'avais alors recours à des viandes blanches, le plus ordinairement grillées ou rôties ou simplement étuvées, un peu de bouillon léger, puis après quelques jours, ce qui ne manquait jamais, je devais revenir à la diète et à l'eau. Le malade, loin de bénéficier, perdait toujours beaucoup, quand, pour une raison quelconque, on voulait insister trop sur l'alimentation. Enfin, nous étions arrivés au 5 avril, c'est-à-dire cinq jours de plus qu'il ne fallait pour demander avec succès sa retraite. M. G...... n'avait pas trop perdu, il avait de l'appétit, et il se trouvait si bien, qu'il refusa absolument de faire faire les démarches nécessaires pour l'obtenir. Mais il toussait et crachait abondamment des mucosités. Il avait des sueurs nocturnes. Notre confrère vint le voir, et, malheureusement, il crut que nous nous étions trompés ; que, chez son frère, la lésion n'était pas dans les voies digestives, mais bien dans celles respiratoires, et que nous avions affaire à une phthisie pulmonaire. Il s'entêta à prescrire des pilules d'acétate de plomb et d'opium : dès le lendemain de leur administration, la fièvre s'alluma, et, quarante-huit heures après, j'avais perdu mon temps et ma peine. Je fis la nécropsie, je ne trouvai pas trace de tubercules pulmonaires ; seulement quelques mucosités emplissaient les bronches ; la membrane muqueuse de l'estomac était tellement ulcérée, que la face palmaire de mon pouce pouvait couvrir la portion qui était restée intacte.

J'avais donc, pendant quatre mois, pu faire vivre ce malade, en alternant la diète avec le régime animal, puis avec celui exclusivement végétal. J'avais certainement prolongé ce malheureux de trois mois, par cette seule précaution, et j'aurais pu le faire plus longtemps encore, sans l'erreur de notre confrère.

Un autre cas analogue me fut fourni précisément par mon intime ami, V....., maître de forges, à Pocé. Cet homme, âgé de quarante ans environ, grand, sec, fortement charpenté, avait toujours mal digéré depuis qu'il s'était occupé, comme tous ceux qui sont enfants de leurs œuvres, de la création d'une fonderie de cuivre, quinze ans avant l'époque dont je veux parler (1832).

Après avoir éprouvé une recrudescence telle que, pendant quarante-cinq jours, nous avions fait des tentatives de toutes sortes, pour trouver un aliment qui fût supporté par l'estomac, il était parvenu à digérer de petits potages maigres, fraîchement trempés, et il y avait cinq jours qu'il supportait cet aliment sans vomissement ni diarrhée, quand, un dimanche soir, j'allai le voir avec l'intention seulement de lui faire une visite amicale. Mon chagrin fut au comble, car je trouvai mon malade au désespoir. Il me semble encore voir cet ami intime me tendre la main, en s'écriant : « Quoi ! après quarante-cinq jours, quand je me croyais pour ainsi dire sauvé, puisque, depuis cinq jours, je pouvais digérer un potage ! Je n'ai rien essayé de nouveau, et cependant il m'incommode, et c'est encore à recommencer, c'est donc fini ! »

Me rappelant le fait de G...., je payai d'audace, et lui affirmai que, le lendemain, lundi, il pourrait sucer impunément une côtelette. Je lui promis de venir moi-même présider à ce repas. Cet essai fut heureux. Dès le lendemain, je prévins le malade qu'avant cinq jours, il faudrait revenir aux potages maigres, et que nous serions ainsi pendant quelque temps dans l'obligation d'alterner le régime maigre avec celui de la viande. Ce fut à l'aide de cette précaution, observée pendant quelques semaines, que je fus assez heureux pour voir V..... se rétablir pour cinq ou six ans. Bretonneau, qui fut consulté par ce malade, dans une rechute analogue, conseilla, comme il le faisait d'habitude, des repas composés d'aliments de toutes sortes. Cette manière de faire fut moins efficace que la mienne. Enfin, les récidives se succédaient, et V..... succomba six ans après. Je fis la nécropsie. La teinte ardoisée du tube digestif, l'altération de la muqueuse gastro-duodénale ne permit pas de douter qu'il y ait eu chez ce malade une lésion appréciable du tube digestif.

Ces faits et tant d'autres expliquent, ce me semble, pourquoi la viande grillée ou rôtie et le vin généreux réussissent souvent, quand les émollients, les substances acidifiables augmentent, ou tout au moins ne calment pas la diarrhée ni les vomissements, et, pourquoi, dans d'autres circonstances, ces derniers sont souvent substitués avantageusement à la viande et aux substances dites toniques.

Puisque je parle du régime à faire suivre dans les accidents chroniques du ventre, il n'est peut-être pas inutile de dire comment je me suis conduit quelquefois chez des malades atteints de vomissements, en apparence incoercibles. Je donnais de la glace, et, si elle était rejetée, je pouvais prescrire en toute certitude du vin d'Espagne et des gelées de viandes froides.

Vous avez raison de dire qu'il ne faut pas confondre ces accidents avec les rechutes auxquelles donne lieu l'abus des aliments. Cependant, le mauvais effet de ces derniers, les indigestions même seraient moins fré- quentes, si on prévoyait de bonne heure ces conséquences de l'altération démesurée des substances que l'on fait ingérer. Le bénéfice que vous avez obtenu de la craie et des autres absorbants, en est une preuve.

Les pétéchies dont vous parlez, et que vous dites être la suite des indiges- tions, ne sont-elles pas une preuve que, lorsque les ulcères sont baignés par des matières mal digérées, il s'en suit une viciation dans la nutrition, qui est l'occasion des accidents produits par une intoxication secondaire? Je ne sais si je m'abuse, mais, dans votre observation pleine de justesse, se trouve une preuve plus convaincante que toutes mes citations, pour démontrer que l'intoxication secondaire est la cause de la défibrination du sang des pétéchies et des autres éruptions, enfin de tout ce que la fièvre typhoïde a de commun avec tant de maladies pestilentielles que vous signalez.

Vous parlez aussi de l'altération de couleur de la bile, qui, du jaune, peut passer au vert et même au bleu. Vous savez, comme moi, que ce n'est point dans la vésicule du fiel que ce changement s'opère; car, tel individu, qui succombe peu de temps après avoir vomi une matière couleur de poi- reau, a, dans sa vésicule, une bile d'une couleur tout autre. C'est donc dans l'estomac que ce changement s'opère, et celui-ci est dû à l'action des matières contenues dans ce viscère et dans le reste du tube digestif. Il faut donc admettre que ces produits ne sont pas sans action et méritent l'atten- tion du médecin.

Si, dans la dothinentérie, il y a quelquefois des accidents intermittents, cela trouve son explication. Tous les poisons absorbés, quels qu'ils soient, se trouvent plus ou moins dans le foie, la rate et les reins, et celui de la dothinentérie n'est pas plus complétement inoffensif sur ces organes que les autres. Il en est de même de l'effet de cet agent sur le poumon. Il est donc essentiel de faire l'expectation. Cela n'explique-t-il pas pourquoi ces acci- dents secondaires sont plus fréquents après certains modes de traitement qu'après certains autres?

La persistance du délire, dans la convalescence de la fièvre typhoïde, si j'en juge par mon observation, peut être évitée bien plus souvent que vous ne le dites.

Je ne pense pas me tromper, en l'attribuant à une sorte d'ivresse, entre- tenue ou occasionnée par les ingesta; je ne puis que m'associer aux sages conseils que vous donnez. Nous ne différons, sur ce point, que par la manière d'envisager la cause. Quand, un peu plus tard, je vous parlerai des accidents dus à la constipation, j'aurai occasion de vous citer quelques faits qui prouvent, d'une manière irrécusable, l'influence qu'ont, sur l'intellect, les digestions rendues anormales.

Quand on est resté longtemps dans l'obscurité, la première impression de la lumière sur l'œil est non-seulement incommode, mais douloureuse. Quand on a cessé depuis longtemps de prendre du café et qu'on y revient, son effet est presque toujours incommode; il faut quelques jours pour que cette excitation cesse. L'homme qui reste au lit soixante jours pour une fracture de jambe, est tout surpris de trouver sa jambe saine incapable de supporter le poids du corps. Il est même quelquefois pris de syncopes lorsqu'on le lève pour la première fois. Il faut, pour que l'habitude revienne, passer outre, mais encore faut-il le faire avec précaution. C'est par cette même raison, qu'il faut quelquefois forcer les dothinentériques à accepter des aliments, lorsque, depuis longtemps, ils en ont été privés. La dothinentérie, lorsqu'elle a été longue, n'est pas la seule maladie où l'on soit forcé de recourir à cette nécessité. Il faut, dans ces cas, user de précautions, comme lorsqu'on veut habituer l'œil à la lumière, l'estomac au café et la jambe à l'exercice. Cela mérite-t-il le nom d'accidents nerveux? Je ne le crois pas.

Sous le nom d'antiseptiques, de spécifiques opposés à la dothinentérie, on comprend des médicaments dont la nature et l'action sont bien diverses, qui, donnés à haute dose, sont loin d'agir comme lorsqu'on les administre à doses plus petites ou fractionnées; tels sont : l'acétate d'ammoniaque, le quinquina, le vin, le camphre et tous leurs analogues, le chlore, l'iode, le goudron, le tannin et ses succédanés, le charbon, le sulfate de fer, le calomel, etc., etc.

A bien prendre, on doit, dans le traitement de la fièvre typhoïde, regarder comme antiseptique tout ce qui tend à prévenir et à rendre les ulcères moins nombreux, moins sordides, empêche ou diminue l'absorption du produit de ces ulcérations. Quant à ce qui peut concourir à l'annulation de l'effet toxique primitif, celui qui détermine l'éruption dothinentérique, rechercher ce moyen, c'est poursuivre une chimère, car il n'y en a pas, il ne peut pas y en avoir.

Les homœopathes ont défié les allopathes. Ils crient sur tous les tons : « Donnez-nous donc un service public, et vous verrez que la comparaison sera à l'avantage de notre doctrine. » Les allopathes, jusqu'ici, n'ont pas accepté ce défi ; qu'ils se donnent bien de garde de le faire ; car, avec leurs globules mystiques et leurs billionièmes de goutte, ils auraient le dessus. Si les adeptes d'Hannemann disaient franchement et loyalement : « Nous savons que nous ne donnons que de l'eau pure, » les pharmacologues, et surtout le nombreux public *qui vult decepi*, se seraient bientôt retirés d'eux. Réfléchissez bien, mon cher Trousseau, qu'à l'aide du stratagème homœopatique, les disciples du médecin allemand font, ce me semble, ce que j'ai démontré être préférable, la plupart du temps, dans la période aiguë de la dothinentérie. Ainsi, l'eau, cette tisane que le Créateur a donnée en profusion à tous les êtres, est la meilleure de toutes, et elle ne peut être aussi efficace, si on l'allie à quelques autres substances, qu'autant que celles-ci ne sont pas susceptibles d'acquérir, pendant leur parcours dans le tube digestif, des propriétés telles, qu'une fois arrivées sur le point malade, elles soient, pour l'éruption, une cause d'aggravation et d'irritation.

J'ai toujours eu pour principe, pendant tout le cours des dothinentéries, de tenir mes malades exclusivement à l'usage d'agents choisis d'après cet ordre d'idées, et, si je m'en suis quelquefois départi, c'est dans les cas légers ou quand j'ai été débordé; ainsi, les boissons que j'ai conseillées habituellement, sont les macérations de réglisse, de guimauve, toutes les infusions légères, telles que celles de tilleul, de feuilles de cassis, feuilles d'oranger, d'écorces d'oranges ou de citrons, fleurs pectorales, décoction légère de riz, eau de fleurs d'orangers; et, pour satisfaire le goût qu'ont les malades pour les boissons acides, j'ai souvent ordonné la potion de Rivière, rendue alcaline et étendue de beaucoup d'eau. Aujourd'hui, que l'eau de Seltz se débite communément dans des vases syphoïdes, je préfère le mélange suivant : dans de l'eau modérément sucrée, aromatisée avec un peu de teinture d'écorces d'orange ou de citron, je fais ajouter de l'eau de Seltz, ce qui forme un breuvage exempt des inconvénients des boissons acides et qui en a tous les avantages. Je ne répugne pas, dans la période où la dothinentérie se prononce et va dominer, quand le malade paraît moins surexcité, de donner une infusion légère de café ou bien un peu de vin de Malaga, de Frontignan ou autres, étendus d'eau, ou même un peu d'eau-de-vie ou de rhum, dans vingt-cinq ou trente parties d'eau non sucrée. Ces boissons m'ont paru surtout efficaces quand il y a des aphthes ou le hoquet.

Je fais cela, parce qu'il m'a toujours semblé que, pendant tout le cours de la maladie, comme dans celui de la convalescence, le point capital, celui que le médecin ne devrait jamais oublier, c'est de veiller à ce que les ingesta médicamenteux ou alimentaires soient de nature et d'une dose telles, qu'ils ne puissent pas être dénaturés et devenir des topiques nuisibles. Ainsi, s'il est un moyen de rendre les ingesta tolérables dans tout le cours de la maladie, même quand ils sont donnés intempestivement, c'est de faire ce que vous conseillez quand vous donnez des aliments, car la substitution fréquente des substances acidifiables à celles qui ne le sont pas du tout, est un moyen d'atténuer l'effet mauvais des uns par l'administration des autres.

Comme je possède bon nombre d'observations heureuses, après l'emploi du ratanhia, du monésia et du sulfate de fer, il n'est pas inutile de vous dire comment j'emploie ces agents dès le début de la dothinentérie. Il faut que j'aie été assez heureux pour trouver des imitateurs, car il y a quelques années, mon ami, le docteur Chenouard, praticien à Vouvray, médecin sage, a cru devoir entretenir la société médicale d'Indre-et-Loire des heureux résultats qu'il a obtenus et m'a vu obtenir de l'emploi de cette médication. J'avais d'abord employé avec succès les astringents, en 1831, dans une épidémie de dyssenterie des plus graves. Cela m'encouragea à en faire l'essai dans la dothinentérie. Depuis cette époque, j'ai constaté que les astringents, donnés à faibles doses, diminuaient immédiatement la fréquence du pouls et la gravité des accidents, tant primitifs que secondaires. Ils sont à la fois sédatifs de l'inflammation secondaire, préviennent ou tout au moins atténuent la décomposition des matières contenues dans l'intestin, et enfin ils modèrent la sordidité des ulcérations. Mais s'ils sont donnés à des doses trop énergiques, alors, comme ils provoquent une réaction, ils peuvent produire un effet contraire ; leur emploi demande donc un peu de circonspection et d'études, ou tout au moins un peu de tâtonnements, ce qui se réduit à commencer par une dose légère et à aller graduellement en augmentant, selon que la susceptibilité intestinale semble le permettre : c'est ainsi, je crois, qu'agissent, la plupart du temps, les moyens dits antiseptiques, neutralisants, qui ont été préconisés ; les résultats varient selon qu'ils sont plus ou moins convenablement employés. Les partisans de la polypharmacie antiseptique font-ils de la prose sans le savoir? Franchement, je le crois.

Si l'on veut bien réfléchir à ce que j'ai obtenu de l'emploi des résolutifs appliqués sur la peau dans les maladies éruptives, dans la scarlatine, surtout (car, par ce moyen qui calmait au moins l'inflammation secondaire, j'ai abrégé constamment la durée des accidents et diminué leur gravité), on comprendra facilement pourquoi et comment les agents astringents, désinfectants, etc., administrés à des doses proportionnées à la susceptibilité gastro-intestinale, doivent agir sur cet appareil, lorsque celui-ci est tourmenté par l'éruption, qui devient d'autant plus grave, que l'inflammation qui en est la suite est plus violente.

Dans leur administration, je n'ai jamais redouté beaucoup la constipation. Je crois même que, dans quelques cas, ces agents la font cesser, parce que, comme je dois l'avoir déjà dit, cette complication est ordinairement due, dans la dothinentérie, à l'inertie de l'intestin, conséquence de l'inflammation du parenchyme intestinal, et même à la péritonite partielle qui peut en être la suite. Mais enfin, quand elle a lieu, je préfère les lavements volumineux, rendus désinfectants par le goudron et le charbon animal à l'usage des purgatifs avec lesquels on court toujours risque d'aggraver l'inflammation, qui est l'une des principales causes d'accidents ; aussi je regrette que vous ne paraissiez pas suffisamment priser ce moyen.

Il n'est peut-être pas inutile de dire que les malades qui vont à la selle plusieurs fois le jour, même après avoir pris des purgatifs, sont souvent, néanmoins, dans la condition de ceux qui n'y vont pas. Plus tard, si je vous parle de l'intermittence du pouls, j'aurai l'occasion de vous démontrer que, dans ce cas, les lavements répétés sont le plus puissant moyen de diminuer l'effet de cette rétention ; c'est aussi le seul qui n'ait pas d'inconvénients.

Le quinquina et ses préparations, ainsi que les autres substances que j'ai déjà indiquées plus haut, qui ont tour à tour été prônées dans la dothinentérie, peuvent, quand elles sont employées avec mesure, puisqu'elles sont généralement astringentes ou désinfectantes, venir en aide au médecin ; mais données dans le début et à hautes doses surtout, on doit le regretter ; on peut même, je crois, les accuser d'augmenter le mal. Peut-il en être autrement, puisque, dans d'autres circonstances, où le tube digestif n'est pas réellement malade, l'abus qu'on en fait donne lieu souvent à des accidents sérieux ? Si ce serait une erreur de les proscrire tout à fait, c'en est une plus grande encore d'en abuser.

Dans l'horripilation, les stimulants diffusibles, les révulsifs cutanés, dont l'action est prompte et fugace, ainsi que l'emploi de la chaleur, sont opportuns, en ce qu'ils diminuent la tendance aux congestions qui peuvent s'en suivre : cela concourt à abréger un trouble qui épuise la vie. Il faut dire aussi que l'emploi de tout ce qui peut calmer l'excessive chaleur, l'excès d'irritation, ne doit pas être dédaigné, telles que les affusions, dans la période opposée ; enfin, c'est dans un choix fait à propos des moyens les plus variés, qu'on peut espérer quelquefois être utile. Voilà où il faut être, je dirai praticien.

J'ai regretté de ne pas vous voir citer l'expérience que fit un jour Bretonneau chez son ami, M. de V..... Rappelez-vous qu'un jour, à l'instant, où tous les convives allaient se mettre à table, il s'avisa de constater les pulsations du pouls de chacun d'eux, au nombre d'une vingtaine ; puis il en fit autant quelque temps après le dîner. Chez tous, il constata une augmentation considérable des pulsations : la moyenne de cette augmentation fut de vingt à la minute, et, chez quelques dames, elle dépassa quarante. Or, si un jeune médecin, non prévenu, vient à tâter le pouls d'un convalescent de la dothinentérie, auquel il aura permis quelques aliments, il pourra bien prendre pour une rechute ce qui ne serait qu'un effet physiologique qui ne doit pas l'empêcher, ainsi que le malade, de passer outre. Cela est donc bon à dire à vos jeunes auditeurs.

En relisant cette lettre déjà beaucoup trop longue, je me demande si les faits et les réflexions qu'elle renferme atteindront le but que je me suis proposé, qui est de faire quelques conversions ; je ne puis dissimuler mon doute, quand je me rappelle les deux faits suivants.

Étant un jour appelé comme consultant avec M. le docteur ....., nous cheminions ensemble pour aller voir son malade, pauvre cordonnier, âgé de trente-huit à quarante ans, homme robuste et rangé, qui était au huitième ou neuvième jour d'une fièvre typhoïde. Je fis entrer mon confrère chez une malade qui se trouvait sur notre passage ; c'était une fille doublement malheureuse, car elle avait gagné cette dothinentérie en venant près de son amant lui rappeler des promesses qui ne se réalisaient pas : elle était au dix-septième jour. Les accidents, graves au début, avaient marché sans encombre, sous l'influence de la médication la plus négative, ce qui convenait beaucoup aux personnes chez lesquelles elle était, car elle n'était pas riche.

La diarrhée avait cessé, la fièvre était presque nulle, le délire avait disparu. Je crus, ce jour-là, pouvoir permettre quelques cuillerées d'un petit potage maigre; cette permission fut encore trop hâtive, car elle fut suivie du retour de la diarrhée et de la fièvre, ce qui nécessita l'usage du bismuth uni à la craie, jusqu'au vingt-et-unième jour.

Quand nous fûmes sortis, mon confrère me demanda si c'était ainsi que je traitais mes dothinentéries, et, sur ma réponse affirmative, il me répliqua : « Vous ne ferez jamais entendre cela aux médecins et au public. » Cela voulait me dire : « N'essayez pas de faire la même chose chez le malade où je vous conduis. » C'était cependant pour l'y préparer, que je lui avais montré ma jeune malade. Il fallut donc prendre des détours pour faire que l'on cessât les purgatifs, et, que l'on fit un usage exclusif de la potion de Rivière et de boissons théiformes peu sucrées.

J'étais curieux de voir les résultats de cette modification ; elle répondit à mon attente, pendant les quatre jours que je fus voir ce malade. Comme la continuation de mes visites devait finir par paraître indiscrète, je les cessai quand je vis que tout marchait passablement, et j'eus tort, car pendant cette abstention la routine reprit ses droits, et quand je fus rappelé, quelques jours après, ce fut pour voir ce pauvre malheureux à l'agonie.

Ce fait n'ouvrit point les yeux à mon antagoniste ; car, pas un mois après, j'étais encore réuni à lui pour une jeune fille, qui mourut peu de jours après, entre le dixième et le douzième jour, sous l'influence d'une médication qui compte tant d'adeptes dans le public et parmi les médecins.

Dans une autre circonstance, je ne fus pas plus heureux : ce fait vaut la peine de trouver ici sa place, car je fus, pendant quelques jours, près d'avouer que, depuis quarante ans, je me trompais.

Il s'agissait là d'une jeune fille de onze à douze ans. Quand je fus appelé, elle avait des selles nombreuses, très-sanguinolentes. Tous les accidents généraux étaient des plus graves : la médication avait été des plus turbulentes; la malade avait, entre autres choses, pris des potions contenant de l'iode. La nature des selles et la gravité des accidents étaient telles, que je crus la maladie plus avancée qu'elle ne l'était. Son médecin ordinaire était absent. Je prescrivis de la glace, une potion de Rivière, avec excès de bicarbonate, puis, cessation complète des autres médications, et surtout celle du bouillon.

Quand nous nous trouvâmes réunis avec mon collègue, les accidents avaient notablement molli : il y avait moins de fréquence de pouls, cessation des vomissements, plus de sang dans les selles qui étaient moins

fréquentes; le ventre était moins douloureux, etc. Je priai mon coconsul-
tant de permettre qu'il ne fût rien changé; il en fut de même le lendemain,
car je tins bon contre ses craintes de la diète, qui fut continuée jusqu'au
quatrième jour; mais, ce jour-là, profitant de mon absence, il prescrivit
du bouillon, et, comme cette prescription avait plu aux parents, il était
fait et déjà avalé avant mon arrivée. Je n'avais donc plus qu'à m'incliner.

Pendant trois jours, la maladie resta dans le *statu quo*; je dois dire qu'à
mon *a parte*, je m'attendais à une rechute, mais, le quatrième jour, au
matin, je vis la malade dans un état tel, que je m'avouai battu, et j'allais
dire franchement que, pendant quarante ans, je n'y avais pas vu clair.
Mais le soir, à neuf heures, je fus arrêté pour revoir cette malade, que mon
confrère avait quittée à sept heures; son ventre était ballonné, les vents et
la matière des selles étaient excessivement fétides, les yeux vitrés. Il y
avait perte complète de l'intellect, le pouls était misérable; enfin c'était une
agonie, car cela en était une réelle, qui marchait à grands pas.

J'avais envie de me retirer sans rien prescrire, comme avait fait mon
confrère; mais, en désespoir de cause, je donnai quelques gouttes de vin de
Malaga et de la glace, je fis couvrir le ventre de linges imbibés de liqueur
d'Hoffmann; on donna, dans la nuit, deux grands lavements à l'eau de
goudron contenant du charbon animal. Le lendemain matin, après m'être
enquis si cette petite fille était encore en vie, je fus la voir: elle était en
voie de résurrection.

Pendant les trois jours qui suivirent, on me laissa faire; la malade eut
une éruption, qui aurait pu être prise pour une variole: chacune des
pustules fut le siége d'une petite eschare, dont je modérai les progrès par
des lotions ou plutôt des frictions légères avec de l'alcool.

Le quatrième jour, mon confrère reprit part, car il conseilla de donner
du bouillon; j'arrivai heureusement à temps, pour faire qu'il ne fût donné
qu'un très-léger thé de bœuf; encore, malgré cela, la fièvre redevint-elle
plus forte. Il me fallut louvoyer, car, pour tout au monde, je n'aurais
voulu rompre en visière avec ce confrère, que j'aime mieux que sa médication turbulente. La petite fille finit par avoir un épanchement pleural,
tant l'éruption avait été grave; malgré tout, elle guérit, mais lentement.

Ce fait d'une rechute, sous l'influence d'une ingestion fâcheuse, qui se
fait attendre cinq jours, n'est pas excessivement rare. Rappelez-vous
l'observation de la petite S..... Observation nº 16. Je viens d'en observer
un tout aussi grave.

Mᵐᵉ B....., femme délicate, trente-deux ans, a souffert autrefois d'accidents péri-utérins du côté gauche, pour lesquels elle fut soignée à Paris; elle
était, en même temps, douée d'une disposition très-impressionnable de tous
les orifices des membranes muqueuses, avait passé sans encombre les vingt
jours d'une fièvre typhoïde; car la diarrhée avait cessé depuis le seizième

jour, le ventre n'était plus douloureux, son pouls était tombé à quatre-vingts. Le traitement avait consisté dans la diète la plus absolue, l'eau de seltz coupée et la potion de Rivière, alternant avec une autre contenant de l'extrait de ratanhia. Quelque peu de vin de Malaga ou de rhum dans de l'eau avait été ajouté, après le douzième jour, à ces moyens très-simples, quand, après le dix-huitième jour, je prescrivis un petit potage maigre, car le thé de bœuf, le bouillon de poulet avaient répugné. Enfin, le vingt-deuxième jour, je fis prendre un peu de riz de veau ; on continua, le vingt-troisième et le vingt-quatrième, à faire usage de ce même aliment, une seule fois par jour, et, le soir, du petit potage maigre. Le vingt-cinquième, au lieu du riz de veau, la malade prit un peu de cervelle. Il n'avait été rien changé aux boissons, seulement on avait supprimé la potion de Rivière et celle contenant du ratanhia. Le vingt-sixième jour, au matin, appétit moindre, expulsion de vents fétides ; il n'y avait pas eu de selle depuis trois jours. Diète et lavement émollient, sans résultat.

Le vingt-sixième jour, au soir, pouls petit, cent vingt ; douleur de ventre, surtout à droite : la plus légère pression arrache des cris ; délire, vents fétides, nausées.

Lavement d'eau de goudron et de charbon animal, fomentation avec parties égales d'alcool et d'éther, potion de Rivière, infusion de tilleul.

Vingt-septième jour, lavements suivis de selles très-fétides.

On continue les mêmes moyens.

Vingt-huitième jour, même état, seulement le ventre mollit et la douleur est moindre.

On continue pendant quatre jours encore.

Quand le ventre eut repris sa souplesse, qu'il put être palpé sans douleur, c'est-à-dire le trentième jour, nous revînmes aux potages maigres. Il y avait quatre jours que la malade était à ce régime, un par jour, quand le ventre redevint douloureux à gauche, que l'urine et les selles se supprimèrent tout à fait, que le pouls redevint fréquent : c'était un abcès qui surgissait dans le bassin, à gauche.

Je remis encore la malade à la diète, aux fomentations éthérées, aux lavements gras, alternés avec ceux de goudron et de charbon ; la glace seule put être supportée et parut même ranimer la malade, pendant qu'une tumeur, grosse comme une forte tête d'enfant, se développait dans le ventre. Il m'était impossible de chercher à l'ouvrir, car elle était recouverte par l'intestin ; cet état grave diminua après trois jours ; les selles, mais non fétides, eurent lieu sous l'influence des lavements. D'abord, la sécrétion de l'urine se rétablit, le ventre redevint souple, excepté sous la tumeur, qui conserva son volume et resta douloureuse à la pression. Un essai de bouillon par la bouche et de lavement de cette même substance fut inutile, s'il ne fut que cela ; la malade succomba après quarante-huit jours.

Ce qui me semble bon à noter dans ces deux derniers faits, c'est l'apparition d'accidents graves, purement abdominaux, d'abord sous l'influence de l'altération putride des ingesta, et chez l'un une éruption septique, et, plus tard, un épanchement pleural; et, chez le second, réveil des accidents péri-utérins, avec formation de pus immédiatement après; cela s'est fait sous l'influence de la résorption de ces gaz toxiques. On put suivre, je dirai pas à pas, l'évolution des accidents.

XIVᵉ LETTRE.

Sur la dyssenterie épidémique.

A l'instant où je venais de terminer mes observations sur la dothinentérie, j'ai lu votre leçon sur la dyssenterie, dont vous faites une description
vraie et très-exacte; je voudrais n'avoir pas à vous dire encore une fois :
— Comment, vous, qui ne cessez de faire l'éloge de Bretonneau, pouvez-
vous venir dire que la cause de ces épidémies échappe? — Mais
les pages qui suivent celle où vous émettez cette opinion contredisent
votre assertion. Voulez-vous encore faire naître de toutes pièces cette
maladie, que vous reconnaissez si contagieuse, qui a régné partout où
nos régiments qui en étaient atteints ont passé, qui est devenue épidémique dans les villes où l'on fut forcé d'évacuer ces dyssentériques? Cette
maladie, qui, je crois l'avoir déjà dit, a sévi cinq années de suite dans les
environs d'Amboise, apparaissait toujours au mois de juillet, et toujours
dans une localité voisine de celle infectée l'année précédente, conservant
son même caractère et sa même gravité, quelles que fussent les variantes
des fins d'été et d'automne de chacune de ces années. Cette maladie, qui,
une autre fois, mit cinq ans pour venir des environs de Saumur, à petites
étapes, frapper de nouveau notre département, aurait une cause inconnue?
Oui, cette cause est inconnue, mais seulement en ce sens, que son contagium est trop extra-microscopique pour être étudié ; de plus, n'en est-il pas
de même de tous ses similaires? Connaissez-vous mieux le virus variolique,
le syphilitique, etc.? Les naturalistes connaissent-ils mieux la semence de
certains végétaux, les moyens de reproduire les germes de certains animaux microscopiques? Il n'y a pas trente ans, que l'on n'était pas encore
fixé sur l'acarus, ni même sur les parasites du muguet, de la teigne; ces
êtres sont-ils connus depuis longtemps? Qui donc a pu voir et étudier
leurs germes? Faut-il, pour cela, les faire naître spontanément? Que cette
maladie sévisse un peu plus tôt, un peu plus généralement dans certaines
conditions que dans d'autres, cela est-il plus étonnant, plus inexplicable
que ces apparitions d'agents qui désolent nos cultivateurs? Si les sauterelles,
qui viennent, je dirai par nuées, dévaster les récoltes des colons algériens,

avaient besoin d'un microscope pour être constatées, ne nous paraîtraient-elles pas plus inexplicables? Quand vous traitez ces questions, vous le faites véritablement comme si vous aviez honte de défendre le plus beau titre qu'a votre maître, votre ami, à la reconnaissance de la postérité. Oui, si la spécificité n'est pas un vain mot, la spontanéité n'existe pas, ne peut même pas être supposée, quand il s'agit de l'origine des agents propres à certaines maladies, surtout celles contagieuses.

Je ne puis non plus admettre, avec vous, ces distinctions de dyssenteries inflammatoire, bilieuse, rhumatismale, autrement que comme des maladies d'apparence similaire, affectant les mêmes organes, mais rien de plus. Dans les quarante-cinq années qui viennent de s'écouler, j'ai pu observer trois épidémies de dyssenterie, qui, comme je viens de le dire, ont duré plusieurs années, et qui toutes m'ont donné l'occasion de constater un plus grand nombre de rhumatismes articulaires, dans les contrées où cette maladie avait sévi. Ainsi, après chacune de ces épidémies de dyssenterie, j'étais sûr d'observer un très-grand nombre d'arthrites, comme après une épidémie de scarlatine, une grande quantité d'anasarques, après une épidémie d'oreillons, bon nombre d'orchites et de mammites. Mais quelle différence n'y a-t-il pas entre ces épidémies de dyssenterie et celles de ces diarrhées inflammatoires ou bilieuses? Celles-là n'offrent pas les mêmes dangers. Pour moi, la confusion que vous faites est aussi grande que si vous désigniez sous un même titre la scarlatine et la suette, etc. Je ne sais si je m'abuse ou vois moins bien que tout autre, mais depuis quarante-cinq ans, que j'ai eu occasion d'observer diverses épidémies de fièvre typhoïde, de variole, de rougeole, de scarlatine, de dyssenterie, etc., j'ai toujours vu ces maladies conserver les mêmes allures et le même caractère, je n'ai jamais vu la nécessité de changer ma manière de traiter chacune d'elles, et si dans mon voisinage, quelques médecins, de mes amis, m'en ont montré qui semblaient offrir des différences, cela m'a toujours paru être la conséquence de la variété du traitement.

Dans les nécropsies que j'ai pu faire de vrais dyssentériques, j'ai trouvé la surface interne de l'intestin bien plus malade que vous ne le dites : elle était fortement épaissie, boursouflée, beaucoup plus consistante qu'à l'état normal, et offrant l'aspect d'un vaste *noli tangere*, lorsqu'on avait enlevé les mucosités qui la recouvraient. Dans celles faites un peu plus tard, cette membrane était souvent gangrenée; cette gangrène était bornée à certaines parties seulement, dans les cas les moins graves; mais dans d'autres, la membrane muqueuse entière de la portion affectée devait s'exfolier. Alors les malades qui avaient échappé à la période aiguë succombaient également, mais épuisés par l'impossibilité de réparer cette perte presque totale de la membrane muqueuse colique, et après avoir subi les accidents que vous décrivez si bien.

Vous avez raison de dire que le mal commence par en bas et ne dépasse pas le colon. Oui, les organes malades dans la dothinentérie restent indemnes dans celle-ci, même quand l'inflammation a gagné les intestins grêles et le cœcum. Rien ne marque plus la différence qu'il y a entre ces deux maladies, rien non plus ne démontre mieux la spécificité des agents producteurs de chacune d'elles, que cette circonstance remarquable. Il y a des malades qui ne font jamais un atôme de sang, quoique ayant cent cinquante selles et plus par vingt-quatre heures; il est même assez rare qu'ils en fassent au début. En général, les gens rendus diarrhéiques par des causes différentes de celles-ci, en font beaucoup plus tôt et en plus grande quantité. J'ai été atteint moi-même de cette dyssenterie épidémique; il m'en souvient, l'invasion fut brusque. Ce fut sur moi que j'essayai le traitement que je vais vous dire; or, dans un trajet de trois kilomètres, j'éprouvai le besoin de descendre huit fois de cheval. Qui plus est, loin d'avoir la diarrhée, les dyssentériques sont quelquefois constipés.

Je n'ai pas eu à me louer comme vous, dans ces épidémies, des purgatifs, tant s'en faut, pas plus que des antiphlogistiques. Ces deux méthodes ne m'ont pas donné plus de trois succès sur un revers. Les évacuations sanguines, les émollients ne font pas plus avorter l'éruption dyssentérique que les purgatifs ingérés. Ces derniers n'opèrent pas une véritable substitution; les lavements de nitrate d'argent, d'acétate de plomb, même pur, n'ont jamais dénaturé, que je sache, cette phlegmasie si singulièrement spécifique, dont la marche a des périodes aussi fixes que la variole, la rougeole et la dothinentérie. Cette substitution, si elle était possible, serait tout au plus opérable au début de la maladie, et non pas quand le mal approche plus où moins de son summum de croissance, et encore moins quand l'éruption est en voie de suppuration et d'exfoliation, enfin quand l'ulcération a succédé et qu'elle est devenue l'accident compromettant. Vous me répondrez peut-être : « J'ai été heureux. » Alors permettez-moi de vous dire que chaque prôneur de méthode en dit autant; on aime à se faire illusion.

Pourquoi, puisque vous avez été rapporteur, à l'Académie de médecine, de travaux adressés à cette compagnie, sur la dyssenterie, ne parlez-vous pas des résultats obtenus par les médecins militaires, en Algérie, à l'aide de l'emploi des astringents donnés dès le début? C'est ma méthode, et j'avouerai que j'ai éprouvé un grand plaisir à voir que d'autres confrères avaient eu la même inspiration et obtenu des résultats aussi heureux.

Ne faites-vous pas un trop facile sacrifice de l'opium? Sydenham, qui en valait tant d'autres, s'en louait beaucoup, et, pour ma part, je crois qu'il avait raison. Je crois devoir à cet agent des succès réels en le mêlant aux astringents : aussi je vous trouve bien mal prévenu à son endroit. Je n'ignore pas que dans toutes les médications opposées à la dyssenterie on obtient plus ou moins de succès, mais alors ce n'est pas le moyen qui est bon seul, c'est la médication, enfin c'est l'usage que le clinicien sait en faire. Or, mon ami, permettez-moi de vous dire que, sous ce rapport, votre leçon est incomplète. Dans votre prochaine édition, ajoutez-y donc, je vous prie, quelques pages; vous pouvez, mieux que qui que ce soit, le bien faire.

Je voudrais surtout vous voir reconnaître que, dans la dyssenterie, la méthode substitutive n'est pas proposable; ceux qui l'essaient dans les maladies éruptives du tube digestif poursuivent une chimère; je l'ai dit à à propos de la dothinentérie, et je crois avoir suffisamment prouvé que Bretonneau, son auteur, tout le premier, avait eu le bon sens d'y renoncer; que l'antimoine, la vératrine, les sels mercuriels, l'iode et ses composés, les sels de quinine, la digitale, les préparations arsenicales, celles d'aconit, soient administrées comme substitutifs dans beaucoup de maladies, je l'admets, parce que l'intoxication antimoniale, aussi bien que celle vératrique, hydrargyrique, iodique, quinique, substituent une modification plus ou moins aiguë, plus ou moins chronique, à l'intoxication généralisée, ou, si vous aimez mieux, aux diathèses qui occasionnent l'arthrite, les épanchements purulents, tant aigus que chroniques, à la syphilis, etc., je le comprends : aussi j'en use parfois dans cette intention. Que le nitrate d'argent introduit au centre d'un bouton de variole ou de vaccine que ce sel et tant d'autres cathérétiques, appliqués sur les membranes muqueuses où il est possible de les porter directement avec la main, si je puis dire, ou sur un point de la peau souffrant d'une maladie spécifique, substituent leur action à la diphtérite, à la pustule maligne, au chancre vénérien, aux morsures de reptiles, en cautérisant ou en inflammant ces tissus, je comprends cette modification, cette substitution, puisque par là on tue, si je puis dire, sur place, l'agent inoculé. Mais prétendre en faire autant avec une dissolution de sel neutre, avec un purgatif mis dans l'estomac, lequel, avant d'arriver sur le colon, doit parcourir le tube digestif, disons le mot, c'est une chimère. Peut-on espérer modifier ainsi une maladie qui envahit les deux tiers de la paroi colique affectée, et qui a pris en quelque sorte son droit de domicile. Je ne saurai trop répéter que c'est une prétention impossible et exorbitante. Les résultats, quoi que vous en disiez, ne sont pas conformes à une telle prétention; on ne l'obtient pas plus à l'aide de lavements donnés, même à des doses très-cathérétiques; aussi je n'hésite pas à croire que ceux qui disent s'en être bien trouvés, ont pris leur désir pour la réalité. Qu'on me cite et me montre une dyssenterie jugulée le troisième, le quatrième et même le cinquième jour, par l'emploi de lavements cathérétiques, et je ferai mon *mea culpa*. Je les ai employés, moi, et les ai vus encore plus souvent mis en usage par d'autres; or, j'affirme que le résultat a toujours été le suivant : Si les pauvres diables chez qui on l'employait avaient le sphincter devenu inhabile à se contracter, alors ils n'étaient pas gardés : c'était à peine un simple lavage. Sur ces malades gravement atteints, la douleur n'était pas excessive, tant était grand le délabrement de l'intestin, et, quand la maladie était moins forte, ils n'arrêtaient rien et ils augmentaient les épreintes si on n'ajoutait pas une bonne dose de laudanum, qui certes, n'est pas un substitutif.

Ne confondons pas ces lavements avec ceux modérément astringents et très-calmants, à l'aide desquels on tempère plus ou moins bien le mouvement fluxionnaire, conséquence inévitable de l'éruption spécifique, modification qui, quand elle est bien accomplie, tempère les effets du mal primitif, prévient la gangrène de la membrane muqueuse, ce qui aide, par conséquent, à faire marcher le mal à bien.

Je pense, comme vous, que la dyssenterie procède de bas en haut, qu'elle débute généralement dans le voisinage de l'anus, que le mal remonte successivement parfois jusque vers le cœcum; c'est absolument comme la blennorrhagie qui, de l'orifice de l'urètre, plonge et gagne de proche en proche, parfois jusqu'au col de la vessie, puis envahit la cavité de ce viscère, et même étend parfois son influence pernicieuse jusqu'aux reins. Je vous vois sourire, mon cher Trousseau, en me voyant prendre la blennorrhagie pour point de comparaison, car bien des médecins ne croient pas la guérir autrement que par substitution. Je ne sais si je m'abuse, mais pour moi, ils ne font point ce qu'ils croient faire; s'ils réussissent à soulager et à arrêter les progrès, ils font, comme on dit vulgairement, de la prose sans s'en douter; l'action des balsamiques, dans ce cas, imprime à l'urine des propriétés calmantes. Si cette médication était substitutive, pourquoi la bière, le champagne et beaucoup de diurétiques actifs ne seraient-ils pas préférables au cubèbe et au copahu, qui ne sont jamais plus efficaces qu'administrés à une dose tolérable ou rendue telle? Oui, cette modification de l'urine par les balsamiques, la convertit en topique calmant, et voilà pourquoi leur usage a surtout pour effet d'empêcher la maladie de croître et de plonger; ces médicaments, ou plutôt ces médications, loin d'être des substitutifs sont répressifs du mouvement fluxionnaire qui est dû à la réaction provoquée par l'agent spécifique, rien de plus, ce qui est immensément différent. Le sous-nitrate de bismuth, le calomel, l'extrait de saturne, les matières tannantes qui calment ordinairement à l'instant même tant de maladies cutanées ou muqueuses, sont-ils des substitutifs? Ce serait étrangement abuser du mot : si quelquefois leur action est trop vive, il peut y avoir substitution, et, par conséquent, changement d'effet médicateur, lequel, communément, n'est que passager, ou bien l'organe cesse d'être trop sensible à cette action; alors l'effet astrictif sédatif a lieu ensuite. Là se trouve peut-être le nœud gordien et l'explication d'un fait qui, dans le principe, paraît difficile à comprendre, c'est-à-dire les effets heureux de médicaments, ou plutôt des médications en apparence si opposées.

Comme je ne dois pas avoir la prétention d'être cru sur de simples assertions, je crois devoir vous raconter ce qui suit:

La plus grave des trois épidémies de dyssenterie dont j'ai parlé, et avec laquelle j'ai eu le plus à compter (c'est par celle-là que je vis faire les premières victimes), éclata à Noizay, dans le village dit de Venise, lequel est situé à l'ouest de ce bourg. Elle n'était pas une nouveauté pour mes confrères du département, car il y avait déjà quelques années que Bretonneau était aux prises avec elle pour la garnison du Vieux-Château, dont je vous ai parlé. Nous étions, quand elle éclata dans mes parages, au mois de septembre; il faisait très-sec, le vent soufflait de l'est, et le mal semblait suivre son courant. Cette première période me fournit vingt malades, dont cinq moururent; elle cessa avec les froids de la fin de novembre.

Dans cette épidémie, je commençai par employer le traitement antiphlogistique, je fis usage des mucilagineux, plus tard, des sels neutres, des absorbants, du calomel. Tout cela ne me parut pas le moins du monde efficace. Il en fut de même de l'ipécacuanha; l'opium ne fut qu'un adjuvant soulageant. Justement effrayé de ce résultat, je crus devoir faire part de mon insuccès à la Société médicale d'Indre-et-Loire, dont je faisais partie, et qui, malgré cela, ne répondit même pas à mes questions; car je disais : « Que faire? Quelqu'un d'entre vous a-t-il fait mieux? » Enfin ce qui me vint en aide, mieux que tout, je l'ai déjà dit, c'est le froid, qui mit fin à l'épidémie, pour cette année-là.

Le premier malade que je vis l'année suivante était une jeune aveugle, admise à l'hôpital d'Amboise, où j'étais allé opérer une hernie étranglée, pour mon confrère Perrier, qui me la montra en signe de gratitude du petit service que je venais de lui rendre; je prédis à mon doyen qu'elle mourrait, et je réclamai la permission d'en faire la nécropsie. Celle-ci fut faite en présence du médecin de l'hôpital et de M. le docteur Pelletier. Je crus devoir dire à ces Messieurs qu'ils allaient avoir affaire à une épidémie de dyssenterie. Je leur contai mes mésaventures de l'année précédente, ce qui fut cause que, sur ma proposition, nous convînmes tous les trois de suivre, pour le traitement, chacun nos inspirations, mais de nous communiquer loyalement le résultat heureux ou non de nos essais.

Cette année-là, la dyssenterie sévissait surtout au village de Huisseaux et à Saint-Martin-le-Beau, où, sur une population de douze cents âmes, elle fit soixante victimes.

Sur le côté nord de la Loire, elle frappa surtout à l'extrémité est de Noizay et sur celle voisine de Nazelles, puis sur un coin de celle de Chançay, trois contrées où j'étais à peu près le seul médecin appelé; là elle faisait une victime sur quatre, c'est-à-dire comme l'année précédente. Je dois dire qu'il en était de même dans la clientèle de mes deux confrères, surtout dans celle de M. Pelletier, plus répandu que nous à Saint-Martin-le-Beau et à Huisseaux.

Comme, dans mon désespoir de ne pouvoir faire mieux, je parlais de ce

MIQUEL.   17 malheur à tous les confrères que je rencontrais, je profitai d'une rencontre avec M. Moreau, d'Argy, pour l'interroger ; sa réponse fut celle-ci : *Ma foi, je me crois heureux, car sur soixante, je n'en ai perdu que deux.* Et sur ma réplique : « Que faites-vous donc? » il riposta : « Je me contente de donner quelques potions gommeuses, un peu de bouillon, des boissons adoucissantes, et je ne fais que cela. » Il ajouta même : « Je ne fais point d'essais comme ceux que je sais être faits à Saint-Martin-le-Beau et ailleurs. »

Comme j'étais certain de l'inanité des moyens que ce confrère disait lui avoir donné cinquante-huit succès sur deux revers, je dus ne pas regarder sa réponse comme digne de foi. Mais alors que fait-il, me disais-je, car je ne pouvais pas croire qu'il ne voyait pas de dyssentériques, ce qui était cependant vrai. Aussi ma perplexité fut telle, que, pendant les trois nuits qui suivirent cette conversation, je ne pus pas fermer les yeux.

Heureusement pour mon repos, le bruit se répandit que ce confrère avait eu à soigner quatre cent soixante dyssentériques, et qu'il n'en avait perdu que deux. Dès lors il eut une vogue complète, et, dans la semaine, cinq ou six dyssentériques succombèrent, quoiqu'ils se fussent adressés à lui ; enfin ce fut dans ce même moment que, pris moi-même par la dyssenterie, je fis, comme je vous l'ai dit, sur l'heure, usage exclusif des pilules suivantes : acétate de plomb cristallisé, un gramme ; extrait gommeux d'opium, vingt-cinq centigrammes, pour vingt pilules. J'en pris quatre le premier jour, et me tins à une diète absolue, c'est-à-dire à l'eau pure, exclusivement. Dès ce moment, je n'eus plus de selles, j'éprouvai seulement des épreintes pendant six jours, auxquelles je ne fis rien de plus.

Ce succès obtenu sur moi m'enhardit pour mes malades, et, à partir de ce moment, je traitai tous mes dyssentériques selon le même principe, substituant parfois l'extrait de ratanhia à l'acétate de plomb. Le résultat fut très-heureux pour tous ceux qui y furent soumis dans les premières vingt-quatre heures du début; mais il fut d'autant moins bon que le traitement était mis plus tard en usage; car, administré le troisième ou quatrième jour, il ne faisait que modérer les accidents sans les empêcher de suivre leurs périodes. Mais enfin, un relevé général de tous les malades qui furent soumis à cette médication, me prouva que la mortalité ne fut plus que de un sur huit ou neuf, quand, je le répète, elle était de un sur quatre.

Ne croyez pas que ce résultat fût dû à ce que la maladie était devenue moins meurtrière, comme cela s'est vu quelquefois; si vous en doutez, voici ce qui pourra servir de contre-épreuve.

Depuis quelque temps, un de ces médecins à grand bruit, grand faiseur, était venu se fixer à Amboise; — comme la vogue fut bientôt pour lui, il fut mis en demeure de traiter aussi des dyssentériques, et pour lui, le grand moyen fut surtout l'opium et l'ipécacuanha. Or, ses revers furent si grands, qu'il quitta bientôt la ville et disparut.

Autre fait. Dans mon désarroi, je vous ai dit que je parlais dyssenterie à tous les confrères avec lesquels j'étais mis en relation. Or, un jour, M. B..., très-bon et digne confrère, du reste, mais un peu sarcastique, qui était ennuyé peut-être de m'entendre lui répéter mon thème sur cette maladie, me répliqua : « Mon Dieu, confrère, tous les ans, depuis quelques années, j'entends parler de dyssenterie et d'essais divers. Or, depuis trente ans que j'habite ce pays, et que je vois des malades, je n'ai pas été sans avoir aussi des dyssentériques ; ma médication est fort simple, et je n'ai point eu encore à regretter son emploi. » Cette petite malice, car cela en était une à mon adresse, devait avoir sa punition, car l'année suivante ce fut son canton qui fut victimé, et Dieu sait s'il fut aussi heureux qu'il croyait l'être ; plus généreux que lui, je n'osai jamais lui rappeler sa pointe.

Quand la maladie n'avait point été jugulée, pour ainsi dire, lorsqu'elle suivait ses périodes, il m'est arrivé souvent de voir des effets trop actifs de l'opium : c'est quand arrivait la période ulcéreuse ; ainsi, tel qui, quelques jours avant, pouvait ingérer d'assez hautes doses de laudanum, se trouvait fortement narcotisé par une quantité moindre ; cela était surtout à redouter chez les enfants.

Je me trouvais bien d'ajouter des absorbants, surtout la craie lavée à ces moyens, et d'éviter les boissons capables de s'acidifier dans l'estomac, telles que la limonade, l'eau de groseille et même les boissons mucoso-sucrées. Tels sont, mon cher Trousseau, les moyens à l'aide desquels, je vous le répète, mon nécrologe, qui était auparavant de un sur quatre, fut de un sur huit à neuf. Comme j'ai l'habitude de ne vous parler que de ce que j'ai vu et fait, je crois devoir ne pas prolonger plus longtemps notre entretien sur ce sujet.

XV° LETTRE.

Sur la variole.

Avant de terminer avec vous mes causeries à propos des affections spécifiques, je vais vous parler de ce que je crois avoir obtenu de bon dans le traitement de la variole.

Guidé par la pensée qui m'a fait essayer l'emploi de lotions capables d'empêcher les papules scarlatineuses et l'éruption du zona de suivre leur développement, j'ai tenté la même chose pour l'éruption variolique. Or, voici ce que je crois avoir obtenu.

Le sous-nitrate de bismuth délayé dans de l'eau, et employé comme peinture, ayant seulement modéré l'inflammation secondaire de l'éruption variolique, j'ai cru pouvoir tenter celui des lotions hydrosulfureuses. Je l'ai fait dès le début, dans deux cas, après l'avoir premièrement essayé, je dirai à demi, sur un homme très-fort, chez qui la variole était confluente, mais sans donner lieu à des accidents ataxiques ni à rien d'anormal. Chez cet homme, après lui avoir fait peindre le visage, le col, la poitrine et les bras avec du sous-nitrate de bismuth délayé, je lui fis lotionner la partie inférieure du tronc et la totalité des membres inférieurs, aussi bien que possible, avec une dissolution de sulfure de potasse, forte et chaude. Chez ce malade, les accidents généraux furent notablement amendés par les deux moyens; mais ce qu'il est essentiel de noter, c'est que les membres inférieurs furent bien plus tôt dégonflés et guéris que les membres supérieurs; aussi en ai-je tenu bonne note, quand il s'est agi du frère de ce malade, homme aussi fort et du même tempérament que le premier. L'un de ces hommes travaille au dehors, et le dernier est garçon d'écurie. Ils n'avaient pas été vaccinés; c'était la femme du dernier qui avait importé la variole dans cette famille, celle-là avait usé du bismuth sur son visage et son col.

Ce concours de circonstances me rendit facile la proposition de faire employer, dès le début de la variole du troisième malade, les lotions avec la dissolution de sulfure de potasse, à la dose de deux grammes pour deux cents grammes d'eau chaude; elles furent faites trois fois par jour; seulement toutes les parties ne furent pas lotionnées simultanément; mais enfin

elles l'étaient toutes, trois fois dans les vingt-quatre heures, ce qui produisait une cuisson un peu vive. Quant à l'effet curatif, il est bien évident que
l'inflammation secondaire fut beaucoup atténuée, comparativement à celle
qui avait eu lieu chez sa femme, et sur les parties qui, chez son frère,
avaient été seulement peintes avec du bismuth. La desquammation fut
également plus prompte et le malade plus vite remis.

Ces lotions firent-elles avorter beaucoup de pustules? Le fait est que
beaucoup ne s'enflammèrent pas et se convertirent vite en une petite croûte
sèche, qui tomba avant celle des pustules qui parurent suivre leur marche
normale.

Je venais d'obtenir ce résultat sur ces hommes, lesquels demeurent au
ruisseau Saint-Lazare, quand je fus prié de voir un menuisier, rue Grécourt,
homme brun, de taille ordinaire, âgé de trente-quatre à trente-six ans,
également atteint des prodrômes de la variole. Chez lui, les accidents
généraux n'étaient pas des plus graves, cependant la fièvre était forte et les
vomissements fréquents. Dès que je pus constater la naissance de quelques
pustules, je fis lotionner tout le corps, comme chez les précédents malades.
Ce que je ne prescrivis pas, c'était de frotter un peu vivement; les pustules
furent assez confluentes; cela fut-il dû à ce que les lotions furent faites
plus mollement, je n'ose le dire. Enfin, l'inflammation et la fièvre furent peu
fortes, et la convalescence courte; mais il n'y eut pas avortement des
pustules.

Pendant que ce dernier traitement s'achevait, mon confrère et ami, Herpin, de Véretz, me demanda que faire pour une femme variolée, qu'il
regardait comme devant bientôt périr, tant l'éruption annonçait devoir être
confluente, tant les accidents généraux étaient graves. Comme c'était le
cas de faire essayer les lotions hydrosulfureuses, je lui racontai ce que
j'avais obtenu : il les mit aussitôt en œuvre, et le succès répondit à nos
désirs, autant que possible ; car, quelques jours après, mon confrère s'em-
pressa de me remercier de ma communication, en me disant que, loin de les
repousser, la malade, après avoir été mouillée une première fois, avait
demandé souvent qu'elles fussent répétées; que c'était, par conséquent, sur
ses instances, qu'elles avaient été fréquemment faites.

J'en étais là quand, quelques jours après, 18 octobre, je fus à mon tour
prié de voir, rue du Commerce, une jeune femme, chez qui tout annonçait
une maladie grave; la fièvre était forte, le délire, les nausées, la céphalalgie
étaient très-intenses. Le 21, nous étions déjà au troisième jour; la face
était rouge, très-injectée et tellement boursoufflée, que je me refusais à
croire l'éruption variolique : le torse et les membres étaient parsemés d'une
éruption qui paraissait miliaire. Mais enfin, le lendemain, 22, il n'y avait
plus à douter que nous allions avoir affaire à une variole des plus confluentes; on voyait déjà des pustules ombiliquées, le malade venait

d'avoir une épistaxis ; sur les deux fesses on voyait des ecchymoses.

Il me répugnait, dans un cas qui s'annonçait devoir être aussi grave, et chez des gens peu faits pour comprendre qu'entraver la marche de l'éruption était chose très-urgente, de leur proposer des lotions avec une matière dégoûtante, comme la dissolution de sulfure de potasse : c'était une chose difficile qui pouvait être et serait sans doute mal accueillie. Dans cet embarras, je fis donc préparer une dissolution de deuto-chlorure hydrargyrique, deux grammes de ce sel pour deux cents grammes d'eau et quarante grammes d'alcool ; puis je prescrivis de lotionner souvent tout le corps avec cette dissolution, mêlée avec trois fois autant d'eau chaude. Je prescrivis même de frotter un peu fort, surtout au visage, annonçant que c'était le seul moyen d'éviter que la malade fût marquée de la petite vérole. Je prescrivis en outre la diète, plus l'usage du tilleul et d'une potion calmante contenant un peu d'éther, du bicarbonate de soude et du laudanum.

Cette prescription, je dois le dire, fut très-exactement exécutée par le mari ; aussi, dès les huitième et neuvième jours, je pus conduire chez cette malade plusieurs de mes confrères, pour leur montrer une éruption variolique complétement avortée ; car, à la place de ces pustules, se trouvaient autant de petites croûtes desséchées avant le dixième jour. Il faut en excepter les parties sexuelles, là où les lotions n'avaient pas été faites ; aussi, dans ce point-là, les pustules varioliques étaient-elles restées à l'état normal, et elles parcoururent leur période, ce qui fut une contre-preuve démontrant le bon effet des lotions hydrargyriques. Cette jeune femme n'a pour ainsi dire pas conservé de traces de sa variole, et en a été quitte à très-bon compte.

Quelques semaines après avoir obtenu ce résultat que je crois digne d'être noté, je fus mandé à Vernou, rue Neuve, pour donner, concurremment avec mon confrère, M. Bachelot, des soins à un vigneron qui était au début de la variole. L'éruption était déjà au deuxième jour ; trois de ses proches venaient de mourir de cette même maladie ; je proposai, comme vous le pensez bien, les mêmes lotions hydrargyriques.

La variole de cet homme n'était pas très-confluente et les accidents généraux n'étaient pas non plus des plus graves, mais le malade était effrayé. Chez lui les pustules varioliques parcoururent leur marche habituelle, seulement l'inflammation et les accidents généraux secondaires furent très-modérés. Pourquoi les pustules ne furent-elles pas arrêtées dans leur marche, comme chez la jeune femme, je ne pourrais le dire. Je me demandai même si je ne m'étais pas trompé et n'avais pas trop préjugé de l'effet abortif des lotions avec le deuto-chlorure de mercure. Je n'étais pas dans des conditions de cordialité suffisantes avec le pharmacien qui avait fourni la matière de ces lotions, pour aller vérifier si la formule avait été parfaitement exécutée.

J'en étais là et mettais plus de circonspection pour en parler à mes amis, quand, il y a quelques semaines, j'ai été appelé pour l'une des filles de M. F....., marchand de meubles à Tours, qui arrivait de Poitiers soigner sa sœur, laquelle venait d'avoir une variole assez forte. Cette demoiselle était atteinte de fièvre avec mal de tête, nausées, douleurs lombaires. Bref, le lendemain, fin du troisième jour, des pustules, qui commençaient à apparaître au visage, au col et devant la poitrine, ne permettaient pas de douter qu'elle avait rapporté la variole. Je lui fis faire immédiatement des lotions hydrargyriques, semblables à celles indiquées pour la jeune femme de la rue du Commerce ; mais, comme le lendemain les pustules avaient continué à se développer, je pensai que cette malade faisait comme le vigneron de Vernou, c'est-à-dire qu'elle lotionnait mollement ; je fis moi-même une de ces lotions, en frottant assez fortement, ce qui détermina de la cuisson, chose qui n'avait pas eu lieu auparavant. Je recommandai de faire la même chose : le résultat a été aussi avantageux que je pouvais le désirer, car sur toutes les parties où elles furent faites, les pustules ont été arrêtées dans leur marche progressive.

Je vous livre ces faits sans commentaires : toujours est-il que ces lotions n'ont pas eu le moindre inconvénient.

XVIᵉ LETTRE.

Sur le rhumatisme articulaire.

La Société médicale d'observation de Paris est, depuis quelque temps, appelée, par diverses communications dignes d'intérêt, à s'occuper du rhumatisme articulaire et de ses complications viscérales ; pour me servir de l'expression d'un de ses membres les plus distingués, M. le professeur Béhier, elle croit avoir instruit le procès de cette maladie : je dis elle croit, car les opinions si diverses qui ont été émises dans cette réunion savante, démontrent, ce me semble, de l'aveu même de son savant secrétaire, combien il reste à faire pour élucider les causes de cette affection et de ses complications, combien aussi il est regrettable que M. le professeur Bouillaud, trop préoccupé d'un seul point de la question, ait sur tout le reste, si je puis dire, suivi les anciens errements. Je me suis demandé, et je me demande encore, mon cher Trousseau, pourquoi vous aussi êtes resté dans le même frayé, sur ce qui a trait à cette grave question, quand votre clinique est une de celles où l'on semble s'attacher à puiser les faits relatifs aux complications rhumatismales pour les communiquer à la Société de médecine pratique, et que cela se fasse sans que vous ayez rien à dire qui puisse se ressentir des idées de votre maître, et, pensant que votre silence était inspiré par l'estime que vous professez pour les recherches de votre collègue de la Faculté, j'ai dû relire son *Traité clinique du rhumatisme articulaire*. Cette lecture m'a promptement expliqué d'abord pourquoi l'opposition que le médecin de la Charité a rencontrée avait été si vive. Car, même dans la préface de son ouvrage, il s'empresse d'attribuer exclusivement à l'impression du froid l'arthrite, ainsi que la coïncidence des maladies du cœur ou de ses enveloppes, ce qui devait nécessairement paraître étrange, quand tant d'autres maladies, que l'on dit également dues à cette même cause (le froid), n'offrent pas la même particularité. Cela ne pouvait donc sembler explicable, tout au plus, qu'à ceux qui veulent voir dans cette maladie une affection déterminée par une cause spécifique, ce qui est loin d'être démontré, ou à ceux qui sont enclins à voir partout des origines que j'appellerai nébuleuses.

Le traitement usité par votre collègue devait également paraître bien peu compréhensible à la majorité des praticiens, et il n'en a pas fallu davantage pour jeter les partisans de la doctrine anti-broussaisienne d'abord dans l'opposition, puis ensuite les pousser à des essais de médication dont nos successeurs feront un jour bonne justice, si même ils peuvent jamais croire que l'on ait prôné tant de médications, que je crois devoir qualifier d'incroyables, autant par l'exagération des doses que par la différence excessive des propriétés reconnues à chacune des substances qui ont eu, depuis quarante ans, les honneurs de la vogue anti-rhumatismale. Car est-il une maladie pour laquelle les hommes de l'époque aient fait plus d'essais incroyables? Aux sudorifiques de nos pères, on a substitué les pertes de sang; à celles-ci, les purgatifs; le calomel à dose attérante; le tartre-stibié d'abord en lavage; plus tard, on le donna par grammes; puis après est venu le colchique, la vératrine; aujourd'hui c'est le sulfate de quinine, aussi par grammes; l'aconit n'a pas eu l'honneur d'être aussi fortement prodigué.

C'est encore, comme je vous l'ai dit, à notre maître commun, qu'il faut faire honneur des premières observations qui doivent, je crois, porter la lumière sur l'arthrite aiguë, ses causes et ses conséquences. Cela n'ôte point, tant s'en faut, à M. Bouillaud, le mérite d'avoir mis en lumière le fait capital de la coïncidence de l'arthrite aiguë avec les maladies du cœur, de ses enveloppes et des gros vaisseaux, observations qui sont cause que ses élèves et tant d'autres collectionnent aujourd'hui des faits qui démontrent que la cause du rhumatisme articulaire redonde autant sur d'autres organes que sur les articulations, le cœur et ses annexes.

Oui, c'est à Bretonneau que reviendra l'honneur d'avoir reconnu : 1° que la cause du rhumatisme n'agit point seulement sur les parties qui ont attiré l'attention, et qu'il ne faut plus voir dans cette maladie un je ne sais quoi, qui se déplace et voyage dans notre économie, je ne sais quoi qu'il faut poursuivre et guetter comme fait le chasseur de souris qui, après avoir braqué son piége dans un coin, est tout surpris d'entendre l'objet de sa poursuite dans un autre tout opposé; 2° que l'arthrite n'est pas un simple effet de l'action du froid, mais bien la suite d'une intoxication souvent peu apparente et de cause peu saisissable. J'aime à rappeler les trois faits à l'aide desquels Bretonneau fut amené à faire de l'arthrite aiguë le sujet de nos causeries intimes et, par conséquent, à attirer mon attention sur cette condition morbide.

J'ai lu, avec l'attention qu'elles méritent, vos leçons sur le rhumatisme cérébral, ainsi que celles sur le rhumatisme noueux et sur l'endocardite ulcéreuse. C'est cette lecture attrayante sous tous les rapports, jointe à ce que je viens de vous dire, qui m'oblige à causer avec vous de cette grave question, car je crois devoir saisir encore une fois l'occasion de rendre à Bretonneau, notre maître, ce qui lui appartient si légitimement. Je regrette que les devoirs de la pratique civile et surtout que l'obligation qui m'est faite si tardivement de traiter ce sujet, soient cause que je n'interviendrai pas dans ce cas-ci avec des faits recueillis aussi minutieusement que ceux cités par vous et M. Bouillaud; je ne pourrai même invoquer souvent que des souvenirs.

Ce qui précède vous dit déjà que je n'admets pas que le froid soit, à proprement parler, la cause du rhumatisme; je ne prétends pas dire que cette cause ne puisse être quelquefois déterminante, qu'elle ne puisse pas aider, pousser aux complications, je l'admets, mais rien de plus. Pour commencer à vous prouver cette proposition, qui peut vous paraître étrange et froisser les idées reçues, je vous prie de compulser les cent vingt-sept faits cités par M. Bouillaud. Or, dans cette collection, digne d'intérêt à tant d'égards, combien cite-t-on de cas où l'on peut nous dire que le froid a été assigné comme cause du rhumatisme articulaire; ce n'est pas la moitié, ni même le tiers, seulement vingt-six cas. Ainsi, vingt-six seulement de ces gens ont accusé le froid et dit qu'il était la cause de leur mal : encore ce ne sont que leurs simples assertions; neuf autres, il est vrai, ont été pris de souffrances articulaires après des marches forcées. En admettant que, dans ces neuf autres cas, l'impression du froid ait pu être pour quelque chose dans cette production morbide, ce ne serait donc que trente-cinq cas, tout au plus, de rhumatismes articulaires sur cent vingt-sept qu'il est permis d'attribuer au froid; c'est un peu plus du quart. Vingt-cinq de ces autres malades ont dit ne pas connaître la cause de leur maladie; chez quinze femmes, l'arthrite avait éclaté après une perturbation utérine; dix autres étaient déjà souffrants par le fait de maladies diverses; enfin, trente-cinq de ces rhumatisés étaient récidivistes, par conséquent, repris de ce mal en vertu d'une disposition spéciale. J'ai recherché parmi les faits que l'on publie tous les jours, si je trouverais de quoi justifier la croyance générale; j'ai fait la même chose parmi ceux dont vous parlez, car, à ma grande surprise, je vois que, malgré ce défaut de preuves, vous aussi attribuez au froid ce qui ne lui appartient pas, et que, pour essayer de persuader à vos lecteurs que cet agent est la cause du rhumatisme, vous dites : *Vous serez frappé de la blancheur de la surface du corps ; la figure elle-même est souvent d'un blanc mat; cette pâleur générale fait un contraste avec la chaleur vive de la peau.* Vous dites aussi, quelques lignes avant : *La sueur est toujours abondante; lorsque vous découvrez les malades, vous voyez le fluide sudoral répandu en gouttelettes sur presque toute la surface du corps.* Puis, vous ajoutez : *Cette transpiration a une odeur qu'on ne rencontre dans presque aucune maladie fébrile.* J'ai copié textuellement.

Or, peut-on prouver mieux, sans le vouloir, qu'il y a eu intoxication, qu'en signalant l'odeur *sui generis* de la sueur; ce n'est pas le seul cas où l'on voit la sueur exhaler une odeur propre au toxique absorbé;

cette blancheur de la peau n'est-elle pas l'effet d'un véritable tatouage?

Peut-elle même être autre chose? Si seulement elle était accompagnée d'un frisson ou d'une de ces conditions morbides pendant lesquelles la vie est gravement compromise, là où le pouls est petit, misérable; mais non, c'est quand il est plein, quand la peau est couverte de sueur.

En quoi donc cette teinture de la peau diffère-t-elle, par la manière dont elle est faite, de celle produite par la bile dans l'ictère; de celle que détermine le nitrate d'argent administré pendant quelque temps? Ce qui est vrai, c'est qu'elle s'opère, qu'elle a pour cause une résorption comme celle qui est propre au cancer ulcéré, aux tubercules ramollis, comme celle qui se fait chez des malheureux qui subissent les conséquences de l'influence dite paludéenne, chez les chlorotiques, c'est-à-dire comme dans un état local qui détermine une absorption toxique, laquelle affecte ensuite l'économie, mais qui peut cesser aussi promptement que sa cause. Ce que je vous ai dit ailleurs, à propos de la chlorose et de l'albuminurie, qui en est souvent la suite chez les femmes, vous dit assez le cas que je voudrais que l'on fît du mot chloro-anémie, expédient qui a fait si fâcheusement fortune. Je dis fâcheusement, puisqu'il est cause que tant de fois les médecins oublient d'aller chercher le véritable point de départ du mal; car si, dans les cas que je viens de prendre pour points de comparaison, l'altération du sang était due à un état général, verrait-on l'effet cesser presque immédiatement avec sa cause, certes, bien avant qu'il soit possible que la nutrition ait pu rien opérer encore? Par exemple, ne suffit-il pas de modifier la suppuration d'un fongus cancéreux ou d'en faire l'ablation, de changer les conditions d'un foyer purulent, de donner une seule dose de quinquina à un fiévreux ou quelques parcelles de fer à une chlorotique, pour que, peu de jours après, leur teint ait déjà repris en partie son coloris. Or, cela se fait, je le répète, bien avant que l'alimentation puisse avoir été un peu réparatrice; le teint change même avant que l'appétit soit revenu. C'est avec l'intérêt qu'il mérite que je lisais, il y a peu de jours, un travail de l'un de nos deux jeunes chercheurs de la Salpêtrière, travail qui devra donner à réfléchir à ceux qui veulent voir partout l'appauvrissement du sang. Il faut convenir que le changement dans le chiffre des globules est bien loin d'être, dans tous ces cas, ce qu'on aurait pu supposer.

Puisque je viens de vous parler de la chloro-anémie, je vais vous soumettre une réflexion que j'ai faite bien des fois depuis quelque temps, et surtout depuis que Bretonneau m'a signalé, comme je vous l'ai dit ailleurs, la fréquence des récidives de chlorose, quand les filles chlorotiques ne savent pas, dans leur convalescence, mettre un frein à leur appétit.

Si, dans la chlorose, il n'y avait qu'un appauvrissement du sang, si ce n'était pas une altération due à une intoxication, ces filles éprouveraient elles les faux bruits du cœur, de l'aorte et même de la carotide? Pourquoi, si cet état est dû seulement à l'anémie, n'est-il pas semblable après les hémorrhagies, surtout celles produites par blessures d'artères? Pourquoi ne se rencontre-t-il, pour ainsi dire, jamais dans les cas d'anasarque, suite de fièvre d'accès ou de maladie éruptive, au moins au début de ses complications?

Cet état, si remarquablement caractéristique, est dû, si je ne me trompe, à une altération des parois vasculaires, qui, comme dans le rhumatisme, est une conséquence de l'action topique du sang altéré, laquelle a déterminé aussi un certain degré d'inflammation, et fait que ces organes n'ont plus leur tonicité habituelle; d'où résulte une plus grande dilatabilité et, par conséquent, une différence ou une inégalité relative dans les ouvertures. Cette manière de voir doit trouver un appui dans la plus grande fréquence de l'albuminurie chez les femmes grosses, qui ont été autrefois chlorotiques; car si la chlorose était un simple appauvrissement du sang, sans lésion organique, pourquoi cette facilité de l'anasarque et de l'albuminurie, quand ces mêmes personnes deviennent enceintes? Ceci dit, revenons au rhumatisme.

Il me semble d'autant plus essentiel de causer avec vous de l'arthrite, que les recherches diverses qui se publient et une leçon faite dernièrement à la Faculté, indiquent que l'on voudrait faire autant d'espèces de rhumatismes qu'il y a de causes capables de le produire. Ainsi, M. le professeur Grisole n'a-t-il pas professé naguère, que l'arthrite blennorrhagique n'était pas le rhumatisme articulaire ordinaire? Les travaux de M. Martineau, désignés sous le titre d'*Endocardites des maladies éruptives*, indiquent la même disposition d'esprit. Dès lors il n'y a pas de raison pour ne pas faire que nous voyions le cadre nosologique s'enrichir du rhumatisme dyssentérique, érysipélateux, puerpéral, saturnin, mercuriel, trichinique, alcoolique, etc.

Le rhumatisme articulaire est-il dû à une cause spécifique ou à une disposition articulaire? Est-il dû à une disposition spéciale, comme cela semble être la façon de voir de ceux qui commencent à penser que le froid n'est pas sa vraie ou sa seule cause? Cette thèse ne me semble pas plus soutenable que la première. Ce serait exagérer beaucoup la spécificité que de voir là quelque chose de semblable pour une maladie qui naît sous l'influence de causes si diverses. Puisque, de l'aveu de quelques hommes qui font autorité et qui ont écrit sur la scarlatine, il est très-commun après cette maladie, puisqu'il en est de même après la dyssenterie épidémique, après le cathétérisme, dans la gonorrhée, après les couches et autres souffrances utérines, après la trichinose, dans l'ozène, les affections saturnines, hydrargyriques, etc. Cette maladie est, il est vrai, sujette à des récidives, elle reparaît pour des causes bien peu sensibles. Certaines dispositions héréditaires semblent y être plus sujettes que d'autres, ce qui est une ressemblance avec bien d'autres affections, chose qui peut s'expliquer sans la spécificité; les courbatures y disposent, la déterminent même assez souvent, et nous verrons aussi, je crois, que cela peut et doit trouver facilement son explication : car quiconque voudra faire l'inventaire exact de toutes les perturbations de notre économie qui ont précédé et même paru occasionner le rhumatisme articulaire, reconnaîtra qu'il n'existe pas une affection ou perturbation intoxicante de notre économie qui ne paraisse pas participer à l'évolution du rhumatisme articulaire. Il reconnaîtra que cette maladie est un effet secondaire commun à toutes, mais plus spécialement à celles qui ont occasionné un plus ou moins grand degré d'intoxication, et surtout celles où il y a eu une résorption. Voici comment Bretonneau fut amené à penser qu'il en est ainsi. Il revint un jour, tout préoccupé, de chez son ami, M. B....., ingénieur, dont la jeune fille éprouvait depuis longtemps des accidents graves du côté du cœur, qui avaient eu plusieurs recrudescences, lesquelles avaient toujours été précédées du retour de l'arthrite. La préoccupation de Bretonneau provenait de ce que cette jeune fille avait annoncé le retour de la maladie des articulations. Voici le colloque : « *Je vais avoir encore mon rhumatisme.* — Pourquoi dis-tu cela, mon enfant. — *Parce que mon mal de nez est revenu, et que chaque fois qu'il a fait de même mes articulations sont redevenues malades.* » Or, cette prédiction faite à ses parents venait de se réaliser, et c'était pour cela que notre maître venait d'être consulté.

Ce fait, singulier pour beaucoup, lui remit en mémoire que le beau-père d'un de nos plus éminents praticiens, qui portait un ozène, suite d'accidents syphilitiques, avait vu plusieurs fois son nez, puis son visage devenir érysipélateux, quelques jours avant d'être pris d'une arthrite. Il n'en fallut pas davantage pour nous amener tous deux à rappeler certains faits qui devaient nous faire attribuer cette maladie articulaire à une résorption souvent peu perceptible, mais enfin toujours intoxicante.

Comme je tiens à faire connaître tout de suite quelle est la part de notre maître dans la solution de cette question, je dois dire qu'il me rappela l'observation d'un jeune homme qui était mort à l'hôpital de Tours, après s'être plaint seulement des deux articulations fémoro-tibiales, et chez lequel, cependant, il avait trouvé du pus dans toutes les articulations qui furent visitées, quoiqu'il n'y eût eu, je le répète, de manifestations morbides apparentes que dans les deux articulations déjà nommées.

Ce que je viens de vous raconter de notre entretien avec Bretonneau, se passait en 1849; or, mon cher confrère, j'ai eu, depuis, à traiter bien des rhumatismes articulaires, et j'affirme n'avoir pas rencontré un fait qui pût infirmer la pensée que cette maladie n'est pas due au froid, mais qu'elle naît sous l'influence d'un état morbide antérieur. Une fois, pourtant, je crus en avoir trouvé un cas où il m'était impossible d'invoquer une intoxication ou une suppuration antérieure. Le malade était un fumiste, d'apparence robuste : il n'accusait aucun trouble antérieur et j'allais passer condamnation, quand, à peine guéri de son arthrite, cet homme fut pris d'accidents d'apparence néphrétique. Ils étaient tels que je le soumis d'abord à l'usage du bicarbonate de soude, puis à celui de l'acide benzoïque, et enfin, comme le mal s'aggravait toujours, et que je croyais à la présence d'un calcul engagé dans l'urétère droit, je donnai, en désespoir de cause, de l'huile de Harlem. Malgré tout, les accidents furent toujours croissant, et enfin le malade mourut.

Ce n'était pas sans étonnement que je croyais devoir attribuer à des accidents néphrétiques l'arthrite de ce fumiste; je dis avec étonnement, car c'eût été le premier fait.

Mais la nécropsie que je pus faire, vint mettre toutes les choses à leur place. Je trouvai dans le colon ascendant un squirrhe ulcéré qui s'étendait jusque sur l'urétère de ce côté, y adhérait, le comprimait, et enfin faisait là ce qu'aurait pu déterminer un gravier engagé dans le canal. Que d'exceptions à certaines règles n'existeraient pas et ne viendraient pas souvent embrouiller de graves questions, si chacun faisait tout pour les éviter! Mais pour cela il ne faut pas se lasser de chercher et encore moins se presser de conclure. La thèse, que le rhumatisme articulaire, ses variantes, sa coïncidence avec les maladies de cœur, etc., sont dues à une intoxication, — que le toxique est souvent peu de chose dans l'origine, mais qu'une fois introduit, il se développe et va porter son influence sur tout l'organisme, quoique sa présence, son action soient limitées à certains points, est-elle la seule de ce genre, et n'a-t-elle pas, au contraire, des congénères? Poursuivons.

Vous n'avez pas oublié, sans doute, quelle était la répulsion de Bretonneau pour les remèdes dits antigoutteux. Il était malheureusement bien riche d'observations de podagres, qui avaient succombé peu de temps après avoir fait usage de ces moyens; et ce n'était point, comme on serait porté à le supposer, par suite d'accidents gastriques, que ces prétendus guéris de la goutte étaient morts. J'avouerai même que la première fois que je fus mis dans la confidence de ces résultats, je fus frappé de voir ou plutôt d'apprendre que c'était par des accidents cérébraux ou par des troubles de la circulation que ces anciens goutteux avaient succombé.

On aurait tort de croire que cette répulsion de notre éminent compatriote n'était pas fondée. Je ne crus pas devoir accueillir ses idées sans conteste, quoiqu'il m'eût cité de nombreux faits; si je les acceptai, c'est que, depuis bientôt seize ans, j'ai eu malheureusement plusieurs occasions d'acquérir des preuves par moi-même de leur justesse. Ainsi, il y a quelques années, M. le docteur Lagarde me parla d'un libraire d'Amboise, qui éprouvait des phénomènes cérébraux qui lui paraissaient tellement insolites, qu'il crut devoir m'en faire part. Je crus pouvoir lui dire aussitôt : « Vous avez affaire-là à un ex-goutteux; à l'état étrange que vous me signalez, je gagerais qu'il a usé des pilules de d'Artigues ou du sirop de Boubée. »

M. Lagarde fut alors aux renseignements, et il acquit bientôt la preuve que M. B..... avait en effet usé, quelques mois auparavant, des pilules de d'Artigues, que lui avait données M. B....., alors maire de Pocé.

Je ne crois pas qu'il vienne à la pensée de qui que ce soit de se refuser à admettre que la goutte est la conséquence, le plus souvent, d'une altération du sang, suite d'un trouble digestif, par conséquent, de la formation d'un produit intoxicant, comme celui qui est la cause de l'urticaire. Eh bien ! quand, par l'usage de ces antigoutteux, ces agents vont exciter ou le cerveau ou le cœur, que les articulations sont devenues peut-être moins impressionnables par lui que ces viscères, etc., c'est sur ces derniers que son fâcheux effet se manifeste : n'est-ce pas ainsi que l'on peut et doit expliquer les variantes qui résultent de l'action toxique des causes du rhumatisme articulaire et de ses complications?

Je dis de ces causes, car il faut surtout éviter de dire ou laisser croire que le rhumatisme articulaire est une maladie spécifique, comme la rougeole, la scarlatine, la variole, la fièvre typhoïde; il ne l'est même pas autant que la goutte et ses congénères. Car, que peut donc avoir de spécifique une lésion qui prend la forme de la chorée, de l'arthrite, de la péricardite, de la lésion cérébrale, qui peut affecter les muscles, les veines, les artères, etc., et qui, de plus, compte des causes si nombreuses, si variées, je devrais dire qui peut être produite ou naître par l'influence de toutes les choses qui intoxiquent l'économie, enfin vrai Protée naissant de toutes pièces?

Parmi les objections qui peuvent être faites, je vois celles-ci : Mais comment expliquer une pareille altération du sang, comment admettre que des causes, souvent si minimes et souvent même si bien tolérées par d'autres, puissent, à un instant donné, déterminer un désordre tel que la fièvre rhumatismale et l'arthrite, etc.?

D'abord, qui ne sait qu'une simple piqûre, même guérie, en apparence, depuis huit et quinze jours, peut occasionner un bubon de l'aisselle ou inguinal, qu'il suffit pour cela que la croûte qui la recouvre renferme encore un atome de l'exsudation qui, de curative qu'elle était, en s'altérant sous sa couverture, est devenue toxique par son séjour sous cette croûte; enfin, que ne produisent donc pas les plaies ou les plus simples piqûres virulentes?

En parlant de l'éclampsie et des conséquences du régime mal entendu des dothinentériques, n'ai-je pas démontré surabondamment combien et comment il est facile d'intoxiquer notre économie, combien de faibles absorptions de pus altéré peuvent avoir des conséquences graves? Or, reportons-nous à ce qui se passe dans un vagin ou dans un utérus après des règles viciées, dans un urétère et une vessie baignés par de l'urine devenue putride, surtout quand ils sont excoriés par une gonorrhée ou le cathété-

risme. L'absorption toxique est-elle incompréhensible après la dyssenterie ?
Croit-on que les ulcérations qui restent à cicatriser ne peuvent pas être
facilement irritées et devenir une voie d'absorption des choses toxiques,
quand les narines, quand la peau du col, quand le cuir chevelu, après avoir
été baignés par des exsudations devenues détériorées, déterminent des phénomènes qui conduisent à l'éclampsie et à l'albuminurie ? N'est-ce pas par
le fait d'une semblable absorption que l'arthrite succède tant à la scarlatine
qu'à la variole et à la rougeole, aux fièvres de mauvais caractère ? Croit-on
que des digestions trop longtemps perverties ne peuvent pas, tout aussi bien
que la suppression de la transpiration cutanée, produire dans notre économie un état morbide du sang et communiquer à ce liquide un effet toxique,
aussi bien sur le cœur que sur le cerveau et les autres viscères, effet plus
compréhensible et plus palpable, si je puis dire, que les sympathies à l'aide
desquelles on a essayé de les expliquer ?

Vous dites dans vos leçons que, malgré la plus scrupuleuse attention,
vous n'avez pas toujours constaté la souffrance du cœur et des gros vaisseaux chez les gens atteints d'arthrite, que ces altérations du cœur, que
vous décrivez si parfaitement, se rencontrent assez souvent, sans que les
gens qui en sont atteints aient éprouvé une manifestation rhumatismale,
ce qui, si j'ai bien compris, veut dire que le cœur n'est pas toujours
malade, et qu'il ne le devient souvent qu'après les articulations, et enfin
qu'il peut le devenir chez des gens qui ne sont point rhumatisants. D'abord,
que signifie donc pour vous cette fièvre violente, ce développement excessif
du pouls, sinon que le cœur est vivement impressionné ? Or, par quoi
peut-il donc l'être dans ce cas ? Trouvez-vous au début d'une pneumonie
les signes matériels que l'auscultation et la percussion vous montreront plus
tard ? Dans un vaste érysipèle, la peau est-elle déjà, dans les premières
vingt-quatre heures, ce qu'elle deviendra plus tard ? L'impression du
toxique doit-elle avoir toujours des effets matériels très-saisissables ? Maintenant, par cela même que la manifestation morbide des articulations peut
être remplacée par un état pathologique du cerveau, de la plèvre, etc., il
n'est donc pas déraisonnable, je crois, d'admettre qu'elle peut bien faire
défaut, et l'agent agir seulement sur le cœur ? Toutes ces variantes se
trouvent, si je ne m'abuse, très-facilement expliquées par la pensée d'une
intoxication, tandis que ces variantes restent des phénomènes peu com-
préhensibles par la manière dont on a généralement envisagé, jusqu'à ce
jour, le rhumatisme articulaire avec ses conséquences.

Dans notre causerie, à propos de la scarlatine et de ses suites, je crois
avoir démontré le cas qu'il faut faire de ce qui a été enseigné sur la répercussion et avoir prouvé surabondamment comment une expression morbide qui devra avoir lieu peut être, je puis dire, ajournée ; enfin, comment
un organe, quoique fortement impressionné par une modification, même

très-énergique, peut rester, je dirai silencieux, puis devenir très-malade ensuite, quand l'état de l'organisme redevient moins compromis ou plus capable de supporter une nouvelle fluxion. Je ne reviendrai pas sur ce point, je me contenterai de vous le rappeler pour aider à la démonstration que je désire faire que le rhumatisme n'est pas un je ne sais quoi qui voyage d'un point de notre corps à un autre.

Si je consulte les observations de complications rhumatismales qui ont été publiées depuis quelque temps ; que dans ces différents recueils je recherche, non pas si le froid joue un rôle comme cause, car c'est ce dont il est le moins question, mais bien comment et sous quelle influence elles sont nées ; si je jette un coup d'œil : 1° sur le travail de M. Sée ; 2° sur celui de M. Martineau ; 3° celui de M. Topina, compte-rendu des travaux de la Société de Paris ; 4° celui de M. Bazin, etc., il reste démontré qu'il n'est pas une seule maladie à laquelle l'humanité soit sujette, qui ait en apparence plus de causes, lesquelles, par le fait, se résument en une seule, qui n'est pas le froid, mais bien une introduction dans le centre circulatoire ou la production d'un principe, je dirai toxique, puisqu'il ne peut que nuire, lequel va porter, à l'aide de cette voie, son action malfaisante dans tout l'organisme, où, quand il agit, il manifestera sa présence seulement sur ceux qui, selon certaines conditions, qui peuvent varier, sont les plus impressionnables ou rendus tels par une souffrance antérieure : ce qui fait que, quoique tous soient susceptibles d'être impressionnés et le soient réellement simultanément, tous ne se plaignent pas, si je puis dire, en même temps, ce qui fait aussi que ces plaintes peuvent même ne pas avoir lieu du tout.

Malgré cela, on me dira peut-être : « Comment expliquez-vous le rhumatisme cérébral, la pleurésie rhumatismale, etc.? » La chose me semble bien simple pour celui qui peut voir comment les fièvres intermittentes prennent des formes différentes, je ne dirai pas selon les individus, mais selon les effets de la médication employée ou bien d'autres causes. Ainsi n'avons-nous pas vu la fièvre devenir parfois dyssentérique, rhumatalgique, cérébrale, pneumonique, etc., selon le traitement, et quand certaines conditions morales ou physiques intervenaient pendant le cours de la maladie? J'en ai cité assez d'exemples. Que fait le copahu si les narines sont malades? Ce qu'il fait dans d'autres cas sur les bronches, les voies urinaires et même la peau dans des circonstances semblables : ainsi son action apparaît presque exclusivement sur la surface muqueuse la plus irritée avant son emploi. Il en est ainsi du mercure : quand il va faire saliver, la salivation ne commence-t-elle pas là où il y a un point des gencives plus malade, par la vulsion ou la carie d'une dent? Une cause morbide, quelle qu'elle soit, si elle a un effet général, retentira d'abord, toutes choses égales d'ailleurs, sur le point le plus impressionnable; cela se fait en vertu d'une loi qui ne souffre pas même d'exceptions, si ce n'est pour les modificateurs qui n'ont qu'une action locale. Or, pourquoi vouloir que la cause qui va déterminer un effet dit rhumatismal, fasse une exception ?

A ceux qui invoquent l'hérédité, je demanderai si son influence ne se montre pas partout, si l'on a raison de mentionner ce fait décourageant; car, d'après cela, il faudrait déclarer presque tous nos maux incurables et renoncer à faire de la médecine. Nos père et mère ne sont pas, ne peuvent pas être des types; je crois avoir cité des faits qui prouvent qu'avec une bonne hygiène, on peut, jusqu'à un certain point, sinon faire que l'influence héréditaire soit nulle, tout au moins en amoindrir les fâcheuses conséquences.

On admet, certes, aujourd'hui, assez généralement que la chorée est une des nuances du rhumatisme. Le bon travail de M. Sée est là, et vous avez été l'un des premiers à faire remarquer que cette maladie est très-souvent accompagnée, si même elle n'est pas précédée d'une éruption cutanée urtiforme. Pour qui veut chercher, cette maladie n'a point lieu d'emblée et n'est qu'une conséquence. Qui pourrait nier aujourd'hui que les éruptions de cette sorte ont pour cause une perturbation digestive, un vice dans l'assimilation, quand elles ne sont pas dues à des ingesta d'une nature sinon toxique, mais contenant pour le moins des principes qui, par leur introduction dans l'économie, déterminent une sorte d'intoxication ? Telles sont les écrevisses, les moules, les salaisons et enfin certains aliments auxquels répugnent quelques individualités.

Qui pourrait dire aujourd'hui que la goutte, que le rhumatisme noueux ne sont pas l'un et l'autre l'effet d'une perturbation semblable, déterminée dans les fonctions assimilatrices, surtout quand les gens ne sont pas sobres ? A-t-on besoin, pour démontrer ces effets toxiques d'ingesta, d'aller chercher de nouvelles preuves, quand on a vu le lait d'une nourrice qui s'est mise en colère ou a éprouvé de la frayeur, déterminer, peu d'heures après, des convulsions chez son nourrisson ? Ces observations ne sont-elles pas assez multipliées pour expliquer comment le rhumatisme articulaire peut faire place aux accidents cérébraux, pleuraux ou autres, comment aussi, je le répéterai, il naît d'un effet toxique qui doit agir sur le centre circulatoire ?

Il y a des phénomènes morbides dont toutes les phases sont bien difficiles à étudier sur les autres, car il est des effets qu'il faudrait pouvoir suivre, non pas mois par mois, mais encore pendant longues années. Or, voici l'histoire rhumatismale de quelqu'un sur qui j'ai pu noter les phases les plus diverses.

Le jour de la Trinité, en 1823, il était à cheval; ce cheval venant à s'emporter, il tomba. Ce cavalier démonté eut les deux poignets fortement foulés, surtout le droit; le genou du même côté fut également blessé. Cette même personne était en voiture, en 1831, quand son cheval s'abattit. Il fut contraint nécessairement de faire tout pour débarrasser l'animal des brancards ; celui-ci, en se débattant, le frappa d'un coup de pied qui défonça le chapeau et fit une plaie à la tête, région pariétale droite, laquelle dut suppurer.

Or, voici ce que le sujet de mon observation éprouve depuis. Quoi qu'il fasse, il lui revient, de temps en temps, des boutons dans le cuir chevelu qui, s'il n'y prenait garde, seraient, comme ils l'ont été déjà trois fois, l'occasion d'érysipèles. Je dis s'il n'y prenait garde, car de temps en temps il éprouve d'abord du malaise, puis une sensibilité du cuir chevelu, la même que celle qui a précédé les trois érysipèles ; le tout cessé après des frictions de bismuth et d'alcool camphré, jusqu'à ce que les boutons qui sont le fâcheux prélude, soient effacés. « Où en voulez-vous venir, me direz-vous peut-être, avec votre manifestation érysipélateuse ? » C'est que ce malaise ne se produit guère sans qu'il y ait un retentissement sur les articulations qui ont été autrefois contusionnées. Il est souvent même assez fort pour forcer mon homme à boiter et à lui interdire l'usage de sa main. Ce mal des articulations, dont je viens de parler, se manifeste aussi dans d'autres circonstances ; il suffit au porteur d'être mal disposé du côté des voies digestives ; quelquefois aussi c'est après s'être exposé à une averse.

Voilà donc un érysipèle et des douleurs rhumatismales qui incommodent et reviennent, pour peu que la personne s'expose à quelque chose qui trouble ses digestions, aussi bien que si elle éprouve une autre souffrance ou perturbation 'quelconque; ainsi cela a lieu sous l'influence d'un état maladif général, comme sous celle d'une cause locale et variant, par conséquent, de forme et de place et affectant même des appareils organiques différents, ces variantes pourraient donc être, je dirai produites à volonté, si on était tenté d'en faire l'expérience.

Je revendique encore pour notre maître, cette manière d'expliquer les troubles rhumatismaux, d'apparence critique. Voici dans quelle circonstance il a montré encore sa sagacité.

Bretonneau causait un jour avec moi de l'inflammation; je lui faisais l'observation que c'était vainement que, depuis longtemps, je cherchais un érysipèle qui n'eût pas été précédé au moins d'une petite lésion chronique ; et cette autre, que les pleuro-pneumonies étaient plus communes à la fin de l'hiver ; que ces épidémies annuelles frappaient toujours et d'abord les gens qui en avaient été déjà atteints; que la pleuro-pneumonie était rarement une maladie, je dirai venue d'emblée. Voici ce qu'il me dit à cette occasion : « Mais je crois que toutes ces inflammations ne se font point sans qu'il y ait d'abord eu altération du sang. »

Nous n'avions jamais eu occasion de revenir sur ce sujet quand, dînant un soir, chez lui, avec Malgaigne, je remis la question sur le tapis; ce fut alors qu'il l'aborda franchement, en disant : « Je ne crois pas à la fièvre sans une altération du sang, sans qu'il y ait eu une introduction dans la circulation d'un produit toxique ou excitant. » Sur les objections que lui fit son hôte, il répliqua en lui citant d'abord l'expérience faite à Chenonceau sur les convives de son ami de Villeneuve, la formation de la couenne sur caillots du sang tiré à des gens qui n'étaient rien moins que pléthoriques; et enfin l'état du pouls dans tant de conditions où l'économie souffre traumatiquement, cas où, quoiqu'il y ait des désordres graves et de la souffrance, il reste parfois si petit, si faible, etc. Le lendemain matin, dès que je me trouvai avec ce pauvre Malgaigne, son premier soin fut de me dire : « Savez-vous que j'ai réfléchi toute la nuit à notre conversation d'hier soir; or, plus j'y ai pensé, plus je vois qu'il a raison; quel homme que ce Bretonneau; ses aperçus sont bien ingénieux et sont féconds en conséquences. »

Quand on se croit convaincu, on essaie de faire partager ses convictions. Causant donc un jour avec un jeune confrère, à qui je tâchais de faire accepter mes croyances, voici ce qu'il me raconta.

« Je suis, vous le savez, grand mangeur; je digère bien généralement; mais, cependant, il faut peu de chose pour me rendre incommodé par des flatuosités. Vous connaissez ma famille, elle compte parmi elle bon nombre des siens sujets à des troubles cérébraux et nerveux de diverses natures; pour ma part, j'ai payé mon tribut à ce vice maternel, et je suis en défiance contre lui; car, lorsque j'étais étudiant, je travaillai beaucoup pendant quatre mois pour me préparer à mes deux premiers examens. Alors je fus pris de faiblesse d'abord dans les jambes; elle alla successivement en augmentant, puis gagna les bras. Enfin, si la sensibilité n'était pas tout à fait éteinte, je n'étais pas moins tout à fait impotent. Cet état dura plusieurs mois, ne céda, selon moi, qu'à des douches froides faites sur tout le corps, puis au temps et au repos. »

J'en étais donc là quand, à une époque qu'il est inutile de rappeler, je fis une course un peu longue, la pluie sur le dos, et, quoique je n'aie pas été mouillé, pour dire, je fus pris d'une arthrite aiguë. Ce que vous me dites me remet fort bien en mémoire que précisément avant l'invasion de ce rhumatisme articulaire qui fut long à guérir, mes digestions étaient moins bonnes depuis quelque temps, etc., etc.

Je ne sais si je m'abuse, mais je crois que ce qui précède, démontre assez clairement comment, dans le rhumatisme, se produisent les altérations matérielles du cœur, de ses annexes et des gros vaisseaux. S'il est même une chose qui me paraisse étonnante, dans ce cas, c'est que cela n'ait pas cours dans la science, et que, depuis longtemps, on n'ait pas admis que les maladies de la face interne du cœur et des gros vaisseaux, que leurs ulcérations et végétations, que l'on s'attache à signaler, ne pouvaient provenir que par un effet, je dirai topique du sang altéré. S'il en était autrement, ce serait un fait exceptionnel; aussi rien ne me semble plus capable de démontrer le fâcheux résultat de la routine que de voir attribuer exclusivement à l'obturation produite par les embolies des effets aussi exagérés. Non, ce n'est pas par la seule compression qu'elles les produisent, c'est parce que le caillot porte avec lui un toxique.

Si vous voulez bien répéter les expériences suivantes et vous rappeler celles qui ont été publiées dans le *Journal des Connaissances médico-chirurgicales*, vous reconnaîtrez bien vite combien les observations d'embolies qui se publient journellement sont mal interprétées. Non, ce n'est point précisément l'obstruction qu'elles occasionnent dans les parties où elles font obstacle qui constitue le danger, et qui est par conséquent la cause des accidents qu'on leur attribue. Je crois qu'elles seraient généralement peu de chose, et que l'organisme en triompherait, si ce n'était qu'elles proviennent d'un sang intoxiqué et de vaisseaux malades.

Ce mémoire, publié sans mon consentement, auquel on a donné un titre qui ne lui convenait guère, est plein d'expériences sur l'oblitération des artères; il démontre que l'on peut, sans grand danger, produire une maladie avec oblitération des grosses artères, et même jusque dans le cœur. Par ces faits, je prouve en outre que, tandis que l'on peut presque impunément boucher les artères, on ne peut, sans produire la gangrène, y porter une substance toxique; ces expériences font pressentir le résultat de celles qui suivent, veuillez les répéter.

Si, après avoir ouvert l'artère crurale d'un chien, vous introduisez dans cette ouverture une sonde creuse, et la dirigez en haut, de façon à lui faire dépasser le tronc cœliaque, vous injectez par cette sonde dans l'aorte ventrale une pleine seringue d'huile d'olive; vous déterminez parfois à l'instant même une paralysie du train de derrière avec constipation, et l'animal ne donne pas le moindre signe de douleur. Si vous en injectez moins, et moins haut, il est possible que l'animal ne paraisse pas en éprouver le moindre effet. Il en sera de même, si vous injectez du mercure, de la poudre de charbon lavée; mais si vous injectez de la craie délayée, vous pourrez par là, faire que l'animal finisse par avoir une gangrène par oblitération des vaisseaux, de l'extrémité des pattes, mais point de troubles généraux ou rien qui indique un effet toxique. Mais si, au lieu de cela, vous avez injecté quelque chose de cathérétique, l'animal éprouvera de la douleur, criera, et les points où cette substance irritante aura porté sera le siége de la douleur et se gangrènera. Si vous injectez des substances putrides, ce sera la même chose.

Les jeunes médecins qui suivaient la clinique de Malgaigne, à Saint-Louis, doivent se rappeler ce pauvre maçon, auquel un médecin avait ouvert l'artère brachiale en lui faisant une saignée et qui crut, pour éviter l'anévrisme variqueux, pouvoir tenter une injection avec le perchlorure de fer. Quelle est la quantité qui fut injectée, je ne pourrais le dire, mais ce que je constatai, c'est la douleur qui en fut le résultat immédiat, et la gangrène de tout le membre jusqu'au niveau de la saignée. Ce n'est donc pas impunément qu'un produit chimique décomposable ou de nature putride ou toxique peut arriver dans les petites divisions artérielles ; mais les faits démontrent que, si ces substances sont inertes, il faut qu'elles soient mises en bien grande quantité pour produire le même effet.

De ce qui précède, ne devrez-vous pas conclure que, si l'on a bien pris note de l'effet des embolies, l'on a erré sur sa cause la plupart du temps ; que ce n'est pas tant l'obturation que la qualité du corps obturant qui cause les accidents.

Toutes ces discussions seraient plus que oiseuses, si elles ne devaient pas conduire à une manière de traiter plus convenablement le rhumatisme et ses complications. Si la méthode de M. Bouillaud eût eu pour base un point de départ mieux défini, si elle n'eût pas été si exagérée, elle avait certainement du bon, car elle eût paru logique du moment qu'il eût été admis que le cœur, organe central de la circulation, ne peut pas ne pas être un des premiers et des plus fortement impressionnés, par ce que j'appellerai l'épine rhumatismale. Alors les pertes de sang, convenablement ménagées, étaient logiquement indiquées et ne pouvaient pas ne pas être un peu efficaces dans beaucoup de cas ; car enfin, par leur emploi, que fait le médecin ? Je vous l'ai dit ailleurs, à propos des prétentions exagérées de feu Beau, le médecin qui saigne dans le rhumatisme fait littéralement ce que fait le chirurgien qui prescrit le repos pour un membre enflammé ; ce qu'il fait en mettant le malade dans l'obscurité, pour une ophthalmie un peu grave. De plus, en saignant, il fait ce que faisait Orfila, quand il saignait pour empêcher l'action intoxicante du poison encore en circulation. Mais cette méthode, basée sur un principe faux, et bientôt exagérée, comme toutes ses congénères, devait par cela même, avoir ses revers et ses détracteurs. Or, c'est, je crois, pour se tirer le moins mal possible, que M. Bouillaud a inventé sa chloro-anémie, cette porte échappatoire, comme sont forcés d'en chercher tous les chefs de fausses doctrines, invention qu'on ne peut pas trop stigmatiser, puisqu'elle nous a valu le mode de traitement par le sulfate de quinine, à des doses qui, je crois pouvoir l'affirmer, sont plus souvent mortelles, que le rhumatisme abandonné à lui-même. Rappelez-vous ces deux faits que j'ai cités, en parlant des fièvres intermittentes, faits qui prouvent cela sans réplique. L'empirisme dont vous faites trop l'éloge, mon cher Trousseau, n'est peut-être pas non plus étranger à ces effets fâcheux ; car c'est par le fait de l'empirisme que l'on a également abusé de la digitale et de la vératrine ; comme, si vous n'y prenez garde, on abusera du bicarbonate de soude, qui a donné à un médecin, que vous avez cité, et dont je ne puis me rappeler le nom, de bons résultats, tant qu'il n'est pas prescrit à hautes doses.

Si j'avais vingt-cinq ou trente ans de moins, on pourrait supposer que je

. suis guidé ici par une autre pensée que celle de payer une dette à la science, en venant vous dire quels sont les résultats de la manière dont j'ai constamment traité le rhumatisme articulaire aigu. Or, j'affirme que, sans ce qui se publie journellement, depuis quelques années, je serais resté intimement persuadé que cette maladie est très-exceptionnellement mortelle, qu'elle ne l'est, disons le mot, que par le fait du traitement. Vous comprendrez cela, si je vous dis que, depuis 1821, mon nécrologe, par suite d'arthrite aiguë, se compose de trois décès pour abcès de l'articulation tibio-fémorale, chez trois hommes qui ont refusé l'amputation, et de trois décès de rhumatisme généralisé. Le premier, celui qui fut cause de la voie que j'ai suivie, dont je ne me suis pas écarté, et pour lequel j'ai fait un *mea culpa*, était un jeune garçon de Noizay, âgé de quinze à seize ans, qui succomba en 1824, le lendemain du jour où je lui donnai du tartre-stibié en lavage, moyen à la mode alors. La dose de ce médicament n'était pas forte, cependant, car elle était de cinq centigrammes.

Le deuxième, c'était une petite fille, pour laquelle je ne pus obtenir d'un de mes confrères l'emploi de ma médication favorite. Quant au troisième, c'était un jeune homme de dix-huit à dix-neuf ans. Lorsque je fus appelé, son cœur, le péricarde, les plèvres, le foie et le péritoine étaient dans un état déplorable; je crois avoir seulement prolongé ses jours de quelques semaines, en faisant cesser toute médication turbulente. N'allez pas croire, parce que j'ai un si petit nécrologe, que je n'ai pas beaucoup vu de rhumatismes articulaires, tant comme médecin ordinaire que comme consultant : vous commettriez une erreur complète.

Mon premier soin près d'un rhumatisant, a toujours été de faire cesser, autant que possible, la cause. Je n'ai jamais reculé devant quelques pertes de sang, je préférais les sangsues à la saignée; car je n'ai pu oublier qu'un jour, nous vîmes à l'hôpital de Tours, une saignée de bras être suivie du gonflement excessif de l'articulation de ce coude, avec un abcès, qui eurent des conséquences très-graves; je les ai prescrites toutes les fois que les accidents étaient très-aigus, la fièvre forte, la douleur très-vive; je n'en abuse pas; elles soulagent toujours et je n'ai jamais eu à regretter leur emploi.

Aussitôt après avoir fait quelques pertes de sang et même sans elles, si les accidents ne sont pas très-aigus, je prescris des vésicatoires volants, que je multiplie sans inconvénient et selon le besoin sur le point le plus douloureux, avec l'attention de ne jamais laisser l'emplâtre au-delà de quinze minutes, après que le malade a ressenti une légère cuisson; la vésication se fait ensuite. Je fais respecter l'épiderme autant que possible; à l'aide de ces précautions, cette médication n'est pas très-douloureuse et n'occasionne jamais d'accidents uriques; je peux journellement prescrire dans ces cas, jusqu'à deux ou trois vésicatoires par jour. Ainsi je porte la médication sur deux et même trois articulations à la fois, et sur la région du cœur, s'il le faut; je n'ai jamais vu un cas où la douleur du rhumatisme n'a pas été modifiée excessivement dans l'articulation sur laquelle je les ai fait mettre. Je suis quelquefois obligé de revenir à ce moyen quelques jours après, sans jamais mettre le nouveau sur l'ancienne place. Après leur emploi, je crois hâter le dégonflement articulaire par des topiques résolutifs appliqués quand la douleur est disparue.

Je tiens mes malades à une diète végétale, autant que possible, et je leur donne des alcalins (magnésie et bicarbonate de soude, ou la potion dite de Rivière, avec excès de bicarbonate), quelque peu de teinture de colchique ou de la vératrine, au besoin de la digitale à petites doses, si le cœur me paraît trop participant ; mais surtout je calme les accidents nerveux par des potions contenant, avec un peu de bicarbonate, quelques gouttes de laudanum et davantage d'éther sulfurique.

Quand, après quarante-cinq ans, on a un nécrologe relatif au rhumatisme, aussi peu chargé que le mien, on a, je crois, le droit de maudire ces essais de médications, qu'un homme bien portant ne pourrait essayer sans risque, et que pas un de ceux qui les prônent ne voudrait faire sur lui-même.

Si j'avais quelques motifs d'hésitation pour vous soumettre les réflexions qui précèdent, ce que je viens de lire dans la *Gazette des Hôpitaux*, août 1866, à propos des travaux de M. Bazin, me ferait passer outre. Ce n'est pas parce que je partage les idées de ce médecin distingué, car, selon moi, il prend l'effet pour la cause; ainsi il attribue les maladies chroniques de la peau à la diathèse rhumatismale. Il fait la même chose pour celles de l'orifice des membranes muqueuses.

Je lui demanderai où il trouve la diathèse quand le rhumatisme succède à la gonorrhée, à la variole, au cathétérisme, à l'intoxication saturnine accompagnée de la trichinose, etc., etc., quand il apparaît après la scarlatine, la dyssenterie, dans les maladies puerpérales, pendant les vastes suppurations. Il faudrait être bien entiché de l'idée d'une diathèse pour voir son effet dans ces cas, puisque le rhumatisme n'aurait pas lieu si ces maladies accidentelles étaient évitées, si même, quand elles ne le sont pas, le traitement est convenablement dirigé.

M. Bazin serait dans le vrai si, au lieu de se laisser aller à la routine, il avait reconnu que ces maladies qui, toutes, favorisent plus ou moins une sorte de résorption qui intoxique l'économie, et que l'on paralyse en guérissant le plus tôt possible l'affection cutanée par une médication exclusivement topique, sont une cause de rhumatisme, et non une des nuances de cette maladie. Ce sont des faits bien observés, mais mal appréciés, qui le font errer.

Dans tous les cas, il y a dans les réflexions de ce savant une chose bonne à noter; c'est qu'il se trouve bien, dans le rhumatisme, de l'usage des alcalins; c'est donc une autorité de plus pour faire que la thérapeutique de cette grave et commune maladie rentre dans une voie moins aventureuse.

Je relisais cette note quand j'ai été consulté pour trois cas d'arthrites récidives ; le premier malade est un client de mon ami Charlot, de Cormery. Voici la note de ce confrère.

« M. O....., âgé de cinquante-et-un ans, grand, fort, d'un tempérament robuste, a toujours eu une vie active ; il est doué d'un grand appétit qu'il satisfaisait.

« Il eut, à vingt-six ans, une fièvre putride ; il fut atteint de rhumatisme articulaire aigu, à trente et trente-quatre ans.

« Depuis, M. O..... a joui d'une bonne santé ; au mois de mars, il gagna la grippe, la négligea ; dès lors, il s'aperçoit qu'il n'est plus aussi fort, que sous l'influence du moindre travail il se fatigue, mouille facilement sa chemise ; mais l'appétit était conservé ; la toux avait cessé.

« Mardi 19 juin, refroidissement suivi d'angine gutturale. Le repos, des boissons délayantes amenèrent en quelques jours la guérison ; mais il resta, malgré cela, sous l'influence d'un malaise général avec de l'anorexie, l'haleine fétide, de la constipation, des sueurs fréquentes.

« Dimanche 24 juin, douleurs vagues, peu intenses, occupant successivement les principales articulations, s'exaspérant pendant la nuit et se déplaçant avec facilité.

« *Traitement.* — Une bouteille d'eau de Sedlitz ;

« Liniment camphré, térébenthine ;

« Boissons délayantes ;

« Potages maigres.

« Les 25, 26 et 27 juin, l'abattement, la prostration augmentent ; le malade ne peut plus marcher, ni trouver une place dans son lit ; toutes les articulations sont prises ; l'épaule droite est le siège d'une douleur plus intense, le bras de ce côté ne peut exécuter de mouvements qu'avec une extrême difficulté. L'auscultation indique des râles crépitants intenses à droite ; à la percussion le son est normal ; pas de toux. Pouls : Quatre-vingts ; régulier.

« *Traitement.* — Vésicatoire sur le côté droit ;

« Frictions camphrées, térébenthinées.

« Le vendredi 29, pas de mieux. Le docteur Miquel, qui trouva le ventre un peu ballonné, vit dans tous ces symptômes le fer chaud intestinal, par conséquent, une intoxication digestive latente.

« *Prescription.* — Teinture amère de Baumé, trois gouttes avant chaque repas.

« Trois fois par jour, un des paquets suivants :

« Carbonate de magnésie, neuf grammes ;

« Charbon, six grammes ;

« Bicarbonate de soude, trois grammes pour quinze paquets.

« Frictionner les articulations douloureuses avec l'eau sédative.

« Le samedi 30 juin et dimanche 1er juillet, même état; démangeaison des mains et des pieds due à un urticaire.

« Le lundi 2, les articulations sont moins pesantes, moins douloureuses; le malade peut se lever, faire quelques pas dans sa chambre.

« Dans la nuit du lundi au mardi, notre malade qui, depuis huit jours, ne dormait pas, ne pouvait trouver une place dans son lit pour reposer ses membres, se trouva tellement surpris, après quelques heures d'un bon sommeil, de trouver ses articulations libres, de pouvoir les remuer en tous sens et à son aise, qu'il se leva, s'agita, manifesta hautement son bien-être dans des termes tels, que sa femme le crut un instant dans le délire.

« Depuis, le mieux continua, l'appétit revint, mais M. O..... me dit, le mercredi 25 juillet, qu'il n'est pas fort, qu'il est toujours las. »

Le deuxième malade est une femme de trente-quatre à trente-cinq ans, qui avait été atteinte très-gravement, il y a vingt-cinq mois. Chez elle, cette première attaque avait été précédée de constipation avec douleur de ventre et fièvre assez forte, à l'instant où les règles devaient paraître; ce fut à ce moment que les articulations se prirent, le lendemain du jour où la malade eut une éruption urtiforme. Des vésicatoires multipliés et répétés de bicarbonate de soude uni à la magnésie, l'usage d'une potion calmante, le soir, quelques pilules contenant un peu de vératrine, puis un liniment résolutif en triomphèrent en trente jours.

Au moment où je reviens sur le compte de cette malade, elle éprouve absolument les mêmes troubles que ceux qui ont précédé cette première attaque. Des demi-bains, une diète végétale, quelques jours de repos, l'usage des paquets de magnésie, mêlée à un tiers de bicarbonate de soude, quelques gouttes de teinture de Baumé ont conjuré l'orage.

Quant au troisième malade, c'est un jeune compositeur de la maison Mame, grand, mince, pâle, enfin de chétive apparence; son extérieur est celui d'un phthisique. Chez lui, les accidents ont débuté avec une violence excessive, autant du côté du cœur que des articulations; toutes les grandes ont été envahies; le trouble de la circulation était extrême.

Cet état a duré plus de vingt jours; je n'ai pu y opposer que des sangsues, des vésicatoires répétés, une potion éthérée avec du bicarbonate de soude et la diète la plus rigoureuse. Pendant cette période, le bouillon le plus léger, les boissons, même trop sucrées, quelques gouttes de teinture de colchique ont paru augmenter les angoisses chaque fois que j'ai voulu en essayer.

C'est en vain que je le recherche, pour constater l'état actuel de son cœur; il est sourd à mon appel, parce qu'il croit, sans doute, qu'il est dicté par un autre amour que celui de la science.

XVIIe LETTRE.

Sur les névroses.

Je ne crois pas qu'il soit possible de décrire mieux que vous ne le faites, l'épilepsie, la paralysie progressive, la tétanie, le vertige et toutes ces perturbations que l'on désigne sous le nom de névroses. Mais, permettez-moi de vous dire que vous le faites en naturaliste, et, si je ne me trompe pas, cela est bien loin d'être suffisant pour ceux de vos auditeurs qui aspirent à devenir des médecins praticiens. En lisant ces descriptions si bien faites, on serait porté à croire que, pour vous, toutes ces souffrances dites nerveuses sont des maladies rendues spécifiques autant par leurs causes que par leur expression.

Quel motif avez-vous donc eu de borner là votre tâche? Est-ce que par hasard le programme de votre cours vous en aurait fait une loi? En y réfléchissant, vous reconnaîtrez que cette manière de faire laisse trop à désirer. Comme le talent qu'on reconnaît aux professeurs ainsi qu'aux écrivains rend exigeant, je pense qu'en vous demandant de faire plus dans votre prochaine édition, je ne suis ici que l'écho fidèle de ceux qui aiment à vous lire et à vous entendre.

Me contredirez-vous si je dis que le mot névrose a été créé pour dissimuler l'ignorance des médecins, et qu'il est temps ou jamais d'essayer de faire que la classe des nombreuses souffrances rangées sous ce nom sorte du chaos?

Avant d'aller plus loin, souffrez que je vous fasse un petit reproche. Pourquoi donc avoir omis de dire que, derrière les troubles dits nerveux, se cache souvent une lésion organique qui, plus tard, se dévoilera de façon à donner des regrets au médecin et même à lui attirer des reproches de la famille? Aussi je crois qu'on ne saurait trop engager les praticiens à se défier et à chercher, quand ils sont consultés pour de prétendues névroses. La gravelle n'a-t-elle pas souvent, comme précurseurs, les troubles gastriques les plus tenaces et les plus variés? J'ai gardé le souvenir qu'aussitôt mon arrivée à Tours, je fus consulté, après vingt ou trente autres, par la femme d'un maréchal-ferrant, de la Tranchée, que je ne guéris pas et ne soulageai même pas plus que mes prédécesseurs. Il y avait, dit-on, douze ans que cette malheureuse demandait vainement du soulagement à tout le monde, quand elle finit par mourir d'une hématurie, qui était occasionnée par des graviers rénaux que personne n'avait soupçonnés. Souvent c'est un cancer du foie, comme chez M. D....., lequel avait été précédé de douleurs sciatiques, rebelles à tout traitement.

Ainsi je n'ai pas dû oublier que, dans une petite ville voisine de Tours, habitait une dame qui avait consulté et je dirai même ennuyé tous les médecins de la localité; elle mourut brusquement, à l'instant où on s'y attendait le moins. Or, comme dans toute sa société, elle avait été plaisantée, nos confrères, à leur tour, ne purent rien répondre quand les mêmes plaisants n'eurent plus à aiguiser leur langue aux dépens de celle qui s'était plaint si longtemps d'accidents nerveux, il est vrai, les plus divers.

Je donne, en ce moment, des soins à une demoiselle de trente à quarante ans, qui, depuis dix ans, quoique fort grasse et très-fraîche, n'avait cessé d'ennuyer son médecin pour des accidents nerveux; elle va succomber à une ascite, conséquence de la rupture d'un kyste, développé au-dessus du foie, qui est lui-même devenu énorme et fait une tumeur qui descend jusqu'à l'ombilic.

Naguère, je perdais une Parisienne qui avait eu affaire à bien des médecins de Paris; cette malheureuse éprouvait, depuis quinze ou dix-huit mois, des souffrances excessives, dont on avait aussi vainement essayé la guérison que cherché la cause; elles avaient varié de forme et de place. Comme je cherchais toujours, j'ai fini par pouvoir annoncer à son médecin ordinaire la présence d'une tumeur dans la fosse iliaque droite. Il me serait facile, trop facile de grossir cette liste; tout vieux praticien pourrait faire comme moi, et vous êtes probablement dans le même cas.

Continuer à faire autant d'affections spéciales qu'il y a d'expressions morbides qualifiées de névroses, ce serait par trop abuser de la spécificité, ce serait agir en sens absolument opposé à ce qu'a fait Bretonneau, tant pour la dothinentérie que pour la diphtérite, quand il nous démontra que les fièvres dites catarrhales, celles bilieuses, putrides, muqueuses, ataxiques, n'étaient ordinairement que des nuances ou des degrés divers de cette affection dont l'expression la plus constante et la plus faite pour fixer l'attention du praticien, est une éruption sur le tube digestif. Lorsqu'il nous prouvait que l'ozène diphtéritique, ainsi que cette maladie, dite, à tort, gangrène gencivale, ainsi que l'angine maligne et le croup, n'étaient également qu'une même maladie, mais affectant diverses parties. Si notre maître fit faire à la médecine un progrès réel, que la postérité qualifiera mieux que certains de nos contemporains, il nous incombe le devoir de continuer son œuvre!

Je ne sais si je m'abuse, mais la plupart des maladies que vous décrivez comme des névroses ne sont communément que les nuances diverses de l'impression, sinon d'une même cause, mais au moins d'agents qui ont le même mode d'agir sur le centre nerveux ou sur ses dépendances. Je veux bien admettre qu'il y a de ces troubles nerveux qui sont plus spécialement dus à tel agent qu'à tel autre ; mais, en revanche, combien y en a-t-il qui, produits par des causes bien connues, pourraient être attribuées à une toute autre ! Ainsi, les accidents saturnins ne ressemblent-ils pas quelquefois à ceux arsénicaux, ceux alcooliques à ceux déterminés par le haschich ou par l'opium ? Ceux de la pellagre sont-ils bien déterminés ? Ceux qui sont dus à l'intoxication diphtéritique ne peuvent-ils pas être confondus avec bien d'autres ? Les conséquences des accidents traumatiques et de ceux qui sont occasionnés par certaines altérations organiques ne sont-elles pas, parfois, exactement semblables à celles des accidents dus à l'action des toxiques dont je viens de parler, et *vice versa?*

Vous allez m'objecter qu'il est de ces troubles qui n'ont pas toujours des causes apparentes ; ce qui prouve tout au plus l'insuffisance de nos moyens d'observation. Mais, comme on ne peut détruire une maladie si on ignore ce qui l'occasionne, et surtout si cette cause ne cesse pas d'agir, il est donc de la plus haute importance, ce me semble, de faire l'étude de ces causes et de rechercher avec le plus de soin possible celles qui sont encore inconnues. Qui est-ce qui spécifie les maladies de la peau, celles de l'intestin, celles enfin de toutes les surfaces de rapport et même de bien d'autres parties, n'est-ce pas leurs causes ? Or, dans toutes les maladies appelées névroses, ce qui doit aussi nous occuper avec un égal intérêt, n'est-ce pas aussi la cause ? Car la lésion anatomique, quand elle est appréciable, ne peut venir qu'en second lieu, avec d'autant plus de raison que, presque toujours, la portion du système nerveux la plus affectée, et qui semble même être le point de départ de l'expression morbide, varie souvent et que le degré d'altération de cette même partie est plus variable encore.

Fait-on plusieurs entités des diverses expressions de la goutte, parce qu'elle frappe tantôt les mains, tantôt les pieds, tantôt les viscères ? N'en est-il pas de même pour l'arthrite, les accidents vénériens, les tubercules, le cancer, quoique le siége varie à l'infini ? Pourquoi ferait-on autrement des perturbations qui font le sujet de notre entretien ? Nécessairement, selon que l'agent ira porter sur le centre cérébral ou seulement sur l'une de ses expansions ou bien encore si l'impression est forte ou légère, lente ou sidérante, l'expression de la souffrance qu'il détermine devra varier ; mais, au fond, la maladie sera la même, à peu de chose près.

L'hérédité, à laquelle on s'attache à faire jouer, non sans raison, un rôle dans la production de toutes les maladies, a-t-elle une plus grande influence dans celles dites névroses que dans les autres ? Je ne le crois pas. Dans tous les cas, vous semblez lui faire jouer un grand rôle : je crains même que vos lecteurs ne voient là une fatalité contre laquelle la médecine restera impuissante. J'avoue que je suis moins pessimiste que vous, je vous ai déjà dit pourquoi, et je pourrais joindre beaucoup de faits à ceux que je vous ai déjà cités. Je vous prie de méditer ceux qui feront l'objet de notre entretien sur l'hydrocéphalie. Ils vous démontreront, je crois, combien il est possible encore d'être utile, malgré les conditions héréditaires; en attendant, en voici qui prouvent l'heureux effet des soins intelligents et le malheur de la négligence.

Il y a trois ans et demi que je fus appelé chez M. L...., ingénieur. C'était pour sa petite fille, âgée de trois ou quatre mois; je manque de renseignements tant sur la famille maternelle que sur celle paternelle. Cette petite, qui avait été nourrie par sa mère, jeune femme délicate et d'une constitution grêle, éprouvait depuis quelque temps des accidents d'une apparence orthopnéique. Les yeux se renversaient, les bronches paraissaient embarrassées; la respiration, haute, faisait entendre un bruit guttural. Des autres renseignements que j'obtins, il était évident que le médecin qui avait été appelé le premier, avait cru voir là un catarrhe suffocant: mais, pour moi, c'étaient de véritables accidents épileptiques. La soudaineté, tant dans leur retour que dans leur cessation, le renversement des yeux, la secousse des bras et des jambes, le rapprochement successif des accès, cela ne laissait pas le moindre doute. Je fis surveiller le régime alimentaire; j'exigeai même qu'il fût dirigé d'une façon parcimonieuse, et fis donner un peu de bicarbonate de soude. L'enfant fut menée à la campagne, et, quelques mois après, lorsqu'on la ramena, j'eus le plaisir d'apprendre que tous ces accidents avaient complétement disparu.

Depuis, Mme L..... a eu un second enfant. Les soins médicaux ont été confiés, pour celui-là comme pour son aîné, à un autre médecin : c'est dire qu'on a changé de régime. Il y a quelque temps, je trouvai à l'embarcadère la famille entière partant pour Paris. Un ami intime, qui se trouvait à ce départ, m'apprit que le voyage avait pour but d'aller consulter nos confrères de Paris pour ces deux enfants, dont la jeune était hydrocéphale, et l'aînée redevenue épileptique.

La famille de feu notre confrère et ami G..... a fourni, à ma connaissance, cinq fous, un épileptique, un suicide sans motifs connus, un idiot, plusieurs gens très-excentriques; une des femmes a donné naissance à deux anancéphales. Parmi ces aliénés, il en est deux que j'ai adressés à l'hôpital de Tours, où ils ont été traités fructueusement, car la guérison se maintient depuis quelques années, malgré ces prédispositions originelles. Je dois vous dire encore qu'une maniaque de cette même famille est mère d'une petite fille, qui a aujourd'hui neuf ans et demi, et qui, à trois ans, était épileptique. Malgré la surveillance apportée à son régime, les accès revenaient à peu près toutes les trois semaines. Je lui ai fait prendre, pendant deux ans, des pilules de nitrate d'argent et de belladone : le succès se maintient. Si son traitement a été prolongé quinze ou dix-huit mois après la cessation des accidents, c'est, comme vous le présumez bien, dans la crainte d'une récidive, sur un sujet venu dans de si fâcheuses conditions. Cette petite fille est grêle, intelligente, et sa guérison se maintient depuis quatre ans et demi; seulement, si elle dîne trop copieusement elle éprouve des rêves.

Il faudrait donc qu'il soit bien entendu que l'hérédité peut transmettre une aptitude plus grande aux perturbations du système nerveux, mais rien de plus, ce qui se concevra : car dans les faits que vous-même citez, cher compatriote, on ne voit point toujours se manifester le même ordre d'accidents; ainsi, là où il y a eu des épileptiques, on trouve des aliénations ou des névroses, *et vice versa*. Je vous disais, en commençant, que les intoxications mercurielle, syphylitique, saturnine, arsenicale; celles par l'opium, le tabac, les alcooliques, le haschich, etc.; que l'agent de la pellagre pouvaient être, en outre, des lésions propres à chacun de ces toxiques, cause de l'une de ces névroses que vous décrivez. Aujourd'hui que les toxicologues ont poussé aussi loin la recherche de ces agents dans les viscères, il n'est plus permis de douter que c'est par leur absorption et leur effet direct, je dirai même topique sur les organes, que leur action vénéneuse s'opère, chose que l'on aurait dû admettre depuis que l'on a constaté l'effet des ingestions de la garance et du nitrate d'argent.

Il est un fait que vous signalez, c'est que presque toutes les névroses peuvent être précédées, et conséquemment semblent pouvoir être occasionnées par suite de lésions extérieures ou par des désordres matériels du cerveau ou des dépendances du système nerveux, qu'elles sont d'autant plus généralisées, que cette altération est plus voisine du centre. Aussi il est peu de névroses qu'un vivisecteur ne pourrait ne pas produire, depuis la nuance la plus grave jusqu'à celle la plus légère; dans ce cas, la perturbation est donc due à une action que je dirai toute locale.

Un autre fait, — et c'est vous, je crois, qui l'avez signalé naguère dans une discussion académique, à propos des congestions, — c'est qu'avant toute perturbation, il faut qu'il y ait l'impression. Ainsi, avant et pour que le trouble fonctionnel ait lieu, il faut, dis-je, qu'il y ait eu sur l'organe qui en est le siége, une impression. C'est une observation de haute portée qu'on ne doit jamais oublier; car est-ce que la peau se couvre d'ampoules dès que le vésicatoire a commencé à agir et produit un peu de cuisson? Cependant, quoi que l'on fasse, à partir de ce premier signe d'action, la vésication aura lieu un peu plus tard, et elle sera proportionnée à l'activité ou à la durée de l'action de l'agent vésicant, à très-peu de choses près. Le vaccin, le virus de la variole, le virus vénérien n'exigent-ils pas un assez long temps avant que la peau paraisse se fâcher de leur présence? Est-ce que les suites de cette impression, sa durée, ses conséquences matérielles ne varient pas en raison de la nature et de la puissance de l'agent qui a impressionné le tissu? Ne peuvent-elles pas être parfois très-passagères et peu apparentes, varier même, je dirai d'incubation? Cette observation, comme tant d'autres, est de tous les jours. L'électricité laisse-t-elle généralement des traces durables et perceptibles? Cependant, quel est l'agent dont l'activité lui puisse être comparée? L'action du calorique même, si elle n'est pas de longue durée, fait-elle beaucoup plus? Dans ces cas, que reste-t-il de son impression, quelques heures après? Les épices laissent-elles sur la langue et le gosier des traces capables d'être appréciées par l'anatomo-pathologiste, à moins que l'abus n'en ait été poussé trop loin? Un autre fait, que je crois avoir rappelé ailleurs et qui est tout aussi vulgaire, c'est que les agents médica-- menteux, modificateurs de nos organes, une fois introduits dans notre économie, manifestent leur présence principalement sur la partie la plus impressionnable du système nerveux, dont ils sont les modificateurs, ou sur celle qui est déjà souffrante. N'est-ce pas cette condition qui fait que le cancer est plus commun à la mamelle chez la femme que chez l'homme ; au pylore et à la vessie chez l'homme que chez la femme ; N'est-ce pas aussi ce qui fait que les tubercules sont plus communs à la tête et au ventre chez l'enfant, tandis que c'est au poumon chez l'adulte? Les effets de ce que l'on appelle le miasme paludéen font-ils exception? Sont-ils moins variés de nuances, n'ont-ils pas beaucoup de similaires? Quel est le clinicien qui pourrait se vanter de ne pas les avoir pris les uns pour les autres? Un autre fait qui vient à l'appui, c'est que, comme dans la fièvre intermittente, on voit parfois les névroses changer de forme, selon les circonstances.

On rencontre journellement des aptitudes excessives au suétudinisme morbide; ainsi, certains organes souffrent pour des causes quelquefois fort minimes. Il n'est pas un de nos tissus ou de nos systèmes qui n'en ait offert quelques exemples à un vieux médecin, le muqueux comme le cutané, le séreux comme le fibreux ou comme l'osseux; pourquoi le nerveux ferait-il exception? Mais, ce que nous savons aussi, c'est que ces répétitions morbides se font, s'opèrent par celles de la cause qui à produit la première ou par la continuité de son action ; nous savons aussi que plus ces répétitions ont eu lieu, plus le sujet devient apte, malheureusement, à éprouver et à manifester ces mêmes perturbations, et, par conséquent, plus il devient difficile, chez lui, de corriger cette aptitude fàcheuse, tandis que, parfois, au contraire, on rencontre des personnes chez lesquelles ces condi- tions sont lentes à se produire, et il en est de même de l'aptitude aux modifications curatives; les unes comme les autres varient infiniment. Il faut dire aussi que ces lois, comme ces anomalies, communes à tous les organes, ne font pas plus d'exception pour l'appareil nerveux que pour les autres : ce qu'il est important de noter pour le sujet de cette lettre.

S'il est vrai qu'il est peu ou point de ces troubles que l'on qualifie de névroses, qui n'ait été observé et paraisse dû parfois à l'intoxication mer- curielle ou à celle saturnine, arsenicale, ou à l'abus de l'alcool, de l'opium ou du haschich, etc., etc., il est également démontré et admis sans conteste que les substances toxiques ou leurs similaires, n'agissent qu'après avoir été

introduites dans notre économie et transportées dans les organes où elles
manifestent leur présence, que cela s'opère à l'aide de la circulation,
quel que soit le mode d'introduction qui les ait fait pénétrer dans notre
économie, leur présence pouvant être le plus souvent constatée, aussi bien
que celle de plusieurs autres agents, tels que la garance et le nitrate d'argent qui n'ont pas besoin du chimiste pour affirmer leur passage. Enfin, ce
mode d'introduction, ainsi que l'effet topique, ne sont-ils pas un moyen dont
le médecin praticien use journellement, non-seulement par une action qui
peut se généraliser, mais localement, comme cela se fait par la méthode
endermique.

L'action vénéneuse de ces agents se rapproche, sous ce rapport, de celle
des causes extérieures, qui sont parfois l'origine de ces perturbations. Aussi
l'effet qui en résulte n'est-il guère différent de ce qu'il serait, si les agents
étaient appliqués directement sur la partie. Or, quel que soit le mode d'introduction dans l'organe souffrant, ils agissent là suivant les lois que je
viens de rappeler, et que tout praticien connaît, c'est-à-dire qu'ils y déterminent une réaction prompte ou lente, forte ou légère, durable ou passagère, que cela soit sur le cerveau ou sur ses annexes, ils laisseront, oui
ou non, sur l'encéphale ou sur les nerfs affectés, des traces qui pourront
être permanentes ou passagères, fortes ou faibles.

Cette action une fois admise et même constatée avec toutes ses variantes
et ses péripéties sur le système nerveux, il doit découler, ce me semble, de
cette notion, pourquoi comment beaucoup de névroses se produisent et se
perpétuent. Pour le médecin, ce qu'il importe encore plus, c'est de savoir
comment on peut y porter remède. Or, la principale condition pour le traitement de toutes les maladies appelées névroses, comme pour les autres,
gît surtout dans la cessation de la cause ; c'est, je dirai, le plus puissant
moyen de faire cesser ces désordres, si l'action de l'agent perturbateur n'a
pas dépassé certaines limites.

Les lois qui régissent notre organisme sont moins exceptionnelles que
tant de personnes le disent ou paraissent le croire. Il faudrait qu'il fût bien
entendu que l'effet des agents toxiques n'a rien de plus anormal sur les
dépendances du système nerveux que sur les autres organes. Il suffit, pour
s'en convaincre, d'avoir observé les divers modificateurs de la peau, avec
toutes leurs variantes, tant pour leur promptitude que pour la lenteur,
l'activité et leur plus ou moins long retentissement. Ainsi, l'action des
épispastiques est-elle toujours la même pour la promptitude, la force, la
durée ? Non, sans doute.

Quiconque a plus ou moins longtemps pratiqué dans une localité où il lui
est possible de retrouver, après de longues années, les mêmes clients, je
dirai les mêmes malades, a pu constater que bien des aptitudes morbides
sont souvent dues à une cause légère, mais répétée plus ou moins souvent ;

qu'il suffit parfois d'une seule modification pour qu'un organe sain, valide jusqu'alors, reste fâcheusement apte à souffrir, sous l'influence d'une cause bien moins active que la première; souvent même cette nouvelle cause est à peine perceptible. Puisque j'ai pris la peau pour point de comparaison, je rappellerai qu'une des raisons qu'ont assignées, pendant longtemps, les gens opposés à la vaccine, c'était que beaucoup d'enfants conservaient, après cette inoculation, ce qu'ils appelaient des reliquats, c'est-à-dire une disposition à diverses maladies cutanées et même palpébrales ; or, il faut convenir que ce reproche n'était pas sans fondement. J'ai vu bien des médecins qui, pour innocenter le vaccin, invoquaient un vice originel, ce qui, je crois, n'était pas exact, puisque, jusqu'à ce moment, la peau de ces enfants n'avait rien éprouvé qui annonçât une aptitude fâcheuse. J'avais compris cela de bonne heure, aussi m'a-t-il toujours été facile de faire cesser cette sorte d'accident sans traitements internes, mais seulement par le simple usage des topiques résolutifs fait dès le début, autant pour tempérer l'inflammation vaccinale secondaire que pour faire avorter et guérir les éruptions anormales dont je viens de parler et qu'on rencontre souvent après le vaccin, mais plus encore après la variole. J'agissais, dans ce cas, comme pour tant d'autres souffrances de la peau, telles que l'eczéma et autres qui se perpétuent indéfiniment, si on ne leur oppose pas un topique abortif énergique le plus promptement possible.

Si tout ce que l'on qualifie de névroses, paralysies, convulsions, tétanies peut être occasionné par l'action des agents toxiques dont j'ai fait une énumération fort incomplète, cette observation vulgaire ne doit-elle pas être un guide pour ceux qui veulent étudier le développement de celles de ces maladies dont les causes paraissent encore inconnues ou mal appréciées? Ainsi, puisque celles dues à l'arsenic, au plomb, au mercure, à l'alcool, à l'opium, sont le résultat de la présence, et, par conséquent de l'action topique de ces agents sur l'origine ou sur le trajet du nerf qui fournit la sensibilité ou la miotilité à l'organe dont les fonctions sont troublées et, par conséquent, rendues souffrantes, voyons donc si, dans les conditions de régime ou dans les aberrations de l'appareil digestif, nous ne découvrirons pas là une des causes les plus énergiques et les plus communes de plusieurs de ces névroses qui semblent survenir, je dirai spontanément et d'une façon inexplicable, et qui, par conséquent, se perpétuent si déplorablement. C'est une chose assez grave pour mériter qu'on essaie de le faire.

Je crois avoir démontré ailleurs, en traitant de l'albuminurie ainsi que des accidents nerveux dus à l'action toxique des ingesta dans le cours de la fièvre typhoïde, combien les substances ingérées peuvent, par le fait de certaines perversions digestives, changer de nature, comment de nutritives et de douces elles peuvent devenir malfaisantes et même toxiques. Combien ce changement, cette dénaturation, si je puis dire, peut réagir très-promptement et vivement sur l'organisme, principalement sur tout notre système nerveux. Or, s'il en est ainsi dans un laps de temps aussi court, est-il possible de croire à leur innocuité quand cette perversion existe depuis longtemps et se perpétue d'une manière chronique ? Dans l'étude des divers degrés du vertige que vous appelez *vertige à stomacho læso*, n'y a-t-il pas là tous les éléments pour le démontrer ? Il suffit pour cela, je crois, qu'on parte de la nuance la plus légère et qu'on remonte progressivement jusqu'à celle qu'il est parfois si difficile de distinguer de ces désordres nerveux, qualifiés d'un nom qui fait tache dans toutes les familles : l'épilepsie, et la question sera à plus de moitié résolue.

Qu'est-ce donc que le vertige, si ce n'est pas une véritable ivresse, une intoxication digestive ? Car, lorsque les accidents qu'il détermine sont graves, qui pourrait toujours les distinguer de ce que nos pères appelaient l'apoplexie séreuse ou de l'épilepsie des vieillards ? Quant à moi, je n'oserais affirmer pouvoir le faire exactement.

Puisque j'ai parlé de l'épilepsie, je dois vous dire tout de suite que longtemps avant d'avoir la pensée de recueillir des observations sur ce qui a rapport à la paralysie progressive, j'ai eu avec notre maître, Bretonneau, plusieurs occasions de causer de l'épilepsie; je lui soutenais qu'elle devait être due à une intoxication. Je m'appuyais d'abord sur ce fait, qu'elle est, comme je viens de le dire, souvent précédée par le vertige, dont elle semble n'être même que le dernier paroxysme; et ce qui m'avait frappé surtout, c'est la fréquence de l'éjaculation d'une matière mucoso-sanguinolente qui a lieu pendant les accès, même chez des hommes déjà très-avancés en âge, éjaculation qui est telle, qu'on pourrait la croire due à un empoisonnement cantharidique. Une autre remarque, c'est que tous les praticiens ont pu observer qu'il n'y a pas ou peu d'épileptiques qui subissent un accès sans éprouver une émission involontaire d'urine; de plus, c'est que l'érotisme est un des vices fréquents, même chez les plus jeunes gens. Or, si vous croyez devoir m'objecter que ces deux accidents peuvent être un effet nerveux et sympathique, je vous répondrai : Mais, si l'accès épileptique n'est pas dû à une intoxication, pourquoi tant de ces malheureux sont-ils donc tourmentés par une éruption avant l'accès ? Vous-même l'avez constaté, comme dans la chorée, éruption semblable à celle qui se voit après certaines ingestions alimentaires, comme les moules, les écrevisses, etc.

Bien des moyens ont été essayés avec plus ou moins de succès contre cette effroyable maladie; pour peu qu'on veuille se rendre compte de leur manière d'agir, on verra que tous, plus ou moins, ont pour effet de modifier les voies digestives. Aussi, dans le nombre des faits que je désire vous citer, j'espère donner une preuve qu'il suffit souvent de modifier l'alimentation pour prévenir le retour des accès ou tout au moins en diminuer la fréquence et la force. Sans doute que tous les cas d'épilepsie ne sont pas curables par ce moyen, que tous ne sont pas dus à cette même cause, ainsi que les autres névroses. Vouloir trop prouver est toujours une faute que je désire ne pas commettre ici.

Parmi les nombreux faits de vertige que je suis appelé à voir journellement, je vois que, sur quarante-cinq, qui ont été suivis d'accidents matériels et qui ont cédé plus ou moins à la cessation de la cause, c'est-à-dire sous l'influence du régime, j'en vois, dis-je, vingt-cinq atteints d'accidents épileptiques ou épileptiformes ; j'en vois vingt plus ou moins ressemblants à deux autres, dont la maladie était due, chez l'un à une blessure grave de la tête, chez l'autre à des accidents menstruels compliqués de constipation, et surtout aux accès épileptiques de malades par abus des alcooliques. Chez quatorze autres malades, on aurait pu croire à des accidents véritablement apoplectiques; parmi eux, plusieurs furent même pendant quelque temps affectés d'engourdissement des membres. Chez les autres, je vois des névroses de toutes espèces, telles que crampes des écrivains, altération de l'intelligence, mouvements convulsifs douloureux des membres, espèce de tétanie. J'aurai probablement l'occasion de vous reparler de plusieurs de ces faits, pour vous démontrer que l'ivresse digestive est capable de déterminer toutes les névroses que vous signalez.

Comment j'ai été mis sur la voie.

Ce n'est pas d'emblée que je me suis vu forcé de reconnaître que les matières contenues dans le tube digestif pouvaient devenir toxiques et déterminer des accidents nerveux de toute espèce, quand, par leur rétention exagérée ou par l'effet d'une autre cause, elles subissent une altération en dehors de celle physiologique. Depuis longtemps j'avais constaté que l'on maîtrisait les accidents nerveux par les antigastralgiques; comme nos pères et tant de nos contemporains, j'attribuais cela à ce qu'on appelle des sympathies; mais, je le répète, j'étais loin de voir là un effet toxique. Ce fut surtout le fait suivant qui me donna à réfléchir.

Mlle B....., était une fille de soixante ans environ, assez puissante, douée d'un beau teint et d'une activité prodigieuse, remplissant fort activement la mission de dame de charité. Elle était habituellement très-gaie et avait enfin les apparences de la plus belle santé, lorsque, pendant les fêtes de Pâques, 1851, elle fut prise d'un érysipèle noueux avec fièvre légère mal caractérisée. Je conseillai d'appliquer des compresses d'eau blanche, plus de faire une demi-diète; j'annonçai que cette éruption pourrait durer vingt et quelques jours; j'ajoutai que j'avais parfois vu cette maladie se terminer par les fièvres intermittentes. A l'époque indiquée, Mlle B..... me rappela pour me faire des compliments sur mon savoir, ajoutant qu'elle aurait mieux aimé que je me fusse trompé, parce qu'en effet elle éprouvait des accès de fièvre tous les trois jours, avec frisson, froid, sueurs, urines sédimenteuses à la fin de l'accès; enfin il ne manquait rien pour caractériser la fièvre quarte, dite paludéenne. Je lui proposai l'usage du sulfate de quinine : elle préféra celui d'un opiat fébrifuge qu'elle donnait à ses pauvres (composé de quinquina jaune, de différents extraits amers et de canelle).

L'emploi de ce moyen fut suivi de plusieurs selles diarrhéiques et les accès ne furent point coupés, mais seulement suspendus un instant, puis rendus irréguliers les derniers jours. Quand l'effet perturbateur de cette médication fut passé, ils reprirent le type franchement quarte ; je les laissai se régulariser parfaitement de nouveau, puis je donnai, à la fin de l'accès, huit grammes de quinquina jaune, avec un demi-grain d'opium gommeux, et, malgré l'addition de l'extrait thébaïque, la malade fut plus vivement purgée encore qu'avec l'opiat. Elle fut très-longtemps fatiguée; cette fois les accès tardèrent bien davantage à reprendre le type franchement quarte ; le dégoût, l'inappétence s'en suivirent; alors Mlle B..... demanda avec instance un purgatif. Je donnai quarante grammes de sel de Sedlitz, qui eurent le même résultat que l'opiat et le quinquina; les accidents diarrhéiques furent même plus violents.

Avant de décider cette malade à prendre du sulfate de quinine, je lui donnai un gramme cinquante centigrammes d'ipécacuanha dont l'effet vomitif fut léger, tandis que celui purgatif fut très-fort; son résultat sur les accès fut le même qu'après les médications précédentes. Je donnai donc quatre-vingts centigrammes de sulfate de quinine avec de l'opium, ce qui fut également suivi d'une forte diarrhée; cette fois les accès ne cessèrent pas, mais ils perdirent tout à fait leur régularité.

Ma vieille malade, qui avait autrefois le teint très-fleuri, était alors jaune paille ; chez elle, le dégoût était complet, l'haleine d'une fétidité repoussante ; son ventre était développé, mais pas douloureux à la pression. Les selles étaient fréquentes, l'évacuation considérable ; consulté sur les suites probables de cet état, par le curé de sa paroisse, je témoignai le désir d'avoir un consultant. On m'adjoignit M. Haime, qui, malgré le récit exact de ce qui s'était passé, prescrivit avec insistance cinquante grammes de citrate de magnésie dans deux verres d'eau. Cette fois, l'état de Mlle B..... devint des plus déplorables, car, après trois jours, elle allait à la selle involontairement et sans même s'en apercevoir. Rappelé de nouveau, M. Haime conseilla le tannate de quinine qui venait d'être prôné. Or, comme cette malade avait une incontinence d'urine et que son ventre était développé, dès que je fus seul, je pratiquai le cathétérisme, et, à ma grande stupéfaction, j'obtins une grande quantité d'urine fétide ; ceci me donna la pensée de mettre le doigt dans le rectum, et, à ma plus grande surprise encore, je heurtai contre un bouchon stercoral de la grosseur du poing, que je divisai séance tenante. Après avoir fait l'extraction de la plus grande partie, je donnai un lavement qui débarrassa le rectum du reste.

Ce qu'il y a d'intéressant à dire, c'est que dès le soir même la malade m'annonçait qu'elle se croyait un peu mieux ; que le lendemain, elle me disait : « Docteur, je crois que je prendrais bien quelque chose ; » que le sur-lendemain, c'est-à-dire quarante-huit heures après, elle s'écriait : « Mais, docteur, de grâce, donnez-moi donc à manger, j'ai faim ; » et enfin, en quelques jours, il se fit à vue un changement que je dirai magique et qui démontrait complétement que la maladie éruptive, aussi bien que la fièvre intermittente, que tant de médecins auraient qualifiée de nerveuse, étaient le fait de la présence dans l'intestin de matières excrémentielles altérées.

Ce fait me rappela le suivant. Longtemps avant la maladie de Mlle B....., M. Dagoreau, de Saint-Calais, ainsi que quelques autres médecins du Mans, Bretonneau et moi, avions donné des conseils qui étaient toujours restés infructueux, à Mme C....., femme d'un de nos confrères de la Sarthe, atteinte depuis longtemps d'un urticaire qui avait pris des propor-tions, je dirai inconnues ; car cette malheureuse dame, qui était assez puissante, ne pouvait pas être gênée dans une voiture pendant seulement une heure, sans voir ses régions trachantériennes acquérir des dimensions dont on ne se fera idée que si je dis que lorsqu'elle faisait un trajet de deux kilomètres, la partie interne et supérieure de ses cuisses se gonflait telle-ment que le froissement qui en résultait était suivi d'une vésication sem-blable à celle produite par un vésicatoire ; que le poids d'un chapeau, quelque léger qu'il fût, lui faisait empouler le front ; que lorsqu'elle restait assise pendant le temps d'un dîner, sur une chaise empaillée, chaque fesse acquérait le volume d'une grosse citrouille. Un jour, je fis beaucoup rire Bretonneau en proposant pour elle l'usage de la belladone, suivant sa méthode ; mais cette moquerie ne dura que jusqu'à ce que je lui eusse expliqué ce que j'attendais de l'effet laxatif léger de cette médication. Nous n'eûmes pas besoin de dépasser deux pilules par jour, contenant chacune un centigramme de poudre et un demi-centigramme d'extrait. Après quinze jours de sa mise en œuvre, les selles étaient devenues quotidiennes, et, au bout d'un mois, Mme C..... était tout à fait remise de son indisposition cutanée.

Depuis ce fait, j'ai recherché et j'ai eu occasion de rencontrer bon nombre d'urticaires devenues chroniques. Si je n'ai pas toujours employé la bella-done, c'est que, souvent il m'a suffi de normaliser les selles par le régime ou les absorbants pour triompher de l'éruption ; il suffisait même, quelquefois, de désinfecter les matières contenues dans l'intestin par l'usage du charbon pour obtenir le même résultat.

Ce n'est donc pas comme traitement spécifique que la belladone fut effi-cace ici : ce qui se comprend aisément, quand on réfléchit que l'usage des moules, des écrevisses, du homard, des viandes de cochon salées suffit pour provoquer une maladie cutanée analogue.

Il y a quelques années, je fus appelé à Saint-Paterne, auprès de M......
C'était un malade que feu Chomel, son parent, MM. Cruveilhier et Gen-dron, de Château-du-Loir, regardaient comme atteint de paralysie progres-sive. Cet ancien avoué, âgé de soixante ans environ, homme d'une énergie et d'une activité prodigieuses, était tombé dans cet état mental, disait-on, après avoir éprouvé des chagrins de premier ordre. Il était devenu morose, paresseux, délirant, oubliant le soin de ses propres affaires. On attribuait sa maladie à cette cause, c'est-à-dire à une lésion cérébrale produite par le chagrin et les préoccupations. Lorsque j'arrivai, il était au lit, refusait de se lever, répondant à peine aux questions que je lui fis. Il avait maigri ; son haleine était d'une fétidité repoussante ; il était insouciant et sans fièvre. Cet état, qui datait de plus d'un an, avait été continuellement en croissant. Pour être exact, je dois dire que sa femme regardait comme un reste d'intelligence, qu'il eût écrit, la veille, une lettre assez sensée, mais de six lignes seulement, et à force d'instances. A déjeûner, il mangea avec voracité un bifteck, des pommes de terre, du fromage et prit du café. Pendant tout le repas, il resta complétement indifférent à tout ce qui l'en-tourait. Après le déjeûner, comme on attendait l'heure du départ, nous passâmes sur la terrasse : il s'éloigna alors de nous et resta complétement étranger à la conversation.

J'allais partir et annoncer que je ne pouvais pas plus que mes maîtres, quand Mme H..... me pria d'excuser l'incivilité de son mari, qui, dans son coin, poussait des vents comme un vrai roussin d'Arcadie. Je lui demandai alors de nouveau si le malade était constipé et depuis combien de temps il l'était : « Non, monsieur, me répliqua-t-elle, car il fait dans son pantalon, et je suis forcée de le changer trois fois par jour ; c'est absolument un enfant. » Mon attention étant éveillée, je demandai si les excréments et les vents avaient une fétidité anormale ; voici la réponse : « Monsieur, il faut être sa femme pour rester la nuit dans l'appartement où il couche, et avoir le courage de le nettoyer, car ses vents et ses déjections exhalent l'odeur la plus horrible. Ce fut à cet instant que je fis le raisonnement suivant : Si des fèces alté-rées, soit par le mode d'alimentation, soit par leur rétention trop pro-longée, peuvent être la source d'un foyer qui va donner au sang des pro-priétés telles que la peau devienne assez fortement malade pour produire sur toute la surface du corps ce qui résulte de l'application de certains venins, le sang ainsi altéré ne peut-il pas, quand, au lieu de la peau, c'est le cerveau et ses annexes qui sont faciles à irriter, aller déterminer sur ces organes des phénomènes morbides capables d'être la cause de troubles nerveux, comme cela se fait dans la goutte et l'arthrite?

M. H... fils vint me demander ce que je pensais de son père : « Je ne puis vous dire, Monsieur, lui répondis-je, que les médecins qui l'ont soigné jusqu'alors se soient trompés ; cependant madame votre mère vient de me donner un renseignement grave, qui m'engage à réfléchir et me fait soup-çonner une chose que je vous prie de taire à Paris, où l'on pourrait dire que c'est le médecin ici présent qui perd la tête. Selon moi, votre père pourrait bien être dans un état, je dirai semblable à une ivresse perma-nente, causée, non par le vin, mais par les matières fécales qui, en raison d'une constipation rebelle, sont retenues jusqu'à s'altérer et s'infecter ; c'est alors que devenues liquides, elles passent à côté d'un bouchon stercoral. Ainsi, quoique le malade aille quatre fois par jour à la selle et qu'il rende des matières molles, je le crois, malgré cela, constipé. Puisque mes prédé-cesseurs le regardent comme perdu, vous ne risquerez rien de me laisser essayer une médication dirigée dans le but de faire cesser d'abord, et puis ensuite de prévenir cette fâcheuse condition. »

Il fut convenu que M. H..... serait soumis à l'usage des lavements entiers émollients, tous les jours, et le soir, à un quart de lavement conte-nant quatre grammes de sous-nitrate de bismuth ; que, de plus, il avalerait chaque jour deux cuillerées de charbon végétal et qu'on diminuerait son alimentation. Quinze jours après, j'étais informé que les selles n'étaient plus fétides, que l'agitation nocturne, ainsi que le délire, étaient moindres. Fort de ce petit amendement, j'insistai pour que l'alimentation fût plus modérée encore et rendue plus végétale ; c'est à partir de ce moment que les selles devinrent assez solides, régulièrement quotidiennes, non fétides ; dès lors aussi le rétablissement progressa : cela se fit si vite, que trois mois après, ce monsieur n'était plus reconnaissable. Je fis continuer, et, après cinq mois de soins, M. H..... vint me voir pour me remercier lui-même. Lors de cette visite, je n'étais plus en présence d'un idiot, mais bien d'un des hommes les plus spirituels et les plus actifs que j'aie rencontrés ; ce qui le prouve, c'est la circonstance suivante. Près de me quitter, sa dame me tira à l'écart pour me faire part de ses craintes, car elle croyait seulement la folie de son mari changée de nature, en le voyant, depuis quelques jours, se préoccuper de faire construire un bélier hydraulique, des chalets et des jets d'eau. Elle ne se rassura un peu que quand je lui eus demandé ce qu'il était à Paris, autrefois, quand il était dans les affaires. « Il était, me répondit-elle, d'une activité sans égale. — Eh bien ! madame, c'est le naturel qui revient ; laissez-le faire ses chalets ; il faut l'occuper. »

Deux ans après, pendant son séjour de quelques mois, à Paris, je fus informé par Mme H..... que son mari était morose et lui donnait de nou-velles inquiétudes. Je lui fis reprendre du charbon et on revint aux lavements de bismuth, ce qui, en désinfectant la matière des selles, calma les hémor-rhoïdes auxquelles mon ex-malade avait été sujet toute sa vie. Comme elles étaient cause de la constipation, cette indisposition cessa, et, trois semaines après, je fus informé que tout était rentré dans l'ordre. Mes relations avec cette famille n'ont pas discontinué, et, chaque fois que je suis en contact avec elle, je suis surpris de l'aptitude que montre mon ancien malade dans toutes les choses qu'il entreprend. Aujourd'hui, M. H....., que des chagrins de famille bien graves ont fait vivre de la vie si sédentaire qu'elle est presque cloîtrée, est parfois sans appétit, constipé, il dort mal; mais le retour aux premières précautions a bientôt amélioré son moral : il suffit de la mise en œuvre de ces nouveaux soins pendant trois ou quatre jours.

Avant ce résultat, j'avais été consulté par le sieur B....., entrepreneur de pavage, dont la femme était tombée, depuis plusieurs mois, dans un état de démence assez avancée. Elle avait un peu plus de quarante ans, était tourmentée depuis de longues années par une constipation opiniâtre, accompagnée de dégoût. La langue était épaisse, limoneuse, son haleine fétide. Les purgatifs variés auxquels on avait eu recours bien des fois faisaient cesser seulement momentanément cet état, ainsi que la douleur de tête dont elle se plaignait.

Il y avait longtemps que je n'avais été consulté pour elle, quand le mari m'aborda, en me disant : « Il n'y a donc rien à faire pour ma pauvre femme. » Je conseillai, séance tenante, un paquet de magnésie et de bicarbonate de soude, deux grammes de l'un, un gramme de l'autre, à prendre le soir, plus deux gouttes de teinture de Baumé, immédiatement avant le repas, puis une cuillerée de charbon, aussitôt après : ce qui fut exécuté ponctuellement. Je fus plus de deux mois sans rencontrer M. B....., qui me fit, cette fois, les plus chaleureux remercîments d'avoir guéri sa femme, dont l'intelligence était complètement revenue. Comme j'engageais à continuer ce traitement, il me répliqua : « Nous avons cessé. » Je ne pus m'empêcher de témoigner mon regret, qui était fondé : car, un mois plus tard, la femme B..... était retombée.

Cette rechute avait été précédée du retour de la constipation, de celui de la fétidité de l'haleine et des vertiges ; comme on doit bien le penser, je conseillai les mêmes moyens, et le résultat fut presque aussi heureux, excepté pourtant que la tête resta lourde. Il est vrai de dire que, comme le mari était fréquemment absent, la surveillance n'était pas complète et que le traitement était négligemment exécuté.

Longtemps après je fus demandé de nouveau chez les époux B..... pour assister M. le docteur Baugé, qui, comme plus voisin, avait été appelé le premier. Cette fois, la rechute avait été brusque ; elle avait débuté par une attaque d'épilepsie des plus graves. Mon confrère avait pratiqué une saignée et fait mettre des sangsues, sans grand résultat. Les antigastralgiques, fréquemment répétés, tels que la potion de Rivière, à haute dose, puis la magnésie, le charbon, eurent encore un heureux effet, mais il fut seulement temporaire ; car, huit ou neuf mois après, une nouvelle cessation du régime fut suivie de désordres qui ne cédèrent plus aussi complétement. Bref, la femme B..... éprouva successivement d'autres attaques qui se rapprochèrent de plus en plus ; enfin elle mourut paralytique, après avoir éprouvé une succession d'accidents épileptiformes, suivis parfois d'hémiplégie et de délire pendant plusieurs semaines, mais qui, à chaque fois, faisaient perdre à la malade un peu de son intelligence et de ses forces ; enfin chaque crise était suivie d'un retour plus équivoque à la santé.

Le fait suivant de paralysie progressive me paraît plus propre qu'aucun autre pour démontrer combien l'ivresse digestive est influente pour la production et l'aggravation de cette maladie. M. F....., l'un des avocats les plus distingués du barreau de Tours, âgé de soixante-six ans, avait toute la vie été sujet à une constipation rebelle, qui avait été plus ou moins atténuée par les eaux minérales et l'usage des préparations de belladone conseillées par Bretonneau. Cet avocat n'était pas resté inactif comme politique, peut-être même avait-il été déçu dans son ambition. Bref, après 1848, sa mémoire se perdit, son intelligence diminua successivement, enfin, pour tous ceux qui l'ont connu, il était atteint de la paralysie progressive. Il y avait déjà deux ans que cette maladie marchait à grands pas, ce que des gens peu charitables proclamaient être dû à la médication dictée par Bretonneau : quand je devins son médecin, ce n'était plus, alors qu'un enfant, incapable de s'occuper d'affaires sérieuses ; mais rien ne faisait présager sa fin prochaine, lorsqu'un soir je fus mandé en toute hâte pour voir mon vieux condisciple étendu sur le parquet ; il était froid, livide, dans une immobilité absolue ; sa respiration était rare ; les mouches s'abattaient sur ses lèvres et sur ses narines. Il était tombé ainsi sans secousses ; comme j'étais étonné d'un accident aussi brusque que rien, je le répète, ne faisait prévoir pour le moment, je demandai depuis combien de temps il avait diné ; on me répondit : « Trois heures, » et la servante ajouta qu'il avait mangé de bon appétit de la matelotte d'anguilles, ce qu'il aimait beaucoup ; mais qu'il avait bu sobrement, comme à son habitude. Or, M. F..... était littéralement dans l'état de celui qui va succomber à l'excès d'une ingestion alcoolique. Lorsqu'il fut couché on fit quelques frictions : toute autre médication était impossible, car il était dans une position à ne pas oser lui présenter quelque chose à boire, et d'ailleurs il n'eût pas essayé de le faire. Le lendemain il fit de nombreuses selles, excessivement fétides et copieuses. Ce ne fut qu'après cette évacuation que la vie sembla se ranimer un peu, cet état grave dura cinq mortels jours : alors je pensai à étudier les effets d'une diète convenablement dirigée, cette mesure ne pouvant avoir aucun inconvénient : il fut convenu avec ses servantes que M. F..... serait soumis à l'usage exclusif des potages maigres et des légumes verts, et, chose remarquable, c'est qu'après un mois de ce traitement rigoureux, l'intelligence était devenue moins obtuse. C'est avec regret qu'il me fut impossible de faire continuer plus longtemps : car alors le malade avait repris assez d'influence sur ses bonnes pour les contraindre à lui donner un régime plus conforme à ses goûts, et, comme je ne devais pas espérer un rétablissement complet, je dus céder ; les choses marchèrent ainsi pendant plusieurs mois. Un soir, je fus demandé encore en toute hâte. Quand j'arrivai, il y avait déjà quelques heures que M. F..... était littéralement dans la même situation que j'ai signalée plus haut. Je demandai encore comment il était avant son dîner, rien ne faisant présager cette crise : on me répondit qu'il avait dîné de très-bon appétit avec du salmis. Cet état dura également cinq jours et fut suivi, comme le précédent, de selles copieuses. Je demandai et j'obtins des bonnes qu'il serait soumis à l'usage des aliments maigres, et le résultat fut le même sur l'intelligence, c'est-à-dire qu'il redevint un peu moins inintelligent qu'avant la première rechute.

Avec le temps, M. F..... reprit ses anciennes habitudes de vivre ; dès lors, les symptômes cérébraux augmentèrent; successivement son état mental devint des plus déplorables, puis il succomba sans avoir éprouvé de nouveaux accès ; car, comme on le pense bien, il ne mangea plus ni salmis ni matelotte.

Ce fait ne prouverait pas grand'chose, si, contrairement à ce qui se passe habituellement, le malade ne fût pas sorti de ces deux accès moins idiot qu'auparavant, et si la perte d'intelligence n'eût pas repris sa marche ascensionnelle au fur et à mesure qu'on se relâcha du régime que j'avais prescrit.

Voici l'histoire d'un malade que je traitais naguère. M. D....., entrepreneur de travaux, a fait une spéculation malheureuse, qui a compromis sa fortune tout entière ; il se plaignait de douleurs de tête excessives, qui furent bientôt suivies de la perte complète de la mémoire et d'une difficulté de prononciation. On crut à une lésion cérébrale primitive. Son médecin l'ayant abandonné à son malheureux sort, je fus alors consulté. Sa femme me donna tous les renseignements possibles sur lui, et je remarquai que cet homme, qui avait un bon appétit, accusait surtout ses souffrances le jour. Il attribuait leur aggravation à ce qu'il était obligé de se lever, et je ne pus lui démontrer qu'il se trompait sur la gravité de son mal qu'en lui prescrivant de rester au lit le lendemain toute la journée. A sa grande surprise, le soir, les douleurs avaient été plus fortes ce jour-là, surtout le matin, ce que j'attribuai au dîner copieux de la veille, composé de gigot de mouton et de haricots. Dès ce moment, mon diagnostic fut arrêté : je prescrivis une diète végétale, autant que possible, et pour médication exclusive, l'usage quotidien d'une potion de Rivière, avec double dose de bicarbonate de potasse ; et, chose remarquable, c'est que, dès le premier jour de cette médication, le mal de tête cessa. Depuis, M. D..... s'est occupé d'affaires avec plus d'intelligence, et sa mémoire revint un peu. Voilà trente mois que, sous l'influence de ce traitement, il n'a pas éprouvé une seule reprise de douleurs de tête, mais sa mémoire n'est pas revenue complétement et l'embarras de la parole persiste un peu ; les aspirations d'oxigène lui ont fait du bien. La nécessité l'a forcé de quitter Tours, il y a quelques semaines.

Pour pendant à ce fait, je citerai encore l'observation de Mme D... ., âgée de cinquante ans, environ qui est d'abord devenue morose, chez laquelle la parole s'est embarrassée, la démarche est devenue vacillante : elle était également regardée comme incurable par un de mes confrères, au savoir duquel je me plais à rendre justice. Notons que chez elle la constipation datait de longtemps.; sous l'influence du quassia amara, de la magnésie et du bicarbonate de soude, cette indisposition cessa. La lenteur de la parole diminua, la marche devint moins tiutlante, l'humeur plus gaie ; Mme D..... s'occupa davantage des soins de la maison.

J'avais donné mon avis sans croire qu'on y tenait beaucoup ; je ne vins donc pas m'enquérir du résultat; mais, un mois après, rencontrant le mari chez un de ses intimes, j'appris l'heureux effet de cette médication absorbante; et, en même temps, le retour des accidents depuis qu'on l'avait cessée ; et, comme on le comprendra facilement, je conseillai d'y revenir et de persister longtemps. Il y a trois mois que l'on continue ; la malade n'est plus du tout la même femme. Qu'adviendra-t-il plus tard ? Je ne saurais le dire ; toujours est-il que, sous l'influence des absorbants et de la normalisation des digestions, l'état physique et mental de cette femme est revenu, je dirai presque à l'état normal, après avoir visiblement décliné, dans le peu de temps que la médication a été suspendue.

Je vois encore journellement M. V....., ancien opticien, qui avait été, dans le principe, soigné par feu notre maître. Cet homme de bonne mine, assez replet, âgé aujourd'hui de soixante-huit ou dix ans, a une marche titubante, la parole fortement embarrassée ; à le voir marcher, il a l'air d'un homme ivre.

Condamné à la vie sédentaire, homme de bon appétit et souvent constipé, il fut pris, il y a seize ou dix-huit ans, d'accidents apoplectiformes, qui ne trompèrent point Bretonneau. Il fut soumis, par ce clinicien à l'usage des absorbants et du quassia amara; quelquefois il fallut recourir à des purgatifs.

Tel était l'état de choses, il y a dix à onze ans, quand je suis devenu son médecin. Depuis ce temps-là, je l'ai vu, d'abord, avoir de ces attaques trois et quatre fois par an; elles étaient toujours précédées d'un appétit assez vif; puis de selles moins faciles, le dégoût ne tardait pas. Si je n'étais pas prévenu à temps, M. V..... tombait dans un état carotique ; la parole s'embarrassait ; il lui était impossible de se tenir debout; il n'y avait de mieux à attendre qu'après une forte évacuation : aussi avait-il pris goût aux purgatifs salins, qu'il prenait quelquefois avant même que je fusse prévenu; quand les accès étaient trop forts, il se trouvait bien de quelques sangsues au siége.

Depuis que sa famille a bien compris le danger de ces rechutes, qu'elle surveille attentivement son régime, que, dès qu'il est un peu moins bien, elle l'oblige à user de magnésie unie au bicarbonate de soude, comme moyen d'entretenir une légère liberté du ventre, les crises ont cessé, il n'en a pas eu une seule depuis plus de trois ans, seulement il a la démarche d'un homme titubant.

Mais, quand on réfléchit que ces accidents ont commencé en 1847, qu'ils ont toujours été sous l'influence du tube digestif, que maintenant ils ont cessé, mais qu'ils seraient prêts à reparaître à la moindre infraction, on ne peut être étonné des faibles traces qui restent à cet âge, et surtout on ne peut pas ne pas reconnaître quel était le point de départ de cette maladie : s'il eût été le fait d'une lésion matérielle du cerveau, les accidents auraient-ils varié et reculé de cette façon ! Je ne puis le croire. Ce serait la première fois que je l'aurais vu, et, sans doute, je ne serais pas le seul.

Je crois vous avoir déjà dit que j'étais loin de me refuser à admettre l'effet sympathique, ainsi que ce que l'on qualifie d'action reflexe; mais comment comprendre autrement que par celui topique les suites de l'absorption toxique sur certaines portions du système nerveux, c'est-à-dire sur les points de ce système qui répondent aux parties qui sont modifiées par le toxique, tant dans leur sensibilité que dans leur miotilité ou leurs fonctions. S'il n'en était pas ainsi, verrions-nous ces phénomènes se produire sous l'influence de causes, en apparence éloignées, absolument comme quand l'agent agit localement, quand enfin il opère sur place? Verrions-nous aussi leur effet varier et sembler changer de place, après avoir agi sur un point, manifester ensuite son action sur un autre? Qu'on se rappelle, d'ailleurs, le résultat des injections d'huile ou d'autres substances injectées dans l'aorte ventrale.

Je n'ignore pas qu'on m'objectera les embolies, mais avant que ces concrétions se puissent produire, il faut que le sang se coagule; il faut donc qu'il soit altéré, modifié par quelque chose, et cela ne peut être que par le toxique. Or, si le caillot qui fait l'embolie n'est pas porteur lui-même de l'agent qui la compose avec lui, l'effet sera presque nul, comme mes expériences d'obturation des artères le prouvent surabondamment.

Il faut certaines conditions pour que l'intoxication se manifeste.

C'est surtout quand une cause quelconque vient imprimer au contenu de l'intestin une altération qui dépasse l'état physiologique que les accidents nerveux éclatent. Dans la crainte que ce que j'ai dit sur ce sujet à propos de la dothinentérie ne suffise pas, j'ajouterai les faits suivants, que je vais choisir parmi ceux qui sont surtout dignes d'être rappelés pour d'autres motifs, afin de ne pas en faire une trop longue collection.

Le premier est celui de M. F....., un des employés principaux de l'octroi. Ce monsieur est sujet depuis bien longtemps à une constipation rebelle; chaque fois qu'elle est plus forte, ce malade devient triste et fort préoccupé de son état. Il pâlit, puis éprouve des accidents nerveux plus ou moins variés et bizarres.

Il y a bientôt quinze ans que je lui donne des soins : le régime végétal, l'usage des amers et des alcalins combinés avec de légers laxatifs, puis des lavements froids suffisent, car aussitôt qu'ils ont rétabli la liberté du ventre le bien-être revient; il est rare que ceux plus énergiques soient nécessaires.

Il y a quelques années sa femme allait devenir mère ; comme il voulait être débarrassé d'une crise qui le menaçait lors de l'accouchement, il prit quelque temps avant un purgatif; c'était, autant que je puis me le rappeler, de l'huile de ricin. Il ne parvint pas avec cela à vaincre la constipation, et, loin d'avoir le soulagement qu'il en espérait, ses forces s'altérèrent ; il devint, je dirai prostré. Il y avait même longtemps que je ne l'avais vu aussi malade : je lui donnai de la craie unie au sous-nitrate de bismuth et au charbon, non comme relâchant, mais comme moyen de désinfecter les matières contenues et de faire cesser le trouble du ventre; dès ce moment les borborygmes cessèrent, les vents parurent moins nombreux, moins fétides, les forces revinrent; je le maintins dans cet état jusqu'après l'accouchement de sa femme; il rendit alors un bouchon stercoral et fut soulagé. Ainsi, quoique M. F..... soit resté constipé, ce qui dura assez longtemps, car pendant que sa femme était malade nous ne parlâmes du besoin d'évacuer que plus de dix jours après l'accouchement, c'est-à-dire plus de quinze après son essai malheureux, une selle énorme précédée d'un bouchon mit fin à cette crise de constipation; cela se termina sans que ce monsieur fût devenu plus indisposé qu'il ne l'était à l'instant de l'accouchement; ainsi chez lui les accidents montèrent pour décroître, selon la proportion du trouble produit par le purgatif et de l'effet des moyens désinfectants.

Les faits qui ont eu plusieurs témoins et surtout ceux qui pourraient être contredits, me semblent préférables; voilà pourquoi je vais citer le suivant : c'était une malade à mon jeune et très-honorable confrère Girard ; elle lui était incombée après en avoir consulté deux autres qui, blessés du peu d'égards des parents à qui ils avaient manifesté quelques craintes, avaient fait comme tant d'autres, c'est-à-dire oublié les convenances ; aussi ne vais-je donner sur le début du mal que des renseignements incomplets.

Mme D....., âgée de cinquante-cinq à soixante ans, est tombée malade vers le 1er mai 1865 ; sa santé est habituellement bonne, si on excepte qu'elle est sujette à des maux de tête très-violents (probablement la migraine); cette femme très-impressionnable est aussi habituellement constipée et digère mal.

Le commencement de sa maladie ne fut en quelque sorte que l'exagération de ses souffrances habituelles, céphalalgie des plus intenses, dégoût absolu, constipation rebelle, malaise général.

Ceux de nos confrères qui furent les premiers consultés par Mme D....., préoccupés exclusivement, sans doute, des douleurs de tête, se contentèrent d'abord de lui prescrire l'usage de préparations d'opium et de morphine et conseillèrent un régime fortifiant, c'est-à-dire de la viande ; malgré son dégoût cela fut exécuté. Comme la constipation avait amené une absence des selles pendant neuf jours, ils prescrivirent un lavement probablement purgatif qui fut suivi de selles diarrhéiques d'une fétidité excessive ; combien de temps eurent-elles lieu avant la visite de notre confrère? Je n'ai pu le savoir au juste.

Au moment où M. Girard la voit pour la première fois, Mme D..... est dans l'état suivant : face vultueuse, rouge et très-injectée, yeux brillants, hagards, langue sèche et rouge, bouche mauvaise; elle accuse le goût d'œufs pourris ; l'haleine est fétide, le sommeil nul, la céphalalgie des premiers jours a disparu et fait place à des idées excentriques ; les selles diarrhéiques, muqueuses, exhalant une odeur très-ammoniacale, continuent; le ventre est modérément développé, un peu douloureux à la pression, la fièvre n'est pas très-forte ; si on reste quelque temps à observer la malade sans la préoccuper, son visage est hébété et comme celui d'une personne dans un état d'ivresse prononcé.

« Je fus frappé, dit notre confrère, de voir qu'après neuf jours d'absence « des selles, la constipation étant déjà ancienne n'avait donné lieu qu'à « quelques évacuations relativement peu copieuses, très-fétides et mu- « queuses : ce fut cela qui me fit diagnostiquer un embage stercoral pas « assez complet pour s'opposer tout à fait au passage des matières devenues « molles par le fait de l'altération, conséquence de leur rétention ; que c'é- « tait à cela qu'elles devaient leur odeur si prononcée, que c'était à cette « circonstance, cause de cette véritable ivresse, qu'étaient dus les accidents « cérébraux.

« Je prescrivis l'usage de la potion Rivière à haute dose avec excès de sel
« alcalin, plus celui de lavements laxatifs répétés et une diète absolue. »

« A la deuxième visite faite le lendemain, je trouvai une augmentation
« réelle des accidents cérébraux ; la malade divaguait bien davantage, ses
« idées étaient tout à fait erronées, les autres accidents n'avaient pas
« diminué ; à la troisième visite le cerveau, ou plutôt l'intellect était telle-
« ment pris que c'était à faire croire à une lésion matérielle de cet organe ;
« des sangsues derrière les oreilles et des ventouses à la nuque furent sans
« effet. »

C'est alors que je fus adjoint à mon confrère dont je confirmai le premier
diagnostic ; nous prescrivîmes l'emploi de la glace sur la tête, d'en faire
sucer à la malade qui était altérée, de continuer la potion de Rivière, les
lavements les plus copieux et très-laxatifs, et par-dessus tout la diète la
plus absolue.

Malgré cela le délire augmente, la malade ne reconnaît même pas les personnes qui l'entourent ; elle a des hallucinations, parle religion, se croit
damnée, est dans une agitation continuelle, ne veut pas rester couchée, est
toujours assise sur son lit ; ses bras sont constamment en l'air, comme ceux
d'un automate ; si on la presse de questions, elle répond quelquefois avec
justesse, mais c'est pour retomber presque aussitôt dans son état délirant ;
elle se plaint constamment de la tête.

On ajoute au traitement de la limonade purgative tous les deux jours et
des lavements laudanisés quotidiens qui paraissent apporter un peu de
calme dans les facultés intellectuelles ; les selles toujours diarrhéiques
exhalent encore l'odeur la plus infecte jusqu'au onzième jour, où enfin la
malade commence à rendre, avec les lavements émollients et laxatifs, des
portions de matières très-dures, comme concrètes, et conservant leur forme
même en tombant d'assez haut sur le sol ; elles sont mêlées de selles diarrhéiques qui exhalent toujours la même odeur ; le total de ces matières
dures expulsées finit par faire un volume assez notable ; le délire ne diminue
pas cependant encore, et au palper on ne trouve pas de différence avec
l'état antérieur. Ce n'est que deux jours après que l'expulsion de matières solides qui ne sont plus mélangées de celles fétides a lieu, que le
délire diminue et fait place à la divagation des premiers jours ; enfin c'est
successivement que la malade reprend possession de son intelligence,
reconnaît tout le monde, qu'elle apprécie son état maladif.

A ce moment-là on lui donne un lavement de bouillon de fraise de veau,
qui n'est pas rendu et qui s'altère dans le colon, ce qui infecte de nouveau
cette cavité. Le résultat ne s'en fait pas attendre, car dès le lendemain le
délire revient presque aussi intense : il dure deux jours, puis il cesse enfin
pour ne plus reparaître ; c'est seulement après cette cessation du délire que
la malade rend dans une selle le reste des matières solides qui avaient formé

bouchon; elles sont mêlées cette fois avec d'autres molles, mais non fétides, comme celles du début des accidents; alors à la diète absolue l'on substitue des potages maigres et de plus quelques biscuits ou des échaudés trempés dans de l'eau et du rhum ou un peu de vin de Malaga; bientôt après cet essai la langue cesse d'être rouge et sèche, les digestions se normalisent comme les selles, la convalescence s'établit franchement.

Je tiens à noter que c'est après le lavement purgatif, quand les selles ont été fétides, que les accidents ont augmenté et que c'est après avoir rendu une assez grande quantité de matières vieilles que la malade a repris toute son intelligence, puisque le délire n'a cessé que quand les matières altérées outre mesure ont été expulsées. Depuis, cette femme prend garde de laisser revenir son infirmité; elle ne s'est jamais mieux portée; depuis qu'elle vit d'un régime végétal, ses amis s'accordent même à reconnaître qu'ils ne l'ont jamais vue plus exempte de maux de tête et des petites bizarreries de caractère, qui en étaient la conséquence.

Le fait suivant n'est pas moins remarquable sous tous les rapports, car il a donné lieu aux mêmes méprises et les accidents n'ont éclaté que par le fait de la médication qui trouble le ventre.

Au mois d'avril 186?, M. S....., notaire au Château-du-Loir, vint me consulter; c'est un homme d'une constitution moyenne, brun, un peu maigre, âgé de trente-sept à trente-huit ans, habituellement souffreteux, qui digère mal, va rarement à la garde-robe; son teint est altéré.

Il me raconta qu'étant au lycée de Tours à dix-neuf ans, il était déjà sujet à la constipation, que le médecin de l'établissement avait vainement traitée par des purgatifs variés, car il n'en avait jamais obtenu un soulagement sérieux; et que ses parents lassés de voir l'inutilité de cette médication l'avaient conduit chez Bretonneau, lequel l'avait soumis à l'usage des pilules de belladone et à celui des viandes noires; qu'après cela, il avait éprouvé un soulagement notable sans avoir obtenu de guérison, car il était toujours resté souffrant, digérant mal; aussi était-il resté sujet à des crampes incessantes, à la migraine, à des douleurs d'apparence rhumatismale qui avaient nécessité l'intervention de M. Mirault d'Angers en 1853; il en avait été repris en 1857 aussi fortement; pour être exact, je dois dire qu'il prétendait que ses douleurs étaient influencées ainsi que la constipation par la saison.

Aux réponses que mes questions obtinrent, je ne tardai pas à faire avouer à ce malade qu'il avait des bizarreries de caractère de toute espèce; que de plus il avait été très-longtemps privé d'écrire de la main droite: aussi avait-il hésité longtemps pour acheter une étude; que même encore son pouce et son index se raidissaient et le forçaient à quitter un instant la plume; il avait noté lui-même que tous ces accidents étaient plus saillants, reparaissaient avec la constipation; qu'il devenait parfois

tellement irascible, que pour la plus petite opposition il se portait quelquefois à des actes de violence, et qu'il allait même jusqu'à des voies de fait
sans motifs réels.

Comme ce monsieur avait éprouvé les accidents nerveux les plus variés,
les plus bizarres; que par le fait de cette constipation il était un type de ces
névroses que vous décrivez; je le priai de me mettre sur le papier l'histoire de ses accidents, par conséquent celle de sa santé depuis l'âge de
dix-neuf ans; j'ajournai ma consultation.

Cette manière de traiter les malades ne fut pas de son goût, je le crois du
moins, car il n'en fit rien, et je n'avais plus entendu parler de lui
jusqu'au 3 août suivant; ce jour là, je revenais du Mans. Il vint
monter dans le même compartiment que moi. Il partait pour Vichy.

Nous fîmes donc route ensemble dans le trajet du Château-du-Loir à
Tours. Ce jour-là, il était gai, ne me parla pas de sa santé, et moi je n'eus
pas l'air de me souvenir de notre dernier entretien; je ne lui fis donc pas
de questions sérieuses sur son état. J'étais bien loin de m'attendre à ce qui
allait advenir bientôt, car il fut ramené à Tours chez son beau-père le
13 août, c'est-à-dire dix jours après; au moment où je le vis, il avait la
langue sèche, brune, enfin elle était réellement comme une écorce. M. S.....
délirait absolument, et tout ce qui lui restait d'intelligence, c'était de
parfaitement reconnaître ses parents et son médecin; son délire était
plutôt gai que triste, son ventre était ballonné, il avait de la diarrhée, la
nature des selles avait la consistance de la purée molle très-fétide, la soif
était vive, mais ce qu'il importe surtout de noter c'est que le pouls était
loin d'être fréquent : il ne donnait guère plus de soixante pulsations. Je
signale cela, car ce fut à son aide que je reconnus que nous n'avions pas
affaire à une fièvre typhoïde dothinentérique, mais bien à des accidents
similaires déterminés par l'effet des purgatifs sur des matières retenues
dans l'intestin. Voici ce qui s'était passé depuis notre entrevue : en arrivant à
Vichy, M. le docteur Barthès croyant, dit-on, à une maladie de foie, lui avait
d'abord fait prendre un bain aux Célestins et le lendemain il lui avait fait
donner cinquante grammes de sel de Selditz, puis le troisième jour un
deuxième bain, enfin, le quatrième jour, une autre dose de sel purgatif, puis
ayant vu l'état du malade devenir grave et jugeant qu'il était atteint d'une
fièvre typhoïde, il n'avait pas reculé devant les difficultés d'un second
voyage et avait ainsi expédié ce malheureux pour Tours.

J'ai hâte de dire que la femme de ce monsieur se louait beaucoup de
l'effet des deux purgatifs qui avaient, disait-elle, bien débarrassé son mari,
ce qui voulait dire que les évacuations avaient été copieuses.

Je n'hésitai pas à déclarer que nous n'avions point affaire là à une dothinentérie, mais bien à un état typhoïque provenant de l'altération et si je
puis dire de la putrescence des matières retenues depuis très-longtemps
dans l'intestin par le fait d'un obstacle mécanique au passage d'un bouchon

stercoral; que cet état morbide était entièrement provoqué par l'action des purgatifs qui n'avaient évacué que très-incomplétement le contenu et que ce qui avait formé et formait encore la matière de la diarrhée avait passé et passait encore à côté de ce qui faisait obstacle; que la première chose à faire était de désinfecter ce qui était encore retenu pour apaiser l'orage qui compromettait si fort ce malade. Je prescrivis d'abord la diète la plus absolue avec des boissons théiformes, fis couvrir le ventre de linges fins trempés dans parties égales d'éther et d'alcool, donner matin et soir à prendre un paquet du mélange suivant :

Bicarbonate de soude, trois grammes.
Magnésie carbonatée, neuf grammes.   Divisé en douze paquets.
Charbon végétal, sept grammes.

On devait ajouter à cela des lavements entiers contenant huit grammes de charbon animal : ce qui fut exactement fait.

Ce traitement eut pour effet immédiat de désinfecter les selles, de diminuer passablement le météorisme ; le pouls devint un peu plus fréquent : soixante-dix à soixante-quatorze pulsations.

Le troisième jour de l'arrivée de ce malade à Tours, je prescrivis un lavement purgatif, qui provoqua une selle plus copieuse que celles des jours précédents, mais de même nature et même consistance. Peu après, M. Andrieux, beau-frère du malade, arriva m'aider de ses conseils. La cause de la maladie n'étant pas disparue, mais palliée, l'état du malade s'améliorait peu quand la famille nous pria de nous adjoindre un autre confrère ; nous demandâmes M. Duclos : ceci se passait du treizième au quatorzième jour, depuis l'éclat des accidents à Vichy. Il fut convenu dans cette réunion que l'on continuerait les moyens déjà mis en œuvre ; que nous ajouterions un lavement fait de décoction de quinquina, que l'on essayerait de plus tous les jours un petit potage maigre sans œuf, et frais trempé.

Le lavement de quinquina ne fut pas retenu, il fut suivi de deux selles très-copieuses, aussi liquides et de même nature ; peu après, l'état général devint meilleur : la langue était moins sèche, le ventre moins ballonné, le le délire moins intense ; successivement, le malade prit par jour plusieurs petits potages maigres, puis il mangea quelques légumes, but de l'eau coupée avec un peu de vin de Malaga ou de Frontignan ; mais nous ne cessâmes pas d'administrer tous les jours les paquets de magnésie de bicarbonate de soude et de charbon, plus les lavements au charbon et au quinquina ; puis le mieux croissant, nous cessâmes momentanément l'usage de la magnésie et du charbon pour donner seulement des lavements huileux ou miellés.

Nous étions alors près du vingt-deuxième ou vingt-troisième jour, quand cette amélioration cessa, quoique nous n'eussions rien changé aux autres moyens.

Je fis recommencer l'usage des paquets de magnésie et de charbon, dès que je vis le ventre se ballonner de nouveau, la fièvre, le délire, la sécheresse de la langue reparaître; mais comme l'épuisement du malade ne permettait guère de diminuer les aliments, on ne cessa pas de donner les potages.

Questionné, comme on le comprendra, par la famille sur l'issue probable de cette longue et grave maladie, je crus devoir déclarer quelle était selon moi la cause de sa durée, et que tant que M. S..... ne serait pas débarrassé de ce qui retenait les matières, les mêmes effets persisteraient. Comme on avait cessé les lavements de charbon, que les matières rendues étaient toujours colorées par ce qui était resté dans l'intestin, on me fit des objections, car l'on ne partageait pas ma persistance à croire à la rétention des matières par un obstacle, et par conséquent on n'était pas de mon avis pour admettre que celles qui étaient expulsées depuis le commencement étaient presque totalement fournies par un réservoir au-dessus du point qui faisait obstacle. Je ne paraissais pas raisonner juste aux yeux du beau-père, ancien pharmacien.

Tel était l'état des choses et des esprits : je donnai alors pendant deux jours seulement de nouveaux lavement émollients, miellés, prescrivis de s'abstenir de faire avaler du charbon; alors, le deuxième jour, les excréments qui furent rendus n'étaient plus noirs, ils ressemblaient tout à fait à du méconium; nous continuâmes encore, et le lendemain la matière était littéralement de la même nature que celles expulsées la veille.

Une fois que la famille eut bien constaté le nouvel aspect des excréments, je prescrivis un nouveau lavement fait d'une forte décoction de quinquina que j'avais toujours considéré, dans ce cas, comme un astringent; puis le lendemain, j'en fis donner une autre avec un décoction de quarante grammes de séné.

L'effet produit par ce dernier fut de deux selles très-copieuses, qui contenaient une quantité considérable de poudre de charbon, ce qui contrastait si évidemment avec la couleur des matières expulsées deux ou trois jours auparavant, que chacun dut s'incliner; à partir de ce moment, je fis donner tous les deux jours un lavement de quinquina que je faisais entrecouper par des lavements émollients rendus laxatifs par l'addition de miel, lesquels déterminaient des selles colorées par du charbon. Inutile de dire que, pendant ce temps, j'alimentais mon malale avec des végétaux et peu de viande.

Le trente-cinquième jour, M. S..... éprouva des coliques assez vives qui furent suivies de l'expulsion de trois bouchons de matières mêlées à d'autres plus molles contenant du charbon. Ces bouchons n'étaient pas gros ni très-solides; ils avaient la couleur de la matière rendue exempte de charbon, car ils n'en contenaient pas un atôme.

A partir de cette expulsion, les accidents adynamiques cédèrent successivement; nous n'en continuâmes pas moins l'alimentation végétale mêlée d'un peu de viande grillée ou rôtie et l'usage des lavements de décoction de quinquina tous les deux jours.

J'en étais à me dire : « Pour que nous ayons eu des bouchons si peu gros, l'obstacle est donc fort. » Enfin, le 25 septembre, quarante-neuf jours après le début des accidents, la convalescence apparente fut interrompue par des coliques assez fortes pour occasionner des vomissements qui ne cessèrent que le lendemain, après que le malade eût expulsé un bouchon très-dur de matières anciennes ne contenant pas de charbon; il était de la grosseur d'un bon œuf de poule.

A partir de ce moment j'ai vu M. S..... se rétablir assez vite physiquement; l'appétit est revenu ainsi que les forces; par le régime mélangé de viande et de légumes, les selles étaient quotidiennes; enfin, le rétablissement a été aussi prompt que possible, mais la mémoire n'est pas revenue vite, son aptitude aux affaires s'est fait attendre; car il n'a réellement pu s'occuper de son étude qu'au mois de janvier suivant.

Ainsi voilà un homme jeune, assez bien pour aller gaiement à Vichy, qui y va pour essayer de mettre fin à une constipation qui durait depuis longtemps; qui avait, il est vrai, occasionné une sujétion à la migraine, à la mélancolie, des crampes, la paralysie des écrivains ou plutôt une espèce de tétanie; que les purgatifs avaient plutôt aggravée; qui avait été soulagé par l'usage de la belladone. Une fois arrivé à Vichy, sous l'influence de deux purgatifs assez énergiques, qui rendent la matière de ses selles fétide, tout d'un coup et sous l'influence de cette décomposition, on voit, si je puis dire, éclater des accidents typhoïques si graves, qu'ils en imposent à des hommes expérimentés. Ils cèdent sous l'influence des moyens désinfectants, reprennent après leur cessation pour ne céder complétement que quand le bouchon qui retenait ces matières et faisait cloaque est expulsé. Or, cette résorption intestinale n'est-elle pas digne de fixer l'attention et faite pour faire réfléchir? Ce n'est point un cas si exceptionnel, cependant, comme les faits suivants vont le dire; seulement ils prennent parfois sous l'action de la médication ou du régime des formes différentes.

Voici encore un bel exemple d'accidents nerveux très-variés, précédés d'un rhumatisme articulaire et dus comme lui à un état morbide des voies digestives. Dans ce fait, l'intoxication peut être pour ainsi dire touchée du doigt chez un jeune sujet né d'un père mort, ainsi que sa sœur, par suite d'une lésion organique du tube digestif; chez ce malade on voit les accidents convulsifs monter ou descendre, pour ainsi dire, selon que les digestions produisent ou non des selles et des gaz infectants.

G..... est un garçon de trente-cinq à quarante ans, qui a usé de la vie de jeune homme. Il était dans le commerce lorsqu'il subit une arthrite aiguë, grave, qui a laissé des traces du côté du cœur, car même encore aujourd'hui il conserve un bruit de souffle très-prononcé.

Avant que je sois devenu son médecin, il éprouvait une spermathorrée pour laquelle un confrère lui a fait prendre de la noix vomique.

M. G..... est très-intelligent; quand il me consulta pour la première fois, il y a dix-sept ou dix-huit ans, c'était pour les accidents du cœur qui dominaient et l'avaient rendu incapable de continuer son état; il ne pouvait marcher, ni faire un travail pénible, servir un client et monter sur les comptoirs pour atteindre les étoffes ; de plus il éprouvait beaucoup de palpitations, de l'oppression, dormait mal, était tourmenté par des vertiges ; de petites saignées faites à de longs intervalles furent très-soulageantes ; il en fut de même des petites applications de sangsues au siége; enfin, sous l'influence des moyens indiqués, d'un peu de digitale et d'un régime sobre, son état s'était tellement amélioré qu'il crut pouvoir aller à Paris dans un magasin de nouveautés ; mais le régime et le genre de travail furent cause d'une rechute si complète que deux hommes bien famés le renvoyèrent en province après lui avoir imposé des conditions de régime qui démontraient de leur part les craintes les plus sérieuses.

Il revint donc à Tours plus malade qu'il n'était la première fois qu'il me consulta : alors les pertes de sang ne furent plus soulageantes; des vertiges plus forts que précédemment devinrent son tourment.

Les alcalins, un régime sobre, furent plus efficaces et les seuls moyens soulageants. Cependant comme il fallait pour lui un moyen de suffire à ses besoins, il se fit commis-voyageur, pensant que par ce genre de vie il pourrait non-seulement s'arrêter quand il voudrait, mais encore choisir ses aliments ; croyant aussi qu'étant dans sa voiture la plupart du temps, il supporterait mieux la fatigue de ce nouveau métier que celle du comptoir.

Nous nous étions trompés tous deux, car les vertiges devinrent plus forts; ils furent tels qu'il n'était pas sage de le laisser voyager seul; en compensation l'oppression était moindre ; l'usage de la magnésie unie au bicarbonate de soude et la macération de quassia-amara parurent lui faire du bien ; en revanche les petites doses de digitale, ainsi que les préparations de colchique, qui avaient paru lui réussir autrefois, pervertissaient ses digestions et augmentaient ses vertiges ; les pertes de sang, auxquelles il voulut encore recourir, loin de lui être profitables, furent suivies des plus violents étourdissements.

C'est alors qu'il se décida à entrer dans un bureau ; là, son travail était modérément occupant, et quand les vertiges revenaient, il pouvait sortir, aller respirer au dehors. Sobre et distinguant avec intelligence les choses qui lui étaient utiles et celles qui pouvaient lui nuire, son état sanitaire était devenu supportable après un an ou quinze mois.

Comme les émoluments de cet emploi étaient trop exigus pour le mettre à même de ne pas être à la charge de ses parents, il accepta un emploi dans une maison de banque : là, il fallait vérifier des chiffres, travailler souvent le soir après dîner, avoir l'épigastre appuyé sur un bureau, dix à onze heures par jour; bientôt les vertiges devinrent plus forts, les selles, dont je n'ai pas encore parlé, furent plus irrégulières; c'est alors que, pressé de questions, il me dit qu'elles étaient très-odorantes. Je le fis travailler debout pour éviter la pression du bureau sur l'épigastre : ce petit changement fut un peu soulageant, mais ce ne fut pas pour longtemps; sa vue devint si mauvaise qu'il ne voyait plus qu'à l'aide de deux verres superposés; enfin les vertiges devinrent si forts que plusieurs fois il tomba sans connaissance; un peu de repos lui fit du bien: les accidents diminuèrent de violence et de fréquence. Après trois mois il reprit son poste, mais ce ne fut pas pour longtemps; car il devint très-ambilope, puis ses accès furent si forts que considéré comme épileptique par son patron et ses collègues, il fut remercié; ce qui le mit encore sans emploi.

Une circonstance que je ne dois pas oublier de noter, c'est que chaque fois qu'il avait des pertes séminales nocturnes ou de vifs besoins de rapprochements sexuels, que ceux-ci fussent ou non satisfaits, c'était le prélude d'un retour ou d'une plus grande violence des accès, que cela coïncidait avec une plus grande production de gaz et une plus grande fétidité des selles, ce que l'on ne pouvait guère attribuer à des écarts sérieux de régime, car sa nourriture habituelle était composée presque toujours d'un potage maigre, de deux pains de cinq centimes, d'un petit verre de vin par jour partagé entre ses deux repas, d'un peu de viande sèche ou accommodée au blanc, quelquefois de poisson au bleu, de légumes verts, enfin le total de ses aliments journaliers ne devait pas équivaloir au tiers de celui d'un homme de son âge, ce qui ne l'empêchait pas d'avoir le teint frais et l'apparence de la belle santé ; enfin il n'était pas maigre, tant s'en faut.

Sous l'influence du repos mental qui lui fut imposé par défaut d'emploi, les digestions devinrent plus normales, les vertiges et surtout les accès devinrent moins forts et moins fréquents : alors il se procura un nouvel emploi.

Devenu gérant d'une petite fabrique qui lui faisait prendre de l'exercice, les grandes crises, celles épileptiformes, devinrent encore moins fréquentes. Malgré cela, un jour qu'il était monté sur un établi, quand l'une d'elles survint, il tomba et se fractura les deux bras ; cette chute avait cependant été si forte que lui-même l'attribua à une autre cause; il y a de cela déjà plusieurs années : sa santé ayant continué à s'améliorer, il put devenir gérant d'un autre établissement plus important.

Je le suis avec intérêt, autant pour lui qui est un excellent homme, que par intérêt scientifique. Or, ce qui le soulage le plus, ce ne sont pas les lavements laxatifs, tant s'en faut : car tout ce qui trouble son ventre augmente ses misères ; alors il lui arrive souvent après un jour ou deux de diarrhée de rendre beaucoup de matières dures en boules très-solides.

Les gouttes amères de Baumé, les absorbants de toute espèce, le nitrate d'argent, le sous-nitrate de bismuth, la rhubarbe, l'éther, etc., l'ont quelquefois soulagé tour à tour, mais toujours pour peu de temps. Il ne peut rester l'épigastre appuyé devant un bureau. Il ne peut non plus, sans inconvénient, rester plus d'un jour sans aller à la selle. Tout sentiment pénible à l'épigastre aggrave son état et rappelle les crises ; ainsi il est évident que chaque fois que le colon redevient douloureux, soit par une pression quelconque ou par le développement des gaz et la rétention de matières solides, les crises reviennent ; mais par l'usage quotidien d'un lavement entier contenant un peu d'opium et de bismuth, il a calmé cette souffrance, il a éloigné et diminué beaucoup ses crises et sa condition est devenue très-supportable ; il ne faut pas qu'il retienne ces lavements, il semble qu'il suffit que le bismuth se dépose sur la membrane muqueuse du colon.

Après avoir fait cela avec succès, il a cru pouvoir se relâcher sans changer son régime : alors les selles sont redevenues fétides et les accès ont repris plus de fréquence et de force ; il a donc fallu revenir à ces moyens. J'ai conseillé en même temps l'usage de quelques gouttes de liqueur de Fewler, avant les repas, dans deux cuillerées d'eau.

Son état s'est successivement amélioré depuis un an, car aujourd'hui il n'a plus de crises, il peut se livrer aussi bien qu'un autre aux soins qu'exige son emploi. Il a toujours un bruit de souffle sans gêne de la respiration ; les vertiges sont à peine perceptibles, il a faim, mais il résiste et conserve son alimentation exiguë. Il vient de quitter l'établissement où il est regretté, pour en gérer un autre qui lui donne de plus grands avantages.

Qu'adviendra-t-il? L'intestin n'est pas guéri et ne guérira probablement pas : ce qu'il importe à mon sujet, c'est de signaler cette lésion, cause, sans doute, du rhumatisme et de la maladie de cœur; elle a été aussi celle de vertiges continuels, d'accès au moins épileptiformes, d'ambliopie, etc.

Une circonstance qu'il faut ne pas oublier, c'est la coïncidence des besoins génésiques avec le retour des crises; cette dernière circonstance qui n'a jamais fait défaut depuis que je suis le confident intime de ce brave garçon, n'explique-t-elle pas l'histoire chez tant de pauvres filles qui ne pourraient jamais oser faire cet aveu? Je la signale dans un fait de carus cataleptique qui va trouver sa place un peu plus loin. On y verra une circonstance qui vient à l'appui.

Passons maintenant à quelques faits qui, pour être moins saillants, ne sont pas moins instructifs et convaincants pour l'ivresse digestive.

M. D....., ex-officier de lanciers, un beau vieillard de quatre-vingt-deux ans, devenu veuf, quitta la campagne, où il vivait non pas avec parcimonie, mais moins solidement que dans une pension. Peu habitué à suivre les conseils des médecins, il logea à Tours dans un garni, prit ses repas dans un restaurant où il déjeûnait bien plus solidement que lorsqu'il était à la campagne et dînait de même, sans que l'on pût lui reprocher aucun excès, si ce n'est quand il dînait en société.

Je fus un jour appelé vers deux heures, en toute hâte; il venait d'être pris de convulsions d'un seul côté, le droit; elles ne cédaient que pour faire place à une faiblesse très-grande de ces deux membres; il avait des nausées et conservait son intelligence. Il avoua avoir bien déjeûné, surtout avec du foie cuit dans son jus. Je fis mettre des linges imbibés d'eau froide sur le lit; je donnai une potion de Rivière avec excès de bicarbonate.

Sous l'influence de la diète et de ces seuls moyens, les accidents cessèrent promptement. M. D..... conserva pendant quelques jours du dégoût, du mal de tête et de la faiblesse. On continua la potion pendant quatre jours et quelques potages maigres.

Une fois remis, notre malade oublia mes prescriptions, reprit son mode de vivre dans le restaurant; soixante jours après, les mêmes accidents eurent lieu; et il fut bien établi que le déjeûner qui avait précédé avait été composé d'aliments tout aussi indigestes que le foie cuit dans son jus; les mêmes moyens furent suivis du même résultat.

Cette nouvelle crise passée, le malade reprit ses mêmes habitudes, mais les crises revinrent plus fréquentes, et pour des causes de moins en moins appréciables; chaque accès laissait après lui des traces plus durables; ils finirent même par être suivis de fièvre pendant quelques jours, d'une grande faiblesse et d'un dégoût complet; plusieurs fois le malade délira pendant deux jours.

Je parlai haut et enfin j'obtins qu'il n'irait plus déjeûner au restaurant, que ce repas serait plus exigu; le malade convint que c'était cela qui l'incommodait, car il dînait moins bien; par ce simple changement les accès furent huit mois sans reparaître.

Comme M. D..... croyait éprouver des besoins qui n'étaient autres qu'un malaise épigastrique, un de ses anciens compagnons d'armes lui conseilla l'usage d'une liqueur stomachique, celle dite des Chartreux. Il finit par y prendre goût au point d'en consommer une bouteille en deux jours, sans pour cela s'enivrer; alors les accès revinrent comme par le passé.

Quand j'eus découvert et fait cesser cette nouvelle manière de fâcher ses voies digestives, M. D..... guérit encore une fois.

Il y avait quelques mois qu'il ne ressentait plus rien, lorsqu'ayant un jour donné à dîner à quelques amis, il fut pris d'abord de convulsions générales, puis d'un délire furieux, tel que le deuxième jour, le médecin qui fut appelé en mon absence le fit transporter dans l'asile de Blois.

Peu de jours après son délire cessa, il me demanda à revenir à Tours;

nous le mîmes dans une pension, où je pouvais prescrire le régime qui lui convenait.

Pendant son séjour dans cette maison où je le visitais souvent, il m'avoua plusieurs fois qu'il constatait lui-même des absences et un mauvais sommeil chaque fois qu'il obéissait trop à son appétit.

Ses parents d'Alsace vinrent le voir, lui persuadèrent de revenir parmi eux, et trois jours après son arrivée à Nancy, on fut forcé de le réintégrer dans une maison d'aliénés où il mourut quelques mois plus tard.

Est-il déraisonnable de croire que cette dernière rechute a eu pour cause l'infraction au régime, qui eut lieu en arrivant près des siens, où l'on crut devoir fêter son retour? Les faits analogues à celui de ce brave officier sont loin d'être rares; ils en imposent souvent pour une lésion primitive du cerveau. Je vois dans mes notes bien des cas de ce genre, notamment les suivants :

M. D....., ancien négociant, eut sa première attaque après un repas fait avec des moules. Il fut trois jours sans connaissance; il eut un urticaire, cette première fois.

A la seconde attaque, j'étais éloigné de Tours; un de nos confrères le soigna, lui mit des rubéfiants, donna des purgatifs.

La troisième fois, la cause fut moins apparente; enfin, il finit par mourir épileptique.

Pendant que ce malade restait sourd aux conseils que je lui donnais, qui étaient de restreindre son alimentation, de mieux choisir, etc., j'étais consulté par un brave cultivateur de Chambray, qui, après avoir éprouvé de simples vertiges, avait vu les accidents devenir tels qu'il tombait sans connaissance dans les chemins où il semblait ivre aux passants.

Sous l'influence du régime restreint, de l'usage de la magnésie unie pour les deux tiers au bicarbonate de soude et à celui des gouttes amères de Baumé, les accidents n'ont plus reparu, tant qu'il a suivi ce régime, c'est-à-dire pendant deux mois. Mais il ne fut pas longtemps à se repentir de s'être affranchi aussitôt, car quelque temps après les vertiges, puis les accès reparurent. Cette fois il fut plus docile, et depuis je le rencontre quelquefois, heureux d'être tout à fait débarrassé, mais forcé d'observer un mode de vivre plus sobre que par le passé.

Le père du curé d'Azay, ancien cordonnier, était un homme d'habitudes sobres, mais devenu à peu près inoccupé. Par son nouveau genre de vie, il avait remplacé sa modeste existence par une alimentation plus confortable aux yeux de beaucoup et plus fâcheuse pour l'homme qui, par le repos, dépense moins.

Il avait soixante-quinze ans, était un beau vieillard, quand il fut pris de vertiges si violents qu'il ne pouvait se tenir sur les jambes; chaque attaque le mettait dans cette condition pour cinq ou six jours, malgré les soins qui lui étaient donnés; de tous les moyens qui furent conseillés, le meilleur fut l'usage des absorbants et celui du quassia-amara; les pertes de sang avaient été sans succès; sous l'influence du régime et de ces moyens, il fut deux ans sans éprouver de nouveaux vertiges; mais s'il se laissait constiper, son pouls devenait intermittent et sa tête lourde.

Tel était son état, quand il reprit ses habitudes de quatre repas par jour, dont un au chocolat. Le 18 septembre, il fut pris de faiblesse générale, avec perte de la parole. Ces accidents cédèrent aussitôt après l'effet d'un purgatif assez énergique : car, huit jours après, il n'en restait d'autres traces qu'un peu de faiblesse.

Cette leçon ne devait pas être très-longtemps utile; tourmenté de tiraillements épigastriques qu'il prenait pour de la faiblesse, on ne pouvait l'empêcher de prendre des aliments et faire des repas multipliés; il finit par une hémiplégie à laquelle il succomba quelque temps après.

Vous avez connu, je pense, M. L. B....., ancien préfet; c'était un homme d'un bon appétit, il est mort à plus de soixante-dix ans; huit ou neuf ans avant de mourir, il lui arrivait de temps en temps de tomber sans connaissance. Enfin beaucoup pensaient que cet état était une véritable apoplexie. Ces accès duraient six à huit jours; on le saignait inutilement; Bretonneau, plus clairvoyant, diagnostiqua des accès épileptiformes pour éviter de blesser l'amour-propre de ses proches, soumit le malade à l'usage des paquets de magnésie mêlée de bicarbonate de soude, et à celui de la macération de quassia-amara : cette médication fut incomparablement plus efficace que toutes les autres; elle diminua la fréquence et la violence des accès; pour mon compte j'ai été aussi appelé à donner des soins à ce malade pour des accidents semblables. Je l'ai vu huit et même dix jours sans connaissance; j'ai pu faire constater à la famille que ces accès ne reparaissaient jamais que lorsque leur père se livrait à son appétit, qui était vif, et surtout quand, obéissant à ses goûts, il ingérait des substances difficiles à digérer.

Comme il n'était pas facile à dominer quand il reprenait sa santé et sa raison, les accès ont fini par se répéter souvent et à augmenter de gravité, au point qu'il a fini par mourir dans l'un d'eux. Il est bon de signaler que vers la fin de sa vie ses dernières rechutes étaient précédées de diarrhées si copieuses que non prévenu on aurait pu les croire l'effet d'une drastique.

J'aurais tort de ne pas faire figurer dans cette catégorie de vieillards subissant des accidents nerveux par le fait de l'ivresse digestive la mère de M. G....., huissier à Tours, voisin de M. Herpin, qui dans l'une de ces crises effraya tellement son fils que, quoique je fusse peu éloigné, il crut devoir faire appel au savoir et à l'obligeance bien connus du *primus inter pares* de M. le baron Paul de Richemont; ce docte confrère fut encore heureux de dire que ce pauvre Miquel faisait erreur. Il trouva très-surprenant que l'on n'eût pas reconnu là une lésion du cerveau, que l'on n'eût pas mis un fort révulsif derrière le col et donné des purgatifs répétés et un peu énergiques.

Devant une autorité semblable qui s'était exprimée si nettement, il fallait s'incliner; je fis donc un bien large cautère à la nuque, donnai des sels neutres, du calomel, enfin je fis très-docilement ce qui avait été indiqué; je dus attendre du temps qu'il fût bien démontré que ce qu'il y avait de mieux à faire, c'était de revenir à un régime plutôt végétal et sobre, d'aller user des eaux de Vichy, deux années de suite, d'user au besoin des absorbants légèrements laxatifs, si la malade redevenait constipée; or voilà plus de quatre ans que la brave femme reconnaît que c'était à tort qu'on l'avait si bien effrayée.

Observations pour prévenir les objections.

Comme ces observations rencontreront quelques répliques, très-probablement, je dois ajouter : Si ces accidents ne sont pas un effet de l'ivresse digestive, comment se fait-il que l'on rencontre assez souvent plusieurs personnes dans la même famille, dans la même maison, suivant le même régime, qui éprouvent d'abord des vertiges, et, suivant certaines diversités d'âges ou de sexe, deviennent sujettes à des troubles plus ou moins variés du système nerveux ?

Ainsi j'ai vu la femme d'un ancien maire de la Ville-aux-Dames, petite, vieille, maigre, qui, après avoir eu des étourdissements peu graves, qui ont cédé à l'usage du quassia-amara et de la magnésie, éprouve quelque temps après un véritable vertige épileptique, et pendant que cela se dissipait sous l'influence des mêmes moyens, son mari éprouvait, à son tour, des accidents analogues qui se sont répétés et ont fini par la paralysie progressive, à laquelle il vient de succomber.

M. C....., ex-charpentier, et sa femme, braves gens, tous deux graveleux, dotés d'un embonpoint assez fort, ont éprouvé l'un et l'autre des vertiges que le régime et les absorbants dissipèrent à plusieurs reprises. Quelque temps avant son mari, Mme C......, après une rechute, fut prise d'une paralysie faciale qui dura quelques jours ; elle se réjouissait de sa guérison, quand son mari fut atteint à son tour, après un vertige plus fort que les précédents, d'un embarras complet de la parole avec faiblesse telle qu'il ne pouvait se porter sur ses jambes. Cet état dura huit jours; les lavements purgatifs, la magnésie et la potion de Rivière avec double dose de bicarbonate furent les moyens de traitement. L'un et l'autre sont exacts actuellement pour observer le régime.

Voici un autre fait qui ne s'est point passé entre mari et femme, ni chez des gens de même âge. Ici c'est entre le maître et la vieille domestique, chez un de nos confrères; celui-ci prenait de l'embonpoint, ce qui lui déplaisait assez, quand il s'effraya de se voir tout à fait titubant, et de plus, atteint d'une infirmité assez ennuyeuse : car il ne pouvait entrer et marcher sans être soutenu dans un appartement obscur, dans une cave, par exemple; cela suffit pour qu'il s'imposât un régime sévère, qui paraissait exagéré et incompréhensible à la vieille bonne. Or, malgré des injonctions contraires, elle faisait une cuisine qu'elle était forcée de manger; chaque fois qu'elle avait dû le faire elle éprouvait également des vertiges assez forts. Or, l'un est âgé de quarante et quelques années, et la vieille bonne femme, sèche mais robuste, frisait les quatre-vingts ans.

Je viens de vous parler d'un trouble de la vision dû, ou si vous aimez mieux, secondaire aux vertiges; je vous ai signalé déjà une amblopie. Je donne, en ce moment, des soins au père d'un étudiant, atteint, pour la même cause, de l'impossibilité de sortir la nuit ou d'entrer dans un lieu mal éclairé; cela a succédé à des douleurs de tête après le vertige. Il est soulagé par la magnésie et le quassia-amara, ce qui était assez urgent, car ce monsieur, comme tous les gens qui digèrent mal, était dans une inquiétude sur son état, qui dépassait toute mesure. Un de nos confrères, dont je parlerai plus loin, est devenu momentanément amblope sous l'influence d'une constipation précédée d'urticaire.

Vous direz peut-être, en lisant ces observations : « Mais ce ne sont pas là des épileptiques, ce ne sont là que des accidents épileptiformes. » Je pourrais grossir cette collection. Un enfant de quinze ans, de Manthelan, fut pris de ses premières attaques après avoir fait un repas copieux avec du pain sortant du four. Rien ne manquait pour caractériser les accès survenus, qui finirent par se rapprocher d'une façon déplorable. La plus faible ingestion d'aliments difficiles à digérer suffisait pour rappeler les accès, qui cédèrent enfin sous l'influence des absorbants et d'un régime convenablement surveillé, tant pour la qualité que pour la quantité. Quand, à la fin de cette longue lettre, je vous parlerai de l'hydrocéphalie, je raconterai un autre exemple bien curieux, qui eut pour participants bon nombre de médecins. Dans ce cas, les péripéties furent bien multipliées.

Le suivant aussi convaincant fut moins heureux; c'est le fils d'un tailleur de Tours, rue du Grand-Marché. Sa première attaque eut lieu pendant qu'il avait la rougeole; sa grand'mère lui donna une indigestion avec un potage gras; les accès d'abord rares se rapprochaient de plus en plus sous l'influence de ces complaisances qu'on ne pourrait trop stigmatiser. Que d'indigestions ce petit malheureux ne doit-il pas à la faiblesse de ses parents, triste effet de ce qu'ils croyaient de l'affection! Après bien des essais infructueux, il était mieux et tout accès avait disparu depuis trois mois, quand une indigestion qui suivit un repas fait avec du foie cuit dans son jus ramena les accès dans toute leur violence. Il est tout à fait idiot maintenant.

Mme G....., épicière, anasarquée à l'instant de ses couches, a une fille qui eut à un an une première attaque, qu'on attribua à la dentition, mais qui pour moi était le fait du régime; les quatre qui suivirent furent traitées par d'autres confrères qui virent là, les uns la dentition, d'autres l'effet des ascarides. J'étais seul à prédire ce qui est malheureusement arrivé, et peu goûté de cette famille que j'affligeais; mais les accès se sont tellement rapprochés et ont pris des proportions telles, qu'on dut se rendre à l'évidence. Aujourd'hui chaque retour d'accès est précédé d'une éruption, avec sueur très-fétide et d'une haleine tellement repoussante qu'il est impossible de rester près de cette pauvre petite, âgée aujourd'hui de douze à treize ans. Le sulfate de quinine avait un peu amélioré la position; mais ce qui a paru le plus efficace, c'est la surveillance dans le régime. Pendant le temps que j'ai pu la faire alimenter, je dirai exclusivement avec des légumes, les accès ont été suspendus tout à fait; mais ce régime paraissant trop excentrique aux gardiens, on s'est relâché, et la maladie a repris sa marche: elle est si grave, que la petite est souvent aliénée après les accès.

Je termine en vous citant le fait du fils d'un maréchal d'Azay-sur-Cher, âgé aujourd'hui de vingt et un ans, dont l'état s'est tellement amélioré sous l'influence de la magnésie donnée tous les jours avec un peu de bicarbonate de soude et le régime que le chirurgien chargé de la révision l'a trouvé propre au service. Autrefois ses accès n'étaient jamais plus de douze jours à revenir, souvent ils se répétaient tous les jours plusieurs fois. Quand il allait tomber, il éprouvait une éruption urtiforme, aujourd'hui elle n'apparaît qu'après; vous allez comprendre pourquoi, si je vous dis que depuis qu'il est assez sage pour se soumettre à moins manger et à prendre exactement ses paquets de magnésie, il n'a eu que deux accès en sept mois. Le premier est survenu le 1er mai. Le lendemain quand il vint m'en faire part, il n'avait pas de mémoire; il est revenu, deux jours après, me dire: « Vous aviez raison; j'avais mangé la veille à déjeûner de l'ail et des crépinettes de cochon, et à dîner des saucisses et du rôti de cochon. »

L'accès qu'il vient d'avoir le 2 septembre a été précédé d'un repas copieux pris chez sa sœur, composé avec des champignons. Vous comprendrez que ceci n'est pas fait pour me faire changer le mode de traitement. Il vient de passer deux mois dans les lanciers, sous l'influence du régime de la caserne; il a eu trois accès en six semaines; on vient de le réformer.

Je ne vois pas de différence entre ces cas et ceux de deux épileptiques, qui doivent leur mal à l'abus de l'alcool. L'un vient de mourir après trois jours de carus; le second, après avoir été sans connaissance pendant huit jours à la suite d'un accès, est revenu à la vie, et sous l'influence de la diète, qui lui fut imposée tant qu'il fut convalescent, les accès n'ont reparu que lorsqu'il s'est laissé aller à son fâcheux penchant.

Pour compléter la démonstration, je pourrais vous citer plusieurs jeunes gens qui sous l'influence de ce traitement antigastralgique, composé de quelques atômes d'opium avant les repas et de la dissolution de bicarbo- nate de soude aromatisée après les repas, ont vu leurs accès disparaître tout à fait.

Ainsi je lis dans mes notes que l'enfant D....., de Neuillé, âgé de treize à quatorze ans, est venu me consulter en août 1863. Il avait une attaque au moins tous les deux jours, quelquefois plus souvent. Eh bien! sous l'in- fluence de cette simple médication, secondée d'un choix dans l'alimentation, les accès ont tout à fait cessé, car, quand il est revenu me voir un an après, il n'en avait pas eu un seul; comme on le pense bien j'ai dû faire continuer.

Quand les jeunes malades sont constipés, je donne de la belladone de pré- férence aux préparations opiacées sans pour cela me départir du régime.

Il est incontestable que très-souvent l'apparition des accident nerveux a lieu pour des causes qui restent inconnues, que leur retour est fréquent sans le concours de celle à laquelle on les a attribués d'abord; la facilité enfin avec laquelle ils se reproduisent, l'espèce de suétudisme qui semble s'établir si vite, sont des conditions, il est vrai, plus fréquentes dans cet ordre de maladie que pour beaucoup d'autres; mais enfin, cela n'est pas une exception, car elles partagent ces caractères avec bien d'autres : la goutte, le rhumatisme, certains catarrhes bronchiques, beaucoup d'angines offrent les mêmes particularités. A bien prendre, est-il donc plus extraor- dinaire qu'une névrose reparaisse, que de voir des boutons de couperose ou d'autres éruptions revenir pour la plus faible cause et même sans qu'on puisse toujours dire pourquoi?

Que peut-il donc y avoir d'inexplicable dans le retour de la souffrance d'un point du système nerveux qui a déjà souffert, quand toute notre écono- mie souffre? Cette condition n'est-elle pas commune à tous nos organes? Seulement on doit comprendre que plus l'un deux est impressionnable, que plus il a été souvent et vivement impressionné, plus il reste susceptible de l'être, plus facilement encore le suétudisme doit s'en suivre.

Celui qui voudrait soutenir que les rêves pénibles, le cauchemar ne sont pas dus le plus souvent, pour ne pas dire toujours, à une perturbation des fonctions digestives, serait, je crois, comparable à celui qui nierait la lumière en plein jour.

Il y a beaucoup d'épileptiques chez qui les accès n'ont lieu que pendant la nuit; cette circonstance est même cause que le médecin est souvent con- sulté quand il y a déjà, je dirai habitude prise depuis longtemps. Vous signalez cette circonstance et vous avez raison.

Quelle différence bien tranchée il y a-t-il donc entre les accès primordiaux, ceux légers et le cauchemar ou les rêves, qui font que ceux qui les éprouvent commettent des actes excentriques pendant leur sommeil. J'avoue qu'il en est de ces cas comme du vertige qu'il m'a été difficile de pouvoir classer, sur le récit qui m'en était fait. Oui, bien des fois je me suis dit : « Ai-je affaire à un cauchemar ou à un accès d'épilepsie? » et dans mes rapports avec mes confrères j'ai vu que ces derniers étaient aussi embarrassés.

Depuis quatre ans, je donne des soins à un marchand de meubles, âgé de 35 à 36 ans, homme bien portant en apparence qui a précisément commencé par rêver : cela a duré longtemps, puis augmenta successivement; du rêve il a passé au cauchemar, puis est devenu épileptique; érections, urines involontaires pendant les accidents convulsifs, rien ne manque pour les caractériser. Je l'ai empêché de souper, soumis à l'usage de la magnésie unie à un tiers de bicarbonate de soude, le soir, puis à la macération de quassia-amara avant les repas.

Sous l'influence de ces seules précautions, il a paru parfaitement guéri pendant un an, puis alors il a repris ses premières habitudes de vivre, comme font les gens de son métier, et alors il n'a pas tardé à retomber; la rechute cette fois a été assez brusque; j'ai cru alors devoir lui donner en outre quelques pilules de belladone : le succès ne s'est pas fait longtemps attendre.

Au commencement de cet été, sa femme est venue me prévenir qu'il commençait à rêver, ce qu'elle attribuait au retour des chaleurs; cela se faisait sans que le malade le sentit, car il ne savait même pas qu'il dormait mal; comme vous le pensez j'ai fait remettre le malade à son premier régime et je n'en ai plus entendu parler, car il est bien.

Paralysie des écrivains.

Une autre névrose, qu'il ne faut point confondre avec la névralgie de plexus bracchial, c'est la paralysie des écrivains; vous devez vous rappeler que M. S....., le notaire de Château-du-Loir, qui nous a fourni ce fait si curieux d'un bouchon stercoral rendu seulement cinquante jours après le début des accidents, avait éprouvé entre autres phénomènes nerveux cette paralysie. Je possède deux autres faits de même nature, tous deux influencés par l'état digestif.

Le premier m'a été fourni par un des principaux employés de la Banque;

ce monsieur, ancien militaire, est gastralgique; les accidents digestifs sont la conséquence de sa condition; le travail du cabinet n'était pas son fait après avoir mené la vie du soldat. Les troubles digestifs qu'il éprouve augmentent surtout quand la comptabilité le retient trop, ou plutôt quand il est contrarié par son chef. Ainsi, chaque fois qu'il est moins bien, qu'il souffre, qu'il dort et digère mal, il voit son bras droit devenir d'abord douloureux, puis il sent sa main ne plus pouvoir tenir la plume. Digère-t-il mieux, il est moins morose, supporte plus facilement les tribulations de la vie; il ne souffre plus du tout de sa main.

Il a quitté Tours depuis un an : dans son nouveau poste, la vie a été pour lui plus exempte de tribulations; il digère mieux; eh bien! depuis ce temps il ne se plaint plus de son infirmité qui n'était point du tout idéale chez cet ancien militaire.

Un de nos confrères, des plus intelligents, travaillant avec moi, se gratte. Je lui demandai s'il était constipé. Il dit : « Oui; et pourquoi cette question? — Parce que vous avez une urticaire, et que très-probablement vous devez être constipé. — C'est vrai. » Et il avait quelques jours après des étourdissements tels, que pendant quinze jours, malgré des selles provoquées, il ne pouvait soulever sa tête de dessus l'oreiller sans vomir. Enfin, sous l'influence de la diète appropriée et des absorbants, il devint mieux; c'est quinze jours plus tard, que, faisant ses visites, accompagné de ses enfants, dans une selle qu'il n'avait pas provoquée, il expulsa un bouchon de matières très-solides, et à partir de ce jour-là son état devint normal. Depuis, il a éprouvé des rechutes; mais comme il surveille, elles sont infiniment moins fortes.

Entre autres troubles nerveux, ce confrère a éprouvé une paralysie passagère du bras et de la main droite, suffisante pour l'empêcher d'écrire.

Ceci se passait il y a deux ans et était noté; quand aujourd'hui, 19 septembre 1865, cheminant ensemble, il me raconte qu'il venait d'être inquiet de son état, parce qu'il a été plusieurs jours avec une faiblesse réellement hémiplégique du côté gauche tout entier, sans distorsion de la face.

Cet état n'a point été précédé de constipation; mais, depuis dix à douze jours, il n'avait plus d'appétit, mangeait presque de force; les vents qu'il rendait étaient fétides.

Cela ayant porté la conversation sur ce sujet et sur la petite cataleptique, dont je vous parlerai plus loin, je lui ai fait part de la remarque que j'avais faite en relisant l'observation de G....., lequel éprouvait le besoin de rapprochements sexuels incessants avant ses attaques. Je lui disais : « Vous comprendrez qu'il est difficile d'aller questionner des jeunes filles sur ce point. » Il me répondit : « Vous me faites là une remarque qui veut que je vous dise que, moi aussi, avant d'éprouver le trouble que je viens de vous signaler, j'ai été pendant plusieurs jours tourmenté du même besoin. » Je vous engage à ne pas oublier ce fait sur lequel je reviendrai peut-être; le sujet me semble en valoir la peine.

Des crampes & de la tétanie.

Maintenant, étudions une autre variété de névroses. Il est aussi difficile de marquer la nuance qui sépare, par exemple, les crampes de la tétanie, que celle qui marque la différence que l'on a essayé de tracer entre l'épilepsie des vieillards et le vertige *a stomaco læso*. Je ne puis mieux dire ce qui a trait à cette nuance qu'en citant un fait très-intéressant où l'on peut voir les crampes passer successivement jusqu'à la tétanie, puis guérir ou plutôt se calmer sous l'influence de l'usage des absorbants et reparaître après un simple écart de régime. Pour en revenir à ce premier degré du mal, celui qui est si commun, j'affirme n'avoir pas trouvé un moyen de diagnostiquer certains troubles digestifs occasionnant des accidents nerveux qui fût plus positif, que de demander au malade s'il était sujet aux crampes, et j'affirme avoir vu ces accidents, ou plutôt ces symptômes, se dissiper dix-neuf fois sur vingt par l'usage du traitement suivant uni au régime :

> Extrait thébaïque, 10 centigrammes.
> Hydrochlorure de morphine, 3 centigrammes.
>   Faire 50 pilules.

Le malade doit en prendre une, une demi-heure avant chaque repas; puis, après ces mêmes repas, je lui fais boire deux cuillerées à café de la dissolution alcaline suivante :

> Dissolution de bicarbonate de soude, 100 grammes.
> Eau de mélisse spiritueuse, 10 grammes.

S'il y a plus de tendance à la constipation, je remplace ces pilules par quelques gouttes amères de Baumé, c'est-à-dire que je soumets les gens atteints de crampes, aussi bien que les autres malades atteints de ce que Bretonneau qualifiait si justement de fer chaud intestinal, aux moyens qui normalisent les digestions.

Ce qu'il ne faut pas omettre de noter, c'est que les crampes sont aussi plus communes, plus importunes la nuit que le jour. Point de ressemblance avec les accidents épileptiques ou épileptiformes. Ceci dit, passons aux faits dont je vous ai parlé.

La mère de mademoiselle L..... M..... a eu huit enfants; elle devait approcher de quarante ans quand, sortant un soir de dîner chez un des amis de son mari, elle fut prise d'une urticaire très-forte avec dyspnée, qui inquiéta sa famille, car cette attaque fut pour cette dame le début d'accidents asthmatiques violents, pour lesquels un médecin partisan des moyens actifs fut plus qu'inutile. Son successeur se borna à prescrire un régime doux, l'infusion de lierre terrestre, à faire transporter à la jambe le vésicatoire qui avait été mis au bras.

Elle était quitte de son asthme depuis cinq ou six ans, quand, vers l'âge de cinquante-deux ans, à l'instant où des tribulations presque inévitables, quand on a une nombreuse famille, la préoccupaient, elle fut prise d'accidents convulsifs avec perte de connaissance, qui cessèrent sous l'influence de la diète et de petites pertes de sang; mais quelque temps après elles se répétèrent quand la malade cessa d'observer le régime sévère qui lui avait été indiqué. Le mieux revint; il sembla dû à de nouvelles précautions. Puis des successions de rechutes eurent lieu, qui emportèrent cette dame à l'âge de cinquante-trois ans.

Sa fille, qui en a aujourd'hui soixante-onze, a toujours été peu forte. Avant d'avoir atteint sa quarantaine, elle fut prise d'accidents asthmatiques tellement prononcés, qu'elle ne pouvait rester dans un appartement où l'on pétrissait une petite galette sans voir ses accès reparaître, ce qui lui donna la pensée qu'elle mourrait comme sa mère. Un peu plus tard, les accidents orthopnéiques furent remplacés par des vertiges assez forts, avec douleur de tête, ce qui augmenta la préoccupation qu'elle avait. Alors son bras, sa jambe droite devinrent le siége de douleurs très-fortes, accompagnées parfois de contractions spasmodiques et d'impossibilité de se servir momentanément de la main.

Cette fille est très-pieuse, observe tous les jeûnes très-rigoureusement, ne boit point de vin depuis 1816; mais elle prend du café noir sans sucre. Elle ne manque pas un office, travaille beaucoup, prie de même. Les bains de pieds, le régime, un cautère au cou étant restés sans succès, l'état moral de cette malade devenait donc de plus en plus mauvais. Elle est généralement constipée fortement.

Un jour je crus remarquer que les fonctions digestives n'étaient pas normales, et comme je m'étais heurté inutilement contre ce que je croyais être une affection primitivement cérébrale, je la soumis à un traitement antigastralgique ainsi composé :

1º Ne point contrarier les idées pour le jeûne, et par conséquent le choix fréquent des aliments maigres fut un de mes moyens;

2º Faire usage des pilules thébaïques dont je viens de parler;

3º Après les repas un peu de bicarbonate de soude.

A partir de ce moment la santé de Mlle M..... s'améliora sensiblement, c'est-à-dire que la céphalalgie diminua, que les douleurs du bras et de la jambe se dissipèrent, ainsi que les contractions dont ces parties étaient le siége; son appétit devint assez vif; enfin elle se croyait guérie, mais chaque fois qu'elle quittait son régime pendant quelque temps, les accidents reparaissaient.

Une chose digne d'être notée, c'est que les pilules, qui lui faisaient du bien dans le principe, finirent par l'incommoder et lui donner des nausées. J'ignorai longtemps pourquoi; enfin, il me vint à la pensée que les premières pilules ayant été prises dans une autre pharmacie que celle où j'ai habitude de faire préparer mes médicaments, il pouvait bien se faire qu'alors ce fut là, la cause de cette variation dans les effets. Je fis dès lors partager les pilules en deux, et à partir de ce moment l'effet soulageant fut le même qu'au début.

Depuis douze à treize ans elle ne prend plus de pilules thébaïques, elle n'est plus astreinte à un régime aussi anachorétique, auquel il est bon qu'elle revienne de temps en temps; sans cela ses douleurs de tête reparaissent; alors elle est faible, pâle; son moral est moins bon, son sommeil est troublé; mais surtout la douleur reparaît dans son bras et sa jambe droite avec accompagnement de crampes.

Dès que ces accidents reparaissent, elle revient à une alimentation plus réservée et elle prend environ deux tiers de cuillerée à café de bicarbonate de soude au début de chaque repas, précaution qu'elle doit continuer pendant quelques jours après que son malaise est dissipé.

Je ne dois pas omettre de dire que chaque rechute est précédée d'un sommeil si fort, une heure avant son dîner, qu'en la voyant tomber endormie on croirait voir là une femme dans l'état d'ivresse le plus complet et le plus abrutissant.

Depuis quelques années elle est sujette à une bronchite qui de temps en temps passe à l'état aigu pour la plus légère cause.

Au mois de septembre 1865, elle a été prise d'une diarrhée blanche avec vomissements, crampes, froid de tout le corps, altération profonde des traits, suppression complète de l'urine pendant trente-six heures.

La diète la plus absolue, de l'eau pure pour boisson unique, quelques cuillerées d'une potion au ratanhia opiacée et éthérée, ont été les seuls moyens opposés à cet état grave; la convalescence n'a pas été longue.

Ainsi, voilà une fille qui depuis vingt-sept ans éprouve de temps en temps, sous l'influence de la constipation, des accidents que l'on serait tenté d'attribuer à une lésion cérébrale, qui naissent ou plutôt reviennent et disparaissent selon que les voies digestives sont plus ou moins bien influencées : ce qui s'est répété tant de fois depuis quinze ans surtout, qu'il n'est pas possible de révoquer cela en doute, tandis que les révulsifs énergiques placés près de la nuque sont restés tout à fait sans effet soulageant.

Voici un autre fait de crampes presque tétaniques également venues sous

l'influence de la constipation, après avoir été précédées, bien antérieurement, par d'autres troubles digestifs.

Mme M.... a aujourd'hui soixante-quatre ans, de l'embonpoint, bonne mine;
l'indisposition de sa vie a été la constipation, due, sans doute, à ce qu'elle est
restée la plus grande partie du temps dans un comptoir.

Je suis son médecin depuis 1849, je l'ai soignée souvent pour une urticaire
avec des douleurs de tête et une névralgie bracchiale et les autres incom-
modités, suites de sa constipation.

Le jour de la Toussaint 1862, elle me fit appeler en toute hâte parce
qu'elle venait d'être prise de nausées, de douleurs semblable à des crampes
suivies de secousses qui avaient précédé l'impossibilité de mouvoir ses
membres inférieurs : ils n'étaient pas parfaitement insensibles, mais incapables de supporter le poids du corps; elle les mouvait difficilement, son
teint était pâle, ses traits altérés. Cet accident avait été précédé depuis deux
jours de douleurs de tête qui avaient beaucoup augmenté son dégoût.

Quand je lui demandai si elle était constipée, elle me répondit négative-
ment, me faisant remarquer que depuis quelques jours même la matière
de ses selles était molle, qu'elle avait fait ce qu'il fallait pour éviter d'être
constipée, qu'elle n'avait pas eu besoin depuis ces jours-là des petits moyens
que je lui avais conseillés, c'est-à-dire les lavements froids. Mon insistance
à lui dire qu'elle devait être constipée l'avait même assez vivement contra-
riée, car dans sa pensée je faisais fausse route : elle était très-effrayée de
son état. Je lui fis prendre le soir un paquet de charbon uni à la magnésie et
au bicarbonate de soude, plus la potion de Rivière avec excès d'alcali; dans
la journée elle prit encore des lavements miellés, contenant du charbon
animal; ils furent suivis de selles de consistance de purée; ce ne fut qu'après
le cinquième jour de ce traitement qu'elle finit par avoir une débacle de
matières dures en boules et ce ne fut aussi qu'à partir de ce moment que les
accidents des membres diminuèrent.

Avertie par cette leçon un peu sévère, elle a soin de manger surtout des
légumes, de prendre des pilules de belladone alternées avec la magnésie ou
la potion de Rivière et les follicules de séné; aussi depuis quatre ans n'a-
t-elle plus rien éprouvé qui soit relatif à cette indisposition qui l'avait
si vivement inquiétée à juste titre; elle a moins d'embonpoint.

De la perversion de l'intellect dans l'ivresse digestive.

Vous êtes un praticien trop ancien, trop répandu pour n'avoir pas été
souvent consulté en secret ou mis dans les confidences d'époux ou de
parents chagrinés au plus haut degré, à propos des bizarreries de caractère,

pour ne pas dire plus, de leurs femme ou mari, et surtout, car c'est le plus souvent de leurs filles, qui, après avoir été dotées du caractère le plus heureux, le plus facile à vivre, tombent parfois dans les excentricités les plus grandes. Ces malades, car ils le sont réellement, sont toujours tristes et font le désespoir de ceux qui les aiment et sont forcés de vivre dans leur intimité. Ainsi tel mari ou fille, femme, dans ce cas, sera parfois aussi colère, aussi soupçonneux, aussi paresseux qu'il est par nature bon, doux, confiant, laborieux. Vous avez dû, mon ami, voir pleurer plus d'une femme à ce propos, plus d'une mère venir vous confier les bizarreries de caractère de sa fille. Si vous avez demandé comment digéraient ceux de qui il était question, on vous répondait généralement bien ; rarement on accuse du dégoût ; mais si vous avez demandé : « Ces malades ont-ils des selles normales faciles ? » la réponse a dû être généralement négative. Je faisais un jour cet observation à Bretonneau, qui me répondit : « Savez-vous, mon ami, que l'inventeur du mot hypocondriaque était un grand observateur, car les excentriques dont vous me parlez le sont souvent. » Quelquefois ces gens, au lieu de craindre la mort, tombent dans un état moral opposé à celui de ceux qui ont peur de mourir. Vous avez dû rencontrer de ces malheureux constipés, moroses au point d'être, par cela même, pris parfois de la manie du suicide. Dois-je la nombreuse collection de ces observations à ce que, dans mes interrogatoires, j'ai provoqué souvent ces aveux qui coûtent au malade ? Ce genre de névroses vaut bien la peine que nous en causions. La première fois que je fus appelé à m'en occuper, il s'agissait d'une malheureuse femme d'Autrèche ; elle était dans cette condition mentale depuis sa couche. J'eus recours seulement aux alcalins et au régime ; je n'avais vu en elle qu'une gastralgique. Ce ne fut qu'après sa guérison, que cette malheureuse, qui croyait que je l'avais mieux devinée, vint pour ainsi dire m'accabler de ses remerciements et qu'elle me raconta les angoisses par lesquelles elle était passée pendant tout le temps. Je me donnai bien de garde de faire connaître que j'étais moins instruit qu'elle le croyait.

Je ne l'avais pas perdue de vue, nous étions par cela même restés, je dirai dans les meilleurs termes avec cette femme, qui ne savait trop comment me prouver sa reconnaissance, chaque fois qu'elle me rencontrait.

Six ou huit ans après, je fus demandé de nouveau pour elle, et j'étais loin de penser à une rechute. Quand elle me vit, elle voulut rester seule avec moi pour me raconter que depuis huit mois elle était poussée par un je ne sais quoi, qui lui disait de jeter son jeune enfant dans la fosse qui était à sa porte, puis de se suicider ensuite ; qu'elle n'osait avouer cette malheureuse pensée à ses parents, mais que, comme elle ne voulait pas rester seule, dans la crainte de céder à cette fatale pensée, cela était cause que son mari et ses parents la croyaient ensorcelée ; que pour cela ils ne cessaient pas, depuis ce moment, d'aller consulter les devins et les tireuses de cartes ;

que ce n'était qu'à la fin qu'ils avaient cédé à ses désirs, en me faisant venir.

J'ai bien conservé le souvenir que je conseillai l'usage du bicarbonate de soude uni à la magnésie et aux amers, puis celui d'une potion calmante, combinés avec un régime anti-gastralgique. Je fis éviter surtout les ragoûts, les salaisons, les choses indigestes ; ainsi fut traitée cette pauvre femme : cela suffit pour régulariser les selles et enfin faire cesser cet état grave, dont je suis resté le seul confident.

Il y avait bien longtemps que je n'avais rencontré des cas aussi tranchés de gastralgie ou plutôt d'ivresse digestive avec monomanie de suicide, quand, à mon début à Tours, arrivèrent chez moi deux dames, la mère et la fille ; cette dernière était la malade. Je ne tardai pas à reconnaître qu'elle était atteinte d'accidents cérébraux dus à de fâcheuses digestions, lesquelles étaient la conséquence d'une constipation. C'était la femme d'un notaire qui avait cédé son étude pour lui plaire et la rapprocher de sa famille qui l'adorait. Enfin tout, excepté sa maladie, semblait réuni pour qu'elle fût et dût se trouver heureuse.

Une fois mis sur la voie, je lui dis : « Ce que vous avez n'est pas sérieux ; vous devez guérir ; j'en ai vu d'autres et qui étaient bien tristes, qui ont eu plusieurs fois des idées de suicide ; c'est vous dire que ce que vous avez rend tous ceux qui en sont atteints d'une humeur très-variable, passant de la gaieté aux idées les plus sombres. » Je n'avais pas fini que cette pauvre dame se leva en poussant un cri et disant : « On est venu vous prévenir et l'on vous a tout dit. »

Cela fit une scène d'autant plus étrange que sa compagne, sa pauvre mère, qui ignorait sans doute ce qui s'était passé dans le ménage de sa fille, qui, par conséquent, n'était pas instruite du penchant de sa fille, tomba aussi de son côté dans un état étrange.

Cette malade, qui avait le teint un peu blafard, les yeux caves, était généralement constipée ; son appétit était comme son humeur, excessivement irrégulier.

Je prescrivis l'usage des pilules de belladone, celui du bicarbonate de soude aromatisé, puis les viandes blanches et les végétaux herbacés.

Le mieux ne se fit pas trop attendre. Je suis resté le médecin de cette dame ; j'ai soin de la maintenir dans des conditions de régime faites pour faciliter les digestions et prévenir la constipation.

Depuis longtemps elle a perdu son mari ; elle s'est remariée, a éprouvé dans ce nouveau mariage toutes sortes de chagrin, et de plus encore d'autres tribulations faites pour faire tourner les têtes les plus solides. Ses moments de morosité sont devenus rares. Ils ont fait place à des habitudes opposées, à mesure qu'elle a fait disparaître ses récidives de constipation. Il n'est pas possible aux plus incrédules de se refuser à admettre que l'état cérébral était rendu fâcheux par les mauvaises conditions du tube digestif.

Je pourrais vous citer nombre de faits semblables ; ils m'ont été fournis par des femmes qui, quand elles me rencontrent, me témoignent leur reconnaissance d'une façon si vive, que bien des gens pourraient se demander et se demandent peut-être, en les voyant : « Mais quel service leur a-t-il donc rendu? » En voici un fourni par un pauvre ouvrier sellier que je rencontre souvent à Tours.

Il y a dix ans environ, je vis cet homme entrer dans mon cabinet, pleurant et dans un état qui annonçait un homme malheureux, me disant : « Monsieur, guérissez-moi, je vous en prie ; j'ai des enfants et une femme « qui ont besoin de moi. Je suis sans chagrin sérieux; j'ai de l'ouvrage, « premier garçon dans un bon atelier; mais depuis longtemps je suis tour-« menté par l'idée de suicide; je dors mal, je rêve, j'ai des crampes et point « d'appétit, la tête lourde; je vais mal à la selle.

« Mon mal serait très-supportable, je ne me plaindrais pas, si mon idée « triste n'était pas devenue plus accablante depuis quelques jours; elle me « pousse à me jeter dans l'eau, et je n'ose passer sur le pont; je n'ignore « pas que ce serait une lâcheté; d'ailleurs, que deviendrait ma famille? »

Je lui promis guérison, l'engageai à venir me voir sous peu de jours, après lui avoir prescrit de petites pilules opiacées avant les repas, et l'usage après ces mêmes repas d'une dissolution de bicarbonate de soude aromatisée avec de l'eau de mélisse, des lavements froids tous les jours, et enfin un choix d'aliments capables de faciliter les selles.

Quinze jours après, ce brave garçon venait me remercier chaleureusement, car il était guéri ; comme vous pensez, je le fis continuer.

Dix-huit à vingt mois plus tard, il eut un léger retour à ses idées tristes. Il vint aussitôt me le dire. Les mêmes moyens furent aussi profitables, et depuis il ne me rencontre jamais sans me faire un bonjour en souriant.

Quelqu'un pourra peut-être dire : « Ils ont envie de le faire, mais ils ne l'exécutent pas. » Ce serait une erreur de le croire, car il y a quelque temps un maréchal que j'ai quelquefois employé s'est suicidé, et comme cet homme était à l'aise, qu'il était heureux dans son ménage, ce suicide me paraissait des plus surprenants, quand, causant de cet homme avec mon confrère Dabilly, j'appris que quelques années auparavant il avait été consulté par ce malheureux pour des accidents gastralgiques, et que dans ce moment-là il avait avoué à mon confrère qu'il était tourmenté par la pensée du suicide, laquelle s'était dissipée avec le malaise général résultant de son fer chaud intestinal.

Je crois vous avoir prouvé dans une de nos causeries combien l'alimentation mal coordonnée a une fâcheuse influence dans l'éclampsie albuminurique et après la chlorose, combien celle-ci dispose à l'anasarque de la grossesse et par conséquent aux phénomènes nerveux qui en sont la suite.

D'un autre côté, je crois que vous n'avez pas été sans constater la coïncidence qu'il y a entre l'aménorrhée, la disménorrhée et la constipation, et par conséquent vous n'avez pas été sans rencontrer beaucoup de pauvres jeunes filles qui font le désespoir de leur mère, tant que leur menstruation n'est pas normale.

J'avais besoin de vous rappeler ces faits d'observation journalière, pour que vous ne disiez pas : « Mais vous avez donc la prétention ridicule d'attribuer toutes les névroses de causes inconnues à l'ivresse digestive. » Je vous dis qu'elle joue parfois un grand rôle dans la production des accidents hystériques et hystériformes.

Vous vous rappelez sans doute que M. G..... ainsi que notre confrère P..... m'ont signalé une circonstance qui vaut la peine d'être notée : car il ne serait pas possible d'aller poser ces questions à des jeunes filles, et quand bien même on les ferait, les réponses ne seraient pas sincères : chez ces deux malades les accidents nerveux ont été précédés d'un besoin extraordinaire de rapprochement sexuel. Les épileptiques n'ont-ils pas généralement les parties génitales surexcitées?

J'avais besoin de ce préambule avant de vous citer les deux observations qui vont suivre : 1° celle d'une jeune cataleptique, dont les journaux ont peut-être trop parlé, il y a peu de temps; 2° celle d'une autre jeune fille, qui me fut amenée pendant que la première était dans le carus. J'affirme que cette dernière était littéralement dans le même état physique et moral que la première; or, la différence des deux résultats doit, il me semble, donner à réfléchir.

L..... G....., âgée de seize ans et trois mois, née de parents assez robustes et bien portants, avait un embonpoint médiocre, le teint peu coloré; dans son enfance elle a éprouvé quelques accidents convulsifs, est restée sujette à de petits mouvements spasmodiques; elle était gaie, intelligente, habituellement très-constipée, et si fortement leuchorréique depuis l'âge de quatre ans, que je fus consulté il y a trois ans pour cette affection; en apprentissage depuis vingt-cinq mois. Son caractère avait notablement changé depuis un an : de gaie, elle était devenue très-triste, susceptible, et depuis six mois elle s'endormait sur son ouvrage. Cette fille, difficile pour le choix de ses aliments, conservait un grand appétit. Deux mois et demi environ avant l'époque dont nous allons parler, elle se montra si excentrique, que, chargée à Mettray de pourvoir au dîner de ses frères, elle n'en fit rien du tout, n'apprêta même pas la vaisselle; elle resta muette et parfaitement immobile, lorsqu'on la pressa de faire ce qu'on lui avait dit; elle versa un torrent de larmes, sans qu'on lui ait fait le plus petit reproche et sans dire pourquoi elle pleurait. Ces excès d'excentricité se renouvelèrent souvent et se terminèrent toujours par des pleurs exagérés. Enfin, un jour qu'elle fut très-pressée par sa mère, que cet état inquiétait justement, elle se plaignit de ses camarades d'apprentissage, qu'elle disait injustes pour elle, se dit bien malade et devant mourir bientôt. A cette époque, une petite apparition menstruelle eut lieu sans avoir été provoquée par une médication quelconque; elle fut loin d'être soulageante : une sorte de carus survint, il était si fort que même étant éveillée, elle paraissait être dans l'ivresse la plus complète : c'est alors que sa mère me la montra, elle dut plutôt la traîner que la conduire chez moi. Ce jour-là elle était pâle et comme idiote, je ne pus tirer d'elle aucun renseignement. Dans cet état de choses je dus l'envoyer à la campagne; elle revint à Tours avant la fin de mai ; les accidents augmentèrent toujours progressivement; le 4 juin, elle tomba sans connaissance et tout à fait immobile dans son lit : je fus appelé. Sa figure était celle d'un enfant qui est dans le plus profond sommeil, calme et sereine; les yeux étaient complétement insensibles à la lumière; les paupières, la mâchoire inférieure restaient dans la position où on les mettait; la respiration était normale; le pouls ne dépassait pas quatre-vingt-dix; un liquide introduit dans la bouche y séjournait des heures entières. Je prescrivis un lavement purgatif, fis des applications exci-tantes sur les membres; on mit de l'eau sédative sur le front; je fis trois applications du marteau de Mayor à la nuque, pendant lesquelles la malade ne manifesta pas de douleur. Enfin, elle resta insensible à toutes les exci-tations que je pus employer; elle urina cependant et rendit le lavement purgatif.

Du troisième au quatrième jour, réveillée un peu par les questions pressantes de sa mère, elle fit quelques réponses sensées, puis retomba aussitôt dans son état léthargique; le lendemain elle donna encore quel-ques signes d'intelligence qui furent les derniers. A partir de ce jour, nous lui mîmes de la glace dans la bouche, qui s'y fondait et finissait par être avalée. Nous donnâmes aussi des lavements d'infusion de café, qui furent toujours retenus; jusqu'au dixième jour il fut donné tous les deux ou trois jours un lavement miellé qui fut toujours suivi d'une selle.

Pendant ce premier stade de la maladie, le pouls fut plus fréquent, plus plein, il y eut un peu de sueur et alors le corps se couvrit d'une éruption si confluente de sudamina, que j'affirme n'en avoir jamais vue qui fût seu-lement à moitié de celle-là : on aurait eu peine à mettre une tête d'épingle entre les plus écartés. Le ventre, pendant ce temps-là, me parut un peu ballonné; c'est alors que je mêlai à la glace une infusion de café, ce qui fut suivi deux jours et demi après par des vomissements contenant des matières brunes et de la bile.

A cette époque, elle éprouva des mouvements convulsifs de tout le corps, et surtout des mâchoires, qui durèrent environ une heure. Cet état persistant, nous ajoutâmes des lavements de bouillon et de vin de quin-quina, quatre demi-lavements par jour; c'est vers ce temps-là que les bras, qui jusqu'alors pouvaient garder pendant une heure la position qu'on leur avait donnée, tombèrent dans un relâchement complet. On essaya de mettre dans la bouche quelques cuillerées à café de bouillon, ce qui fut suivi de vomissements trente-six ou quarante-huit heures après, avec des efforts considérables; il en fut de même d'un peu de Malaga étendu d'eau. Je fis du dix-neuvième au vingtième jour l'essai d'une pile à courant induit; avec elle j'obtins la contraction des muscles du visage en y faisant passer le courant, mais cet effet ne fut pas long. Ayant mis un pôle à la nuque, je voulus mettre l'autre dans le rectum, mais comme mon doigt pénétra très-facilement dans le vagin, ce fut là que j'introduisis ce pôle.

A l'instant même, les muscles du ventre, ceux de la poitrine, entrèrent en contraction : l'effet fut tout ce qui aurait pu caractériser le spasme vénérien le plus outré; ceci se passait à neuf heures du soir. La nuit qui suivit fut terriblement mauvaise comparativement aux précédentes, car L..... éprouva dix-sept vomissements. Le lendemain matin, la malade paraissait plus affaissée, mais le soir elle redevint calme, aussi insensible à la lumière, gardant la mâchoire dans la position que nous lui donnions. Voulant explorer la sensibilité des yeux, je passai entre l'œil et la paupière un crin plié et roulé en deux : il y eut seulement un petit mouvement; je le mis dans la narine : alors une larme coula.

Nous continuâmes des lavements de vin, de café et à donner encore quelques cuillerées de bouillon, ce qui fut suivi d'un vomissement. Quatre jours après environ, il y eut un bâillement, et comme cette pauvre petite commençait à s'écorcher, on la coucha sur le côté. Plusieurs fois elle reprit d'elle-même le décubitus dorsal; cet état persistant, je donnai le vingt-septième jour un lavement de sulfate de quinine.

Le lendemain, la malade parut un peu moins torpéfiée; le jour suivant, vingt-neuvième, j'en fis donner un autre avec soixante-quinze centigrammes. Je donnai, trois jours après, un lavement purgatif qui fut suivi d'une selle, puis le surlendemain un nouveau lavement à la quinine, lequel ne fut pas retenu. Alors j'en donnai un autre deux jours après où je mêlai quelques gouttes de teinture de castoreum; cette médication étant sans résultat, je continuai à mettre dans les lavements soit de bouillon, soit de café, quelques gouttes de castoreum; il en fut administré chaque jour trente gouttes. Pendant le cours de ces deux médications la malade eut encore à deux reprises différentes des mouvements convulsifs des mâchoires.

Ne sachant plus que faire, la malade vomissait tous les trois jours le peu qu'on était parvenu à lui faire avaler, je voulais voir si du jus de viande demi-cuite serait mieux supporté par l'estomac. Alors on chercha un peu de maigre de bœuf qu'on fit cuire à moitié, et après l'avoir coupé par morceaux j'en fis exprimer le jus qui fut mis dans de l'eau. Ce jus ne commença à provoquer les vomissements que trois jours après, au soir. Mais le lendemain ils redoublèrent : la matière vomie n'était composée que d'une substance noire qui n'était évidemment autre que le produit de l'injection de la veille et de la journée ; elle avait acquis la couleur et l'odeur de chair et sang pourri. Alors, ne sachant plus quoi faire, je donnai un peu d'eau-de-vie dans de l'eau. Il y avait quatre jours que j'étais réduit à ces quelques cuillerées : la malade dépérissait alors à vue, car à ce moment la figure qui était restée fraîche et contrastait avec la maigreur croissante du reste du corps se flétrissait et les yeux s'excavaient. La température du corps avait sensiblement diminué, le pouls était à cent quarante, la respiration moins élevée, moins apparente; enfin, la fin nous paraissait de plus en plus prochaine. Tel était l'état de la malade, quand après une conversation avec MM. les docteurs Pasquier, Bresse et Mathis, je me décidai à la soumettre à l'action d'une pile à courant constant, selon la méthode de Remak. Je me hâtai de réunir douze éléments de Ruolz que je possédais et dont l'action est au moins aussi forte que seize de celle Remak; secondé par M. Pathault, étudiant en médecine de l'École de Tours, j'en fis l'application à deux heures après midi. Le pôle cuivre fut appliqué à la nuque et celui zinc sur l'épigastre ; l'effet immédiat fut des borborygmes, mais rien de plus; aussitôt nous ouvrîmes la bouche pour y introduire quelques cuillerées à café de lait de femme, que la petite malade parut avaler un peu mieux qu'elle ne l'avait fait précédemment. Nous pûmes ainsi lui en faire ingérer environ trois cuillerées à bouche, c'est-à-dire au moins autant que ce qui avait pu être donné de liquide par jour depuis qu'elle était dans son malheureux état. Nous laissâmes la pile fonctionner sans déranger les pôles; nous revînmes, le soir à neuf heures ; une chose très-curieuse, c'est qu'après lui avoir fait avaler quelques cuillerées de lait elle parut se ranimer, car elle semblait ouvrir la bouche et faire quelques mouvements d'appréhension avec les lèvres; c'est alors qu'elle prit environ cinquante grammes de lait de femme. A partir de cet instant la vie se manifestait d'autant plus chez cette malade que l'on était plus près de la fin de la ration de lait. La pile ne fut pas dérangée, et le lendemain, à cinq heures, je revins afin de lui donner une troisième ration de lait qui fut avalée au moins aussi facilement. N'oublions pas de dire que pendant cette ingestion, les yeux de la malade s'ouvraient spontanément et nous paraissaient être un peu sensibles à la lumière : car comme le soleil donnait devant les croisées de l'appartement et que son alcôve avait son ouverture sur l'angle de cette façade, ses paupières se rabattaient quand la personne qui était auprès du lit laissait le jour arriver en plein. Le pouls était toujours aussi fréquent, et la malade nous paraissait moins mourante. La main qui depuis vingt-neuf jours tombait comme celle d'un cadavre chez qui la raideur cadavérique est dissipée pouvait rester en l'air quand on soulevait l'avant-bras. Nous donnâmes une deuxième ration à midi, avec addition d'une semblable quantité de lait d'ânesse, et une troisième le soir, mais en ajoutant un peu plus de lait d'ânesse, et comme nous nous étions aperçus que la pile avait produit des escarres, nous fîmes seulement promener pendant la nuit un des pôles de la pile, tantôt sur un point, tantôt sur un autre.

Le lendemain matin on fit une nouvelle ingestion, puis une autre à midi, toujours en augmentant un peu la dose de lait. Le soir, la gorge s'était remplie de mucosités ; la langue était comme aphtheuse ; une petite cuillerée semblait avoir pénétré en partie dans la glote, car elle fit tousser beaucoup, et comme la toux paraissait fatiguer la malade, nous interrompîmes le petit repas pour y revenir une heure plus tard ; cependant elle avala sa ration habituelle.

Il fut convenu avec la garde-malade qu'elle promènerait la brosse électrique comme la nuit précédente. Le matin, je fis avec M. Pathault une nouvelle ingestion : elle fut moins difficile que celle de la veille, mais moins facile que les premières, c'est-à-dire celles faites le matin et au milieu du jour, et comme la suivante, celle de midi était devenue plus difficile encore, je fabriquai un tube œsophagien, et j'injectai le liquide dans l'estomac. Quelques heures après, L... eut des convulsions et succomba à quatre heures.

Autopsie, vingt-quatre heures après le décès, avec le concours de M. Meunier, étudiant de l'école de Tours et l'assistance de M. le docteur Pasquier. — La raideur cadavérique n'était pas dissipée ; le crâne fut ouvert à l'aide du marteau ; aucune de ses cavités et de celles du cerveau ne contenait plus de liquide qu'à l'état normal ; les vaisseaux cérébraux n'étaient pas plus injectés que si la malade eût succombé à la phthisie ; seulement l'arachnoïde était peut-être un peu plus teinte en rouge en face la suture coronale pariétale ; cette plus grande coloration sans injection paraissait un peu plus saillante à droite qu'à gauche. Nous ne trouvâmes absolument rien qui annonçât une congestion ancienne ; il en était de même du cervelet que nous coupâmes aussi dans tous les sens.

Le cœur était comme à l'état normal, plutôt flasque que plein, sans injection, sans trop de sérosité dans le péricarde. Les poumons étaient parfaitement sains, excepté, si l'on veut, la partie postérieure de ces organes, surtout celle du poumon droit qui était sugillé par une grande quantité de sang assez exubérante pour nous donner la pensée que la malade avait peut-être succombé à l'instant où il se faisait chez elle une pneumonie hypostatique. Notre surprise devait être pour l'ouverture du ventre, car ce qui nous frappa tout d'abord, ce fut l'ampleur de l'estomac, puisque cet organe n'avait guère moins de quinze centimètres d'une courbure à l'autre ; il était long, épais et offrait extérieurement passablement de marbrures vasculaires ; il était rempli aux deux tiers par un liquide verdâtre, mélangé d'eau, de lait caillé et de bile. Le foie, qui était assez gros, n'offrait rien d'anormal, la vésicule du fiel était très-pleine et très-tendue ; la portion de l'intestin grêle qui ne plongeait pas dans le bassin était aussi injectée que celui d'une personne morte en bonne santé et modérément distendue. Quant à la plus grande partie de celle contenue dans le petit bassin, elle était si gorgée de sang, que je ne me rappelle pas avoir fait une nécropsie où la sugillation ait eu un effet plus marqué ; sous Broussais, cela eût été dit l'effet d'une inflammation excessive. Les ganglions mésentériques étaient développés comme le sont ordinairement ceux qu'on rencontre dans le mésentère des gens morts par le fait des fièvres typhoïdes dans le premier septenaire, c'est-à-dire légèrement augmenté de volume ; les glandes de Payer et Brumier étaient parfaitement intactes ; le colon était rempli non de gaz, mais de matières fécales qui n'offraient rien d'anormal ; ses parois étaient sillonnées par des vaisseaux sanguins nombreux ; ses parois étaient assez épaisses ; l'utérus était petit, le vagin pouvait facilement admettre plusieurs doigts ; les reins étaient au moins de grosseur normale ; étant coupés, ils paraissaient rouges, flasques et injectés, comme ceux trouvés chez les animaux morts empoisonnés par la cantharide ; leur substance corticale, surtout à droite, était comme ecchymosée. Enfin, si on me les eût montrés sans me dire d'où ils provenaient, j'aurais dit qu'ils devaient être ceux d'une femme albuminurique, ou bien d'une personne morte à la suite d'une fièvre éruptive. Le fait suivant nous montre tout à fait l'état de la petite cataleptique à son début.

Mlle C..... a seize ans, elle n'est pas encore bien réglée, la constipation est habituelle chez elle. Cette jeune fille, de constitution moyenne, brune, a toute sa vie été très-peureuse et très-impressionnable, elle n'irait pas se coucher seule, un enterrement l'impressionne vivement ; elle est habituellement gaie, assez intelligente.

Quand on me consulta pour elle, il y avait plusieurs mois qu'elle était devenue triste et très-excentrique, susceptible, pleurant pour le plus faible prétexte ; enfin elle était devenue par ses excentricités et malgré les soins les plus tendres le désespoir de sa famille, ne dormant pas, faisant passer des nuits excessivement pénibles ; le mal croissait à vue.

Tel était son état moral quand sa mère la conduisit chez moi. Je ne pus obtenir d'elle aucune réponse : elle était sans appétit et d'une pâleur très-grande.

Je me contentai de prescrire des demi-bains de siége, l'usage des gouttes amères de Baumé, trois avant chaque repas, et celui de deux cuillerées à café de dissolution de bicarbonate de soude additionnée du dixième d'eau de mélisse spiritueuse dans un peu d'eau sucrée, après chaque repas et autant le soir, alimentation à son choix.

Dix jours après la mise en œuvre de ce traitement, la jeune fille dormait bien, avait repris sa gaité et perdu ses habitudes excentriques; son appétit était assez bon, elle avait repris son beau teint.

A l'instant où je rédige cette note, je viens de la voir, elle est méconnaissable, je l'aurais pas reconnue. Sa sœur et sa mère m'ont prié de lui recommander plus d'exactitude à prendre les gouttes amères pour lesquelles elle a de la répugnance, parce qu'elles ont remarqué que quand elle est quelques jours sans en prendre, elle est moins bien et que la tendance à une rechute est manifeste.

C..... était un ancien charpentier, homme maigre, âgé de soixante-cinq ans, très-sobre, sujet depuis longtemps à une indisposition qui se traduisait par des douleurs de ventre et un défaut d'appétit, que son médecin ordinaire, M. Besnard, de Joué, avait toujours combattu avec succès par des purgatifs. Dès ce temps là, mon confrère avait constaté une tumeur dans le flanc gauche, sans préciser quel était l'organe qui en était le siége; le bon teint du malade ne disait pas que c'était la rate.

Trois ou quatre ans avant l'époque où cet homme me consulta, il fit une chute sur la tête, d'où il résulta une plaie sous la cicatrice de laquelle il était resté une légère dépression dans le frontal, large comme une pièce de cinquante centimes, partie moyenne du coronal.

Quand il vint, en février 1865, il se plaignait de vertiges tellement forts et persistants que je me demandai si cet homme n'était pas porteur d'une lésion cérébrale; dans le doute, je prescrivis seulement un mélange de magnésie et de bicarbonate de soude, deux grammes de l'un, un de l'autre par jour, plus une macération de quassia-amara avant les repas; le soulagement fut aussi complet en apparence que possible, quinze jours après; mais quinze autres jours étaient à peine écoulés que le malade était retombé et reprenait son traitement : pendant ce temps là continuation du mieux; mais dix jours après je fus appelé un soir en toute hâte parce que C..... venait de tomber sans connaissance; quand on le releva, il avait un bras et une jambe tout à fait impotents, mais sans distorsion de la face; à mon arrivée ces accidents étaient à peu près dissipés.

Je remis en œuvre les moyens précédents. J'ajoutai l'usage d'une potion de Rivière avec double dose de bicarbonate de soude. Je pratiquai un cautère à la nuque.

Le mois qui suivit n'était pas écoulé que ce malade paraissait aussi bien que possible; la faiblesse des membres avait tout à fait disparu. Malgré ce mieux, C..... restait triste et très-préoccupé de son état; je lui fis continuer l'usage des absorbants. Son cautère était presque cicatrisé quand de nouveaux étourdissements apparurent, légers d'abord; mais comme ils affligeaient cet homme aussi bien que la vieille femme qui le soignait, on vint de nouveau me mettre en demeure de m'occuper de lui, d'une façon si pressante, que je fis un nouveau cautère volant à la nuque.

J'avais rétabli cet exutoire depuis trois jours, quand une fièvre très-forte survint : elle était accompagnée d'un mal de tête intense ; je crus que cela était dû à ce que je l'avais fait plus large que le premier et sur la même cicatrice ; mais trois jours après, malgré l'usage d'une potion de Rivière et un régime sévère, le ventre devint ballonné presque instantanément et douloureux, surtout à droite ; toute la région iléo-cœcale était plus tendue, plus résonnante ; le malade avait de fréquentes nausées et une soif très-vive.

Les lavements émollients furent sans effet, ceux laxatifs furent l'occasion de selles sanguinolentes d'abord, puis enfin elles continrent beaucoup de sang. Le calomel à doses fractionnées ne produisit rien ; je fus réduit à tenir mon malade à une diète sévère, car la seule chose qui fût tolérée était un mélange d'alcool ou de liqueur d'Hoffmann dans de l'eau sucrée, puis un peu d'infusion de tilleul. Je fis sur la région douloureuse des applications de morphine par la méthode endermique, et sur le reste du ventre des applications de compresses imbibées de moitié alcool, moitié éther sulfurique.

Ce ne fut qu'après huit jours que C.... fit une selle demi-molle et que son ventre reprit son volume normal ; alors je crus pouvoir permettre un petit potage maigre : cela parut être supporté sans inconvénient le premier jour ; mais le deuxième au soir la fièvre se ralluma et le ventre redevint très-douloureux et aussi ballonné que par le passé ; la rechute était complète. Je dus donc revenir aux mêmes moyens ; les lavements émollients restèrent sans effet, je revins à ceux miellés, ce qui fut encore suivi de selles sanglantes : de là nécessité pour reprendre la médication la plus négative des premiers jours ; pendant les huit jours où elle fut mise en œuvre, le pauvre C.... redevint mieux, fit deux selles de même nature que celle qui avait précédé cette nouvelle reprise ; cette fois je remplaçai le petit potage maigre par du thé, du bœuf et un peu de vin très-vieux étendu d'eau.

Il y avait déjà quarante-huit heures que nous avions essayé de ces moyens sans inconvénient apparent, quand C...., qui depuis cette rechute avait manifesté du découragement, profita de la sortie de sa domestique pour se lever, aller prendre un rasoir et se couper le col ; quand cette femme rentra il était mort.

Nécropsie dix-huit heures après. — La face interne de l'estomac est modérément rouge, mais excepté cela tout le tube intestinal est parfaitement normal, le foie est brun, c'est la rate qui est grosse, très-mamelonée, dure et qui offre des traces irrécusables d'une forte inflamation ancienne et qui par son voisinage redondait sur la partie voisine du gros intestin. Les reins, le gauche surtout, sont altérés comme chez les sujets morts après la scarlatine. Il fut démontré pour M. Besnard, comme pour moi, que la tympanité aussi bien que l'arrêt des matières était tout à fait la conséquence de la contiguïté d'une portion du tube digestif avec la rate malade (colon).

Il nous importait d'examiner le cerveau où nous ne trouvâmes, j'ose dire, rien qui soit capable d'être dit la cause des désordre qui avaient précédé :

car excepté une très-petite portion de l'arachnoïde qui paraissait un peu plus injectée en devant, cette membrane paraissait du reste parfaitement saine et de plus le cerveau, excepté dans un petit point où il y avait un peu plus d'injection, était parfaitement sain. Il fallait vouloir noter les plus légères traces de lésion pour le remarquer.

Je n'ai point été surpris, comme vous le comprendrez, en ne trouvant rien dans le crâne qui expliquât les troubles cérébraux éprouvés par C... comme par cette pauvre petite fille : vous même l'avez dit, mais j'avais d'autres raisons pour m'en douter : lorsque j'étais encore étudiant à Tours, j'avais eu quelques raisons, qu'il est inutile de rappeler, pour faire des recherches sur les cadavres d'épileptiques; or j'avais pu, dans un laps de trois ans, que je me suis adonné à ce travail, en ouvrir plusieurs, et chez quelques-uns je n'ai rien trouvé dans leur tête; chez d'autres, j'ai rencontré des altérations trop variées pour pouvoir avec quelque apparence de raison venir attribuer à l'une d'elles l'épilepsie, tant ces altérations variaient de lieu, de forme et de gravité. Il fut évident dès ce moment pour moi qu'il fallait en chercher la cause matérielle ailleurs.

Dans ces ouvertures de corps, j'ai rencontré plusieurs fois un assez bon nombre de petits points où la substance cérébrale était réellement altérée, — comme le décrit Lallemand, en parlant du ramollissement cérébral : les petites altérations disséminées dans la masse cérébrale variaient de grosseurs. J'en ai vu qui n'étaient pas plus grosses qu'un grain de chènevis, quand dans le même endroit j'en avais trouvé de grosses comme une petite cerise. Eh bien! chez quelques épileptiques, j'ai trouvé que dans le centre des plus amples il s'était fait une déchirure vasculaire, puis de petits épanchements.

J'étais loin alors de m'expliquer ces désordres, au moins leur cause, et j'invoquerai ces recherches faites il y a quarante-huit ans, comme une preuve que dans l'épilepsie il y a une altération qui en se généralisant va altérer le cerveau, et que par conséquent, cette dernière qui paraît locale est un effet secondaire comme les méningites qu'on rencontre parfois dans ces nécropsies et qui n'existeraient probablement pas si l'on pouvait toujours faire de semblables recherches au début de la maladie.

Pour peu que l'on veuille y réfléchir, cela doit être ; car comment supposer que des altérations du système nerveux puissent se produire d'emblée et primitivement chez des gens qui ne sont même pas par leur position, par leur âge, appelés à exciter le système cérébral ?

Qui veut trop prouver ou trop généraliser fait fausse route, en médecine surtout; aussi j'ai hâte de dire que je ne crois pas que les troubles gastriques, le fer chaud intestinal, dus ou non à la constipation, soient une cause exclusive des accidents nerveux, et qu'il ne faille le plus souvent une disposition fâcheuse des centres ou même un état pathologique dont il faut tenir compte et s'occuper en même temps. Ainsi j'ai donné en trois ans de temps, pour des accidents convulsifs, à deux reprises, des soins à un jeune homme de Neuillé-Pont-Pierre, frère d'un garçon qui succomba à des tubercules pulmonaires, lequel devait plus tard mourir par le fait de tubercules cérébraux.

Chez ce jeune homme de quinze ans, d'une constitution ordinaire, l'usage des pilules opiacées et de la dissolution de bicarbonate de soude le débarrassa aux deux fois pour plus d'un an ; à chaque rechute d'accidents, tout au moins épileptiformes, qui étaient assez fréquents, car il n'était jamais plus de huit jours sans en subir un, il tombait, écumait, perdait connaissance et urinait pendant l'accès. Il ne manquait donc rien pour caractériser les accès.

Il y a quelque temps qu'il a été amené à ma consultation une jeune fille de quinze ans, non encore réglée, qui depuis un an était devenue épileptique ; elle était forte, bien développée ; elle était évidemment près de se former, et les accès convulsifs avaient remplacé les règles ; elle n'avait des convulsions que d'un seul côté ; la tête se jetait toujours du même ; or l'explication de cette singularité se trouva dans ce que cette pauvre fille avait eu, à l'âge de neuf ans, le crâne embroché par une fourche de fer qui avait pénétré profondément, car il avait fallu une certaine force pour la retirer ; ses accidents étaient opposés au côté qui avait reçu cette grave blessure ; cette fille avait donc été neuf ans sans éprouver quoi que ce soit qui pût faire craindre le malheur qui la frappait.

J'ai donné des soins, il y a quelques années, à un sieur J..., scieur de long, qui était devenu hémiplégique ; il avait alors trente ans. Causant avec lui de la cause de son infirmité qui se dissipa, il m'a dit : « Je crois devoir attribuer ma paralysie à une chute d'ardoise qui s'est faite sur ma tête, il y a trente à trente-cinq ans environ. » Il disait qu'elle était tombée sur le côté qui était paralysé ; comme je lui témoignais des doutes, il insista ; alors je cherchai et ne trouvai rien, mais du côté opposé se trouvait une cicatrice colorée en bleu ; elle était, sur le côté opposé, large de trois centimètres et demi, c'était évidemment là que l'ardoise avait frappé.

Bretonneau et d'autres cliniciens ont réprouvé les pertes de sang dans les névroses, aussi bien dans l'épilepsie que dans les autres nuances. Il est positif que dans les accidents les plus aigus et au début, les émissions sanguines sont réellement soulageantes : elles abrègent et diminuent la violence des accès, leurs plus rudes adversaires sont forcés d'en convenir ; mais un autre fait, plus grave peut-être, c'est que ces déperditions semblent favoriser les récidives des accès et rendre les névroses plus rebelles.

Ces deux résultats si contradictoires qui divisent encore les médecins praticiens, trouvent leur explication, si, comme je le prétends, ces accidents nerveux sont, plus qu'on ne le croit généralement, dus à une intoxication, à l'ivresse digestive permanente, parce que si par les pertes de sang on diminue un moment l'effet toxique, comme le faisait Orfila par ce moyen lorsque les poisons étaient encore en circulation, cette pratique doit rendre l'absorption ultérieure plus active nécessairement, ainsi que tous les moyens épuisants; telle est, je crois, l'explication de ce fait clinique, qu'il doit être bon, à mon avis, de vulgariser.

Si nous jetons un coup d'œil sur la longue liste des moyens proposés contre les névroses, et que nous fassions exception de l'électricité, des eaux, de la gymnastique et des moyens spécifiques contre certaines, dues à des toxiques, comme celles dues au mercure, à la vérole, au plomb, au calomel, qui demandent les antidotes de l'agent qui les ont causées, que voyons-nous après eux et les topiques autre chose que des agents qui modifient les voies digestives? Otez à tous leur action locale topique sur le tube digestif, que reste-t-il qui soit explicable comme effet thérapeutique?

Il y aurait sur ce sujet un bien beau travail à faire; j'y ai pensé : mais à soixante-dix ans, est-ce une entreprise à faire? Elle devra honorer le jeune homme qui voudra l'entreprendre et la bien faire.

Vous avez eu autrefois la bonne idée d'aller à Alfort vous lier avec des hommes capables de cette école, que vous devez voir encore sans doute; d'ailleurs, n'avez-vous pas journellement quelque contact avec l'un des membres les plus remarquables de l'Académie de médecine, section vétérinaire, M. Bouley? C'est précisément lui qui naguère a lu à la Société centrale de médecine vétérinaire une note sur la paralysie du cheval, ou la paraplégie de cause non traumatique, laquelle note, grâce à l'opposition faite par M. Collin, a donné lieu à une discussion qui a duré plusieurs séances et dont le compte rendu se trouve dans le journal qui a pour rédacteur M. Bouley (*Annales de médecine vétérinaire*). Je vous engage à lire ce compte rendu : vous êtes trop sage pour n'y pas voir ce que j'ai essayé de démontrer, combien l'économie toute entière peut être intoxiquée chez des êtres bien portants par le fait d'une alimentation exubérante; non-seulement les plus beaux chevaux, mais les bœufs peuvent, par une nourriture trop substantielle, tomber paralysés et mourir promptement.

Vous y verrez, en outre, que les nerfs qui sont les plus excités à l'instant où la maladie éclate, sont ceux sur lesquels on trouve les plus apparentes lésions anatomiques quand on en peut rencontrer; je dis quand on peut, car malgré des nécropsies faites avant que le cadavre soit refroidi, ces messieurs n'en rencontrent pas toujours.

Un second fait, c'est l'altération du sang, parfois comme dans le typhus, celle du foie, de la rate, des reins et enfin la congestion abdominale, l'urine altérée, même sanguinolente, les muscles ramollis.

Une autre chose à noter est résultée de cette discussion, c'est que les chevaux maigres n'y sont pas sujets; qu'il en est de même de ceux nourris dans les maisons bourgeoises, qui doivent leur embonpoint plutôt au repos, au défaut de travail, qu'à la nourriture; enfin que ce sont ceux auxquels on donne beaucoup d'avoine qui y sont les plus exposés.

Enfin, si j'avais voulu démontrer par des expériences sur les animaux que ce que l'on appelle la chloro-anémie, que les accidents nerveux que je dis dûs au fer chaud intestinal, à l'ivresse digestive, ont pour principale cause l'alimentation exubérante, je n'aurais jamais pu le faire mieux : car, ce qu'il y a de très-curieux et de bon à noter, c'est qu'en raison de l'opiniàtreté de M. Collin à vouloir trouver à cette paralysie une cause traumatique, tous, sans exception, sont venus unanimement aider par des faits M. Bouley à démontrer que ces accidents étaient sans autre cause appréciable que la continuation d'une alimentation très-substantielle pendant le repos donné à ces bêtes, que les chevaux de remonte eux-mêmes y étaient sujets.

Quand on a vu les chevaux bien nourris être sujets au vertige, que manque-t-il donc pour parfaire la preuve puisque ces bêtes ne parlent pas? Rien autre chose que la paralysie et le vertige ne pouvait mieux démontrer cette fatale influence. Si une chose me surpasse, c'est de voir que pas un de ces observateurs n'aborde la cause physiologique de cette maladie, l'ivresse digestive, et qu'ils aient cherché dans le gonflement des veines abdominales les déchirures *a posteriori*, la cause, etc. Je vais donc essayer de mettre en lumière une chose bien inaperçue.

Ou je me trompe bien fort, où l'ivresse digestive est de tous les âges; elle est certes plus fréquente qu'on pourrait le croire dans la première enfance; les convulsions de cette période de la vie, si communément attribuées à la dentition, plus faussement encore à la présence des vers, n'ont pas une autre cause.

Je n'ignore pas que la souffrance des gencives y concourt, mais c'est en dérangeant les digestions; ces causes ne sont donc que secondaires, car si l'on soigne la digestion, on les prévient et surtout on les guérit. J'avouerai même que je ne connais pas un autre moyen de traitement, et s'il s'agit d'enfant encore à la mamelle, c'est par la mère que j'interviens, en lui donnant du bicarbonate de soude et lui recommandant de faire moins téter et de régler les heures. Il me suffit d'interroger les nourrices pour constater que quarante-neuf sur cinquante sont incommodées par leurs règles, d'autres fois par de mauvaises digestions, ou bien, comme vous le dites, elles se sont mises en colère; souvent aussi un accès de frayeur suffit; mais pour arriver à cette constatation chez les nourrices à gages, il faut vouloir, car souvent, celles mercenaires surtout, font difficilement les aveux néces-saires, elles tiennent avant tout à leurs gages.

XVIIIᵉ LETTRE.

Sur l'hydrocéphalie.

J'ai lu avec attention votre leçon sur l'hydrocéphalie et je crois devoir, à ce propos, vous communiquer les deux observations suivantes. Que je vous dise avant tout, qu'excepté les maladies dites épidémiques que les enfants peuvent contracter, comme ceux qui sont plus âgés, j'ai à tort ou à raison attribué presque toutes les autres souffrances du jeune âge à l'alimentation. Ainsi, pour moi, quand un enfant à la mamelle souffre, c'est toujours à la santé de la nourrice ou à l'alimentation que je me suis adressé. J'ai donc attribué l'hydrocéphalie en partie à ce que la nutrition avait laissé désirer. Il y a deux faits sur ce sujet qui sont restés dans ma mémoire ; je vais vous les raconter tant bien que mal ; voici pour le premier : Mᵐᵉ J. C..... avait deux jumeaux, tous les deux convenablement constitués ; le premier fut mis en nourrice à Saint-Ouen, le second le fut à Autrèche, chez deux femmes paraissant également aptes à faires de bonnes nourrices. Comme le premier se trouvait sur mon passage, que j'avais occasion de le surveiller convenablement, son éducation marcha sans encombre. Quant à celui placé à Autrèche, il n'en fut pas de même ; quand je fus appelé, il avait entre quatre et neuf mois ; il criait beaucoup, sa nourrice ne croyait pas mieux faire que de le mettre toujours à son sein, et dans ma pensée elle ajoutait à son lait un peu de panade. Il ne paraissait pas trop amaigri, mais il avait une tête énorme. Comme je ne savais pas alors que je devrais un jour citer cette observation, je ne la mesurai pas ; les sutures et les fontanelles étaient énormes ; les mouvements étaient douloureux ; sa figure était loin d'avoir l'expression intelligente de son frère ; enfin, pour moi, cet enfant était hydrocéphale. Je donnai à la nourrice deux grammes de bicarbonate de soude à prendre par jour ; je défendis de donner à teter plus souvent que toutes les trois ou quatre heures, et pour calmer les cris de son nourrisson, je donnai un peu du mélange suivant : huit gouttes d'opium de Rousseau, quarante grammes d'eau de fleur d'orangers mélangée avec autant d'eau ; ce mélange devait durer huit jours et il n'était donné à l'enfant que dans de l'eau sucrée et pour calmer ses cris. Sous l'influence de cette double médication, l'enfant cessa d'être si criard, teta moins souvent ; bref, la tête cessa de se développer ; ce petit malheureux reprit meilleure mine enfin ; son attitude extérieure reprit l'aspect que l'on pouvait désirer et il ne fut sevré, comme son frère, que tard. Lorsqu'il mourut à quatre ans, brûlé par l'imprudence de sa bonne, sa tête n'avait pas diminué, mais elle n'avait pas augmenté depuis l'époque en question et, chose remarquable, il était plus intelligent que son frère et plus pétulant ; rien dans son état physique et moral n'indiquait l'état grave où je l'avais vu chez sa nourrice.

Il n'est pas hors de propos de vous dire que du côté de sa mère on comptait plusieurs aliénés, notamment sa grand'mère ; que dans la famille paternelle j'avais connu un épileptique et qu'un des parents proches a une fille hydrocéphale.

Deuxième observation.

M. G..... avait un frère qui vient de succomber à la paralysie progressive ; il a une sœur qui est hypocondriaque ainsi que sa mère. Il a aujourd'hui quatre enfants dont l'histoire ne sera pas déplacée ici. Le premier fut pris à deux ans de convulsions : le médecin qui fut appelé dans cette conjoncture les crut causées par des vers et prescrivit la santonine avec recommandation de donner des côtelettes et enfin une alimentation très-animalisée. Pendant qu'on suivait cette prescription, les selles acquirent une fétidité excessive et les convulsions, loin de cesser, se répétèrent plusieurs fois ; telle était la situation de cet enfant quand je fus appelé. Je le soumis à une diète végétale, donnai la potion de Rivière avec double dose de bicarbonate : une potion de cent vingt grammes devait durer trois jours. Il y avait soixante-dix jours que ce régime était exactement suivi et que l'enfant n'avait plus eu de convulsions quand, pressé par les instances de la mère, je prescrivis une alimentation plus substantielle ; je ne crois pas qu'on ait beaucoup abusé de cette permission, car j'étais puissamment secondé par le père ; mais enfin, cinq jours après, l'enfant avait éprouvé de nouvelles crises convulsives ; on revint au régime qui, je crois, avait procuré soixante-dix jours de calme. Cette fois-ci nous fûmes cinquante jours sans voir reparaître les convulsions et il fut démontré par moi que la veille on avait enfreint le régime auquel on eût dû se tenir plus que jamais ; mais il y eut un nouveau retour au calme, puis une nouvelle rechute pour la même cause. M. Blache, qui fut consulté sur ces entrefaites, engagea le père à s'adresser à mon vieux condisciple Herpin (de Genève), qui demanda à voir le malade. La famille partit pour aller passer quelques mois dans le Gard ; il fut convenu que je me trouverais à son retour à Paris, afin de m'entendre avec mon confrère. Quelques jours avant l'époque fixée pour cette réunion, M. G..... m'écrivit : « Mon cher docteur, ne vous dérangez pas, car depuis que nous sommes dans le Midi, mon fils est parfaitement rétabli. » Je répliquai ceci : « Quoi que vous m'en disiez, je désire que vous consultiez M. Herpin et je serai à Paris aussitôt que vous. » J'étais bien inspiré, car pendant que la poste transportait ma lettre, le jeune malade fut repris de convulsions, ce que le père attribua à ce qu'il avait mangé des pommes vertes. Revenu en Touraine après notre colloque avec mon confrère de Paris, Bretonneau et M. Duclos me furent adjoints; on substitua à la prescription du médecin de Paris l'usage de la belladone. Vous savez, mon cher Trousseau, que Bretonneau est un des auteurs de la réaction qui domine le monde médical aujourd'hui, réaction telle, que si l'on continue, les pharmaciens feront bien de devenir cuisiniers, ce qui ne sera pas sans profit. Quinze jours n'étaient pas écoulés, que le jeune G..... fut pris de convulsions qui durèrent cinq mortels jours sans que l'enfant eût repris connaissance. Mes deux co-consultants ainsi que moi étions à bout de ressources, quand je pris sur moi d'appliquer sur l'épigastre quatre sangsues; j'avais eu soin de prévenir le père que cette médication ferait jeter de hauts cris à notre maître. Quand il arriva, les piqûres avaient beaucoup saigné et les convulsions étaient cessées; mais malgré la cessation des accidents, il n'est pas d'expression de blâme dont Bretonneau ne se soit servi pour la stigmatiser, nous fûmes encore cette fois quarante et quelques jours sans retour de convulsions; la même cause ramena le même effet, cette fois ce fut pour durer dix-sept jours sans que l'enfant pût reprendre connaissance, il n'était jamais plus d'un quart d'heure sans avoir un retour d'accès; bains, calomel, calmants de toute espèce, sangsues, cette fois tout était resté inutile, quand je m'avisai de faire frictionner le dos et les aisselles avec une dissolution de sulfate de quinine. A partir de ce moment, les convulsions diminuèrent et finirent par disparaître. Pendant quatre ans il a été soumis alternativement à l'usage des lavements de quinquina, à celui des pilules de sulfate de quinine et des frictions de ce sel, moyens qui furent secondés par une alimentation toujours exiguë; cet enfant a aujourd'hui onze ans; il est inutile de dire qu'il n'a plus eu de convulsions, qu'il est très-bien portant, bien venu et très-intelligent. J'ai omis de dire qu'après ces dix-sept jours de convulsions, l'enfant était resté quelques jours paralysé d'un bras et d'une jambe.

Vous trouverez peut-être que c'est bien longtemps vous faire attendre le deuxième cas d'hydrocéphalie.

Pendant que ceci se passait, Mᵐᵉ G..... était enceinte pour la troisième fois; sa grossesse avait marché sans encombre; l'enfant qu'on nomma Paul, était de grosseur ordinaire et bien conformé. Sa mère voulut nourrir, mais quelques jours après, reconnaissant qu'elle ne le pouvait pas, elle prit une nourrice, qu'on dut congédier, pour lui donner celle qui avait élevé le deuxième enfant. Quoique le lait de cette femme ne fût pas vieux et que Paul parût s'en bien trouver, une chose me frappa, c'est le développement

énorme de sa tête et le développement plus que tardif de son intelligence.
Je dissimulai mes inquiétudes, car la tête acquit un développement tel que,
quoiqu'elle n'ait pas augmenté de volume, elle est aussi grosse que celle de
son père, dont Paul peut porter les chapeaux. Comme vous le comprenez,
je fis prendre à la nourrice du bicarbonate de soude, et, quand l'enfant fut
sevré, j'obtins facilement du père qu'il fût aussi sobrement alimenté que
son frère aîné. Or, sous l'influence de ces seules précautions, l'enfant a fini
par parler, par marcher, et enfin par devenir aussi intelligent que son frère
et sa sœur; il apprend comme eux; mais il lui reste un embarras de
prononciation que je n'hésite pas à attribuer aux désordres produits sans
doute à la base du cerveau par l'hydrocéphalie. Ne trouverez-vous pas
digne de noter que chez ces deux enfants la tête, d'abord démesurément
grosse, ait cessé de grossir pendant que l'intelligence se développait et que
les accidents cessaient, que depuis elle ait conservé une ampleur qui
dépasse de beaucoup la moyenne des têtes à cet âge?

Dans la pleurésie chronique, lorsque le liquide se résorbe, les côtes se
déversent et la poitrine s'aplatit; mais le crâne peut-il se rétrécir? Non.
La boîte osseuse ne peut diminuer, sa capacité doit rester la même, et
c'est la masse cérébrale qui doit remplacer le liquide résorbé. De là, peut-
être, provient le développement de l'intelligence. Je ne sais si je m'abuse,
mais ces deux faits, que j'ai pris sur quelques autres moins saillants,
ajoutés à votre travail, dont je ne saurais trop faire l'éloge, devront
encourager vos lecteurs à essayer et à ne pas désespérer dans cette
fâcheuse maladie, quand elle n'a pas acquis des proportions trop considérables.

Cette note, à propos de l'hydrocéphalie, allait être envoyée à l'imprimeur,
lorsque le sieur V....., de Monnaie, apporta à ma consultation un enfant de
onze à douze mois, bien fort, bien venu enfin, mais ayant une grosse,
très-grosse tête jetée sur l'épaule, la bouche béante, les yeux renversés,
enfin l'emblème de l'idiotisme le plus complet, les fontanelles énormes; il
mangeait, me dit la mère, tétait encore beaucoup, ne se salissait pas.

J'ai conseillé de supprimer toute nourriture, excepté le sein, de donner à
cet enfant un peu de magnésie, cinq à six centigrammes tous les soirs, et à
la mère, de prendre tous les jours deux grammes de bicarbonate de soude
aromatisé, ce qui fut fait, et un mois après elle m'a ramené un enfant
méconnaissable, tant il était vif et avait l'air intelligent; je ne le reconnaissais réellement pas.

Sur la toux férine.

Il est un genre de névroses qui est également le résultat de perversion digestive, mais qui ne provient pas précisément de l'effet intoxicant; je veux parler de la toux dite férine ou nerveuse et des anxiétés précordiales, qui rendent les troubles du cœur souvent si graves, et qui constituent même peut-être l'*angor pectoris*, cette maladie si grave, dont les anatomo-pathologistes cherchent toujours le point de départ, ou enfin la lésion organique à laquelle on puisse l'attribuer.

Bretonneau n'est pas étranger à ce qui peut élucider ce que ces deux questions laissent encore à désirer; aussi vais-je vous dire comment je me crois autorisé à mêler encore ici son nom au mien.

Il y a quarante ans bien complets, ayant été appelé pour un marinier du haut chantier, soigné depuis plusieurs mois par le grand-père de notre jeune confrère, L. Bodin, et par feu Sellier, de Blois, je trouvai près du lit un saladier littéralement plein de crachats muqueux pris en masse, collés au plat, au milieu desquels ils s'en trouvait de plus opaques; ce malheureux homme, très-actif, artisan de sa fortune, âgé de cinquante-quatre à cinquante-cinq ans, étouffait, toussait, ne pouvait rester allongé dans son lit; il devait y être demi-assis; il était maigre, avait de la fièvre, était sans appétit, enfin ses médecins le croyaient phthisique et bien près de rendre son âme à Dieu.

Je ferais rire si je racontais comment les enfants, mariniers comme leur père, s'y prirent pour tromper leurs médecins et en venir à me faire celui de leur père. Je vous ai dit qu'ils étaient mariniers : si les gens de cette profession sont faciles en expédients, ils ne sont pas toujours très-difficiles sur le choix de ceux qui leur conviennent. Je fus joué comme mes deux confrères, car pendant que je croyais causer en secret avec mon doyen, l'un de ses gens était caché dans un placard pour écouter notre conversation, qui heureusement fut exclusivement relative au malade.

Je ne croyais pas à la phthisie, mais les accidents étaient si graves que j'étais fort embarrassé pour dire au juste si la lésion respiratoire était oui ou non durable et due seulement au poumon : l'oppression, le trouble de la circulation étaient tels que je me demandai si le point de départ, le point principal n'était pas une lésion du centre circulatoire. Je proposai une petite perte de sang, et ce ne fut pas sans opposition que j'obtins de mon confrère qu'il serait fait une saignée, séance tenante, au plus d'une demi-palette; or, comme pendant que le sang coulait, le malade parut de moins en moins gêné, nous la fîmes de plus de cent grammes.

Comme il était moins oppressé, il nous demanda quel régime suivre, ce à quoi mon doyen répondit : « Doux, comme par le passé. » Il était de bon goût à moi de ne pas demander des éclaircissements; mais doux voulait dire : bouillon gras et potage de même espèce.

Je quittai donc mon malade, croyant avoir mis le doigt sur le mal; mais le lendemain matin, je fus éveillé par un violent coup de marteau ; c'était son fils qui venait me réclamer. Je ne lui donnai pas le temps de commencer et encore moins à moi de déchiffrer le sentiment qui le dominait ; je lui demandai donc comment allait son père; sa réponse, où rien ne manquait, fut celle-ci : «Vous l'avez tué avec votre saignée.» Réplique : «Mais il était moins gêné de la respiration quand je l'ai quitté. — Vous l'avez tué, vous dis-je. » Sur ma deuxième réplique : « Il a dû prendre quelque chose qui lui a fait mal; qu'a-t-il donc pris? — Il n'avale plus rien, excepté du bouillon qui ne peut plus passer depuis ce matin deux heures. »

Cette notion fut un trait de lumière pour me tirer de cet insolent bourru; je lui défendis donc d'en donner davantage, fis remplacer tout ce que l'on faisait ingérer à ce malade par une potion légèrement opiacée et éthérée de tilleul, lui permettant, tout au plus, un léger potage maigre, frais trempé.

Fidèle au rendez-vous du lendemain matin, je trouvai mon malade moins oppressé, ayant dormi, craché moitié moins, et par conséquent ayant peu toussé ; bref, j'avais refait là ma position, et à partir de ce jour je le traitai comme un gastralgique exemplaire ; sa convalescence marcha si vite et si bien, que ce brave homme, auquel j'avais dit en riant : « Allez, vous vivrez encore douze ans, » dut venir un jour me dire, avec un air suppliant : « Vous m'avez accordé douze ans, ils expirent bientôt, mon docteur;» ce qui voulait me dire : « Puis-je compter sur quelques années de grâce ? » J'en ajoutai six autres qu'il dépassa.

Comme j'avais recueilli depuis bon nombre de faits qui démontrent que les digestions laborieuses et surtout l'abus des choses acidifiables, même les potions gommeuses et boissons analogues, sont plus souvent qu'on ne le croit des excitants d'une toux qui fatigue les malades, ou aggravent celle qui est un des effets de la maladie des voies respiratoires, enfin que ces boissons sont capables de donner lieu à des accidents orthopnéiques, faits pour en imposer même à des praticiens expérimentés, j'avais cru devoir adresser à l'Académie un petit travail sur ce sujet; il ne fut pas du goût de son rapporteur, M. Bricheteau ; il alla donc par conséquent grossir la collection des catacombes de ce corps savant; mais, comme vous pouvez le penser, ce petit soufflet ne devait pas m'empêcher de croire à ce que j'avais bien vu et vois journellement : telle est, soit dit en passant, la cause pour laquelle je prodigue si souvent les absorbants unis à l'opium dans les accidents pectoraux ; malgré cela, je garderais le silence sur ce point, sans la circonstance suivante.

Un jour que j'étais avec Bretonneau à la Membrolle, pour M. F..., officier retraité, qui allait succomber à un épanchement pleural, voici ce que ce maître, si observateur, me dit, croyant me surprendre : « Miquel, croiriez-vous que dans la toux férine j'obtiens merveille de l'emploi des paquets de magnésie unie au bicarbonate de soude? » Cela me semble suffisant pour m'exempter de plus longs détails sur ce point. Passons à l'*angor pectoris*, question plus délicate et pour laquelle mon contingent est probablement assez fourni ; aussi vais-je prendre un sentier un peu détourné : excusez-moi, on ne peut se servir à la guerre que des armes que l'on a.

Troubles de la circulation faussement attribués à une lésion du cœur produite par une perturbation digestive.

Dans sa longue et belle carrière, Bretonneau avait si souvent rencontré des malades qui souffraient de désordres attribués au cœur, mais que l'auscultation ainsi que la plessimétrie ne justifiaient pas et qui étaient calmés par d'autres moyens que ceux spéciaux aux lésions du centre circulatoire, que vers la fin il allait peut-être trop loin en niant ces désordres pour les attribuer à une toute autre maladie.

Il avait constaté l'excessive sensibilité du gros intestin quand il était distendu; aussi, selon lui, les palpitations étaient dues le plus souvent à ce que le colon ainsi distendu et douloureux, cette douleur retentissait jusque sous la pointe du cœur, faussait le rhythme des battements de cet organe au point de les rendre irréguliers : aussi prescrivait-il souvent dans ces cas la magnésie unie au bicarbonate de soude. Mais nous étions loin tous les deux d'attribuer à cette distension l'intermittence du pouls dont elle est, je crois, cependant la cause la plus fréquente.

Voici comment j'ai été mis sur la voie : ces faits valent, je crois, la peine d'être médités.

J'étais préoccupé par un violent chagrin, quand on vint, malgré cela, me prier de voir M. L. J....., âgé de treize ou quatorze ans : cet enfant est maigre, un peu pâle, il a eu longtemps des fièvres d'accès, puis une pleurésie chronique; depuis plusieurs années il se porte bien, il ne reste pas de trace de ces maladies et en juillet 1858 il fut assister aux fêtes de Cherbourg, puis alla à Brest par mer. Dans ce trajet il fut très-fortement incommodé. Revenu à la campagne chez sa grand'mère, le grand air et l'exercice réveillèrent bien vite son appétit : il s'y livra, mangea beaucoup de pâtisseries faites avec des fruits cuits qu'il aimait beaucoup. Comme je viens de le dire, il dut prier M. le docteur Lagarde, mon gendre, de me remplacer. Mais l'état dans lequel était le petit malade était trop singulier pour ne pas nous préoccuper très-vivement : malaise général, abattement, pas de soif ni de chaleur à la peau, sans toux, intelligence nette, tête lourde, dégoût, selles quotidiennes et d'apparence normale, ventre modérément tendu, urines limpides, pouls ne donnant que quarante pulsations à la minute. J'avais eu l'occasion de voir à l'hospice de Tours plusieurs cas de la maladie, que M. le docteur Frédéric Leclerc a qualifiée du titre de typhus isomorphe, laquelle se caractérise surtout par un ralentissement considérable des battements du cœur avec un *facies* représentant l'hébétude. Je conçus donc des inquiétudes pour cet enfant, que pour diverses raisons j'affectionne. La médication conseillée par M. Lagarde fut négative ; le lendemain je me hâtai de le visiter moi-même et constatai de tout point ce que m'avait signalé mon gendre. Le troisième jour, même état, même expectation.

Le père de cet enfant nous ayant vu explorer attentivement le pouls de son fils à chacune de nos visites, en fit autant. Alors le sixième jour, il nous tint le langage suivant : « Je crois avoir remarqué que vous étiez préoccupés du pouls de mon fils, je l'ai tâté avant-hier et hier soir : la première fois il battait cinquante-quatre ou cinquante-cinq et cette nuit j'ai trouvé soixante-neuf pendant son sommeil. » Cette circulation lente n'était donc pas l'état normal, nous devions donc en chercher la cause. Explorant alors avec soin les battements du cœur, je trouvai qu'ils étaient durs, sans faux bruits, que la pointe de cet organe venait frapper la paroi de la poitrine gauche à moins d'un centimètre et demi au-dessous de la mamelle. Quoique le ventre ne fût pas démesurément tendre, la percussion m'apprit aussi bientôt que le colon était développé, qu'il refoulait très-haut le diaphragme. Je prescrivis aussitôt un lavement purgatif, puis un autre, composé d'eau simple et de douze grammes de charbon animal. Une fois cet intestin débarrassé tant des gaz que des matières qu'il contenait, le pouls battit quatre-vingt-cinq fois à la minute et depuis ce moment-là il a toujours gardé cette fréquence.

De ce fait, fourni par un enfant exempt de toutes les causes qui communément faussent le mouvement circulatoire, je crus pouvoir conclure que si, quand la distension du colon était douloureuse, il résultait des mouvements désordonnés et douloureux du cœur, enfin des palpitations, il pouvait arriver, quand il était développé sans être douloureux et surtout si le cœur était déjà un peu gros, que cette distension fût la cause de l'intermittence du pouls si fréquente chez les vieillards qui ne peuvent avoir vieilli sans que leur cœur comme leur gros intestin dépassent l'état normal, et pour peu qu'on y réfléchisse, on comprendra aisément que lorsque l'organe central de la circulation est soulevé par le diaphragme refoulé, il est renfermé dans un espace trop étroit pour fonctionner librement, il est pris comme dans une prison, comme il est alors pressé plus ou moins fort comme dans un étau, il doit être gêné dans ses mouvements : de là, pour peu qu'il soit gros, la gêne de ses mouvements et leur lenteur, pour ne pas dire plus.

Ce qui devait confirmer ce qui n'était d'abord qu'une conjecture, c'est que je voyais en même temps avec mon confrère Guignard, de Montbazon, un vieillard âgé de soixante-treize ans dont l'histoire va suivre.

C'était un homme réputé pour être lascif, qui pendant longtemps avait été tourmenté par des vertiges auxquels on avait opposé la saignée et les purgatifs. Depuis trois ans son médecin avait cessé les évacuations sanguines, lorsque ce vieillard, tourmenté par l'incessance des accès, se fit saigner de nouveau.

Comme les accidents continuaient, mon confrère prescrivit des sangsues au siége, sans plus d'effet; c'est alors que je fus appelé. Ce vieillard, grand et maigre, était couché; son pouls assez dur ne donnait que vingt-cinq pulsations à la minute, et de cinq en cinq minutes il éprouvait une secousse diaphragmatique qui lui faisait jeter la tête en arrière, remuer convulsivement les yeux et faire entendre un bruit guttural comme un agonisant qui respire bruyamment; l'administration d'un lavement de quinquina et d'une potion antispasmodique, contenant du bicarbonate de soude, fut suivie de la cessation de cette saccade épileptiforme; enfin, cet homme était dans un état valétudinaire, et nous cherchions la cause de ce ralentissement du pouls, quand un jour mon confrère arriva chez moi, en me disant : « Notre vieillard doit être mort, car je l'ai laissé avec de la moutarde et des vésicatoires aux jambes; il est tombé tout d'un coup sans connaissance. » Guidé par une pensée que je crois juste sur l'épilepsie et dont je vous ai entretenu au commencement, je demandai à mon confrère si le pouls était resté le même, et comme M. Guignard me dit que le pouls avait repris avec assez de fréquence pour donner soixante-neuf, je crus pouvoir alors lui dire ceci : « Vous pourrez bien le trouver ressuscité quand vous retournerez. » Ma prédiction se trouva réalisée, au point que, si je suis bien informé, le malade était levé à son retour. Les accidents matériels du cœur n'étaient certainement pas ici la seule cause de ces phénomènes bizarres; avec l'ivresse digestive, la distension du colon devait y avoir concouru largement.

Dans le mois de janvier suivant, je fus adjoint à mon confrère Vincent, d'Azay (sur Cher), pour un marinier de ses clients qui, disait-on, avait été très-hypocondriaque dix ans auparavant. Au mois de novembre qui avait précédé ma visite, cet homme avait reçu dans le ventre un coup du jarret de son cheval; depuis ce moment il se plaignait d'accidents d'apparence gastralgique, auxquels on avait opposé l'usage du bicarbonate de soude et une alimentation de facile digestion; le pouls de ce gastralgique ne donne que cinquante-cinq et quatre intermittences par minute. Je trouve le colon énormément distendu par des gaz; l'hypocondre gauche résonne comme un tambour, jusqu'à la hauteur du mamelon; j'ajoute du bicarbonate de soude. Aussitôt après ce lavement le pouls cesse d'être intermittent et devient plus fréquent.

La dyssenterie épidémique est une maladie du colon, qui, comme vous l'avez dit, remonte et ne descend pas ordinairement, de façon qu'un malade peut fort bien aller une ou deux fois à la selle par jour, sans pour cela cesser d'être, je puis dire constipé.

Un jour, mon confrère Charlot, médecin à Cormery, fut appelé pour un dyssentérique âgé de plus de cinquante ans, dont le pouls était excessivement intermittent et dur; en m'attendant, il avait donné à son malade un purgatif qui avait déjà provoqué l'expulsion de matières solides; le pouls était un peu moins intermittent; cette particularité l'avait d'autant plus frappé qu'il m'avait entendu raconter les faits qui précèdent et qui ne l'avaient pas tout à fait convaincu; il m'attendait probablement pour voir comment je l'expliquerais; mais à l'aide de la percussion, je pus lui démontrer facilement que chez son dyssentérique, le colon transverse était fortement distendu par des gaz, et que l'anse intestinale résultant de l'union du colon transverse avec celle du colon descendant refoulait fortement le diaphragme et le cœur; enfin pour compléter la démonstration, ce malade eut une nouvelle selle, composée de matières très-solides, qui évidemment avaient fait bouchon au-dessus de la portion envahie par l'agent dyssentérique.

Depuis que l'enfant J... me fit faire des recherches sur l'intermittence du pouls, je ne l'ai jamais trouvé intermittent sans rencontrer un développement excessif du colon transverse, excepté chez deux agonisants.

Je reviens à l'*angor pectoris* : or, ce qui est prouvé par les observations que vous relatez, c'est que cette prétendue névrose, que l'on a attribuée dès le principe à l'ossification des artères coronaires, se rencontre sur des gens où cette ossification ne se trouve pas; il y a plus, même, dans certains cas, le cœur et ses annexes sont en parfait état; il est vrai que le plus souvent l'*angor pectoris* n'a jamais guère lieu sans qu'il y ait quelques traces d'altération du cœur et des gros vaisseaux.

Quand Bretonneau conseilla contre l'angine de poitrine l'usage des pilules de belladone simultanément avec celui du bicarbonate de soude, voici quelle était la pensée qui le faisait agir : opposer aux accidents nerveux une médication calmante; voilà le rôle de la belladone : faire rétrocéder ou tout au moins mettre un empêchement à l'ossification des artères par l'usage du bicarbonate de soude.

Il était bien embarrassé pour donner un conseil quelconque, quand il fit cette prescription; mais enfin cette médication lui a donné, comme vous dites, des succès; il croyait en avoir trois lorsqu'il m'en parla et que je fis comme lui, ce qui me réussit aussi une fois.

En faisant cela, Bretonneau n'a-t-il pas fait, comme on dit vulgairement, de la prose sans le savoir? Vous connaissez comme moi sa médication belladonique, dont le principal effet, je dirai même le plus constant, est d'entretenir sans secousse la liberté du ventre; quant à celui du bicarbonate de soude, le plus immédiat, c'est de faire que les digestions soient moins anormales; or, quand il n'y a pas de troubles digestifs, quand les selles sont normales, le colon, ainsi que le reste du paquet intestinal, n'est pas distendu outre mesure par des gaz. Il n'y a pas gêne mécanique ni douloureuse du cœur.

Maintenant voici ce que je puis vous dire : Un jour que, contre mon ordinaire, j'avais fait un déjeûner plus fort que d'habitude et très à la hâte, je fis ensuite un exercice assez violent presque aussitôt, puis je recommençai quelques heures plus tard ; c'est après que je fus pris d'une douleur qui m'enserrait la poitrine comme un lien, que le plus léger effort de toux, que la moindre secousse m'occasionnaient des douleurs atroces qui remontaient sous la clavicule gauche et qui m'engourdissaient le bras jusqu'au petit doigt. J'étais avec ma famille à qui je voulais dissimuler mes souffrances, ce qui ne se pouvait, car une chose frappa l'oreille de mon frère qui était placé environ à deux mètres de moi, ce fut le bruit des battements de mon cœur. Ils étaient tellement forts qu'il fut le premier à les signaler. Je dissimulai donc et je n'en montai pas moins en voiture, mais je dus aller au pas, parce que le moindre chaos m'occasionnait des souffraces excessives. Je passai une partie de la nuit dans des angoisses que je ne puis retracer; le mal se calma insensiblement sans rien faire autre chose que de prendre un peu d'eau sucrée aromatisée, et le lendemain il en restait peu de traces. Mais un mois après, c'était un dimanche, j'avais été mandé par mon confrère Chenouard, pour opérer une hernie étranglée, au pâtis de Vouvray; j'avais déjeûné tard ce jour-là, et au moment où je pratiquais le taxis, une crise semblable à celle que j'avais éprouvée survint. Alors sentant que j'allais être pris vivement, je hâtai l'opération pour me rendre chez moi subir cette crise, qui fut un peu moins forte que l'autre. La troisième crise débuta un jour que j'étais à l'hôtel des Invalides, et dans un instant où j'étais vivement préoccupé; je priai les deux confrères qui m'accompagnaient de vouloir bien ausculter mon cœur. L'un d'eux crut trouver un léger bruit de souffle, l'autre ne trouva rien. Je me rendis promptement à mon hôtel; les battements devinrent bruyants; cette crise dura la journée entière. Pendant la persistance de la douleur, je n'ai bu comme aux autres fois, que de l'eau sucrée, et le lendemain je pris le chemin de fer pour Tours. La quatrième attaque eut lieu un soir que j'étais rentré fort tard pour dîner, et elle dura toute la nuit; et j'avoue qu'à cette dernière où il ne m'était même pas possible de sortir ou de me remuer dans mon lit, je croyais toucher à ma fin; je ne puis peindre l'anxiété précor-

diale et la douleur atroce qui avait envahi l'épaule gauche ; elle se dissipa à
cinq heures du matin ; un ami malade m'avait mandé au-delà d'Angers par
dépêche ; je partis à six heures quarante, je fis ces soixante-douze lieues
sans rien prendre ; je n'ai eu depuis aucune autre attaque sérieuse comme
les quatre que je viens de décrire aussi fidèlement que possible.

Toutes ces crises n'ont jamais eu lieu sans que j'aie éprouvé auparavant,
pendant un ou deux jours, un malaise digestif dont je n'avais pas tenu
assez compte et qui était plutôt, non pas gastrique, mais ce que Bretonneau
a si bien caractérisé sous le nom de fer chaux intestinal. A l'instant où je
trace ces lignes, je viens encore d'éprouver une douleur un peu moins
aiguë ; elle a été précédée pendant trois jours d'un malaise excessif d'un
mauvais sommeil, d'une course de vingt et quelques lieues, en voiture,
faite à jeun et suivie d'un repas mal choisi ; mais vous savez que malgré
mes soixante-dix ans je suis aussi actif que possible, faisant très-bien du
jour la nuit, ou plutôt de la nuit le jour, pouvant courir au besoin mieux
que ne le font bien des gens de mon âge, sans être trop essoufflé ; je ne
fume pas ; il n'est donc guère possible de croire chez moi à une lésion du
cœur ; mais je suis forcé depuis longues années de m'astreindre à un régime
un peu exigu.

Or, qu'est donc une névrose qui ne se montre que quand il y a infraction
au régime alimentaire et qui a toujours cédé à la diète ?

Un vieil huissier, grand fumeur, il est vrai, habitant Ligueil, m'adjoignit à M. Thomas : chez lui rien ne manquait pour caractériser l'*angor
pectoris*, dont les crises étaient de plus en plus fréquentes. On en jugera
par la description qu'il en a faite lui-même ; je vais la copier : « Depuis
longtemps je suis sujet à des vents et à des hémorroïdes qui me cons-
tipent. Quand les matières sont plus dures, elles sortent difficilement ;
j'éprouve des borborygmes. Pour faire cesser cet état, j'avais recours à une
demi-pilule de Dehan. Jusqu'au mois de septembre 1861, je fumais cinq fois
par jour, trois fois avant déjeûner et deux fois avant dîner ; une fois que
j'ai commencé à être madale je n'ai plus fumé que deux fois.

« C'est au mois de septembre 1861 que je sentis ces douleurs : une ou deux
minutes de marche suffisaient pour les faire cesser ; elles sont devenues
successivement plus fréquentes et plus aiguës. Ces douleurs se faisaient
ressentir jusque dans les bras. Un large vésicatoire, seul moyen que mon
médecin prescrivit, fut sans effet. Le 11 septembre, à onze heures du soir,
les douleurs ont acquis le plus haut degré d'intensité ; elles ont été accompagnées pendant huit heures d'une oppression excessive, malgré l'application d'un large vésicatoire entre les épaules et celle de sinapismes aux
jambes et aux cuisses et l'emploi d'une potion calmante fortement éthérée.
Je ne raconterai point les péripéties de cette longue et douloureuse maladie,
contre laquelle la digitale fut sans effet ; il me suffira, je crois, de dire que

la seule chose qui fut efficace fut le régime et l'usage des absorbants. »

A l'instant où je trace ces lignes, je suis visité par un malade tourmenté des crises d'angine de poitrine et auquel M. Nélaton s'intéresse. L'objet de la visite est surtout de s'enquérir du moyen à l'aide duquel je me suis débarrassé des miennes, pour le moment du moins. C'est un homme de soixante et quelques années, qui, par le récit des souffrances qu'il éprouve, démontre bien qu'il est atteint de l'*angor pectoris*. Par discrétion je n'ai pas dû l'examiner, mais une chose m'a frappé, c'est que ses crises n'apparaissent que si, sortant de manger, il ne prend pas de l'exercice; il peut donc par là les éviter.

J'ai dit en commençant que Bretonneau admettait difficilement qu'une maladie du cœur pût compromettre la vie aussi souvent qu'on le dit communément. Un fait de pratique, je dirai vulgaire, c'est qu'un puissant moyen de mettre fin aux angoisses qui surviennent si souvent chez les gens atteints de lésions du centre circulatoire, c'est l'usage des absorbants et de ce qui calme les voies digestives. Il ne faut pas avoir pratiqué longtemps pour ne pas avoir dans sa clientèle quelques-uns de ces malades atteints d'hypertrophie du cœur, qui, après avoir subi de ces crises que l'on différencie difficilement de celles que l'*angor pectoris* produit, finissent par avoir une existence supportable à l'aide du régime.

Un des miens, il y a cinq ans, éprouva des accidents si violents que mon co-consultant le quitta, le croyant si bien perdu qu'il ne revenait pas de son étonnement lorsque, huit jours après, je l'engageai à le venir voir. Or, depuis cette époque, qu'il observe fidèlement un régime doux que je lui ai prescrit, M. F..... peut se coucher, dormir convenablement, faire plusieurs lieues à pied. Tels sont, mon cher Trousseau, les faits sur lesquels je m'appuie pour croire et dire, non-seulement, que beaucoup de perturbations dans l'action du cœur peuvent être produites et toujours aggravées par les écarts de régime.

M. Bau, en attribuant l'angine de poitrine à l'abus du tabac, me semble n'avoir vu qu'un côté de la question; est-ce que cet agent dont on abuse tant est tout à fait sans action sur les fonctions digestives?

Au moment où je livre ces notes à l'impression, je suis consulté par un voyageur de commerce : trente ans, brun, bien constitué, pas de bruits anormaux du cœur ni de la respiration; sujet à la diarrhée, douleur à la région du cœur, qui est refoulé et remplacé par le colon énormément distendu.

Il souffre de palpitations, ne peut courir, et quand il est plus malade il accuse une douleur excessive dans l'épaule et le bras gauche.

Deux médecins, ses parents, l'ont gorgé de digitale.

Deux mois après, il est venu me remercier et demander s'il pouvait cesser son traitement, car il était tout à fait débarrassé.

MIQUEL. I.   23

Post-Scriptum.

Je ne puis terminer cette longue lettre sur les névroses avant de vous citer les trois faits suivants, qui en sont, je crois, un bon complément. Dans l'observation que je vais raconter jusque dans ses plus minutieux détails, vous allez voir un cas où rien ne manque pour confirmer tout ce que je viens d'essayer de vous démontrer; il s'agit ici d'une jeune fille pour laquelle on a craint les conséquences fâcheuses de l'hérédité, que pour ce motif on alimentait surtout par la viande, et qui était constipée depuis longtemps; qui, en raison de ses habitudes sociales, est loin de dépenser son excès d'alimentation ; alors elle est devenue d'abord chorréique, après avoir subi une éruption urtiforme; loin de faire changer ce régime fâcheux, lorsque ces premiers accidents ont éclaté, on a parlé de chloro-anémie, puis on a rendu le régime plus animalisé et les accidents ont alors pris successivement de l'accroissement avec la forme épileptique; les règles, loin de se normaliser, n'ont plus reparu après la deuxième apparition; toutes les médications essayées ont échoué jusqu'au moment de sa venue en Touraine, où une légère modification dans le régime alimentaire a suffi pour éloigner les grandes attaques, ranimer l'état physique et moral, puis enfin faire que, dans un laps de six semaines, les petites crises, comme les appellent les parents, qui se produisaient six ou huit fois par nuit, n'avaient plus lieu que deux ou trois fois au plus ; cette amélioration du physique et de l'intelligence était telle, qu'à son retour à Paris, parents, amis et médecins en furent surpris; mais ces derniers, comme cela pouvait se présumer, loin d'attribuer cette heureuse modification au régime, en firent honneur autant au bromure de potassium et à l'iodure d'arsenic, qu'à l'influence de l'air de la campagne, erreur qui fut démontrée par la suite; car quand on se relâcha seulement de la sévérité dans le régime sans discontinuer l'emploi des médicaments et l'habitation à la campagne, la malade fut en perte aussitôt. Il est une circonstance que je tiens à ne pas laisser passer inaperçue, c'est que par les nombreux bulletins quotidiens que je possède depuis le milieu du mois de mai jusqu'à ce moment, 15 janvier, il est constant que l'état de la malade empire toujours chaque fois que, par une série de selles incomplètes, il s'est fait une accumulation d'excréments dans l'intestin : alors le travail préparatoire de la défécation donnait et donne encore lieu à des accidents d'autant plus sérieux qu'il est plus vivement provoqué; cela prouve donc ce que je vous ai dit, que tout ce qui vient faire passer les excréments à un état d'altération plus ou moins voisin de celui diarrhéique, convertit le colon en un cloaque et fait que les accidents toxiques augmentent. Cela confirme donc ce que je vous disais en parlant du préposé de l'octroi et du notaire du Château-du-Loir. Ici vous verrez l'effet de l'aloès et de l'électricité provocatrice devenir l'origine d'une fièvre d'apparence intermittente, puis de crises les plus terribles ; ce fait seul, je le répète, prouvera, au besoin, tout ce que j'ai avancé dans cette lettre : vous voudrez bien en conséquence ne pas juger trop sévèrement sa longueur et par conséquent les hors-d'œuvre qui s'y trouvent.

Dans le courant de mai de cette année, je trouvai, chez un de mes intimes, une famille parisienne que j'aime ; elle venait là pour faire respirer l'air de la campagne à une jeune fille de quatorze ans et demi, grande, forte et enfin de belle apparence ; ces braves gens, qui venaient de perdre leur fils, étaient porteurs d'une lettre à mon adresse, écrite par leur médecin ordinaire ; elle contenait ce qui suit :

« M... et Mme... vont passer quelque temps chez leur ami avec leur « jeune fille ; dans la position où cette dernière se trouve, il est urgent que « vous soyez au courant des antécédents ; c'est en 1864 qu'elle a été prise « des premiers accidents graves qu'elle présente aujourd'hui ; ils ont débuté « dans un voyage aux Pyrénées, brusquement et sous forme de chorée, « puisque Mlle ... sautait comme un enfant qui joue à la corde.

« Avant cette époque elle avait eu des névralgies partielles, une crurale « entre autres, et les engorgements glandulaires, attributs de son tempé- « rament ; elle avait aussi éprouvé des soubresauts involontaires qui « revenaient cinq à six fois le jour, avec des rires nerveux et des accès « de joie ou de tristesse sans raison ; elle avait alors douze ans ; elle s'était « développée subitement ; aussi attribue-t-on à cette cause ce que je viens « de vous dire.

« Il faut noter qu'il y avait dans la famille, tant du côté paternel que de « celui maternel, des personnes atteintes d'accidents nerveux analogues à « ceux que la petite malade éprouve, lesquels persistent, changent de « forme malgré les traitements par les antispasmodiques, l'aconit, les toni- « ques, les laxatifs, l'hydrothérapie, que nous avons mise en œuvre et variée « sous toutes les formes.

« Comme cette jeune fille ne se formait pas, on dut voir un côté plus « sérieux dans la question, avec d'autant plus de raison que les accidents « se modifient ; ils avaient d'abord lieu le jour comme la nuit. Ils n'ont plus « eu lieu que la nuit à partir de 1865 ; elle avait, comme disent les parents, « de grandes et de petites crises : les petites, qui durent peu de temps, « consistent en soubresauts et en repliement du tronc en forme de cercle « sur lui-même (il aurait dû ajouter que chacune d'elles est toujours « accompagnée d'une émission involontaire d'urine, quoique la malade ait « uriné peu auparavant, et que souvent il lui est impossible de le faire « quelques minutes avant l'accès) ; dans les grandes crises, il y a des « mouvements convulsifs plus prononcés, production de sons gutturaux, « efforts comme s'il y avait strangulation, perte complète de connaissance, « puis le coma succède aux mouvements, qui de convulsifs deviennent « souvent cloniques ; enfin parfois il y a morsure de la langue.

« Depuis 1865, il y a souvent faiblesse des jambes, telle que parfois la
« jeune fille se laisse tomber ; elle éprouve souvent aussi dans le jour des accès
« de somnolence carotique avec perte de mouvement. Il y a fonctionnement
« pénible et même lent de l'intelligence, avec hébétude marquée de la
« face, état chloro-anémique-lymphatique exagéré.

« Concurremment avec MM. X... et X..., nous avons conseillé, comme
« je vous l'ai dit, les antispasmodiques, les toniques sous toutes les formes
« et de toutes espèces; le quinquina a réussi, le fer n'a pas fait de même; elle
« a eu une apparition menstruelle en avril 1865, et chaque mois, depuis ce
« moment-là, elle éprouve du 15 au 20 une exacerbation sensible.

« Nous avons aujourd'hui demandé à la famille de nous adjoindre
« M. M..., lequel a mis en œuvre, à son tour, les pilules de quinquina,
« le bromure de potassium à doses croissantes, et de plus des pilules
« composées avec l'iodure d'arsenic (la consultation signée par ce nouveau
« confrère porte : hystéro-épilepsie). »

Je n'étais pas encore en possession de cette lettre, que, ayant assisté au
dîner d'arrivée de cette famille, étant placé près de la malade, je me retirai,
j'ose dire navré, de voir à quel chagrin ses parents étaient condamnés ;
j'étais vivement impressionné, car, deux ans avant, j'avais vu cette petite
malade belle, fraîche, intelligente, assez vive ; or, elle était restée tout le temps
du dîner les yeux hagards, sans mouvement, le corps penché sur la
table, la tête inclinée sur l'épaule, la bouche béante, laissant couler la salive
sur un côté de son menton, un œil et la narrine de ce côté rouges; elle avait
crié à la faim avant de se mettre à table ; malgré cela, tous les convives
avaient fini leur potage qu'elle n'avait pas seulement mangé deux cuillerées
du sien, avalant sa viande par gros morceaux sans même la mâcher; enfin,
pour compléter ce triste tableau, elle était tombée au milieu du jour, après
avoir déjeûné, dans un état de somnolence qui avait épouvanté les personnes chez qui elle venait séjourner.

Je n'eus pas besoin de faire de questions pour connaître en partie les
phases les plus saillantes de cette maladie; aussi dès le soir même j'écrivis
à son médecin ordinaire : « Vous venez de m'envoyer une idiote; j'ai le
cœur serré, car je ne m'attendais pas à voir cette jeune fille dans un état
aussi avancé. Selon moi, la chorée, comme l'épilepsie et le rhumatisme,
sont le produit ordinairement d'une intoxication; chez votre malade, qui
depuis longtemps est si excessivement constipée habituellement, je crois
que l'intoxication est l'effet d'une véritable ivresse' digestive (j'aurais dû
ajouter : de l'abus du régime trop animalisé). Je vous soumets cette manière
de voir, faites-en part à vos co-consultants; que dans son application il soit
dit que nous marchons comme un seul.

« Voici ce que je ferais et vous propose : donner des lavements évacuants
puis des lavements de quinquina, puisque le quinquina lui a fait du bien,
dit-on ; faire respirer de l'oxigène ; mais, par-dessus tout, soumettre la

malade à une alimentation plus exiguë et plus végétale, quelques sangsues au siége. »

La réponse de ce médecin ne se fit pas attendre ; elle contenait textuellement ceci : « Il serait peu séant à mon âge de discuter avec vous des « opinions que l'âge et l'expérience ont arrêtées et mûries dans votre esprit, « que je les partage ou ne les partage pas, etc., etc.; le but de ma lettre « ne me paraît pas bien compris, je tiens à vous le préciser nettement. « M... et Mme... emportent une ordonnance de M. M.., qui est aujour- « d'hui le médecin dirigeant ; ce traitement devant être suivi à la campa- « gne, la famille, sur notre avis a choisi la Touraine et la maison où vous « venez de la rencontrer, pensant qu'en cas de nouvelles complications elle « pourrait faire appel à votre expérience ; c'est dans ce but que je vous ai « écrit la lettre que les parents m'ont témoigné le désir de vous porter; « nous ne devions et ne pouvions pas penser à vous charger d'une position « grave pour laquelle MM. X... et moi avons décliné notre incompétence, « et dans l'intérêt de cette famille, fait appel aux lumières de M. M...; c'est « donc son traitement que l'on doit suivre, à moins que des circonstances « particulières viennent en contre-indiquer l'opportunité, etc. etc. »

Ainsi condamné au rôle le plus passif, je devais laisser les choses aller ; mais comme dix jours après la jeune malade était prise d'un gonflement douloureux de l'articulation fémoro-tibiale, avec épanchement considérable de synovie, je dus faire observer le repos et couvrir le tout de compresses imbibées d'eau blanche, en attendant réponse à la lettre suivante :

« Confrère, pour me conformer à vos instructions, je vous informe que votre malade a l'articulation du genou très-douloureuse et gonflée ; je fais panser avec de l'eau blanche, observer le repos et comprimer.» On me fit ajouter du laudanum, en me disant : « C'est une nouvelle complication à cet état si protéiforme. »

Pressé par les malheureux parents, je ne pus répondre à leurs questions que ceci : « Vous êtes venus pour suivre les conseils de mes collègues de Paris, auxquels j'ai fait des observations qui ne sont pas du goût de votre mé- decin ordinaire, souffrez que je m'abstienne.» Malgré cela, je ne pouvais et ne devais pas résister à conseiller la suppression si nécessaire de l'excès d'ali- ments, voyant la malade sortir de sa torpeur devant la viande, qu'elle avalait par gros morceaux sans presque la mâcher ; qui, après ses repas prouvait par des expulsions gazeuses, tant par la bouche que par l'anus, l'exubérance de son alimentation, et qu'il fallait pendant longtemps exciter, faire sortir pour éviter le carus qui succédait au repas, ce à quoi on ne réussissait pas toujours. Je parus scandaliser son père, quand je dis un jour : «Pourquoi donc toujours des potages gras et pas de maigres? Pour- quoi si peu de légumes et toujours de la viande? Pourquoi refuser des fruits mûrs, puisqu'il y a rareté des selles même avec l'usage des lave- ments ? »

Voyant le peu de sympathie que les parents avaient pour mes avis, je crus que c'était plutôt une charité qu'une malice de conduire au milieu de cette réunion, chez mes intimes, mon confrère P..., que j'avais secondé de mon mieux, quelques années avant, quand l'une de ses filles devint choréique; je le priai de raconter à la mère, s'il en était question; comment sa jeune fille avait été soignée, et le résultat obtenu; enfin, quelques jours après, nous fîmes plus, nous menâmes la jeune fille passer quelques heures auprès de ces malheureux parisiens et de la pauvre infirme; vous comprenez, sans que je vous le dise, que celle-là n'avait pas été traitée à la parisienne, c'est-à-dire selon le mode du jour, à coups de côtelettes, de biftecks et de hautes doses de bromure.

A partir de ce jour, la mère, plus aisée à convaincre que son mari, fut questionneuse, et commença à comprendre que sa fille pourrait se trouver moins mal d'une modification de son régime; elle supprima deux repas sur quatre; on ne donna plus deux fortes côtelettes à déjeûner; quelques jours après elle me remit la note suivante, qu'il n'est pas tout à fait inutile de reproduire ici, *in extenso* :

« Le 25 juin 1864, Mlle J... a été prise subitement d'un accès de sautille-
« ment accompagné de rires nerveux qui a duré environ deux minutes; il
« s'est renouvelé cinq à six fois par jour, le mois suivant; vers la fin de
« juillet les accès se sont produits également la nuit sans réveiller la jeune
« fille; jusqu'au 20 août elle en a subi treize à quatorze par vingt-quatre
« heures; après ce temps les accès de la journée sont devenus moins fré-
« quents, ils ont même cessé tout à fait jusqu'au 19 octobre, où ils se
« sont reproduits pendant deux jours; mais le nombre des crises de nuit
« était de huit à dix pendant les mois de septembre et octobre.

« A partir de cette époque, quand elles avaient lieu, il y avait rapproche-
« ment des membres inférieurs vers le tronc, mouvement des bras et des
« jambes, strangulation avec petits cris au moment de la détente; alors la
« malade ouvrait des yeux étonnés, puis se rendormait; cela durait environ
« de une à deux minutes.

« Le 1er janvier 1865, Mlle J..., vers une heure du matin, a eu une crise
« plus violente, qui a commencé par une strangulation suivie de perte de
« connaissance complète : les dents serrées, la bouche remplie de sang, les
« yeux fixes, inertie complète des membres; la perte de connaissance a
« duré au moins une demie-heure; le lendemain, la jeune fille était seule-
« ment brisée, les petits accès ont continué toutes les nuits suivantes, les
« journées étaient assez bonnes; seulement le soir il nous fallait la distraire
« par tous les moyens possibles pour retarder le sommeil.

« Vers le 10 février, deuxième attaque tout à fait semblable à la pre-
« mière, troisième attaque un mois après; successivement elles se sont
« rapprochées; elles étaient un peu moins longues, mais elle avaient lieu
« tous les huit jours environ; plusieurs ont été accompagnées de vomisse-

« sements composés par les aliments mangés la veille ; alors la malade était
« lourde, engourdie le lendemain.

« Le 17 avril, première apparition des règles sans accidents marqués ;
« elle éprouva du soulagement pendant quelques jours, après quoi les
« accidents nocturnes ont·recommencé. Le 24 mai, nouvelle menstruation,
« mais plus difficile et moins abondante. A partir de ce moment, les grandes
« crises se sont reproduites deux ou trois fois par nuit, quelquefois trois et
« quatre jours de suite ; cette recrudescence nous semble avoir lieu du 8 au
« 18 de chaque mois. Dans l'intervalle des grandes crises, les petites ont
« diminué d'intensité ; aujourd'hui elles consistent dans un rapprochement
« des jambes vers le corps, accompagné d'une courte suffocation, de croise-
« ment des bras sur la poitrine sans cris, mais avec émission d'urine ; les
« grandes crises, moins fréquentes en octobre et au commencement de.
« novembre, le sont redevenues du 20 de ce mois au 13 décembrè. Mlle J.....
« a eu pendant quatorze nuits ses grandes crises, elle en a subi jusqu'à six
« par nuit ; la fatigue qui s'en est suivie était telle, qu'elle était lourde et se
« soutenait à peine sur les jambes ; il y avait parfois morsure de la langue
« avec expulsion d'écume sanguinolente. Lors de notre retour à Paris, la
« position a changé ; il y a eu quinze nuits de suite sans grande crise ; à
« partir de ce moment jusqu'au 13 janvier, il n'y a eu que trois grandes
« crises courtes et moins fortes.

« Depuis quelques jours (moment de la rédaction de cette note) la malade
« se plaint de fatigue générale, les jambes semblent faiblir, les objets vacil-
« lent devant ses yeux ; ces petits étourdissements ont été à trois fois suivis
« de petits accès de suffocation après les repas ; dans l'avant-dernière nuit
« il y a eu une grande crise, strangulation avec écume sanguinolente à la
« bouche et faiblesse plus grande le lendemain, mais depuis elle est plus
« réveillée, plus alerte. »

« Remarque : Après les grandes crises, tristesse, molesse, engourdisse-
« ment tel que tout mouvement est pénible, intelligence baissée, mouve-
« ments involontaires.

« Depuis huit mois la disposition au sommeil a pris une grande intensité ;
« si on lutte trop contre elle, des petites crises ont lieu ; la période des
« grandes crises est précédée de ruption d'aphtes et d'embarras d'estomac
« légers ; l'appétit a toujours été excellent, dit encore la mère, qui ajoute, ce
« qui est en contradiction avec le médecin : Ma fille n'a rien éprouvé dans
« son enfance qui fut capable de faire présumer ce qui a lieu aujourd'hui.
« Jamais la moindre convulsion, sa santé a toujours été régulièrement
« bonne ; mais le médecin comme la mère ont omis de dire qu'au début des
« accidents la jeune fille a eu une éruption générale urtiforme. »

Dans une autre note je lis ce qui suit : « J'ai remarqué que quand
« Mlle J..... mangeait des pommes de terre, certaine quantité (frites sur-
« tout), elle était plus endormie après ses repas.

« Depuis qu'elle prend des pilules d'iodure d'arsenic, elle a souvent des
« crises le matin.

« Toujours avant la crise son cœur bat très-violemment et souvent irré-
« gulièrement; chaque crise est suivie de vents d'éructation de borborygmes.

« Après les petites crises ma fille a l'air de sortir d'un rêve, elle paraît
« étonnée.

« Au mois de mars, Mlle J..... a eu un commencement de dyssenterie;
« pendant les huit ou dix jours qu'elle a été souffrante et tenue à un régime
« sévère, même à la diète, elle n'a pas eu de grande crise; un lavement
« laudanisé donné le soir a été suivi d'une nuit sans émission involontaire
« d'urine.

« Avant cette longue maladie, ma fille était toujours assez constipée, de
« temps en temps elle était prise de fortes coliques suivies de garde-robes
« abondantes, etc. »

Pendant les cinq ou six semaines que cette famille passa en Touraine, si
le traitement fut suivi exactement, le régime en revanche fut un peu modifié; le bon sens maternel lutta contre les idées du père, contre le goût de
la malade et les avis parisiens, car l'alimentation fut moins animalisée, les
repas furent réduits de quatre à deux; si, en arrivant, le nombre de crises
était de huit par nuit, il n'était plus que de trois au plus lors de son départ.

De retour à Paris, le changement en bien, tant au moral qu'au physique, de cette jeune fille, fut le sujet de félicitations qu'on attribua à l'exercice, au bel air; certainement nos collègues ne devaient pas voir autre
chose, aussi la malade fut-elle envoyée à une source d'eau ferrugineuse que
je ne crois pas devoir nommer plus que les confrères avec lesquels je suis
si fort en opposition, car ils avaient répondu à ma démarche confraternelle
en disant : « C'est un original avec lequel on ne discute pas. » Voici ce qui
arriva, ou tout au moins ce que j'ai noté dans les bulletins que sa mère
m'adressait tous les deux ou trois jours.

Dans le premier bulletin avant le départ de Paris pour les eaux, je lis : « Nous
sommes en perte depuis que nous vous avons quitté », ce qui est confirmé
par le deuxième, troisième et quatrième bulletin; les petites crises sont
déjà plus nombreuses, ce qui me paraît coïncider avec un relâchement
dans le régime. Aussitôt arrivée là, on administre des douches vermifuges,
des bains alcalins sans effet notable; les selles, un peu moins rares pendant
un instant, me font espérer.

19 juillet, coliques sèches avec douleurs s'étendant aux reins, aux cuisses,
malaise général (ce que le docteur attribue à un travail préparatoire de la
menstruation, qu'il croit prochaine; mais le résultat fut plusieurs grandes
crises, rien de plus ni de moins; alors on ajoute l'emploi du safran, qui,
comme les douches chaudes, n'a pas d'autre effet; j'ai beau dire qu'on s'abuse,
on espère toujours.

27, 28 juillet, douleurs plus fortes encore, les selles ne sont pas plus fré-

quentes ni plus faciles, tant s'en faut; alors on administre des pilules aloéti-
ques qui sont vomies, ce qui fait que l'on donne de l'acétate d'ammoniaque;
le lendemain, il y a des selles très-copieuses. Pressé alors de dire ce que je
pense, je crois devoir répondre que je ne compte pas sur l'apparition des
règles, et que nous allons avoir encore une grande crise; on ne le croit que
lorsqu'elle a lieu, ce qui n'empêche pas le confrère d'engager la malade à
manger quand même et à continuer.

2, 3 et 4 août : mal de cœur qui augmente après le dîner.

Le 5 août, mal de tête tellement vif que la vue est troublée.

11 et 12 août : les douleurs de tête, ainsi que du ventre et des reins sont
si fortes, qu'on essaye l'usage de la belladone en pilules à petite dose, et
dans son bulletin la pauvre mère me signale que, sous l'influence de ce
moyen, sa fille est moins endormie.

14 août : pressé, je pense, par mes observations, le confrère finit par dire
qu'il croit à un embarras intestinal; il revient encore à l'aloès, qui est
rejeté.

Il emploie l'électricité, revient à la belladone, puis il donne encore de
l'aloès, suspend de nouveau l'usage de la belladone; enfin, les suites de ce
changement sont des mouvements nerveux de la bouche, le pouls monte à
cent dix, alors des lavements purgatifs produisant les selles avec un redoublement de douleurs, la fatigue augmente, on ne discontinue pas d'alimenter comme par le passé.

25 août, retour à la belladone, douches écossaises, électricité, aloès, on
continue de donner à manger, et enfin le 28 huit capsules de ricin qui produisent huit selles.

Le jour suivant, départ pour Paris (voir la note que je reçois au retour).

Le 29 août, à l'instant du départ, la malade paraît bien disposée, fait un
gras déjeuner en chemin avec bon appétit apparent : ce déjeuner est suivi
d'un grand sommeil; le tantôt, la tête est lourde; après le dîner, nouveau
sommeil invincible, frisson, grande crise, puis trois autres petites.

30, au lever, lourdeur de tête, lavement sans résultat, déjeuner avec
viande, brochet et fruits; avant de reprendre le chemin de fer elle se plaint
de la tête, elle ne peut résister au sommeil, est triste et engourdie pendant
le reste du voyage, et si, à son arrivée au milieu de ses parents et amis, elle
se réveille, elle reste malgré cela triste et engourdie.

31, au réveil, la faim prétendue est apaisée par un biscuit et du chocolat;
à onze heures, déjeuner; le reste du jour elle est triste, endormie, se plaint
du ventre et de la tête; électricité, lavement sans autre effet que l'augmentation de douleurs abdominales telles que la malade ne peut dîner; mais le
soir elle demande un bouillon froid; fièvre dans la nuit, plus dix crises
faibles, rêves continuels.

1er septembre, matinée difficile, la malade se plaint tantôt du ventre,
tantôt de la tête, déjeuner léger suivi d'un sommeil violent, engourdisse-

ment le reste du jour; elle mange peu à dîner, fièvre le soir, neuf crises faibles dans la nuit, magnésie, lavement sans effet.

2 septembre, Mlle J..... dit avoir faim, mais à peine a-t-elle mangé quelque chose, qu'elle se sent mal à l'aise, qu'elle est brisée de frisson, de mal de tête; il est difficile de la réchauffer; loquacité, lavement sans résultat; le soir, la fièvre est remplacée par une sueur abondante.

3 septembre, matinée bonne, selle copieuse, trois bouillons gras seulement, difficulté à uriner; le soir le pouls est à cent cinq.

4 septembre, fièvre toute la journée, deux cuillerées à café de magnésie; le soir, deux garde-robes bilieuses, pouls cent cinq. Trois pilules de sulfate de quinine.

Le 5 septembre je n'ai pas de bulletin, mais je pense qu'il fut donné encore du sulfate et surtout du bouillon en même temps.

6 septembre : fièvre toute la journée.

7 septembre : la malade est bien, dit-on; quatre pilules sulfate en deux fois, bouillon, potage.

8, 9 et 10 : alimentation par le bouillon, les potages et du vin de Bordeaux; la malade n'est pas trop mal et la mère m'écrit ce qui suit : « Ma fille est faible, les fièvres semblent combattre les crises, je ne puis pourtant la tenir à la diète; son médecin ne cesse de repéter : Il faut la soutenir. »

Dans le bulletin suivant elle me dit enfin : « Nous paraissons quittes de ces vilaines fièvres qui étaient venues compliquer notre situation; je ne doute pas que vous ayez fait la remarque qu'elles ont semblé, comme je vous l'ai dit, combattre les crises ordinaires; ma fille vient même d'avoir, sans fièvre, une nuit excellente; mais voilà les petites crises qui reparaissent; la nourriture y serait-elle pour quelque chose? » Puis elle répète encore : « Je ne puis cependant laisser ma malade à la diète, elle est si faible (elle aurait dû ajouter : Et les médecins ne cessent de dire qu'il faut la nourrir, qu'il faut la soutenir). » Aussi, avec cet esprit-là, le mieux ne devait pas durer. Je fus quelques jours sans nouvelles directes; puis un des amis m'apprit qu'elle était dans un état déplorable, entourée de ses médecins habituels; un instant ces messieurs crurent qu'elle ne passerait même pas la journée; ils la disaient atteinte d'une méningite. Comme ils s'étaient heureusement trop effrayés, je reçus douze jours après les renseignements suivants, précédés d'une prière instante faite par la mère d'avoir à donner mon avis, ajoutant les notes suivantes qui confirment ce qui précède :

Le 11 septembre, elle avait déjeûné avec du poulet et dîné avec du perdreau; la nuit suivante, quatre petites crises et une grande eurent lieu.

12 septembre : à son réveil on lui donne une tasse de bouillon, puis elle déjeûne avec du veau; ce repas est précédé de l'administration d'opiat au quinquina; avant le dîner, on donne un biscuit avec du vin sucré; ce repas fut composé d'un potage gras, d'une cuisse de volaille, et comme les autres de légumes et de fruits.

Aussitôt après, disposition à la somnolence, mouvements nerveux, petite crise d'abord, puis une grande suivie d'une plus grande encore ; enfin, jusqu'au lendemain, il y en eut deux grandes et deux petites.

13 septembre : lavement qui est suivi de deux selles, déjeûner avec du poulet et des légumes ; il survient aussitôt après des douleurs de ventre et de reins, de la somnolence avec perte de la parole jusqu'à l'instant où cette famille quitte le lieu où elle avait fait une halte. Je ne dois pas omettre de dire que dans cette nuit quatre grandes crises eurent lieu.

Du 14 au 15, du 15 au 16, les crises augmentèrent tellement de fréquence qu'il y en eut huit par nuit ; déjà, dit la note, le 15, la malade était silencieuse, ne répondant que longtemps après aux questions qui lui étaient faites ; le 15, Mlle ... avait déjà de la peine à s'exprimer, ses yeux étaient injectés, il serait plus exact de dire qu'ils étaient le siége d'une petite éruption, qu'à tort on attribuait souvent au froid ; sa démarche était peu assurée, néanmoins elle fut voir son confesseur, et, dit le bulletin, pendant ces journées, on donna peu de viande noire (le médecin disait qu'il fallait la soutenir) ; la pauvre mère était donc fort excusable.

Nuit du 13 au 16, très-mauvaise ; le matin, yeux injectés, sommeil de plomb dont il était impossible de faire sortir la malade, fièvre le soir, qui va croissant.

Dans la nuit du 17, les crises se succédèrent de deux en deux heures ; cet état dura jusqu'au lendemain 18 ; alors, si l'on tirait la malade de sa torpeur, elle répondait juste ; ventouses scarifiées à la nuque et derrière les oreilles, vésicatoire à l'une des cuisses, lavement purgatif suivi d'effet marqué.

19, purgation ; la malade est absorbée, ne parle pas du tout, et ce que ne dit pas l'auteur des bulletins, c'est que les grandes crises furent précédées de l'administration de bouillon, et que pendant qu'elles durèrent la malade finit par ne plus rien avaler, excepté quelques boissons insignifiantes ; car, comme il a été dit déjà, jusque dans la nuit du 20 au 21, les accidents restèrent tels que parents et médecin croyaient à une fin prochaine ; mais pendant que la malade ne prenait plus rien, ils cédèrent un peu et l'enfant parut revenir à la vie.

Dans ce qui m'a été écrit depuis par la mère même, je lis : « *A partir de ce moment* l'amélioration *a progressé*, les mouvements des membres sont revenus peu à peu, ainsi que la parole et la clarté des idées ; on a commencé à donner une légère alimentation sous forme de bouillon de poulet, puis du bouillon coupé, de la gelée de viande faite avec moitié bœuf, moitié veau, jaune d'œuf.

« Que le lundi et mardi, c'est-à-dire 24 et 25 septembre, la malade a sucé un os de poulet, commencé à manger un peu de tapioca fait avec du bouillon léger non salé ; que le 26 septembre elle a mangé un peu de limande, le 27 septembre une moitié de cervelle, le 28 un œuf et de la chicorée, qu'on a veillé tous les jours à la liberté du ventre par des lavements d'eau avec du lait et du miel ou de l'huile; puis elle ajoute : « Nous avons de la peine à obtenir des gardes-robes. » Je lis encore dans cette note :

« La malade a pris une tasse de lait d'ânesse, ce qui lui a été d'autant plus favorable qu'elle s'est enrhumée sous l'influence de l'eau glacée qu'on lui a maintenu sur la tête pendant douze jours.

« Aujourd'hui, la digestion du deuxième repas, composé d'un œuf et d'un peu de confiture, a été difficile ; mais le troisième repas, composé d'un tapioca et de chicorée au maigre, a mieux passé; il y a eu aujourd'hui une garde-robe échauffée ; depuis trois *nuits, les petites crises se sont rapprochées.* »

La finale de ce récit était ainsi conçue : « *Je vous supplie de me dire ce que vous pensez, car je ne puis que vous répéter : votre appréciation nous est précieuse; parlez-nous en ami, nous ne nous faisons pas illusion; sommes-nous dans la bonne voie ?* »

Ainsi pressé, puisque les accidents recommençaient, et que nos confrères persistaient à faire fausse route, cela me faisait un devoir de sortir de la réserve que je m'étais imposée, d'autant plus que dans le bulletin je lisais : « Dans la nuit de mardi à mercredi, il y a eu un commencement de grande crise. »

Cela devait m'obliger à parler nettement, et me disait aussi que j'allais rencontrer des difficultés, tant de la part des parents que de leur médecin, élevés dans des idées si opposées aux miennes. Je priai donc le père des enfants G..., dont je vous ai raconté l'histoire, en vous parlant de l'hydrocéphalie, de vouloir bien m'adresser le journal qu'il avait tenu lors de la maladie éprouvée par l'aîné des deux, ce qu'il fit avec une bonne grâce dont je ne puis trop le remercier ; je l'adressai aux parents de ma jeune malade, pensant que toutes les objections cesseraient, ce qui ne suffit pas encore; mais enfin, après quelques autres petits moyens de s'entendre, il fut convenu 1° que le régime serait le suivant : d'abord ne jamais satisfaire tout à fait la faim de la malade, ne lui faire faire que deux repas sérieux par jour, ajouter, tout au plus, le matin, quelque chose de peu nourrissant à son réveil.

L'alimentation devait être : une fois le jour de la viande blanche, potages maigres entre-coupés de temps en temps par celui de thé de bœuf, du pain à discrétion, des légumes et des fruits cuits ou bien mûrs.

La médication proposée fut : lavement émollient, provocateur et contenant du charbon.

Usage du charbon de Belloc et de paquets de magnésie, un gramme avec cinquante centigrammes de bicarbonate de soude.

J'avais ajouté des pilules de belladone, plus l'usage de la potion de Rivière, avec excès de bicarbonate après les repas, mais le médecin ordinaire crut encore devoir faire opposition ; ces deux moyens n'ont donc pas été employés; quant aux autres ils l'ont été assez bien.

Il n'y avait pas cinq jours que ce mode de faire était en usage, que les crises qui, comme nous l'avons vu, reprenaient leur marche accoutumée, avaient cessé, et que la jeune malade en était débarrassée, car la mère, qui m'avait dit, le 6 octobre, « Veuillez me répondre très-franchement : quel régime vous prescrivez ? comment règlerez-vous pour ma fille une journée de nourriture, etc.?» m'écrivait le 9 au soir : «Je suis heureuse de vous dire que, depuis ma dernière lettre, nous avons une amélioration inespérée, que les crises de la nuit ont toujours diminué, cette nuit pas, et par conséquent pas d'émission involontaire des urines; ma fille n'a mangé de la viande blanche qu'à un repas, le deuxième se compose de légumes et de potage tantôt maigre, tantôt gras, selon votre indication, fruits cuits; les gardes-robes sont copieuses, un peu glaireuses, l'haleine sans odeur; le 16 octobre, voilà sept excellentes nuits qui se passent sans le moindre accident nerveux, sans émission d'urine; ma fille se réveille pour demander à uriner; les journées sont aussi bonnes que les nuits, le sommeil ne la gagne plus que le soir à sept heures et demie.

« Le 22, ma fille veut vous écrire elle-même pour vous dire qu'elle est plus raisonnable que vous ne le pensez, elle profite de votre permission pour se rattraper sur le pain qu'elle aime beaucoup. »

Voilà trois mois et demi que cette jeune fille suit exactement ce régime, et qu'elle n'a plus d'accidents nocturnes; si je dis nocturnes, c'est pour être exact, car depuis le moment où elle y a été soumise, il ne s'est pas passé plus de sept à huit jours sans qu'elle ait éprouvé des malaises provenant du ventre, c'est-à-dire du besoin d'une défécation plus complète que celle quotidienne.

Ainsi, la première fois, elle ressentit après son repas du matin une gêne épigastrique qu'elle attribua à la pression de son corset; il fallut lâcher des cordons; une autre fois, étant allée au bois de Boulogne, en voiture, elle éprouva des vomissements et une espèce de défaillance; la défécation provoquée a fait cesser ces prétendus effets de corset et de la voiture.

Plus tard, des douleurs cordialgiques et de la tête furent occasionnées par la même cause, et cessèrent par le même moyen : lavement laxatif; elles étaient telles, que mon confrère vit là une névralgie; une autre fois, les accidents étaient tels qu'ils effrayèrent la famille sur l'effet du régime, en signalant la faiblesse du pouls et la maigreur du sujet.

Depuis, la malade a accusé le sentiment d'une barre ou d'un poids à l'épigastre, qui a duré quelques heures. Un lavement l'a fait disparaître.

Ces petites péripéties prouvent, si je ne me trompe pas, que le colon, après avoir été si longtemps distendu, ne reprend pas vite son aptitude à expulser; il est paresseux, et malgré le soin que l'on prend de le provoquer tous les jours, quand les selles font défaut, il devient un magasin qui a besoin d'être vidé de temps en temps.

Ces divers malaises, produits par le besoin de défécation, me préoccupent

et je les surveille, car la menstruation qui a eu lieu deux fois, il y a deux
ans, n'est pas rétablie ; c'est donc pour moi un sujet de préoccupation, mais
je veux laisser autant que possible à la bonne nature le soin de cette fonction. Aujourd'hui, le 12 janvier, les restes ont paru sans accident. Tout va
au mieux.

Voilà, je crois, mon cher Trousseau, un bel exemple *cura farmis*, si
malheureusement trop négligé aujourd'hui, car depuis quelques jours, avant
la cessation des accidents, cette jeune fille, qui avalait tant de viande, vit de
la manière suivante :

Le matin, gruau avec un peu de pain ;

Déjeûner, un morceau de volaille ou de veau, ou de filet de bœuf, un
peu de légumes, un fruit bien mûr ;

Deuxième repas, potage maigre, légumes alternés avec du poisson, un
fruit cuit ou bien mûr ; on substitue parfois au potage maigre celui au thé
de bœuf, ainsi fait : quand les légumes sont à demi-cuits, on ajoute la
viande jusqu'à leur parfaite cuisson, alors on ne donne après que des
légumes, vin coupé.

J'ai omis de vous dire que quand les selles sont moins faciles, les matières
sont couvertes de mucosités.

Aujourd'hui, cette jeune fille fait de longues courses à pied, pendant
deux et quatre heures, suivant le temps ; elle qui était nonchalante, pour ne
pas dire plus, se lève spontanément de bonne heure, s'occupe des soins de la
maison, enfin devient active, aime qu'on lui fasse des lectures, est aimable,
prévenante pour tous, a le mot convenable pour chacun, ne demande
plus à se coucher avant neuf heures et demie, se lève la nuit pour uriner.

Dans une de ses dernières lettres, la mère m'écrit : « Une chose que je
dois vous signaler, c'est le retour de la mémoire ; j'avais oublié de vous dire
que ma fille ne se rappelle pour ainsi dire plus de ce qui s'est passé, des
personnes même qu'elle a eu occasion de voir pendant les deux ans qu'elle
a été malade ; elle se souvient seulement de ce qu'elle avait appris avant cette
époque. Il faut beaucoup la provoquer pour lui rappeler les choses oubliées,
excepté la musique.

« Son teint est bon, mais son embonpoint n'est pas ce qu'il était. »

Ainsi, plus de convulsions qui n'avaient pour ainsi dire cédé à rien pendant trente mois, retour de la mémoire, esprit plus actif qu'il n'était avant,
quand cette jeune fille, par une crainte que j'appellerai chimère, était
soumise à un régime trop animalisé. — Concluez et poursuivons.

Si j'avais voulu confirmer ce que je viens de vous dire de l'ivresse digestive par des expériences sur les animaux je n'aurais jamais pu être aussi
probant que ce que je viens de trouver dans les *Annales de médecine*,
volume 1er, année 1865.

Lisez, je vous prie, le mémoire de M. Barthélemy, et la discussion à
laquelle il donna lieu, et vous serez, je pense, le premier à reconnaître

qu'entre la paralysie des chevaux très-fortement nourris et les deux faits suivants la différence est nulle, si on excepte la rupture des muscles, qui n'a pas eu lieu, parce que, comme ce sont des hommes, on ne les a pas harcelés de coups de fouets et obligés par là à des efforts impuissants ; car ces chevaux, trop nourris d'avoine, meurent paralytiques et offrent à la nécropsie, outre des déchirures musculaires, effet et non cause du mal, des altérations de foie, de la rate, des reins et des nerfs, avec congestion intestinale.

S....., de Notre-Dame-d'Oë, âgé de vingt-deux ans, triste depuis six mois, sans raison, au point qu'il était devenu des plus sombres (il a avoué qu'il était poursuivi par les pensées les plus noires) ; sa démarche était devenue, parfois, chancelante ; enfin, il éprouvait des tournoiements de tête comme s'il eut été enivré par l'alcool.

Parfaitement sobre sur le vin, c'était un mangeur de soupe tel qu'à chaque repas il en prenait toujours deux assiettes combles, et le plus souvent trois autres, en moyenne cinq par jour, et il les avalait très-vite ; quant au reste de son repas, il mangeait modérément, mais très-vite aussi.

Le 23 août dernier, jour pluvieux, ce garçon, après avoir accompli un travail pénible pendant qu'il tombait une pluie froide et torrentielle, fut pris de frissons, sur les trois heures ; il était à jeun depuis le matin, et comme les personnes chez lesquelles il pouvait se sécher et manger étaient absentes, il fit six kilomètres étant monté sur sa charrette ; et, cela va sans se dire, il mangea sa triple assiettée de soupe en arrivant.

Le lundi 27, il consulta mon confrère Beaugé pour des lassitudes et des douleurs lombaires ; déjà sa marche était pénible ; il demanda et prit un vomitif ; puis il revint de nouveau le 29 demander à prendre encore un purgatif.

A ce moment, il accusait encore des frissons avec fièvre le soir, la faiblesse de ses jambes était plus accentuée ; M. Beaugé constata même un peu d'embarras dans la prononciation ; S..... avait la bouche pâteuse, son appétit était tout à fait nul. Notre confrère lui conseilla une dose de sulfate de quinine et l'emploi d'un liniment avec la térébenthine. Rappelé quelques jours après, M. Beaugé trouva le malade plus abattu, mais n'accusant plus de frissons ; il était sans fièvre, son appétit moins mauvais que lorsqu'il venait chez lui, le ventre était toujours le siége d'un embarras marqué, la sensibilité de la peau de toute la surface du corps était obtuse, les deux mains ne pouvaient serrer qu'imparfaitement, les jambes étaient pour le moins aussi faibles, ainsi il ne pouvait se soutenir. Il fut prescrit du calomel à doses fractionnées et des vésicatoires volants sur le trajet de la colonne épinière.

Visite nouvelle le 2 septembre : il y a perte complète de l'appétit, avec nausées ; nouveaux vésicatoires, calomel, potion de Rivière. Cette médication fut suivie jusqu'au 7.

Tel était l'état des choses quand je fus adjoint à mon confrère. Je trouvai le malade allongé dans le lit, pouvant à peine s'exprimer, sa parole semblait venir du fond du thorax ; l'insensibilité de la peau était grande et générale, il ne pouvait serrer mes mains ni remuer beaucoup ses jambes, il se plaignait d'avoir le sommeil interrompu par des rêves, la tête pesante, il était sans fièvre; son ventre, sans être tendu, était développé, l'urine était albumineuse, ce qui pouvait être dû aux vésicatoires. Quoique le jeune homme eut été à la selle tous les jours, il accusait le sentiment incommode d'un poids pesant sur le siége. A cet ensemble d'accidents, je crus voir là un effet de l'ivresse digestive ; nous convinmes de mettre ce malade à la diète, de lui donner tous les soirs de la magnésie unie au bicarbonate de soude, de lui faire prendre dans la journée cent cinquante grammes de potion de Rivière, faite avec double dose de bicarbonate, d'ajouter des grands lavements contenant du charbon animal. Le 11 septembre, l'urine n'est plus albumineuse; la paralysie persistant, nous croyons sage d'établir un cautère à la nuque, et comme les selles ne sont pas copieuses, qu'il n'est pas sorti de vieilles matières, faire usage d'un suppositoire énergique, qui provoqua une expulsion abondante de matières fécales.

Les jours suivants on donne avec les petits potages maigres la potion de Rivière, un peu de thé de bœuf et quelques pastilles de Vichy.

Bientôt l'appétit renaît et la paralysie cède peu à peu, mais enfin elle cède; alors nous soumettons ce malade à l'action de la pile à courant induit; nous le maintenons à un régime exigu, et bientôt avec l'appétit devenu vif, les forces reviennent successivement; on persévère, et le 23 septembre, quand M. Beaugé va le voir, il le trouve occupé à faire cuire et disposé à manger deux perdrix qu'il a pu tuer lui-même; il est donc guéri : bien entendu qu'il devra moins manger de soupe.

Si je devais faire des emprunts à la pratique de mes confrères, je pourrais vous citer un autre fait tout récent, aussi probant que celui-ci, qui m'est communiqué par M. Béguin, médecin à Artannes. La paralysie presque générale avec ataxie, précédée de constipation et d'anorixe, céda en huit jours, aussitôt après une évacuation alvine copieuse. Ce jeune confrère croyait m'étonner beaucoup en me racontant qu'il avait trouvé le malade levé et à sa porte, quand il alla lui porter les pilules de Rhus-radicans prescrites par son co-consultant.

Parmi les nombreuses observations que je pourrais encore citer, qui prouvent l'influence qu'a la dilatation du colon sur l'état du cœur, je n'en avais pas de plus positive que la suivante, remarquable par le jeune âge du sujet et les suites qu'elle pouvait avoir.

J'ai été appelé vers la mi-octobre de cette année chez M. M....., aubergiste, Porte-de-Fer, à Tours, pour sa petite fille, âgée de moins de trois ans. Sa mère a eu le malheur de perdre plusieurs enfants ; cette petite est donc pour elle le sujet d'un tourment qui s'explique. Depuis plusieurs jours elle était un peu fiévreuse, dégoûtée, criarde, avait un peu soif, dormait mal;

allait-elle avoir, comme l'un de ses devanciers, une méningite ? Préoccupé de cette crainte grave, je faisais depuis six jours une médication fort expectante, avec la diète et les boissons, telles que la tisane par infusion ; je m'efforçais de rassurer la mère, qui prétendait que sa fille avait eu deux fois en quatre jours une fièvre assez forte. Je fus rappelé au milieu du jour pour des accidents que la mère disait graves ; l'enfant, toujours difficile à aborder, était plus assoupie, son ventre était modérément tendu, mais quel ne fut pas mon étonnement, en tâtant le pouls, de trouver une intermittence sur quatre : il ne donnait pas plus de soixante-quinze ; j'avouerai que je ne fus pas tranquille.

Mais comme la petite fille n'avait pas été fréquemment à la selle depuis qu'elle était malade, et enfin me rappelant le fait du fils de M. G....., je prescrivis un lavement miellé copieux, et quatre heures après je revins voir ce qu'il fallait enfin dire à cette mère, qui ne m'eut jamais pardonné de l'avoir rassurée si son enfant nous eut échappé.

Le lavement avait été suivi de l'expulsion de quatre bouchons stercoraux, assez gros, et de gaz ; la petite malade était toujours maussade, mais son pouls était redevenu parfaitement régulier, et comme j'avais eu soin de faire donner le lendemain un autre lavement évacuant, les choses ont été en s'améliorant, et par conséquent l'état anormal du pouls ne s'est pas reproduit ; elle est guérie, et rien, absolument rien ne décèle un trouble du côté du cœur de cette petite fille. C'est la première fois que je constate cela chez un enfant aussi jeune.

Je vous quitte pour causer diphtérite avec un de mes confrères de Tours. J'aurais bien quelques observations à vous faire sur vos belles leçons ; elles vont se trouver dans ma lettre adressée à cet enfant un peu gâté par plusieurs sociétés savantes.

XIXe LETTRE.

Sur la diphtérite.

A M. LE DOCTEUR MILLET, DE TOURS.

Pourquoi je reviens sur ce sujet.

La question de la diphtérite me paraît marcher à reculons, quant au traitement du croup surtout; c'est donc, je crois, un devoir pour les élèves de Bretonneau d'intervenir.

Avant de le faire, j'ai dû lire le travail pour lequel vous avez été couronné par un corps savant, estimé et de plus mentionné très-honorablement par notre Académie impériale de médecine.

Compatriote de Bretonneau, vous vous êtes posé comme un de ses disciples; voilà bien des motifs pour que votre œuvre pèse sur la pratique de nos successeurs qui auront à traiter cette grave maladie.

J'ai hâte de proclamer que votre Mémoire est le fait d'un travailleur, que les recherches dont il est le résultat méritent d'être encouragées, que par conséquent une récompense lui était due. Je dois vous avouer que je ne puis être d'accord avec vous sur beaucoup de points. Le but auquel vous visiez, en rédigeant le fruit de vos lectures, doit en être très-probablement la cause. Je m'estimerai heureux si ce qui va suivre vous donne la bonne pensée de faire une deuxième édition corrigée de votre Mémoire. Je crois pouvoir vous affirmer que, parmi les observations, expériences et réflexions qui vont suivre et marquer notre désaccord, il n'en est pas une seule qui serait désavouée par Bretonneau s'il vivait encore ; car, sachez bien que si nous avons tous les deux gardé toujours notre liberté de penser et d'agir, nous avions fini, dans nos causeries intimes, par être unanimes sur tout ce qui est relatif à la diphtérite ; après avoir été longtemps en désaccord sur le mode de traiter le croup, il avait fini pas reconnaître loyalement la justesse de mes objections. Serai-je assez heureux pour obtenir de vous le même résultat, et vous persuader que. mes critiques, quelques vives qu'elles pourront vous paraître, n'ont d'autre mobile que le bien et l'amour du vrai ; aussi, cela ne diminuera en rien l'estime que je professe pour tous les pionniers de la science, sans distinction de bannière, quelque soit le résultat de leur labeur.

Sur la confusion qui est faite entre la laryngite aiguë et le croup.

Depuis 1820, époque où ma chambre d'étudiant de l'hospice de Tours servit quelquefois de lieu de causeries et de recherches sur la diphtérite,— car c'était là que nous apportions les pièces anatomiques pour que Bretonneau put les mieux examiner et causer plus à son aise avec nous, — j'ai vu bon nombre de laryngites aiguës très-fortes déterminer les accidents du croup ; elles m'ont paru expliquer suffisamment l'erreur de ceux de nos praticiens qui ne se donnent pas la peine suffisante pour bien observer, ou bien qui n'ont pas vu assez longtemps ni assez souvent la diphtérite laryngotrachéale, pour être convaincus, comme nous, amis ou élèves de ce maître, qu'il y a autant de différence entre l'inflammation de cause commune et la diphtérite, qu'il y en a entre l'ulcère virulent et le simple, qu'il y en a aussi entre la variole et l'érysipèle. Une observation plus attentive eut évité la critique que j'ai entendu faire sur cette façon de voir, exprimée, peut-être en d'autres termes, par Bretonneau.

Pour convaincre les retardataires, encore si nombreux, il me semble qu'il leur suffirait de se rappeler le résultat qu'ils ont obtenu, pour peu qu'ils aient un peu d'exercice, du traitement banal appliqué aux diverses maladies des surfaces muqueuses, résultat qui est si différent quand il y a de ce qu'il est quand il n'y a pas des ganglions gonflés dans le voisinage du point de départ du mal. La présence de ces ganglions indique presque sans exception celle d'une cause septique ou virulente, et très-certainement si la phlegmasie muqueuse peut quelquefois céder au traitement antiphlogistique ordinaire, ce n'est que quand il n'y a pas de ces gonflements ganglionnaires sur le passage des lymphatiques qui viennent du point malade ; or, il me semble qu'il suffit d'avoir fait la nécropsie d'un seul diphtéritique et de se rappeler cette observation journalière, pour être tout de suite d'avis que cette maladie n'est point une inflammation commune, mais bien une affection *sui generis*.

Une inflammation, de quelque nature qu'elle soit, ne peut dégénérer en diphtérite.

Une inflammation peut-elle dégénérer en croup, comme quelques médecins le prétendent encore aujourd'hui? Qu'une phlegmasie puisse précéder la diphtérite, que même elle en soit la cause déterminante, cela est possible ; il y a plus, j'ai des faits qui m'autorisent à croire qu'il peut arriver qu'une bronchite, qui précède l'exposition à la cause de la diphtérite, fasse qu'au lieu de voir le malade contracter l'angine pseudo-membraneuse, il aura le croup d'emblée, ce qui en est la nuance la plus rare.

C'est avec surprise que j'ai vu mon ami Trousseau, entraîné par l'autorité de Grave, dire qu'il regrettait de s'être trompé, et qu'il croit maintenant que la scarlatine peut dégénérer en diphtérite. Si ce professeur distingué avait seulement prétendu que les sujets qui ont été atteints de l'ozène et de l'angine scarlatineuse sont plus aptes à subir l'action du virus de la diphtérite, je serais de son avis; dans le cas contraire, je ne saurais trop protester. On conçoit que, dans un hôpital, des scarlatineux couchés là ou la contagion est possible, deviennent diphtériques : cela se fait et doit se faire plus facilement que chez des sujets bien portants; mais que ce changement se fasse spontanément, que la dégénérescence ait lieu sans l'action du contagium, spécifique de la diphtérite, ce n'est pas; où serait donc alors la spécificité? cela est aussi peu supposable que la dégénérescence d'un lapin en chat et d'un mouton en renard. Qu'aurait dit Grave et que dirait mon compatriote, si une jeune fille, malgré les apparences de la candeur la plus parfaite, lui montrant des chancres vénériens à sa vulve, venait lui dire qu'ils sont venus là sans qu'elle s'y soit exposée et par conséquent après une petite égratignure. Croiraient-ils aux dires de cette ingénue?

Il y quelques années Mlle A. : ..., fille d'un architecte, ainsi que sa mère, gagnèrent la diphtérite presque simultanément; la maman n'eut que l'angine, tandis que la petite qui depuis sa scarlatine n'avait jamais eu les narines en parfait état, eut un ozène diphtérique aussi complet que possible. Or, si cet enfant avait été seule atteinte, si chez elle la diphtérite avait éclaté quelques mois plus tôt, on aurait pu croire à la conversion de la scarlatine en diphtérite; c'est donc une erreur très-bien patronnée contre laquelle je ne puis trop protester, je le répète.

La diphtérite est transmissible.

La diphtérite est-elle contagieuse? ou pour être plus exact, est-elle transmissible, par le malade, par sa garde, par ses crachats, par ses linges, à un autre individu sain? Une pareille demande ne peut plus se faire en Touraine sans crainte de passer pour bien arriérée, mais à Paris, où l'on traitait naguère si mal les contagionistes, c'est différent; enfin, on commence à croire qu'elle peut l'être. Pour hâter ces conversions si désirables, je citerai les trois faits suivants que je pourrais accompagner de bien d'autres.

Dans l'épidémie du Maillet, à Cangy, on ignorait d'où cette maladie avait pu venir, quand, quelques mois après, la femme Bertin, de la varenne de Cangy, vint me consulter; elle avait les dents très-déchaussées; je lui fis à ce sujet quelques questions, et elle me dit que c'était la suite du *scorbut*;

qu'elle venait de l'avoir aux gencives, qu'elle croyait l'avoir gagné d'un mar-
chand de cochons qui était venu chez elle et y avait bu; qu'elle se portait bien,
qu'elle n'avait eu mal qu'à la bouche, et avait guéri par un remède assez fort
que lui avait donné un pharmacien de Blois. C'était à la fin de l'été; elle possédait une closerie au Maillet, où elle était allée faire ses vendanges peu
avant l'époque où commença l'épidémie en question.

Il est bon de dire que ce marchand de cochons voyageait continuellement, et allait dans un pays où cette maladie venait de sévir, c'était peu
après l'épidémie de Chenusson, de 1825 à 1826. Ces renseignements ne furent
obtenus que par hasard, longtemps après; jusque-là les médecins purent
croire à la spontanéité.

Cette épidémie resta donc assez longtemps confinée dans cette commune,
mais l'un des médecins qui voyait ces malades, contracta la diphtérite gencivale, et la porta plusieurs jours sans s'en douter. Quelques semaines
après, sa petite fille et une de ses parentes en étaient atteintes; ces trois
personnes furent les premières malades de cette commune.

L'une des dernières épidémies de diphtérite que j'aie vue débuter commença à Amboise, chez un cafetier, M. R.... Deux enfants en furent
atteints; ce café reçoit les passagers de la route de Blois à Tours; après ces
deux malades, un petit voisin fut pris, puis une cousine de ce dernier, qui
venait de la ville au Bout-des-Ponts les jours de congé; un peu plus tard,
ce fut une jeune fille qui, dans sa pension, couchait dans le lit le plus
voisin de cette jeune personne, Mlle G...; ce fut après cela que les traces
se perdirent. Enfin, ce fut plusieurs mois après que M. le docteur Lagarde
eut occasion de voir, non loin de ce point de départ, une jeune fille encore
diphtéritique, dont je parlerai plus loin.

Je viens de citer cette dernière diphtérite survenue plusieurs mois après,
car une remarque que Bretonneau a faite et que j'ai été à même de répéter,
c'est qu'il n'est point rare de voir reparaître la diphtérite dans des maisons
et des villages plusieurs mois après qu'elle en a disparu, de la voir frapper
les nouveaux venus, surtout sans que l'on sache pourquoi et comment;
quand elle vient dans des lieux où elle n'a jamais été observée, on peut le
plus souvent constater comment elle y a été apportée, puis, malgré les
soins de propreté, quoique les localités n'aient été modifiées en rien, elle
reparaît comme les plantes qui, après avoir disparu complétement dans un
champ pendant des années entières, fournissent encore un ou deux sujets
quand on les croyait à jamais détruites; d'où il faut, je crois, conclure que
puisque la diphtérite peut encore reparaître là où elle a sévi, on doit rester
sur ses gardes, visiter la gorge des enfants à la moindre cause de doute. Je
démontrerai plus loin cette nécessité.

Les expériences d'inoculation que vous citez, monsieur Millet, aussi bien
que celles que vous avez tentées sur vous-même, ne prouvent que le dévoue-
ment et le zèle de leurs auteurs pour la science; mais elles sont loin de

démontrer que la manifestation du mal ne se fait pas là où le contagium a été déposé. Vouloir conclure de ces expériences que la transmission se fait par les voies respiratoires et que la maladie est générale dès qu'elle apparaît, c'est aller beaucoup trop loin. La diphtérite n'est pas une maladie qui soit générale, *a priori*, ce n'est que secondairement qu'elle se généralise comme le chancre vénérien et la pustule maligne, qui ne sont pas d'emblée des maladies constitutionnelles. Avant d'invoquer les essais d'inoculation, comment ne vous êtes-vous pas rappelé qu'un nombre assez notable de nos confrères l'ont contractée, après avoir reçu sur le visage les produits morbides expulsés par les enfants qu'ils soignaient du croup ; il y a même peu de maladies qui aient fait proportionnellement plus de victimes parmi les médecins. A cette prétention, je ne vous ferai qu'une objection qui me paraît péremptoire. Si l'expression du mal est la conséquence d'une intoxication générale primitive, pourquoi donc la maladie cède-t-elle sans retour, dix-neuf fois sur vingt, à un traitement local bien appliqué et fait à propos ? La pratique ne démontre-t-elle pas journellement qu'il n'est même pas nécessaire que la médication topique soit aussi prompte et aussi efficacement appliquée que pour la pustule maligne et le chancre vénérien : J'ajouterai encore cette observation : Comment se fait-il que la diphtérite gencivale puisse rester si longtemps locale ?

La médecine possède-t-elle même un autre moyen que la médication topique locale pour prévenir la paralysie diphtéritique ? Enfin, la manière dont la maladie se généralise, n'est-elle pas tout à fait semblable à celle dont la vérole et la pustule maligne se généralisent en devenant des maladies constitutionnelles ? Ce n'est point une querelle de mots que je veux chercher ; si votre doctrine était adoptée, elle porterait un coup grave aux belles recherches de Bretonneau. Je reviendrai peut-être sur ce sujet, en parlant de la paralysie diphtéritique.

Comment je procède pour établir les cas douteux.

Quoi que l'on puisse faire, il y aura toujours des croups difficiles à diagnostiquer, comme il y a des fièvres intermittentes que l'homme le plus exercé peut à peine bien reconnaître. Y a-t-il une maladie qui n'ait ses cas difficiles ? Mais enfin, je crois que le plus grand nombre ne fait pas autrement que moi quand je soupçonne que la diphtérite est possible : ainsi, quand il y a doute pour une affection buccale ou pharyngée, mieux vaut se comporter comme si c'était elle que de faire autrement, puisque, comme nous le savons (j'aurai peut-être occasion de le redire), le traitement qui lui convient est aussi le meilleur que l'on puisse employer contre les maladies avec lesquelles elle peut être confondue. Il n'y a donc que l'inconvénient qu'il pourrait y avoir à ne pas se prononcer. Or quel peut-il donc être, puisque le traitement est le même, puisque ce n'est qu'un peu de

surveillance de plus qu'il faut avoir au cas où les accidents ne s'arrête-
raient pas d'emblée.

Quant au croup diphtéritique, — et j'emploie ce mot pour éviter tout mal
entendu, — je dirai à ceux qui ne sont pas satisfaits de la symptomatologie
différentielle, établie par l'auteur du *Traité de la diphtérite* : Voici comment
je m'y prends, depuis bientôt quarante-sept ans, pour éviter autant que
possible de ces erreurs fâcheuses (si dans le cours de cette lettre je signale
quelques cas où le traitement a été tardif, cela a plutôt tenu aux circonstances qui n'ont pas permis un examen suffisant qu'à la marche insidieuse
de la maladie). Si l'on me signale seulement une légère souffrance de la
gorge, accompagnée d'un malaise qui n'est pas suffisamment expliqué par
autre chose, j'examine le pharynx, puisque plus j'ai occasion d'observer,
plus je vois se justifier l'observation de Bretonneau, — que la diphtérite
des voies respiratoires est presque toujours précédée de celle du pharynx.

Si le malade n'a eu que peu de fièvre, s'il n'a pas les signes de la scarlatine ou de la rougeole, ou bien encore ceux de ces fièvres dites éphémères,
avec des aphtes, si les ganglions du col ne sont pas gonflés, ou s'ils le sont
sans qu'une éruption à la peau explique ce gonflement, si le malade n'a pas
eu déjà la diphtérite, si la toux et la voix sont croupales, qu'il n'y ait point
eu de fausses membranes expulsées, et quoique, je le répète, le pharynx
soit net, je me comporte comme si le malade était atteint de la diphtérite
laryngo-trachéale.

Mais il aura beau éprouver la toux et la voix croupale, s'il est dans des
conditions opposées à celles que je viens de noter, je suis dans l'habitude
d'attendre pour me prononcer; je fais quelquefois part de mes doutes, mais
voilà tout.

J'hésite encore bien plus à reconnaître le croup, si l'enfant pour lequel je
suis consulté a déjà antérieurement éprouvé une ou plusieurs fois des
accidents de poitrine avec la voix rauque, la toux glousante ; c'est de
ceux-là qu'on entend dire qu'ils ont eu plusieurs fois le croup et qu'ils en
ont été guéris par les moyens généraux ; mais en réalité ils ne l'ont jamais
eu. Par cette manière de procéder, j'ai trouvé que le croup diphtéritique
était aussi facile à diagnostiquer que n'importe quelle maladie.

Dans la diphtérite gutturale la fièvre est généralement peu intense ; il
suffit même que l'on me dise que le malade pour lequel je suis demandé
souffre à la fois de la gorge et d'une fièvre forte, pour que je m'en inquiète
modérément et prévoie une angine commune.

Quand, dans le cours du traitement d'une angine diphtéritique, le malade
vient à éprouver de la fièvre, je surveille au contraire très-activement les
voies respiratoires ; il est fort rare que trente ou quarante-huit heures après,
'on ne voie pas qu'elles sont envahies par la diphtérite : cette circonstance
ne me semble pas avoir été assez signalée, elle le mérite cependant.

Que pourra-t-on obtenir d'un laryngoscope pour le diagnostic du croup ?

Mes essais ne sont pas assez probants pour en parler. Il y a quelque chose à faire, je crois, avec ce moyen.

La guérison de la diphtérite peut être quelquefois spontanée.

La guérison de la diphtérite peut-elle être spontanée? Si cela est, se fait-elle longtemps attendre? A ces deux questions que l'on doit naturellement se poser après celle de savoir si la laryngite aiguë et le croup sont identiques, le fait suivant répondra suffisamment.

En juillet 1827, N.... M....., enfant de sept ans, était atteint de la diphtérite pharyngo-nasale; je lui fis trois applications de dissolution de nitrate d'argent, elles furent faites dans le pharynx seulement; après cela il me fut impossible de le traiter. Les narines, dans lesquelles il ne fut rien mis, furent plus de deux mois à guérir, il en sortit plusieurs fois des fausses membranes moulées sur les cornets; puis, après elles, il s'en écoula un pus très-fétide; les ailes du nez s'écorchèrent, les ganglions cervicaux ou plutôt sous-maxillaires se gonflèrent et restèrent très-longtemps tuméfiés. Je pus observer tout cela pendant que quatre frères et sœurs de N.... éprouvaient l'angine maligne; cette famille habitait à l'Argandière, village situé sur les hauteurs de Saint-Ouen, près de Fleuray, où l'épidémie du Maillet s'était propagée; c'était donc la suite de cette épidémie.

Il est probable que le mal aurait pu durer moins longtemps ailleurs que dans le nez; je l'ai vu interminable aux gencives: le premier malade qui fut l'occasion de l'épidémie de Cangy le porta très-longtemps dans le pharynx; mais enfin il put guérir spontanément, ce qui suffit, je crois, pour expliquer les guérisons que chaque mode de traitement revendique, quelque peu efficace qu'il soit; je ne parle que des faits bien observés, car il y a eu outre *les méprises, et elles sont communes*, ce qui augmente les prétendus succès. M. Trousseau cite bien d'autres faits de guérison spontanée dans ses belles leçons de clinique que je ne puis trop louer.

De la diphtérite dite maligne.

Que faut-il entendre par diphtérite maligne?

Je ne m'explique pas pourquoi on voudrait distinguer la diphtérite en maligne et par conséquent en bénigne: c'est je crois embrouiller la question et rien de plus, car il n'y a pas deux agents producteurs pour cette maladie. Or, qu'elle est la nuance la plus maligne? C'est ce me semble celle qui tue le plus souvent et le plus promptement; or, ce n'est pas le croup que l'on a voulu qualifier de la sorte, et c'est cependant lui qui fait le plus grand nombre de victimes et qui tue le plus promptement. Ce que l'on peut tout au plus dire, c'est que selon le point attaqué, et surtout l'étendue ou la multiplicité des parties envahies, l'intoxication deviendra plus ou moins vite générale, ce qui varie selon les circonstances auxquelles l'état sanitaire du sujet se prête plus ou moins. Les accidents deviennent proportionnellement plus ou moins graves; ainsi, lorsque tout favorise l'absorption, ils peuvent devenir sidérants, parce qu'alors l'action spécifique du toxique porte un coup terrible aux principes de la vie. Voilà pourquoi aussi, tel qui sera atteint d'une diphtérite restée assez longtemps bénigne pourra, le mal s'étendant, être mis en danger non pas par le croup, mais par l'intoxication généralisée.

Quand je parlerai des précautions nécessaires pour ne pas prolonger inutilement l'action des topiques, je citerai un fait qui prouve surabondamment et sans réplique ce que je viens de dire. Ceci admis, quelle nuance sépare donc la diphtérite non maligne de celle qualifiée de cette épithète? Sous ce rapport cette maladie ne ressemble-t-elle pas à toutes celles qui sont dues à un agent toxique. Ce qu'il faut que l'on sache, c'est que cette maladie peut envahir toutes les surfaces de rapport sans exception ; mais surtout les parties déjà ulcérées, excoriées, les plaies, celles des vésicatoires. Que cet envahissement, aussi bien que celui des parties sexuelles chez la femme, et ce qui est plus commun encore, comme je vais avoir occasion de le dire, l'envahissement des fosses nasales, sont ce qui favorise par dessus tout la généralisation du mal ; tandis que, comme je l'ai déjà dit, la diphtérite des gencives seules peut rester presque toujours une maladie locale. Ainsi, je traitais naguère un employé du chemin de fer qui avait les gencives malades depuis un an d'abord, puis quand il s'est cru guéri, il m'a quitté pour revenir huit mois après réclamer mes soins de nouveau; chez cet homme la maladie est donc restée constamment locale pendant vingt mois. Lors de l'épidémie du Maillet, à Caugy, je vis avec M. B....., à Fleuray, un malade atteint de, diphtérite gencivale. Ce fut la conversation que nous eûmes avec ce confrère à ce sujet qui lui fit ouvrir les yeux et reconnaître que lui-même était aussi affecté de cette même nuance de diphtérite, et qu'il l'était sans s'en douter. Il guérit par l'usage de l'acide chlorique, mais quelques semaines après, il eut, comme je l'ai dit, la douleur de perdre un de ses enfants du croup, et de voir une de ses parentes atteinte de l'angine maligne.

La diphtérite suit-elle le sang, comme on l'a prétendu à la Société médicale d'Indre-et-Loire ?

Cher confrère, vous n'avez pas cru devoir passer sous silence certaines réflexions d'un des membres de la Société médicale d'Indre-et-Loire. Je copie : « En Touraine, la diphtérite suit le sang. » Ce qui a suggéré cette pensée à votre collègue et lui a fait trouver des partisans, ce qui enfin est cause qu'elle a eu de l'écho, c'est parce que, comme vous le dites, monsieur, il y a eu en Touraine plusieurs familles distinguées où la diphtérite a sévi à de longs intervalles, chez qui le croup a enlevé plusieurs de leurs membres. Quoique depuis longtemps on n'eut pas vu dans le voisinage des cas de dyphtérite, ces faits étaient connus de Bretonneau, mais ils ne lui ont jamais donné une si singulière pensée.

S'il n'était pas nécessaire de reconnaître que cette maladie est essentiellement transmissible, je n'aurais pas relevé cet on dit, et si je crois devoir m'y arrêter, c'est qu'il est bon de démontrer que le contagium de la diphtérite est certainement l'un des agents de cette espèce, dont l'action et la faculté de se reproduire sont des plus exceptionnelles. Ainsi l'observation journalière prouve qu'il est un de ceux qui provoquent le plus rarement de fortes épidémies. On ne voit point, en effet, cet agent contaminant étendre son action brusquement, aussi vivement que ceux de la rougeole, de la variole, de la scarlatine ; mais, en revanche, les localités où cette maladie est une fois apparue en ont été si longtemps inquiétées, que j'en pourrais citer un grand nombre où la dyphtérite régna pendant plusieurs années, faisant ainsi peu de victimes à la fois, mais en faisant longtemps et comme par saccades. C'est même cette particularité mal interprétée qui vous a fait dire qu'elle était endémique dans certaines localités, par exemple dans le faubourg de Saint-Symphorien, près Tours, que vous habitez, lequel est admirablement situé, où presque toutes les habitations sont exposées au midi, au bas d'un côteau, et pour la plupart dans une rue spacieuse sur la grande route qui longe la Loire ; si vous eussiez dit qu'elle disparaît difficilement de l'endroit où elle a sévi une fois, nous serions d'accord. Ainsi elle a été importée à la Membrolle et à Neuillé-Pont-Pierre, puis à Saint-Antoine, etc., par les ouvriers qui ont travaillé il y a sept ou huit ans à confectionner la ligne du chemin de fer de Tours au Mans.

Depuis ce temps elle n'a, pour ainsi dire, pas cessé de sévir dans ces contrées, de le faire de proche en proche avec des recrudescences ; ainsi on observait encore naguère des cas assez nombreux depuis Neuillé jusqu'au Château-du-Loir et lés environs. Or, depuis le commencement des recherches de Bretonneau, époque où tout ce qui tient à cette maladie m'a vivement intéressé, je ne sache pas qu'il y ait eu dans l'Indre-et-Loire une seule épidémie de diphtérite qui se soit comportée autrement. Ainsi, je le répète, jamais un nombre excessif de malades diphtéritiques à la fois, mais on en rencontrait toujours longtemps, de façon qu'à l'instant où on s'en croyait débarrassé on observait encore quelques malades égrainés et même plusieurs simultanément, quelles que fussent les saisons et les localités. N'oublions pas que, le plus souvent, il n'était point impossible de constater que ces derniers malades avaient eu des relations récentes dans les familles ou les localités primitivement affectées. Comme Bretonneau, j'ai vu souvent des diphtérites survenir trois ou quatre mois après que l'un des membres de la famille en avait été atteint : quiconque voudra observer avec attention, vérifiera la justesse de ces remarques, qui appartiennent, je le répète, à l'auteur du *Traité de la diphtérite*. Mais ce qu'il n'a pas signalé, et il ne pouvait le faire alors, c'est que ce singulier contagium peut infecter un logement pour plusieurs années. A l'appui de cette assertion, qui trouve une première preuve dans ce qui a été la cause du dicton patronné par la Société médicale d'Indre-et-Loire. Voici des faits dont j'accepte la responsabilité, ils n'eussent peut-être pas frappé mon attention sans la circonstance suivante, dont la famille de feu Bretonneau fut victime : c'est de lui-même que je tiens le récit de ce fait, c'est lui aussi qui le premier conçut la crainte qui doit nécessairement en découler.

Il y avait deux ans qu'une de ses nièces avait perdu un enfant du croup; depuis le début du mal jusqu'à son enterrement, ce petit être était resté couché dans une alcôve qui fut à peu près abandonnée depuis, jusqu'au jour où la mère fut prise de la douleur d'une dent qui nécessita son avulsion, laquelle fut suivie d'une fluxion peu forte ; mais comme elle se prolongeait, que Bretonneau dut un jour inspecter cette bouche, il ne reconnut pas d'abord la diphtérite dans l'ulcération de la gencive malade ; mais enfin le mal s'étendit et devint si saillant, qu'il ne fut plus possible à cet éminent clinicien de douter de la nature du mal de sa nièce.

Deuxième fait : Une cafetière de Limeray perd son enfant du croup ; et, un an après, M. Lagarde est appelé par elle, pour un diphtérite naso-gutturale. Puis, deux mois après, pour un enfant du voisin qui demeure en face.

Troisième fait : Pendant qu'Abd-el-Kader était retenu à Amboise, un détachement d'infanterie vint y tenir garnison. Peu de temps après, on constata chez quelques hommes qui la composaient des diphtérites gencivales et plus tard des angines de même nature. Cette maladie se perpétua, non-seulement parmi les militaires du détachement, mais encore dans ceux qui vinrent successivement remplacer le premier. Au départ de l'émir, Amboise cessa d'avoir une garnison et pendant plus de cinq ans, la caserne fut inoccupée ; c'est après ce long intervalle, qu'un détachement du cinquième régiment de ligne vint y caserner, et ce n'est que quelque temps après son séjour à Amboise que M. Lagarde, mon gendre, constata de nouveaux cas de diphtérite comme chez les hommes qui avaient habité dans cette caserne pendant le séjour d'Abd-el-Kader.

La garnison préposée à la garde d'Abd-el-Kader avait l'habitude de donner à de pauvres familles les débris de sa cuisine ; plusieurs cas de diphtérite pharyngées et même de croup furent observés alors chez les gens qui bénéficiaient des largesses de ces militaires. L'une de ces familles, qui perdit deux enfants du croup pendant le séjour des militaires, paya bien cher cette charité, car deux ans après elle fit admettre à l'hospice d'Amboise deux autres de ses enfants atteints du croup. Ce qui frappa surtout l'attention de M. Lagarde, c'est que depuis longtemps, il n'en avait pas observé un seul autre cas dans Amboise ni dans les environs.

On dira peut-être : ces faits ne prouvent pas que la diphtérite éclatant à deux ans d'intervalle dans la même famille, ne suit pas le sang. Ils ne prouvent pas suffisamment que le contagium diphtéritique peut conserver une influence redoutable pendant de longues années comme vous paraissez vouloir le prétendre.

M. B....., nouveau notaire à Saint-Avertin, perdit naguère son enfant du croup. Or, ce qui a surtout paru singulier à notre confrère et aux habitants de ce bourg, c'est que M. B..... est le troisième notaire qui, dans la même maison, dans la même chambre, a perdu un enfant du croup. Or, ici trois hommes et trois femmes de localités et de familles différentes : il n'y a qu'une chose à qui puisse être attribuée cette triste particularité, c'est la même maison, la même chambre.

Avant que le malheur soit arrivé à cette dernière famille, je ne sache pas qu'on ait eu l'occasion de signaler depuis longtemps des cas de croup dans ce bourg. L'action trop durable de ce contagium n'est pas sans similaire.

Lors de mon début, en 1821, j'eus occasion de voir pendant plusieurs années des ophtalmies palpébrales qui régnaient surtout par canton. Le symptôme dominant était une rougeur à la conjonctive palpébrale et une difficulté très-grande pour supporter la lumière solaire, et surtout la vue du feu et de la lumière artificielle. Je m'acquis alors assez gratuitement une réputation d'occuliste en donnant à ces pauvres gens des collyres de sulfate de zinc qu'ils devaient introduire au dedans des paupières. Cela me donna occasion de voir des ophtalmies dans les mêmes cantons à de longs intervalles et pendant plusieurs années, et je me rappelle surtout de l'avoir vu importer dans la maison d'un marinier, par le père, qui l'avait gagnée dans un voyage qu'il venait de faire. Cet homme me signala surtout que, sur les cinq camarades qui faisaient leur coucher dans la même cabine, trois seulement, ceux qui couchaient face à face, l'avaient contractée, tandis que les trois autres, qui avaient la tête aux pieds des premiers, étaient restés indemnes.

Jusque-là on ne verra peut-être pas ici une preuve de la thèse que je soutiens, mais en arrivant à Tours, une des premières familles qui me consulta était amboisienne et demeurait rue des Prêtres ; elle était atteinte de l'ophtalmie en question. Je voulus savoir qui l'avait importée chez elle, et il me fut répondu que c'était le plus jeune des enfants, qui allait à l'école rue du Petit-Genève. Mon traitement fut aussi simple et aussi efficace que pour les gens des environs d'Amboise. Est-ce à cette cause ou à une autre que j'ai dû d'avoir à soigner, pour le même mal, bon nombre de familles dont les enfants fréquentaient cet asile, je ne puis le dire.

Cette maladie, qui régna épidémiquement à Tours en 1812 et qui était connue alors sous le nom de cocotte, a dû peut-être à mes observations de prendre dans cette même ville de Tours, celui de maladie du Petit-Genève, où elle se perpétue encore malgré les soins de propreté de la directrice et des administrateurs.

Depuis quelque temps, je vois des enfants qui me prouvent qu'elle est devenue endémique aussi à l'école des frères de la place de la Riche. Or, comment y a-t-elle été importée si ce n'est par les enfants qui, devenus grands, ont quitté la rue du Petit-Genève pour l'école des frères de l'école chrétienne? voilà donc un laps de dix-sept ans au moins pendant lequel une contagion a résisté aux soins de propreté, etc., car j'ai hâte de dire que l'asile du Petit-Genève est très-propre, très-bien tenu et bien situé : là les générations s'y succèdent.

On tient trop aux fausses membranes. La présence de crachats membraniformes et l'absence de fausses membranes ne sont pas décisives.

Dans le compte rendu des travaux d'une société réellement savante, j'ai vu qu'on discutait encore sur la valeur des symptômes de la diphtérite laryngo-trachéale; je n'aurais pas même pensé à vous en parler sans cette circonstance, car ce qu'en a dit M. Bretonneau semble suffire.

Quelques hommes de science voulaient ne reconnaître le croup que quand il y a expulsion de fausses membranes par opposition à ceux qui appellent croup toute laryngite qui produit cette altération de la voix et cette toux qui sont communes à plusieurs autres laryngites et à la diphtérite.

Il ne faut pas avoir vu immensément de diphtérites laryngo-trachéales pour être convaincu que bon nombre de malades qui ont eu cette maladie n'en ont pas rendu.

Y a-t-il un observateur de la diphtérite qui refuse d'admettre qu'il y a des inflammations des voies respiratoires pouvant produire de fausses membranes, et qui n'ont pas le caractère de la maladie, qui seule mérite le nom de croup? Telles sont ces fausses membranes que des observateurs assurent avoir vu rendre dans la grippe et quelques trachéo-bronchites très-aiguës, qui ne sont pas plus analogues aux pellicules diphtéritiques, que la fausse membrane qui couvre les tonsiles et le pharynx des scarlatineux et de quelques malades atteints de l'angine pelliculaire commune, dont les caractères différentiels sont assez faciles à saisir pour l'observateur consommé, mais non pour le médecin qui débute.

Vous vous êtes posé en contradicteur bien cassant de ce qu'à dit Bretonneau de la fréquence du début du croup par le pharynx; non-seulement Bretonneau aurait été trop loin, mais MM. Trousseau et Guersand aussi, selon vous, auraient fait de même.

Je causais il y a quelques jours avec le confrère Paumier, médecin à Neuillé-Pont-Pierre, l'une des localités les plus maltraitées par l'épidémie dont je vous ai parlé à propos des ouvriers du chemin du Mans, sur les renseignements duquel M. Haime, le médecin des épidémies de notre département, a bâti l'un de ses rapports; or, voici ce que contient la note que le confrère de Neuillé a bien voulu me transmettre :

« J'ai eu à traiter cent dix-huit malades atteints de diphtérite, vingt-neuf garçons, trente filles, quarante-deux femmes, dix-sept hommes; les deux premières catégories ne dépassent pas dix-neuf ans; il y a eu vingt-deux décès; tous ces malades, excepté trois, ont eu les fosses nasales envahies. »

Que dois-je conclure de cette déclaration ?

Que Bretonneau, historien fidèle de ce qu'il avait observé avant d'écrire son remarquable ouvrage, ait, sans le vouloir, exagéré la fréquence du début du croup par le pharynx, cela peut être; mais si j'en appelle à mon observation, qui aujourd'hui est de date assez ancienne, je ne puis être de votre avis; or, en lisant ce que vous avez dit des vomitifs, vous fournissez vous-même une preuve qui est contre votre critique ; je crois avoir lu dans votre Mémoire qu'un des partisans de l'émétique a traité vingt-cinq enfants atteints du croup, chez lesquels la maladie a débuté par le pharynx. Bretonneau n'a jamais nié le croup ascendant; mais, monsieur le contradicteur, êtes-vous capable de démontrer que cette nuance de la diphtérite n'est pas une exception rare? Que les enfants soient plus sujets au croup que les adultes, personne n'a dit le contraire ; cela prouve seulement que chez eux les muqueuses bronchiques sont plus impressionnables, tandis que chez les adultes, c'est celle gutturale et encore plus la buccale, par rapport à l'état des dents.

Sur la fin de sa carrière, Bretonneau, s'entretenant souvent avec moi de la diphtérite, me disait : le chancre diphtéritique débute très-souvent dans les narines. Je ne le croyais pas dans le principe, mais il faut le reconnaître, c'est de là qu'il descend si facilement dans les voies respiratoires. Selon cet éminent observateur, l'extension se fait par le produit même du mal, c'est par la propre sécrétion des points envahis par le mal, qu'il s'étend de proche en proche, le plus souvent. Ce qui le confirmait dans cette idée, c'est ce qu'il avait constaté dans les expériences avec l'huile cantharidée, introduite dans les voies respiratoires pour simuler le croup chez les animaux; et ce qui donne à cette observation une valeur incontestable, c'est le peu de tendance de la diphtérite gencivale à s'étendre au delà de l'isthme du gosier, et par conséquent à produire, ou tout au moins précéder le croup. Je ne me rappelle pas, dans les quarante-cinq ans qui viennent de s'écouler, avoir observé un seul cas de croup qui ait été précédé par la diphtérite gencivale, et je crois avoir dit qu'au début de l'épidémie qui éclata à Tours de 1818 à 1819, celle qui fut l'occasion des recherches de Bretonneau, il y eut un bon nombre de petits garçons de l'hôpital de Tours qui furent atteints de la diphtérite gencivale; que chez eux, eu égard à l'état de leurs dents, il y eut de nombreuses récidives, qui ne furent pas suivies du croup.

Ce qui vient à l'appui de la thèse de Bretonneau et prouve que la diphtérite s'étend par son produit, c'est ce qui s'observe dans les cas de diphtérite des téguments, où l'on voit l'extension se faire toujours par la partie déclive; c'est ce qui se passe dans le croup, puisque quand il plonge dans les bronches, c'est rarement des deux côtés à la fois, et que presque toujours c'est du côté droit que l'envahissement se fait, du moins primitivement. Or, par les expériences que je vais rapporter plus loin, pour montrer le danger de l'introduction indiscrète des agents topiques dans les bronches, il sera démontré que c'est presque toujours à droite que les accidents les plus sérieux ont eu lieu : ce qui se conçoit, si l'on réfléchit qu'eu égard à l'ampleur de ce poumon, l'attraction respiratoire est plus forte de ce côté.

D'ailleurs, quand un corps étranger est introduit dans les voies respiratoires, c'est presque toujours à droite qu'il se dirige et qu'il stationne.

Je ne veux pas nier le croup ascendant, parce que je ne l'ai jamais observé; je n'ai rencontré la diphtérite stationnant dans la trachée seulement que peu de fois, sans que le larynx fut pris; mais plusieurs fois j'aurais pu commettre l'erreur d'avoir cru rencontrer ce cas exceptionnel, si, guidé par un léger gonflement des ganglions parotidiens et sous-maxillaires, je n'avais pas regardé de plus près, et constaté par ce second examen que, derrière l'une des amygdales, il se trouvait un point d'où le mal se propageait plus bas par une simple traînée. Je crois donc, je le répète, que vous vous êtes fait trop absolu, quand vous avez dit : MM. Bretonneau, Guersand et Trousseau disent que le croup débute presque toujours par le pharynx lorsqu'il est sporadique, et constamment lorsqu'il se montre épidémiquement; *nous protestons contre cette opinion, qui est une erreur de tout point.* L'observation journalière nous fait voir les maladies des conduits respiratoires débutant presque toujours par les narines. Ainsi, l'asthme commence souvent par un écoulement nasal considérable, le catarrhe bronchique par un coryza, et ces affections ne commencent, pour ainsi dire jamais, dans les bronches ou la trachée, pour remonter dans les fosses nasales. Cette observation seule aurait dû suffire pour vous montrer que le croup ascendant, si tant est qu'il ait lieu, doit être une chose fort exceptionnelle; elle vous eut fait réfléchir et empêché sans doute d'être aussi absolu. Amussat disait un jour : « Les affections des voies urinaires remontent toujours et ne descendent pas. ». Je dis à mon tour : « Celles des bronches, au contraire, descendent et ne remontent pas. »

Quant à la plus grande fréquence de telle nuance sur telle autre, que je ne veux pas discuter, variable selon les âges, les saisons, etc., il suffit pour l'interpréter de se rappeler que, si la diphtérite succède à la scarlatine, elle affecte moins souvent les voies respiratoires que si elle frappe après la rougeole et la grippe, avec des dents mal entretenues, diphtérite gencivale; chez l'adulte, angine membraneuse; chez l'enfant, le croup; voilà ce que la pratique démontre.

Réponse qui aurait dû être faite en septembre 1847.

On a demandé au Congrès pourquoi les médecins d'Indre-et-Loire donnaient la préférence aux topiques sur tous les moyens indiqués précédemment. Si cette question eût été faite la veille, Bretonneau eût, sans doute, répondu de façon à satisfaire ceux qui attendent encore une réponse. Il n'avait pour cela qu'à citer les nombreux documents qu'il possède; j'ai vu avec regret que cette question si clairement et si convenablement posée n'eût trouvé là personne pour y répondre; il y avait cependant au bureau quelqu'un qui, je le crois, pouvait parfaitement le faire, car ce médecin m'a toujours paru prendre une part fort active à cette grave question, dans les premières années surtout. Comme en pareille matière ce qui abonde ne vicie pas, je vais rapporter ce que j'ai vu, je désire que cela répare un silence regrettable.

Les premiers médecins consultés dans l'épidémie qui semble avoir eu son point de départ au Maillet et qui s'étendit ensuite à Fleuray, ont ignoré longtemps les succès obtenus ailleurs par les topiques. Quand ils les connurent, on comptait déjà dix-huit décès et je n'entendis pas dire qu'il y ait eu même un malade guéri après l'emploi des purgatifs unis aux vomitifs, aux rubéfiants et aux évacuations sanguines. Un pauvre vigneron nommé P....., du Maillet, perdit ses six enfants en six ou huit semaines, sous l'influence de ces moyens, qui sont opposés à toutes les angines, et qui, je crois, n'en guérissent guère. Il est vrai que vers la fin de sa maladie le dernier de ses enfants, jeune homme de dix-huit à vingt ans, fut aussi traité par des applications acides et des dissolutions de nitrate d'argent. Ce malade parut guérir des accidents de la gorge, mais il succomba un peu après sous l'influence, sans doute, de la cachexie spéciale à cette maladie. Enfin, il est avéré que la médecine ne commença à être utile que lorsque les applications topiques furent *mises en pratique.*

La médication banale est-elle aussi inutile dans la diphtérite sporadique qu'elle le fut dans cette épidémie qui n'occuperait pas la place la plus saillante dans les faits que Bretonneau possédait? Pour toute réponse je me contenterai de citer l'observation suivante, qui est authentique :

L'enfant d'un menuisier de Vernou nommé V...., garçon de trois ans, était traité par M. le docteur B., qui répugnait à l'administration des agents locaux. Or, pendant onze mortels jours que ce petit malade fut soumis à l'application des sangsues et des vésicatoires, il prit quotidiennement soit un vomitif, soit un purgatif; je crois même qu'il en prit jusqu'à deux par jour, une fois ou deux. Eh bien! quand nous le visitâmes, MM. Chenouard, Lagarde et moi, il était à demi-asphyxié, malgré ce traitement d'une énergie remarquable, et ce fut contre toute espérance que je le soumis aux deux applications de dissolution de nitrate d'argent et à l'usage

des paquets de calomel et d'alun alternés, dont je vais avoir occasion de
parler en rappelant ce fait.

Les topiques ne doivent pas cautériser.

Par tout ce qui se publie, on serait tenté de croire qu'il en est de la
diphtérite comme de toutes les maladies contre lesquelles l'art est resté
tout à fait impuissant. Car combien de moyens plus singuliers les uns que
les autres sont ils préconisés contre elle? Si je n'assistais pas en témoin à
ce déluge de publications, je ne voudrais jamais croire qu'il puisse en être
ainsi contre une affection pour laquelle un traitement parfaitement efficace
a été si positivement indiqué, et qui a reçu l'approbation des hommes les
plus compétents. Mais pourquoi cette longue liste de moyens plus impuissants les uns que les autres, c'est que plusieurs manifestations de ce mal
ont des similaires avec lesquelles on les confond souvent. Ces manifestations peuvent même faire errer les plus experts. J'ai été appelé à m'occuper
de la diphtérite bien avant d'être lancé dans la pratique médicale; je suis
l'un des privilégiés qui ont pu suivre Bretonneau depuis le commencement
de ses recherches; je ne l'ai pas fait aveuglément, puisque je suis resté
longtemps en opposition avec ce maître sur certains points. Eh bien! Je
ne crains pas d'avouer avoir commis de ces méprises, et, de plus, j'affirme
avoir vu mon maître en commettre aussi : il n'est donc pas étonnant que
beaucoup d'autres fassent comme nous, quand ils ont eu beaucoup moins
d'occasions d'étudier ces diverses manifestations morbides. Il n'est heureusement pas très-fâcheux de prendre pour la diphtérite une toute autre
maladie similaire en apparence, car le traitement topique ne lui nuit
jamais, soit que l'affection ait son siége sur la peau ou sur la muqueuse des
narines, celles de la bouche, du pharynx et même dans les voies respiratoires; mais là où l'erreur est plus préjudiciable, c'est quand le médecin
ne reconnaît pas la diphtérite et qu'il se contente de ces médications,
bonnes, ou plutôt inventées contre toutes les affections de causes non spécifiques.

Cette longue liste de moyens, que je crois pour le moins inutile, m'oblige
à entrer ici dans quelques détails que je croyais futiles lors de la première publication de mes recherches. Je voulais éviter ces réflexions,
car j'avais cru de bon goût de laisser Bretonneau, qui a toujours eu la
pensée de publier une deuxième édition de son œuvre, mettre dans ce
cas chaque chose à sa place, démontrer enfin qu'il est peu possible, pour
ne pas dire plus, d'espérer un effet avantageux des moyens dits généraux ;
je crois donc maintenant que c'est une obligation pour ses élèves et ses compatriotes d'essayer dans la mesure de leurs moyens de remplacer ce médecin
hors ligne.

Pour qui a observé un peu largement la diphtérite, il est je crois démontré que cette affection n'est point une maladie de cause commune, qu'elle
est due à un agent spécial, capable de se transmettre d'un malade à un
individu sain. Ne pas le reconnaître, serait je crois aussi étrange que de
nier la lumière. Or ce que j'ai dit précédemment, prouve assez que cette
transmission a d'abord un effet local, que c'est secondairement qu'elle se
généralise et se comporte alors commme l'agent producteur de la pustule
maligne et le virus vénérien.

S'il en était autrement, comment alors expliquer pourquoi, une fois que
ses premières manifestations ont été dénaturées, le malade peut être considéré comme aussi bien guéri que ceux chez lesquels la pustule maligne
ou le chancre ont été touchés à temps.

Enfin, quand bien même l'agent de la diphtérite agirait comme celui des
maladies éruptives, cela ferait-il qu'il n'y eût pas nécessité de dénaturer
le plus tôt possible les désordres que ce contagium produit? Cette comparaison n'a rien de forcé, elle est même aussi exacte que possible; et, pour
peu que l'on y réfléchisse, on reconnaîtra promptement combien est nul
ce que l'on peut espérer dans ces cas de l'emploi des moyens proposés par
la routine ou l'habitude contre toutes les maladies de cause commune. Quel
est donc le médecin qui ne serait pas stigmatisé justement s'il se contentait
d'opposer à la pustule maligne ou au chancre vénérien, lorsqu'il vient
d'apparaître, ou à tout virus ou venin déposé sous la peau ou sur une membrane muqueuse, des rubéfiants à distance comme dérivatifs des saignées
générales ou locales, des purgatifs, des vomitifs, soit qu'ils s'appellent
ipéca, tartre stybié, sulfate de cuivre, etc., etc.? Quel est, dis-je, celui qui
pourrait persuader que par ces moyens il peut réussir à annihiler la
manifestation variolique ou toute autre? A-t-on jamais vu faire que, par ces
mêmes moyens, les ulcères de la gorge dus à la syphilis, guérissent? non
certainement.

Quoi! parce que le chlorate de potasse, ainsi que l'alun, le tannin, le jus de
citron, etc., ont fourni des gargarismes dont l'action est tout au plus fort
secondaire, on croit pouvoir trouver dans ces agents une action spécifique?
Il est de fait que si le chlorate de potasse, celui qui a fait le plus d'adeptes,
avait le pouvoir de dissoudre les fausses membranes qui, comme je l'ai dit
ailleurs, fondent seules, car elles tombent très-vite en putrilage, il vaudrait
quelque chose; mais il n'en est pas ainsi, tant s'en faut. Une observation
journalière démontre qu'une pommade cantharidée appliquée plusieurs fois
sur la plaie d'un vésicatoire, produit très-souvent des fausses membranes
similaires à celles de la diphtérite. J'engage les partisans du chlorate de
potasse *intus* et *extra*, à essayer son emploi pour prévenir ou guérir plus vite
les effets des cantharides, et ils verront si ce sel a donné à l'intérieur la
moindre action pour prévenir ou atténuer cet effet : j'en dirai tout autant

du jus de citron, etc. Au surplus, si ces moyens ainsi que les vomitifs et autres ont l'effet qu'on leur attribue si gratuitement, comment se fait-il qu'ils soient nuls dans les cas où la diphtérite affecte des parties où l'œil peut suivre l'effet médicateur; alors pourquoi leurs partisans sont-ils forcés de recourir à la médication topique, dans les cas d'angine diphtéritique bien légitime?

L'adhésion que Bretonneau obtint pour cette manière de traiter la diphtérite (laquelle est une copie bien avouée de celle d'Arétée), fut incontestable de la part de tous les hommes les mieux placés et les plus capables de bien juger de sa valeur. Il en fut de même, à la fin, de la majorité des médecins d'Indre-et-Loire, et, il faut le dire, de cette Société médicale qui lui fut toujours si hostile. Ces circonstances n'auraient-elles pas dû suffire depuis longtemps pour faire cesser des essais que je ne puis trop stigmatiser, car toute substitution au traitement topique dans la diphtérite n'est excusable à mes yeux, que dans les cas où cette maladie a fait des jetées inatteignibles à la main et aux instruments du chirurgien, ou enfin quand des raisons toujours exceptionnelles y mettent obstacle. Aussi m'a-t-il semblé que ce qu'il y avait d'abord à faire pour l'homme de progrès, c'était de perfectionner les moyens, de rendre le premier plus applicable avant d'en préconiser un autre, moins certain, pour ne pas dire plus.

Si l'expulsion des fausses membranes est devenue nécessaire, — ce qui, je le répéterai, n'est pas aussi fréquent que l'on paraître croire, — qu'on se serve du sulfate de cuivre, qui, à dose un peu concentrée, a une action analogue aux topiques reconnus efficaces; il peut servir par son passage sur le pourtour de l'orifice des voies respiratoires.

Mais, quant à ses effets vomitifs dérivatifs, et, par conséquent, à celui du tartre stibié, de l'ipécacuanha, qui donc peut y croire? S'il était démontré que l'émétique, a dose rasorienne, peut avoir une action substitutive, je comprendrais son administration; mais alors à quoi bon l'effet vomitif devant lequel ses prôneurs s'extasient, M. Constantin, excepté?

Quand je vais avoir traité de l'emploi des topiques, je reviendrai sur la médication par les ingesta.

Je crois avoir dit déjà que quand on trouve des manifestations de la diphtérite sur les amygdales, on ne voit le plus souvent alors qu'une partie du mal, puisque la face postérieure de ces glandes ainsi que celles correspondantes de la luette et du voile du palais sont, règle générale, plus malades encore, et soit dit par anticipation, qu'il est par conséquent impossible d'aller modifier tous les points affectés, avec le cautère actuel ou le crayon de nitrate d'argent, même avec un pinceau droit, qu'il soit composé avec de la charpie, une éponge ou toute autre matière; du moment qu'il est droit, il ne peut atteindre les infractuosités du pharynx et à la face postérieure des amygdales. Comme j'ai eu de fréquentes occasions de voir même des élèves de Bretonneau, croire, bien à tort, que ces simples moyens devaient suffire et par consé-

quent perdre un temps précieux et si souvent irréparable avec ce demi-
moyen, — je ne crois pas faire une chose tout à fait oiseuse en disant
comment je procède pour être certain, autant que possible, de porter à
chaque pansement le modificateur sur tous les points malades ; car si ces
confrères font si imparfaitement les applications, il en doit être de même
ailleurs, je le présume du moins.

Mon instrumentation se compose d'une baleine semblable à celle que les
corsetières mettent derrière le corset ; elle doit être large par conséquent
d'un centimètre au moins et épaisse de trois ou quatre millimètres. J'amincis
l'un des bouts sur son plat, comme une espèce de ciseau, ensuite je la coude à
angle presque droit en chauffant ; la portion coudée doit avoir au moins trois
centimètres. Ceci fait, je l'enduis sur ses deux faces d'une légère couche de
cire à cacheter de bonne qualité, et pour m'assurer que cette matière est
bien adhérente à la baleine, je chauffe la pointe d'un couteau que je passe
sur cet enduit ; ceci fait, je prends un morceau d'éponge dans lequel je
pratique un trou avec une lancette ou un canif pour le faire aussi large du
fond ; puis avec une pince à pansement je dilate ce trou pendant que je
chauffe la portion de baleine enduite de cire, afin de pouvoir l'introduire dans
ce trou et le faire adhérer à l'éponge. Si cette opération est bien faite, l'éponge
doit adhérer suffisamment par elle-même ; cependant je la fixe avec un fil.
Il faut qu'elle la déborde au moins de deux tiers de centimètre de chaque
côté, ainsi que l'extrémité de la baleine.

Quant à l'autre bout de cette baleine, je l'amincis également sur son plat,
mais en lui donnant une forme olivaire, longue de deux centimètres et demi,
et pour pouvoir la couder convenablement sur son champ, je la diminue sur
son côté au-dessus de l'olive, de façon que dans l'étendue de deux ou trois centimètres, elle est presque aussi épaisse sur une face que sur l'autre ; alors je
la coude également à angle presque droit, puis j'emploie les mêmes procédés
pour la revêtir d'une éponge, que je façonne, taille et attache comme
celle du côté opposé. J'imbibe ces deux éponges avec la dissolution topique
dont je veux me servir ; j'ai soin aussi de me munir d'une seringue à injection en verre, au bout de laquelle j'adapte une petite sonde d'Itard en gomme,
et, à défaut de ce petit instrument, je prends une petite sonde urétrale à
laquelle j'ai adapté un petit tuyau de plume capable de recevoir le bout de
la seringue ; je remplis celle-ci d'une dissolution de même nature, mais
moitié moins concentrée que celle dont j'ai imbibé les éponges que je veux
porter dans le pharynx, etc.

Tout ceci étant posé sur un meuble, de manière à ce que je puisse
prendre les instruments de ma main droite, je fais placer l'enfant assis
entre les jambes d'une personne ; je prends alors une serviette que je plie
en forme de cravate ; je la passe derrière les pieds de devant du siége où est
assise la personne qui tient le malade, en réunissant les deux extrémités
prolongées de ce lien ; je fixe solidement les jambes du patient entre celles

de mon aide, car il faut éviter les coups de ses pieds, qui sont souvent fort gênant par leur jeu.

Ceci fait, je prends un ruban de fil dont je noue ensemble les deux extrémités; avec un nœud coulant j'embrasse l'un des poignets du malade; passant ce lien sous mes cuisses, je viens en faire autant de l'autre poignet; par là il me suffit d'écarter un peu mes deux genoux pour immobiliser à volonté deux mains difficiles à contenir.

Mon aide tenant alors la tête du malade avec ses deux mains, dirige la face de mon côté; si mon petit patient ainsi immobilisé ne veut pas ouvrir la bouche, je la couvre avec ma main, ainsi que les narines : cela suffit pendant quelques instants, car aussitôt que je les rend libres, l'enfant pousse infailliblement un cri; pendant qu'il crie, j'introduis entre les mâchoires un petit coin de bois blanc large de trois centimètres, qui, par son renversement, les tient écartées; alors, introduisant le manche d'une cuiller, que je préfère être d'étain, pour pouvoir lui donner facilement la courbure nécessaire, j'examine et panse le mal comme il suit : Je plonge donc le manche de la cuiller, qui me fait un abaisse-langue, aussi avant que possible; puis, prenant de ma main droite la baleine imbibée du topique, j'en porte le bout olivaire de chaque côté du pharynx, touchant avec l'un et l'autre côté autant les parties visibles que celle postérieure des amygdales, ce qui se fait vite sans trop paraître incommoder le petit malade; puis, changeant la baleine de bout après l'avoir sortie de la bouche, je porte celui courbé sur son plat d'abord jusque sur la paroi postérieure du pharynx, pour éviter d'abaisser l'épiglotte; ensuite je le plonge vers l'œsophage, ou, par un mouvement d'abaissement produit en relevant le poignet, je viens couvrir la glotte; je laisse l'éponge dans cette position jusqu'à ce que l'enfant ait fait un ou deux efforts d'inspiration, sans m'effrayer des angoisses que cela produit : aussitôt la baleine retirée, je prends la seringue armée de son prolongement élastique, que je porte dans la narine qui me paraît la plus embarrassée; je pousse mon injection qui est expulsée en partie, tant par la bouche que par les deux narines, puis je dégage l'enfant et le laisse se débattre. Ce moment d'angoisse caractérisé par de la toux, avec des efforts pour vomir et expulser par le nez, ne dure pas longtemps. Ceci fait, comme je viens de le dire, modifie si bien tout le mal des narines, du pharynx et de la glotte, que j'ai rarement besoin de faire cela plus de trois fois, une chaque jour.

Il est essentiel que l'éponge, qui garnit la surface courbée sur plat, soit peu épaisse et ne soit pas trop fortement imbibée de dissolution : ce que j'ai dit plus haut et le récit des expériences qui va suivre démontre la nécessité de ces précautions.

J'ai dit un topique sur l'efficacité duquel je puisse compter; car si j'ai généralement préféré le nitrate d'argent dissous au quart, pour les éponges à porter dans le pharynx, et la dissolution de ce sel au sixième ou au huitième, quand il s'agissait d'injecter par les narines, c'est parce que ce

topique m'a paru entre tous moins douloureux, et aussi parce qu'il était
fort rare que je n'eusse pas sur moi assez de nitrate d'argent pour le confectionner à l'instant. Je ne me suis cependant pas fait faute, d'en employer d'autre, tel que l'acide hydrochlorique uni au miel; je me suis aussi
servi du nitrate de mercure étendu d'eau; mais plus rarement, parce que
ces agents sont plus douloureux que le nitrate d'argent, le tannin, la
dissolution de perchlorure de fer, le sulfate de cuivre, qui m'ont aussi paru
efficaces. Mais se faire un mérite du choix de tel ou tel topique, me semble
puéril : qu'il soit fortement astringent, cathérétique même, cela suffit.

Après avoir ainsi procédé, je ne m'occupe presque pas des plaques
blanchâtres qui, les jours suivants, bordent presque toujours les bords de
la luette et ceux des piliers du voile du palais, qui s'y voient presque
toujours, si l'on a employé un agent assez caustique; car, quand on est
certain d'avoir touché les parties malades avec un topique convenable,
ces taches ne sont autres que le produit du traitement, elles se trouvent
précisément sur le point que le pinceau a dû infailliblement toucher; or,
si on a la patience d'attendre quarante à soixante heures, elles disparaissent; car elles sont le fait du traitement, et l'on peut à tort les attribuer
à la diphtéri'e.

J'étais en bonne compagnie, la première fois que je fis cette remarque
qui m'a beaucoup servi depuis, et encore plus aux petits malades. C'est
sur le jeune S. B....., dont parle Bretonneau dans le dernier écrit qu'il
a publié sur la diphtérite. Il y avait eu méprise d'abord, et le jeune garçon
était en péril, quand M. Lagarde, Bretonneau et moi fûmes consultés; il y
avait douze jours que le traitement topique (nitrate d'argent dissout au quart)
était suivi avec une exactitude parfaite, et malgré cela le gosier restait
toujours tapissé de fausses membranes, mais plus encore tous les points qui
avaient été infailliblement touchés à chaque pansement; cela nous inquiétait
avec d'autant plus de raison que nous avions vu le jeune S. B..... dans un
état d'intoxication diphtéritique grave, lequel se perpétua même pendant
plusieurs mois par une semi-paralysie.

Quand je fis part à Bretonneau que j'avais engagé M. Lagarde à suspendre momentanément du moins les applications topiques, il manifesta
quelques craintes; mais trois jours après, je le rassurai, car tout traitement local était devenu inutile, les fausses membranes avaient disparu.

Je devais, peu de jours après, voir jusques à quel point on peut par cette
observation abréger le traitement de l'angine diphtéritique; mon confrère
Joire, médecin à la Membrolle, où la diphtérite avait fait plusieurs victimes,
venait de perdre un de ses enfants du croup. Il avait été détourné de l'emploi du traitement topique par un de ses maîtres. Or, pour obtenir qu'il me
laissa faire, je l'avais envoyé prendre l'avis de Bretonneau et exigé que son

petit malade fut amené à Tours; enfin je voulais être maître d'agir comme cela me semblerait nécessaire.

Je fis mes applications et injections comme je viens de le dire; après le troisième pansement, c'est-à dire le quatrième jour du traitement, guidé par l'aspect des taches qui siégeaient sur les bords du voile du palais, je cessai tout traitement et n'eus pas à m'en repentir.

Les topiques ne doivent pas cautériser.

J'ai toujours regretté que Bretonneau ait laissé donner à ce mode de traitement le nom de cautérisation; cette dénomination a fourni, à l'opposition vive que cet observateur a rencontrée, une influence qui nuit encore à son adoption: ce qui s'est passé à la réunion de septembre 1847 le prouve. Il y a cependant bientôt quarante-six ans qu'il a commencé à répondre à ses adversaires par des succès de bon aloi. Ce mot était d'autant plus fâcheux qu'il n'est pas exact. Se brûle-t-on les mains parce qu'elles deviennent brunes quand on touche du nitrate d'argent humide ou dissous? qui donc a vu la membrane gutturale tomber en eschares après ce traitement convenablement dirigé? J'ai employé bien des fois cet agent et je cherche encore une cicatrice, dans le pharynx, qui lui soit due. Pour que les topiques soient utiles dans la diphtérite, ils doivent être fortement astringents, styptiques même, mais caustiques, c'est inutile. D'ailleurs, puisque la poudre d'alun non calciné et le calomel sont très-bons, cela me semble dire assez qu'il n'est même pas nécessaire que ces applications provoquent une inflammation substitutive.

Si le topique doit être actif, s'il doit être tel, qu'appliqué à haute dose ou longtemps à une surface peu humide, il puisse cautériser sur celle qui est couverte de mucosités ou de fausses membranes, il perd bien vite de son activité, et, malgré la plus grande tolérance, il est bientôt enlevé soit par la toux, soit par les efforts de vomissements, et même par suite de l'empressement que le malade met à cracher dès qu'il est libre de le faire; d'ailleurs l'expérience, ce juge en dernier ressort, n'a-t-elle pas appris qu'il n'en peut être de même. Enfin, convenons que s'il résulte de leur emploi une cautérisation ou une inflammation, elle est d'une espèce bien extraordinaire pour que la gorge soit souvent plus libre et moins douloureuse quelques heures après leur emploi qu'auparavant. Cela n'est donc pas soutenable pour les praticiens qui ont bien observé. Enfin, disons que cette affection n'est pas la seule, tant s'en faut, qui soit ainsi calmée par les astringents.

L'expulsion des fausses membranes est le plus souvent inutile.

Le besoin de faire expulser les fausses membranes, quand l'asphyxie n'est pas imminente, la crainte de les voir se durcir sous l'influence des topiques astringents, n'occuperont point celui qui a remarqué que la putréfaction les décompose vite ; qu'en dix ou douze heures la couche la plus superficielle recouvre déjà celles sous-jacentes d'une matière qui forme les crachats épais que rendent les malades atteints du croup ; c'est à cet effet de la chaleur humide que nous devons de ne pas voir les fausses membranes encore plus épaisses, et que beaucoup de malades guérissent sans en rendre. Je vois encore que des médecins distingués sont préoccupés du soin de les faire sortir ; mais c'est d'autant plus à tort qu'elles se reproduisent avec une facilité extrême. A quoi cela sert-il donc, excepté quand elles sont venues faire bouchon et qu'il est impossible d'attendre ? C'est à tort que l'on prétend que les chirurgiens qui trachéotomisent ne font cette opération que pour donner le temps à l'inflammation de s'apaiser. Ce qui précède répond assez à une assertion aussi fâcheuse. Avant de faire les recherches expérimentales dont je parlerai plus loin, je ne faisais la trachéotomie que dans ce but ; sans doute que je n'ai pas à me reprocher d'avoir nui à mes opérés, mais je ne leur ai pas servi : ils ne mouraient qu'un peu plus tard. Ce n'est pas légèrement que j'ai changé d'avis ; aussi je crois que celui qui ne voit dans la trachéotomie qu'un moyen que le vomitif peut remplacer commet une erreur aussi grave que celui qui croit ce dernier moyen capable de guérir la diphtérite.

Des pertes de sang dans le traitement de la diphtérite.

Si je ne partage pas toutes les craintes que j'ai entendu exprimer sur les pertes de sang, si même je les crois utiles quelquefois pour diminuer la pléthore, je me joins avec la conviction la plus entière à ceux qui les repoussent quand l'asphyxie est imminente ou quand la résorption est possible ; dans tous les cas, les pousser loin est une faute grave ; j'ai vu de cela un malheur bien déplorable, mais qui le serait plus encore aujourd'hui que les malades atteints de diphtérite trachéale ne sont plus condamnés à une mort presque certaine. Il serait inutile de le citer pour ceux qui ont une entente parfaite des lois de la vie, mais non pas pour quelques personnes qui abusent des pertes de sang et leur attribuent une puissance qu'elles n'ont pas malheureusement.

Dans la nuit du 21 juin 1828, je fus appelé pour voir, en l'absence d'un de nos confrères, l'enfant du sieur B.... Ce petit malade était âgé de trois ans et bien venu ; il avait éprouvé quelque temps auparavant, dit-on, une double inflammation de la poitrine et du cerveau ; on l'avait traité par les pertes de sang. Il était bien rétabli, ce qui pour quelques-uns annonçait une aptitude aux pertes de sang et pour d'autres une raison d'être mesuré dans leur emploi.

Le 19 juin, au soir, cet enfant éprouva un peu de malaise et des difficultés à avaler.

Le 20 il était assez gai, on ne s'en occupa pas.

Le 21 dans la nuit, toux rauque, suffocation, agitation extrême; en m'attendant, la mère appliqua deux sangsues, et elle demanda à en appliquer d'autres.

Rien ne manquait pour caractériser la diphtérite du pharynx et des voies aériennes; je fis une application de dissolution de nitrate d'argent, je laissai mettre deux sangsues pour ne point faire une opposition inutile et de mauvais ton au confrère que je remplaçais, je prescrivis de plus des cataplasmes sinapisés aux cuisses, il était six heures du matin.

A neuf heures mon collègue arriva, j'obtins qu'il serait donné du calomel (dix centigrammes, deux grains), toutes les deux heures je fis un nouvel attouchement avec le nitrate dissous, mais il ne fut pas fait assez avant pour atteindre la glotte; notre confrère fit mettre quatre nouvelles sangsues à côté des premières : vers deux heures elles coulaient encore; le malade n'avait plus eu de quintes de toux, sa respiration était ronflante, il avait été à la selle, il était pâle; bientôt son cerveau s'embarrassa; à quatre heures il expira.

Nécropsie cinquante-cinq heures après la mort. Pâleur générale, gonflement des ganglions cervicaux, luette recouverte d'un petit gant de fausse membrane, tonsilles, membrane muqueuse du pharynx, enduites d'une matière diffluente; une fausse membrane revêt la glotte et l'épiglotte, celle du larynx et de la trachée est bien moins épaisse que la précédente ; sous ces fausses membranes les muqueuses sont rouges.

Les organes parenchymateux sont plus dépourvus de sang qu'ils ne le doivent être, les poumons ne sont pas même sugillés; or, comme les voies aériennes ne sont pas notablement rétrécies, il n'est guère possible de trouver la cause d'une fin aussi brusque ailleurs que dans la perte de sang; sans elle la mort n'eût pas été aussi prompte, et sans le commencement d'asphyxie la perte du sang n'eût pas été évidemment nuisible.

Il ne faut plus recourir aux fumigations.

Peu après qu'on a eu constaté l'identité de cause et de lésion entre le croup et l'angine maligne, on a pensé qu'il serait possible de guérir l'affection des voies aériennes avec des corps en vapeur; cela paraissait assez plausible, mais des expériences bien faites ont bientôt démontré qu'ils agissaient principalement sur la substance même des poumons, qu'ils étaient meurtriers quand ils étaient assez actifs pour modifier la membrane muqueuse malade ; qu'en diminuant leur activité assez pour ne pas léser les viscères, ils perdaient leur action curative; cela devait être. Si je parle ici de cette médication abandonnée, c'est pour que la pensée de l'essayer de nouveau ne revienne plus, ou plutôt pour que les médecins qui sem-

blent vouloir les remettre en vogue, comprennent combien il faut être
discret dans leur emploi.

*Les insufflations de matières pulvérulentes sont inutiles ou nuisibles
dans le croup.*

On a également abandonné l'insufflation des matières pulvérulentes; elle
était difficile à faire et très-infidèle, car j'ai insufflé du calomel et de l'alun
jusques à en combler le pharynx d'animaux sans qu'il en pénétrât un peu
dans leurs voies respiratoires ; cependant je crois avoir bien pris mes
précautions pour que la glotte restàt abordable pendant l'expérience. On
verra plus loin ce qui serait arrivé si j'avais réussi à en faire pénétrer dans
le canal aérien. Il faudrait, pour tirer parti des corps pulvérulents, mettre
les malades dans un lieu où la poussière est continuellement suspendue en
l'air, comme l'est le tan dans un moulin à écorce, ce qui n'est guère praticable pour un malade qui se rencontre par-ci par-là.

Je vais avoir occasion de parler de l'emploi des matières pulvérulentes.
Selon la méthode de Guersand, cet emploi consiste à les mettre sur des corps
que les malades sucent, afin que pendant la déglutition elles touchent et
modifient les surfaces avec lesquelles elles se trouvent en contact ; dans les
vues de ce praticien, elles ne peuvent avoir qu'un usage fort restreint et pas
assez actif. D'après lui aussi, cette médication ne pourrait être qu'une bonne
addition à l'emploi des matières liquéfiables ou liquides mêmes portées sur
les parties malades à l'aide de pinceaux faits de charpie ou d'éponge, de
formes variées, selon les circonstances, et que M. Hélie, de Bléré, lance quelquefois tout simplement dans le gosier à l'aide d'une petite seringue.

De l'injection des topiques dans le pharynx.

Je n'aurai sans doute plus à parler encore de cette méthode ; je l'ai vu
employer ; elle n'a pas les inconvénients que l'on pourrait lui supposer, car
il est inutile d'injecter une grande quantité de liquide, une demi-cuillerée
à café suffit. Or une éponge en contient souvent autant ; d'ailleurs, dès que
cette injection est faite, le malade fait un effort pour cracher. D'après ce que
j'ai vu, cette manière de faire qu'on aurait pu croire tout au plus bonne
pour les cas où les fosses nasales sont malades, peut être mise en pratique
quand les enfants sont trop difficiles, d'autant plus qu'elle peut se faire par
le nez, à l'aide d'une sonde. Je préfère l'injection par les narines, comme je
l'ai dit.

Les topiques solides ou mis à l'aide d'un pinceau sont d'une inno-
cuité absolue dans le pharynx; il n'en est pas de même sur la
glotte.

Il est bon, très-bon, d'employer une éponge au bout d'une baleine courbée selon les parties à toucher; s'il ne s'agit que d'opérer sur le pharynx,
son innocuité est telle que je suis encore à comprendre comment on ne
préfère pas plus généralement cette médication à toute autre, quand bien
même cette dernière serait aussi efficace; mais autant elle est peu dangereuse, tant qu'elle est bornée au pharynx seulement, autant elle me paraît
être dans des conditions opposées quand c'est le larynx qu'il s'agit de
modifier. L'inconvénient que je reproche à l'application d'un pinceau imbibé
des matières topiques sur la glotte est très-grave et n'est pas assez connu.

Quand le pinceau est un peu gros, et même sans cela, s'il contient assez de
liquide pour qu'il puisse s'en écouler quelques gouttes sans trop d'efforts,
il suffit que le médecin parvienne à lui faire franchir l'isthme du gosier sans
heurter; pour que la matière dont il est imbibé coule à la moindre pression,
qu'elle puisse pénétrer dans les voies respiratoires et qu'elle aille jusque
dans les poumons y produire des altérations qui sont l'occasion de pneumonies lobulaires, pneumonies qui me paraissent avoir été attribuées jusqu'ici, mais souvent à tort, à la diphtérite. Or, ces pneumonies sont très-
graves, si j'en crois ceux qui les ont observées tout en se méprenant sur
leur cause; ce danger me semble surtout démontré par les recherches que
j'ai faites, afin de m'en convaincre.

Expériences.

Pour faire ces expériences de façon à avoir une conviction entière, j'ai
choisi pour cela des animaux très-sains et dont la trachée se rapprochait,
pour le calibre, de celle des enfants; voici leur récit abrégé :

Dans la trachée de dix chats variant de grosseur et d'âge depuis trois
mois jusqu'à deux ans, j'ai fait pénétrer par l'ouverture naturelle soit de la
dissolution de nitrate d'argent qui n'a jamais contenu plus d'un cinquième
de sel, soit de la dissolution d'alun faite à froid.

Pour parvenir à ce but, j'ai introduit une baleine mince armée d'une
éponge, dans un tube de fer blanc qui était terminé à l'une de ses extrémités par une ouverture latérale évasée en forme de cuillère; le tube était
coudé de façon que l'ouverture en question regardât l'intérieur de la courbure, et elle pouvait s'appliquer aisément sur le larynx quand elle était
portée dans le gosier de l'animal; cette espèce d'évasement recevait l'éponge,
et pouvait recouvrir toute la glotte et l'épiglotte sans difficulté.

Quand l'appareil était convenablement placé, et il suffisait pour cela de bâillonner l'animal qu'on tenait solidement par le col et par les quatre pattes dans une main gantée, puis de porter le tube dans le pharynx, d'élever un peu la main; ensuite un bruit se faisait entendre dans le tube dès que le larynx était couvert; alors, je poussais le bout de baleine qui dépassait l'autre extrémité du tube pour que l'éponge fût pressée et exprimée entre le tube et la glotte. Deux inspirations suffisaient pour avoir la certitude qu'une partie du liquide contenu dans le pinceau avait pénétré dans les voies aériennes, le reste coulait dans l'estomac ou restait dans l'éponge, ce qui se conçoit aisément; je n'ai jamais laissé l'animal faire plus de trois inspirations pendant l'application du tube.

Dans quelques-unes de ces expériences, l'éponge ne contenait que dix-huit gouttes de liquide. Quelques-uns de ces animaux n'ont été soumis qu'une seule fois à ce martyre; aucun ne le fut plus de deux. Pour ces derniers, chaque séance a été distante l'une de l'autre de quatre jours, pas un de ces animaux n'a survécu plus de six jours. Plusieurs ont péri dans les dix premières heures; il y en a même deux qui sont morts quatre heures après la première opération.

Les lésions cadavériques que nous avons trouvées ont été trop prononcées pour laisser douter de la cause de la mort de ces animaux, puisque des pneumonies lobulaires se trouvaient dans leurs poumons, et qu'elles étaient aux centres des lobes; que le nombre de ces points phlegmasiques nous a paru plutôt proportionné à la quantité du liquide inspiré qu'à son activité. Je ne fus pas seul à faire cette remarque : MM. Pelletier, d'Amboise, Guimier, de Vouvray, et Herpin père, de Véretz, l'ont faite aussi, car j'ai répété ces expériences devant eux.

Ce qui a poussé l'auteur à faire les expériences qui précèdent.

Je fus poussé à faire ces recherches parce que j'avais vu que des animaux morts après avoir subi des insufflations de calomel ou d'alun dans la trachée présentaient des désordres pulmonaires aussi graves qu'après avoir respiré du chlore; j'avais vu mourir aussi un jeune enfant atteint du croup quatre heures après qu'on eut appliqué sur sa glotte une éponge imbibée de dissolution de nitrate d'argent. Chez ce petit garçon, les accidents du croup dataient de la veille, mais ils n'étaient pas très-graves, et enfin le malade n'avait rien éprouvé avant cette application qui pût faire craindre une fin aussi prompte. Il est vrai qu'on pourra croire que la fausse membrane, en se décollant et venant à faire bouchon dans le larynx, a causé une funeste asphyxie. Cela s'est vu assez souvent, mais dans ce cas la mort est plus soudaine que ne le fut celle de cet enfant.

Comme l'observation qui précède n'avait point été complétée par la nécropsie, seul moyen de justifier ou d'infirmer mes doutes, il ne pouvait, comme je l'ai dit, me rester que des soupçons, quand on m'adjoignit à M....., pour l'enfant de M. D....., âgé de sept ans. Notre confrère n'avait constaté qu'une diphtérite du pharynx; l'éponge dont il s'était servi était grosse, et elle avait absorbé huit grammes (deux gros) de dissolution de nitrate d'argent; or, comme c'était le premier attouchement qu'on faisait à cet enfant et qu'il était sans défiance, elle fut plongée sans arrêt jusque dans le pharynx et sur la glotte.

Ce petit malade, qui jusque-là n'avait ni toussé, ni rien éprouvé qui fit soupçonner l'envahissement des voies respiratoires, toussa et éprouva immédiatement des accidents qui firent croire à l'existence du croup. Ce fut alors que je fus appelé; on voulut pratiquer la trachéotomie, j'engageai à ajourner cette détermination. Les accidents restèrent stationnaires pendant trente-six ou quarante heures; nous allions essayer le kermès à haute dose, que M. Grozat m'avait fortement préconisé, quand, pendant le temps qui s'écoula entre la prescription et sa mise à exécution, un mieux notable survint que les parents attribuèrent à des futilités, mais qui en réalité était spontané : dès ce moment la toux devint de plus en plus catarrhale, etc. Enfin, tout semblait aller au mieux, quand, quatre jours après, un frisson suivi d'une petite fièvre précéda de douze à quinze heures une nouvelle explosion d'accidents du côté de la respiration, car le croup, le véritable croup, survint cette fois.

En fallait-il davantage pour démontrer que les premiers accidents avaient été occasionnés par l'introduction du nitrate d'argent dissous dans les voies aériennes, et que les derniers étaient l'effet d'une recrudescence de la diphtérite, que précède presque toujours un petit accès fébrile. Je proposai la trachéotomie, parce qu'elle me semblait avoir des chances de succès : elle fut pratiquée le lendemain. Je reprendrai plus loin la fin de cette observation instructive.

Expériences qui indiquent les précautions qu'il faut prendre.

Malgré tout ce qui précède, je ne voulus cependant pas repousser sans plus ample examen une médication qui comptait des succès réels; je fis encore des essais, afin de me rendre un compte exact des raisons qui l'avaient fait réussir, et par conséquent pour essayer d'éviter les causes de revers fâcheux.

J'expérimentai cette fois sur des poules et des pigeons, dont il est facile de mettre le larynx en évidence en leur ouvrant fortement le bec et en tirant leur langue ; de cette façon je pus suivre à loisir les effets d'une éponge mouillée d'une dissolution de nitrate, et je vis qu'il était nécessaire qu'elle fût mince et peu imbibée; qu'il fallait, enfin, que le liquide ne se présentât pas devant la glotte en assez grande quantité pour couler; qu'il suffisait qu'il

suintât légèrement sur les bords de cette ouverture pour que, de proche en
proche, son action s'étendît assez bas dans le larynx sans risquer qu'il fût
inspiré jusque dans les poumons. Je fis ensuite sur deux chats deux tentatives qui me confirmèrent que c'était là le moyen, le seul moyen d'éviter
les accidents pulmonaires qu'on peut certainement reprocher à l'emploi
des topiques mis sans précaution sur l'ouverture du larynx.

Je ne suis pas seul d'avis de prendre ces précautions.

Je ne crois pas être le seul qui prenne ces précautions quand il s'agit de
porter des agents médicamenteux sur la glotte. Bretonneau le faisait, mais,
si mes souvenirs ne sont pas infidèles, personne ne les a encore indiquées.
Il y a plus, dans la réunion de septembre 1847, j'ai entendu citer un succès
où tout annonçait qu'on ne les soupçonnait pas nécessaires. J'ai lu depuis
des relations de succès qui m'ont démontré encore combien il est heureux,
je crois, pour le malade comme pour les médecins, que l'isthme du gosier ait
été une sentinelle assez vigilante, qu'il se soit fermé sur l'éponge, qu'il en
ait exprimé tout le liquide exubérant avant qu'elle arrivât sur la glotte;
voilà, je pense, comment dans ce cas les poumons ont été abrités; l'opérateur n'a point fait ce qu'il dit avoir fait et ce qu'il voulait faire pour guérir,
enfin pourquoi il a guéri.

Les termes dans lesquels cette observation a été rapportée étaient tels, que
je n'hésite pas à affirmer qu'il n'est pas un des auditeurs qui aurait pensé à
éviter l'écueil que je viens de signaler, écueil dont le danger ressortira bien
plus encore des expériences que j'ai faites et que je rapporterai en parlant
de l'introduction des topiques par l'ouverture artificielle de la trachée. De
ce qui précède, je crois devoir conclure que la médication topique appliquée
sur la glotte demande plus de précautions que celles qui sont indiquées,
quelque grave que soit le cas pour lequel on la mettra en œuvre; qu'il ne faut
pas mettre trop de liquide sur l'éponge, si l'on veut au moins ne pas nuire.

Je courbe, comme je l'ai dit, une baleine par le bout aminci; je la perce,
et fixe dans sa courbure une éponge mince qui déborde les côtés de cette
baleine.

L'éponge légèrement mouillée est portée au fond du pharynx, la baleine
la protége, puis j'appuie sur la glotte; le gosier, en se resserrant, vient se
pénétrer du topique sur le côté de l'éponge, et tout se trouve suffisamment
touché. Cela se fait aussi bien et aussi sûrement que possible. Bretonneau
faisait de même. Il donnait au bout de sa baleine la forme d'une spatule
courbée, et il exprimait l'éponge avant de l'appliquer.

Traitement du croup par le calomel et l'alun.

Autrefois, je pensais qu'il fallait pratiquer la trachéotomie dès que la
diphtérite avait envahi les voies aériennes, que cela était nécessaire, si on

voulait qu'elle fût opportune, qu'il fallait, pour que la médication topique pût être fructueuse dans le croup., ne pas attendre que les fausses membranes s'étendissent plus bas que la première division des bronches (nous verrons plus loin à quelles conditions il faut ne pas manquer si on veut qu'elle ne soit pas nuisible). Les motifs de cette grave détermination étaient puisés dans les expériences que je citais et parce que je suis convaincu, comme Bretonneau, que la diphtérite a le plus souvent une marche envahissante. Ce qui m'a fait changer d'avis sur la nécessité de la trachéotomie, ce sont d'assez nombreux succès d'une méthode de traitement qui est un emprunt fait à plusieurs autres.

Je l'ai employée, pour la première fois, sur la fille d'une sage-femme d'Amboise, Mᵐᵉ B...... La mère de cette petite fille refusa obstinément la trachéotomie, que je croyais nécessaire, parce qu'elle connaissait ses trop rares succès d'alors.

Cette malade était âgée de sept ans et délicate, quand elle fut prise simultanément de l'angine et du croup qui régnaient alors à Amboise. Je lui fis prendre alternativement deux grains de calomel et trois grains d'alun (je donnai ainsi toutes les deux heures un paquet de l'une et de l'autre de ces poudres; ils furent continués pendant sept jours; le contenu des paquets était renversé seulement sur un véhicule solide autant que possible, selon la méthode de Guersand). Je joignis à cela des applications de nitrate d'argent dissout sur les amygdales et dans le pharynx.

Cette médication ne fut point purgative. Dès le soir du deuxième jour, l'isthme du gosier commença à se nettoyer; mais, comme la voix, la toux et la respiration conservèrent seules leur caractère fâcheux; je cessai les applications de nitrate pour continuer seulement l'administration de l'alun et du calomel.

Le quatrième jour, la petite malade avait une répugnance extrême pour le calomel qu'elle avait préféré d'abord à l'alun; il devint impossible de la tromper, et dès ce moment les paquets furent donnés un peu moins régulièrement.

Vers la fin du cinquième jour, la toux devint catarrhale, la voix et la respiration meilleures, l'haleine eut déjà quelque chose de mercuriel qui augmenta le lendemain avec le mieux.

La petite B..... n'eut pas de salivation, comme je le redoutais; je craignais aussi une convalescence longue, cela ne fut pas. Dans mon intime persuasion, cette observation offre une guérison du croup, quoiqu'il n'y ait pas eu expulsion de fausses membranes; l'angine diphtéritique, l'altération de la voix, la toux, le prouvent. Il est bon de noter que j'avais donné plus de soixante grains de calomel (près de trois grammes et demi).

Depuis ce succès, qui remonte à plus de vingt-sept ans, je n'ai pas soigné moins de quarante personnes atteintes du croup ; parmi elles, il y en a trois ou quatre qui n'ont peut-être pas eu des symptômes assez tranchés pour en convaincre tout le monde ; quant aux autres, il n'eût pas été possible d'élever le moindre doute sur l'envahissement des voies aériennes par la diphtérite. Je ne pourrais publier ces observations en entier, car comme j'étais loin de penser à reprendre la plume pour traiter encore cette question, je ne les ai pas relevées ; et je n'oserais même pas en parler si je n'avais eu l'occasion de montrer quelques-unes des plus remarquables guérisons à des témoins compétents et irrécusables ; ces seules observations sont telles, que, quand bien même je n'en aurais pas d'autres, elles devraient attirer l'attention des praticiens.

Le sujet de l'une d'elle est le fils de M. D....., d'Amboise, qui, comme sa mère, porte des stigmates de scrofules. Il avait six ans alors ; quand je fus consulté pour la première fois, il toussait et avait la voix légèrement voilée ; comme en examinant le palais, et surtout la gorge, je ne trouvai rien, je fis une prescription insignifiante ; mais quatre jours après je fus appelé de nouveau ; alors je trouvai que cet enfant avait la voix et la toux croupales. Quelques heures après cette visite, il toussa, éprouva de grandes angoisses et rendit une fausse membrane représentant la partie inférieure de l'un des côtés du larynx et les trois quarts du diamètre de la trachée ; elle était longue de sept à huit centimètres, son bout inférieur se terminait comme le bord de ces gaufres appelées *plaisirs*, ou comme le bout d'un tube coupé en long biseau ; le pharnyx était parfaitement sain. Je ne pouvais recourir aux applications topiques qui, à mon sens, n'offraient pas de chances favorables ; d'ailleurs j'avais déjà un certain nombre de succès obtenus par l'usage du calomel et de l'alun, je n'employai point cette fois le nitrate d'argent ni autres agents de même nature.

Je priai mes confrères, MM. Pelletier et Moreau, d'Amboise, de venir voir ce malade ; je leur montrai la fausse membrane que la mère avait recueillie ; puis je commençai à administrer le calomel et l'alun ; les paquets du premier sel étaient de dix centigrammes et ceux du second de quinze ; ils furent donnés de deux heures en deux heures, cette administration fut faite régulièrement pendant six jours.

Le troisième jour de ce traitement, une nouvelle fausse membrane, qui était semblable en tous points à la première, fut crachée aussi péniblement.

Du sixième au septième jour, des crachats puriformes très-épais succédèrent à d'autres qui l'étaient moins et qui étaient mêlés de mucosités. La respiration devint difficile, embarrassée ; un gros râle bronchique semblait indiquer que cette gêne n'avait pas d'autre cause, mais elle était inquiétante tant elle était forte ; je l'attribuai à la fonte de la fausse membrane, je donnai une infusion de polygala ; peu après, les crachats devinrent faciles et la poitrine se débarrassa ; l'enfant se rétablit.

Cette histoire est déjà ancienne, je crois qu'elle date de 1839. Ce petit garçon resta longtemps faible et sans appétit. Aujourd'hui il a quarante ans faits; il est fort, mais il conserve une disposition extrême aux rhumes, crache toujours quelque chose; sa respiration n'est pas pure d'un côté.

Pendant que la famille P..... était chassée d'Amboise par la crue de 1846, la petite fille aînée, nommée Berthe, âgée de quatre ans, eut un peu de fièvre avec mal de gorge. Je fus consulté; j'examinai le pharynx et ne trouvai qu'une rougeur légère; je lui conseillai peu de chose et ne retournai plus la voir les jours suivants. Mais une semaine plus tard, cette petite revint à la ville, et quoiqu'elle fut encore assez gaie et sans fièvre, elle avait néanmoins la toux et la voix croupales, une partie de ses amygdales, ainsi que sa luette, étaient couvertes de fausses membranes; le doute n'était permis pour personne; ce début si peu sérieux était cependant celui d'une diphtérite pharyngo-trachéale des plus graves (1).

L'enfant, craintive et gâtée par sa mère, ne devait pas se prêter facilement aux applications topiques. L'expérience m'avait appris que ce moyen n'est pas indispensable quand on a recours au calomel et à l'alun. Les paquets que je fis donner en contenaient chacun dix centigrammes. J'en fis d'abord administrer un de chaque espèce en trois heures, afin de tâcher de réparer le temps perdu, si cela était possible; je dus me presser, car peu après avoir reconnu le croup, je fus appelé de nouveau pour constater que des lambeaux de fausses membranes moulées sur les divisions des bronches venaient d'être rendus, un entre autres était doublement bifurqué; ils furent conservés dans l'alcool, et je pus, quelques jours après, les montrer à Bretonneau que je conduisis chez cette malade pour le faire juge de ce cas curieux qui, au moment de cette visite, n'était encore qu'en voie de guérison. L'haleine de l'enfant commençait à être mercurielle, la toux avait déjà perdu une partie de ses caractères fâcheux, et les fausses membranes qui tapissaient les tonsilles étaient à moitié disparues et remplacées par une matière diffluente. Mais il y en avait encore bien assez pour ce juge que personne ne récusera.

L'usage du calomel alterné avec l'alun fut continué plus de sept jours; pendant le premier il le fut d'heure et demie en heure et demie, les jours suivants les paquets ne furent donnés que toutes les deux heures. Pour les deux derniers, l'on fut beaucoup moins exact.

Les suites de cette maladie furent courtes, Berthe eut du dégoût et de l'abattement pendant peu de jours, comme tous les autres enfants soumis à ce traitement; comme eux aussi elle se plaignit d'avoir la bouche mauvaise, ce qui fut dû sans doute à l'affection mercurielle, car les gencives furent

[1] Ces deux observations seules suffisent, je crois, pour convaincre que le croup n'est point la suite d'une inflammation sur-aiguë de la muqueuse respiratoire.

très-légèrement gonflées. Je dirai en passant que cette intoxication hydrargyrique m'a toujours paru être le terme de la dipthérite, qu'elle n'a pas
toujours été même très-apparente; qu'elle n'a jamais été plus forte chez
aucun des enfants que j'ai soumis à ce traitement, enfin qu'elle m'a toujours semblé plus lente à venir quand il y avait diarrhée au début du traitement que lorsque le calomel ne purgeait pas, ce qui se comprend aisément.

Ce fut, si on se le rappelle, par cette même médication, aidée de deux
applications de nitrate d'argent dissous que fut traité le petit V....., sous
les yeux de MM. Bachelot, Chenouard et Lagarde, et qui guérit néanmoins
après une perte de temps de onze jours, pendant lesquels on fit un traitement révulsif si énergique et si inutile.

Nécrologie du traitement par le calomel et l'alun alternés.

Il n'y a pas une manière de traiter le croup qui n'ait un nécrologe. Je
m'empresse de publier celui de celle-ci, parce que je ne connais pas de
meilleur moyen de conviction.

Le premier des cas malheureux que j'ai à raconter fut celui d'un petit
garçon tout rabougri, sujet à des douleurs de ventre et à des indigestions;
chez lui la diphtérite avait débuté par les amygdales, elle était restée stationnaire pendant quelques jours, malgré des attouchements avec le nitrate
d'argent qui furent faites assez énergiquement, mais qui, je le crois, ne
portèrent pas sur toutes les parties malades; je dis je crois, car ce ne fut pas
moi qui dirigeai le début de ce traitement.

Les accidents de la diphtérite trachéale n'étant pas douteux le sixième
jour, je pressai l'administration du calomel et de l'alun. Les premières doses
déterminèrent la diarrhée; enfin du sixième au septième jour de ce traitement, douzième de la maladie, l'haleine devint mercurielle, la toux et la voix
perdirent leur caractère alarmant; on suspendit toute médication.

Ce petit malade resta faible et sans appétit; nous le forçâmes de se nourrir; il prit du bouillon et des potages; sous leur influence il parut aller
mieux pendant quelques jours, puis il prit un potage au bouillon de
bœuf et mangea une côtelette de mouton dans un repas. Peu après les douleurs de ventre et le dévoiement apparurent pour ne plus cesser, il mourut
cinq jours après cette rechute, dans un état d'épuisement extrême, refusant
tout et froid comme un cadavre plus de vingt-quatre heures avant de mourir; il conserva son intelligence jusqu'à la fin.

La membrane muqueuse digestive que nous trouvâmes rouge dans toute
son étendue, comme un morceau de coton teint en rouge foncé, fut la seule
chose remarquable que nous trouvâmes dans le ventre, le reste nous parut
dans un état normal.

La membrane muqueuse pharyngo-laryngée était saine, seulement dans le larynx et à plusieurs millimètres plus bas, cette membrane n'avait pas son poli et sa couleur ordinaires, elle était plus violette, ses villosités étaient plus grossières, on aurait pu croire qu'on regardait cette membrane à travers un verre très-grossissant et violet, d'où nous fûmes portés à penser que cette surface chagrinée avait été le siége de la diphtérite.

La mort de cet enfant fut-elle causée par une indigestion? Cette indigestion aurait-elle été aussi grave, si le traitement par le calomel et l'alun n'eussent pas été nécessaires? Les accidents bizarres des derniers jours indiqueraient-ils cette cachexie spéciale à la diphtérite? Le doute est permis sur ces trois points.

Le second fait qui vient grossir ce nécrologe est celui d'une jeune personne de quatorze ans, Mlle D....., près d'Amboise. Elle m'arrête sur le chemin pour me montrer ce que je pris pour quelques aphtes dans sa bouche et sur ses lèvres ; les amygdales étaient tachées de quelques points blancs, tout cela avait été précédé d'un accès de fièvre. Je crus à une de ces éruptions qui accompagnent et peut-être occasionnent les fièvres qu'on appelle éphémères.

Les seules précautions que j'indiquai furent une diète légère, des boissons aqueuses et un gargarisme astringent; je ne la revis plus.

Il y avait douze jours de cette consultation, quand M. le docteur Lagarde fut appelé et trouva les narines ainsi que le pharynx tout entier tapissés de fausses membranes; les voies aériennes lui parurent envahies aussi; cependant il doutait encore, car on pouvait croire que l'altération de la voix était occasionnée par l'état des fosses nasales et du pharynx, parce que la malade ne toussait pas et semblait respirer assez librement.

Il fit un pansement le plus complet possible avec de la dissolution de nitrate d'argent, prescrivit de suite des paquets de calomel et d'autres d'alun pour plus de précautions.

Les accidents dont je viens de parler paraissaient stationnaires le lendemain, mais peu d'heures après cette visite, la jeune fille se leva pour aller à la selle, et à l'instant où elle allait se remettre au lit elle mourut dans les bras de sa mère.

La nécropsie ne fut pas faite, mais il me semble que la mort ne peut être due qu'à un décollement de la fausse membrane trachéale, qui aura amené l'occlusion du larynx, comme cela s'est vu d'autres fois.

Le troisième fut celui d'une dame de cinquante-cinq ans; elle était fille d'un chirurgien faisant la pharmacie; par cette raison elle se croyait habile et continuait le commerce de ses père et mère ; elle joignait malheureusement à cela d'être aussi indocile qu'avare. Quand elle me fit appeler, elle avait déjà essayé de se soigner depuis quelques jours, aussi ne pouvait-on plus méconnaître une diphtérite pharyngo-trachéale des plus complètes.

Mon premier soin fut de faire une application de dissolution de nitrate d'argent aux quatre cinquièmes d'eau, ce fut la seule possible; car cette malade se refusa obstinément à toute autre, et on ne bâillonne point une femme de cet âge. Le traitement par l'alun alterné avec le calomel devint donc la seule ressource. Les paquets que je prescrivis furent de trois grains ou quinze centigrammes.

Dans la nuit du deuxième au troisième jour qui suivit cette prescription, Mme ..... éprouva beaucoup de toux et d'angoisses, elle crachait quelque chose de volumineux et de difficile à avoir, la malade et sa garde ne m'en donnèrent pas une idée assez exacte pour que je pusse être certain que c'était une fausse membrane, d'ailleurs elles avaient toutes les deux une habitude d'exagération qui devait me faire tenir sur mes gardes; je prescrivis de conserver tous les crachats.

La cinquième nuit fut aussi orageuse que la troisième, et le lendemain on me montra une fausse membrane moulée sur toute la trachée et le larynx. Je recommandai, avec plus d'instances, l'administration des paquets; mais on me trompait, comme on va voir.

Le huitième jour, ne trouvant pas de changement ni de traces d'intoxication mercurielle, je voulus connaître au juste combien la malade avait pris de paquets; on balbutia, je devins défiant, et alors, compte bien fait, j'acquis la conviction qu'en sept jours elle n'avait pris que cent trente-cinq centigrammes (vingt-sept grains) de calomel.

On comprendra aisément que la surveillance fut telle, que dans la suite les médicaments furent régulièrement donnés. Six jours plus tard, c'est-à-dire quatorze après le début du traitement et par conséquent plus de vingt depuis le commencement de la maladie, les accidents du croup et de l'angine maligne disparurent. Mais comme la diphtérite laryngée avait suivi toutes ses phases, qu'elle avait fini sans doute par produire une ulcération, la convalescence ne fut pas entière, Mme ..... conserva une véritable phtisie laryngée, voix voilée, toux fréquente, crachats muqueux et proportionnés à la violence de la toux (car, quand par des opiacés on calmait la malade au point de la faire dormir, elle ne crachait pas). Les bruits respiratoires étaient purs.

Après deux mois d'une toux pour ainsi dire continuelle, une hernie crurale mal contenue sortit et s'étrangla, il fallut en venir à l'opération; mais elle ne fut acceptée que quand les accidents inflammatoires furent tels, qu'ils ne s'arrêtèrent pas, et la malade succomba. Je ne pus obtenir la nécropsie; mais, quoi qu'il en soit, il est suffisamment démontré, ce me semble, que la diphtérite avait été guérie sous l'influence du calomel et de l'alun, et que l'ulcération du larynx était seule la cause de la toux qui à son tour était entretenue par elle.

Le quatrième malade qui succomba au croup, après avoir été soumis à l'alun et au calomel, était vu par le docteur Lagarde et moi. Cet enfant avait trois ans; l'envahissement des voies aériennes était accompli quand nous le vîmes. Mon confrère était un peu prévenu par l'observation qui va suivre, ce fut lui qui fit la première visite; il crut devoir se borner à l'application du nitrate d'argent dissous, c'était le deuxième jour de l'invasion apparente de la maladie.

Le troisième jour nous fîmes prendre du calomel et de l'alun, il était sept heures du matin, quand on commença. A notre visite du soir, nous le trouvâmes expirant; il nous fallut faire la trachéotomie dans l'espoir de prolonger assez la vie pour donner au calomel le temps d'agir.

Malgré l'ampleur de l'ouverture donnée à l'air, la respiration ne se rétablit pas suffisamment, elle resta d'une fréquence extrême, comme quand l'embarras est beaucoup plus bas, et ce malade mourut neuf heures après, en s'éteignant par degrés.

Le cinquième dont je vais parler n'est pas pris parmi mes malades, comme on a déjà pu le pressentir, je rapporte ici cette observation et la suivante, parce qu'il faut qu'après avoir lu cette note chacun puisse ne pas craindre les déceptions que l'enthousiasme d'un novateur, même très-consciencieux, cause quelquefois. Cet enfant appartenait à un gendarme d'Amboise, voisin du lieu où les enfants du cafetier R..... avaient été traités plusieurs mois auparavant. Chez ce malade, qui était jeune, la diphtérite, d'abord pharyngée, était devenue nasale; elle semblait repulluler malgré les applications de dissolution de nitrate d'argent qui furent assez vigoureusement faites.

Je fus consulté sur ce qu'il y avait à faire en pareil cas : je conseillai le calomel et l'alun; peu après leur administration, les accidents apparents de la diphtérite se calmèrent, mais il survint ensuite une série de désordres bizarres; dans le récit qui m'en fut fait, je crus reconnaître ceux occasionnés par la cachexie diphtéritique. Mon confrère qui ne l'avait jamais observée, était disposé à en accuser le calomel. Je l'engageai à en causer à Bretonneau, qui est celui qui l'a vue le plus souvent, le seul qui put alors la décrire aussi bien que les autres nuances de cette étrange maladie, et cet observateur partagea mon avis.

A l'instant où je traçais ces lignes, le docteur Hélie, de Bléré, m'annonça qu'il venait de perdre un enfant atteint de la diphtérite pharyngo-nasale avec altération du timbre de la voix; qu'il avait d'abord traité cette petite fille de douze ans par le nitrate d'argent, puis enfin par le calomel et l'alun, auxquels il avait déjà eu recours plusieurs fois.

Les accidents du nez, du gosier se sont dissipés, puis l'enfant est tombée dans une prostration complète, elle est devenue froide, sans désir de manger, digérant mal (1), ayant le pouls irrégulier et petit. Les toniques n'ont

(1) Cependant j'ai appris depuis que le jour de sa mort elle mangea trois soupes, et qu'elle ne cessa de prier de la réchauffer, car son intelligence resta nette jusqu'à la fin.

pas eu plus de prise que le reste; cette enfant a succombé le quinzième jour dans un état que son médecin ne saurait comparer à aucun autre; il est vrai qu'il n'avait jamais vu les malades qui ont succombé sous l'influence de la cachexie de la diphtérite.

Dans ces deux cas, l'adynamie a-t-elle été l'effet des préparations mercurielles? outre l'avis que j'ai fait invoquer, je rappellerai que P....., le reste de cette nombreuse et malheureuse famille emportée dans l'épidémie de Cangy, mourut dans le même état que ces deux malades, et il n'avait pas pris un atome de calomel.

Je ne veux pas essayer davantage d'innocenter le calomel; quand bien même la conviction que j'ai ne serait pas partagée par mes lecteurs, les résultats de cette médication sont tels que, dans une occasion aussi grave, ils doivent appeler l'attention des praticiens.

De la manière d'agir du traitement hydrargyrique aluminé.

Comment agit le calomel alterné avec l'alun dans la diphtérite des voies aériennes? C'est une question que je me suis faite il y a déjà bien longtemps, puisque mes premiers succès datent, je le répète, de plus de vingt-cinq ans et qu'ils se sont peu démentis depuis.

Si l'effet de cette médication avait quelque ressemblance avec les purgatifs ou autres agents de dérivation, pourquoi leur action serait-elle moins prompte quand ils déterminent la diarrhée que quand ils ne la déterminent pas?

L'action de ces poudres est-elle purement topique? Les éloges qui ont été donnés à l'alun dans certains cas du croup pourraient le faire croire; quant à moi, je ne pense pas que leur effet topique s'étende au-delà de la glotte. Sans doute, qu'en laissant ces substances sur les corps qui leur servent de véhicule, c'est-à-dire en ne les enveloppant pas, il s'en arrête dans le gosier, et alors l'effet de cette portion doit être et est en effet locale. Quand nous employons exclusivement les topiques, leur action est trop limitée aux surfaces touchées, pour croire qu'elle s'étende bien loin au-delà des parties mises en contact avec le médicament; qu'elle aille jusqu'à modifier quelque peu la glotte, c'est tout ce que l'on peut admettre.

Un homme devant l'autorité duquel nous devons tous nous incliner, car enfin à son intelligence active il joint une plus longue expérience que nous, pense que, pendant la déglutition, il s'en introduit dans la trachée, etc. Je ne viens pas nier que cela ne soit absolument pas; mais de ce que cela puisse se faire dans des moments d'angoisses, je crois que l'on aurait tort d'en conclure qu'il en est ainsi assez souvent pour en faire la base d'un traitement qui doit être aussi prompt qu'énergique; le hasard m'aurait extraordinairement servi, ce qui n'est pas supposable.

Les résultats que j'ai obtenus, et que je livre à la méditation des praticiens, me semblent dus à une intoxication mercurielle et à l'action *sui generis* de cette substance sur la membrane muqueuse laryngo-trachéale, action qui n'a pas été remarquée, parce qu'elle est moins apparente que celle qui a lieu sur la membrane buccale.

Voici un fait qui prouvera que si les choses ne se passent pas comme je le crois, au moins elles ne se font pas de façon à laisser croire à une action exclusivement topique.

Le 4 septembre 1848, je fus appelé à Amboise, chez M. A....., boulanger; sa petite fille, âgée de quatre ans, très-mince, très-délicate, sujette aux maladies de poitrine graves, était malade depuis vingt-quatre heures.

Je lui trouvai peu de fièvre, ses narines laissaient couler une matière ichoreuse abondante, ses tonsilles, sa luette et son pharynx étaient tapissés de fausses membranes, sa voix était complétement éteinte, mais l'enfant ne toussait pas; ses ganglions cervicaux et parotidiens étaient assez gros, sa respiration était bruyante; malgré cela, l'auscultation n'indiquait rien dans les poumons ou les bronches.

Tous ces accidents dataient de la veille, comme je l'ai dit; il me parut évident que j'avais affaire à une diphtérite des narines, du pharynx et de la glotte, que l'invasion était de nature à laisser craindre des progrès rapides.

Toucher les amygdales, barbouiller le pharynx, injecter dans les fosses nasales un topique, me semblait dur et peu sûr; je préférai le calomel combiné avec l'alun; les paquets de chaque substance furent de dix centigrammes; on les donna de deux heures en deux heures fort régulièrement.

Vers le soir du dernier, l'enfant fut prise d'une forte fièvre, elle était brûlante, assoupie, sa face était rouge, ses ganglions sous-maxillaires étaient beaucoup grossis et douloureux.

Je fis mettre des compresses d'eau blanche sur les ganglions, nettoyer la bouche avec un pinceau imbibé d'eau et de miel rosat, moucher souvent et continuer le traitement par le calomel et l'alun.

Le troisième jour, au soir, la fièvre se modéra, le gonflement des ganglions s'arrêta.

Le quatrième, le nez et la gorge parurent s'améliorer, car la petite mouchait moins, ses tonsilles étaient moins bottées et moins grosses, sa voix paraissait aussi moins voilée.

Le cinquième jour, 9 septembre, le mieux était évident, le nez rendait beaucoup moins; ce que l'enfant mouchait était fort épais, on ne voyait plus que des petits points blancs séparés sur les amygdales, et enfin la voix était plus forte, mais elle n'était pas encore nette.

Enfin, le 10 septembre, sixième jour de ce traitement qui n'avait pas été interrompu, la voix était nette, le gosier à peu près débarrassé entièrement, le nez ne laissait plus rien couler, il n'y avait plus d'enchifrènement, et la petite malade était gaie, assise sur son lit, et mangeait avec appétit. La convalescence a été très-prompte.

Si cette manière de voir l'effet du calomel n'est pas la vraie, comment expliquer la guérison des fosses nasales? car rien, absolument rien n'a pu faire supposer qu'il y ait pénétré quelques parcelles de poudre, puisqu'il n'y a pas eu d'angoisses respiratoires.

M. Moreau-d'Argy fut appelé en mon absence. Il a pu constater, je le sais, l'envahissement de trois cavités par la diphtérite; mais à quoi bon tant de preuves pour faire revenir l'auteur du *Traité de la diphtérite* à sa première manière d'expliquer l'effet des préparations mercurielles dans le croup? car ce qu'il en dit dans son ouvrage est de tout point conforme à ces vues. Mais enfin cette pensée lui est venue, et elle pourrait bien venir à d'autres.

A quoi sert donc la poudre d'alun quand le pharynx n'est pas malade, me dira-t-on, puisque le calomel donné comme lui n'agit pas topiquement? J'avouerai que la première fois je pensais n'avoir affaire qu'à une diphtérite du larynx et je ne demandais aux poudres que je donnais ainsi qu'une action topique suffisante. Ce premier succès m'encouragea pour une autre tentative ; je continuai ensuite, parce que je me suis fait une loi de ne jamais faire de nouveaux essais quand je crois posséder un moyen qui réussit. Plus on a été heureux dans ceux que l'on a faits, plus il faut redouter de se laisser détourner dans cette voie si on veut éviter des mécomptes affligeants.

Depuis longtemps j'avais été porté à trouver que les préparations mercurielles n'étaient efficaces dans le croup que par cette action spéciale dont j'ai parlé ; ce qui m'avait donné cette pensée, c'étaient les succès publiés par l'auteur du *Traité de la diphtérite*, parce que j'avais assisté à plusieurs et participé dans quelques autres, que je n'ai pas publiés ; mais je fus refroidi de mon enthousiasme pour elles par un revers épouvantable dont je fus témoin en 1824. Une petite fille périt par suite d'une gangrène de toutes les parois de la bouche et d'une partie du pharynx avec nécrose des os du palais et des maxillaires. Ces désordres étaient survenus après des frictions mercurielles et l'usage de pastilles contenant du calomel : on les avait administrées contre une diphtérite pharyngo-trachéale qui guérit, mais la salivation et la gangrène qui suivirent ne purent être modérées. J'avais cependant eu soin, aussitôt le début de la salivation, de laver la peau avec de l'eau de savon, ensuite avec de l'eau hydro-sulfureuse, etc.; les accidents ne s'étaient pas arrêtés.

Tous ceux qui ont assisté au début d'une salivation mercurielle ont pu voir que les premières apparences de cet accident se montrent toujours où les gencives sont irritées, près des dents cariées, par exemple. Une autre observation tout aussi facile à faire, c'est que ce sont les astringents les plus énergiques qui sont le meilleur remède à ce mal comme à presque toutes les maladies de la bouche.

Ce furent ces deux observations très-banales qui me firent penser qu'en alternant l'alun et le calomel, je prévenais les accidents buccaux que pourrait faire naître le calomel. Cette induction devient presque une chose certaine si on se rappelle que je n'ai jamais vu d'accidents mercuriels un peu sérieux venir entraver cette médication.

Je crois donc, en alternant ainsi le calomel et l'alun, que celui-ci se répand dans la bouche à chaque fois qu'il a pour effet de circonscrire l'action hydrargyrique où elle est nécessaire, c'est-à-dire dans le larynx, le canal aérien, et même les fosses nasales ; je pense, en outre, que la bouche et le pharynx sont guéris par l'action topique de ces agents et que les autres surfaces le sont par l'action du calomel sur la constitution.

Je suis si convaincu que les choses se passent ainsi, que je n'hésite pas à regarder la diphtérite comme arrêtée et touchant à sa fin, dès que j'aperçois quelques signes d'intoxication mercurielle ; et lors même qu'elle me paraît peu redoutable, je suspens les préparations hydrargyriques dès que je la vois apparaître.

Ce ne serait qu'avec la plus grande répugnance que je reviendrais aux frictions mercurielles, car elles sont trop lentes à agir ; or, comme il faut que l'action mercurielle soit aussi prompte que possible, on ne peut espérer de la hâter par la voie de la peau qu'en mettant des doses surabondantes dont l'effet ne peut plus être limité. Je viens de citer un fait malheureux qui le prouve.

Je ne saurais trop vivement protester contre le conseil que vous donnez, de combiner ce que vous appelez ma médication avec celle par les vomitifs. L'une des conditions de succès de l'administration du calomel alterné avec l'alun, c'est d'obtenir, le plus tôt possible, la manifestation hydrargyrique, qui ne peut avoir lieu que par l'absorption. Or, celle-ci ne peut s'opérer, s'il n'y a pas tolérance de la part de la membrane muqueuse digestive. J'aurais compris votre sacrifice à la routine, si vous vous fussiez contenté de conseiller un léger vomitif, avec le sulfate de cuivre au début, pour débarrasser l'estomac des matières qui, parfois, peuvent dénaturer le calomel ou s'opposer à son absorption, — chose qui n'est pas nécessaire si on tient le malade à la diète ; autrement, à quoi peuvent donc servir les vomitifs, si ce n'est à produire un effet qui s'oppose autant que possible à ce que l'estomac tolère le remède, et par conséquent, au résultat désiré. Non-seulement je repousse les vomitifs, mais encore, comme je viens de le laisser pressentir, je tiens mes malades à la diète.

Un jour, que je soignais un enfant attaqué du croup, avec le concours de Bretonneau, auquel pour plus d'une raison je me plaisais à laisser l'initiative, ce ne fut pas sans étonnement qu'il me vit lui demander avec instance de prescrire l'abstinence complète, à laquelle il s'opposait si souvent ; mais quand je lui eus expliqué mon motif, il y acquiesça de la meilleure grâce du monde. J'espère donc qu'à la lecture de ces lignes, Monsieur et honorable confrère, vous ferez comme Bretonneau.

Si, ce que je ne suppose pas, vous espérez qu'en combinant les deux médications, vous obtiendrez des deux moyens réunis quelque chose de spécifique et d'heureux sur les parties affectées de diphtérite ; je vous engage à nous citer des faits bien concluants ; jusque-là vous me pardonnerez mon incrédulité, car je ne crois qu'aux choses qui me semblent possibles.

Ce qui, je crois, peut et doit être fait parfois simultanément avec le traitement par le calomel et l'alun, ce sont les applications topiques, tant dans les narines que dans le pharynx et sur la glotte.

Je pourrais multiplier ici les observations de la médication par le calomel alterné avec l'alun ; je le crois inutile aujourd'hui que des hommes recommandables, à tant de titres, ont reconnus qu'elle leur avait donné des succès ; d'ailleurs, elle ne devra jamais être qu'un moyen secondaire du traitement topique.

Je n'ai jamais essayé que cette médication comme substitutive indirecte, parce que je me suis fait une loi de ne jamais faire de nouveaux essais, lorsqu'un moyen m'avait réussi. J'ai vu que naguère un médecin, dont le nom m'échappe, a employé le copahu. J'avouerai y avoir pensé, et je crois que cette médication n'est pas à repousser. Le soufre vient d'être vanté, je n'ai pas à m'en occuper ; je ne vous parle que de ma pratique.

De la trachéotomie.

Comme ce que je viens de raconter des effets du calomel ne fera point renoncer à la trachéotomie ni à la médication topique par la plaie, qui ont été souvent heureuses, je vais en parler ; ce n'est cependant pas sans hésiter que je le fais, car je vais peut-être me trouver en opposition avec des hommes d'un esprit juste, dont j'estime la science, que j'aime, et qui peuvent opposer à mes observations des succès dont ils sont fiers et ils en ont le droit, mais enfin peut-être trouveront-ils dans ce que je vais dire le moyen de mieux faire. Je proteste donc contre toute interprétation qui ne serait pas bienveillante. J'ai mis la main à l'œuvre chaque fois que j'ai trouvé l'occasion d'aider au progrès de notre art. Je sais autant que personne ce qu'il en coûte de toute manière à se lancer dans cette voie difficile. Je n'ai donc point l'intention de déprécier les efforts de qui que ce soit.

Perfectionnement dû à Bretonneau.

Depuis que Bretonneau s'est servi pour la trachéotomie d'une petite érigne faite avec une longue aiguille garnie de cire à cacheter près de sa châsse et recourbée à angle un peu fermé à cinq ou six millimètres de sa pointe, qu'avec elle il a fixé la trachée dès qu'elle était découverte, que par ce moyen on peut ainsi la laisser et la reprendre à volonté, selon que le malade est plus ou moins patient, qu'il suffit pour cela de lâcher ce petit instrument, qui, peu lourd et peu embarrassant, reste en place, est toujours facile à ressaisir ; depuis qu'il est par conséquent moins difficile de disséquer convenablement les parties qui entourent ce conduit, qu'il n'est plus nécessaire de tâtonner dans la plaie ni de presser la trachée pour la chercher, enfin de prendre autant de précautions sans lesquelles on risquait de l'ouvrir trop tôt et surtout d'y faire de ces petites ouvertures qui font pénétrer le sang dans sa cavité, le manuel opératoire de la trachéotomie se trouve très-heureusement simplifié. On peut n'ouvrir la trachée que lorsqu'il est temps, et le faire sans difficulté aussi complétement qu'il est nécessaire, en un seul temps, ce qui est essentiel. Depuis cette heureuse modification toute simple, je ne vois qù'à louer dans le manuel opératoire.

Préférence donnée à la trachéotomie transversale.

Je ne puis donner la même approbation à l'habitude qui me semble générale de faire l'ouverture du tube aérien en long, c'est en vain que l'on m'opposera des succès, j'aurai pour réponse précisément l'une des observations contenues dans le recueil des travaux de la société médicale dont vous fûtes le secrétaire.

Je suis partisan du conseil donné par Dupuytren. Je ne parle point du procédé adopté par quelques médecins anglais, qui est emprunté à nos vétérinaires ; pour avoir une ouverture suffisante, nos voisins retranchent une partie des cerceaux ; s'ils ignoraient moins ce qui s'est fait chez nous depuis quarante-sept ans, je crois qu'ils ne publieraient pas des observations de croup bien évident pour des inflammations de la glotte ; si ce qu'ils croient était vrai, qui est-ce qui ne devrait pas trembler de trouver sa première cuillerée de café, de thé ou de potage trop chaud ?

Chez tous les animaux qui ont une trachée, ce canal est merveilleusement disposé pour rester toujours béant ; or, peut-il rester aplati dans une étendue assez longue sans inconvénient, surtout quand on réfléchit que cet aplatissement doit durer toujours.

Dès que les cerceaux de la trachée sont coupés, comme ils ne sont après tout que des arcs bandés par la membrane qui forme la paroi postérieure de ce conduit, il résulte de cette section que cette membrane se rétracte dès qu'elle n'éprouve plus la résistance qu'elle est accoutumée à surmonter, d'où l'aplatissement immédiat de la trachée, vis-à-vis la coupure ; à cela il faut joindre l'effet de la pression des parties voisines, qui contribue encore à affaisser ce conduit.

Ce n'est point, je crois, cette considération qui avait guidé Dupuytren; ce chirurgien avait remarqué que, pour ouvrir la trachée dans sa longueur, il fallait écarter les muscles de la partie antérieure du col, qu'il fallait aussi pour cela les mettre dans le relâchement, fléchir le col et non le tendre; que quand le col était fléchi, les muscles écartés, on pouvait facilement approcher ce conduit de la surface de la plaie et le rendre superficiel, que cela non-seulement ne pouvait être dans le cas contraire, mais encore que la trachée devenait plus profonde, plus difficile à atteindre et à ouvrir. J'ajouterai qu'avec une semblable disposition le sang y pénètre plus facilement, si malheureusement on vient à l'ouvrir avant le temps, et qu'il est alors bien plus difficile de parer à tous les petits embarras que cette opération laborieuse fait éprouver.

Il y a déjà longtemps que, partant de ces données et de quelques autres, je proposai de découvrir d'abord la trachée dans la plus longue étendue, et aussi le mieux possible, puis de passer derrière elle une petite baleine mince et large qui, par sa flexibilité agissait comme un ressort et faisait que la trachée s'approchait de la surface de la plaie, pendant que les muscles étaient tenus écartés par elle; ce n'était qu'après avoir rempli cette condition que l'on devait faire la section de ce conduit en travers et dans les deux tiers au moins de son calibre; alors les deux lèvres s'écartaient en V et donnaient une ouverture superficielle aussi grande que le calibre même de la trachée; cette ouverture restait toujours béante et facile pour toutes les manœuvres nécessaires au traitement du croup; par là on ne risquait point de voir la canule ou le dilatateur se déplacer et faire évanouir en un clin d'œil, par son seul déplacement, le fruit de plusieurs jours d'angoisses et de soins, comme cela doit arriver si le médecin quitte un instant le malade qui porte une canule ou un dilatateur quelconque.

J'ai eu occasion de mettre ce procédé à exécution une seule fois; j'en ai envoyé la relation à l'Académie de médecine; mais comme j'avais laissé le croup à lui-même, parce que je n'avais pas encore trouvé le moyen d'éviter que les topiques mis dans la trachée ne fussent pas meurtriers, l'enfant mourut quatre jours après par les progrès seuls du mal. Je ne me suis pas bien fait rendre compte pourquoi un des honorables académiciens me fit dire que j'attribuais cette fâcheuse fin au procédé opératoire que j'avais employé, et supposa que je le condamnais moi-même. Il faut convenir que c'était avoir lu bien légèrement. Je n'ai point réclamé, parce que j'ai reconnu depuis qu'il est difficile à exécuter quand le col est gros, court, et surtout si la trachée n'est pas bien et largement découverte; mais jamais procédé ne remplira mieux tous les désirs du chirurgien : ouverture large et facile à panser, sécurité, etc., il réunissait tous les avantages.

Je propose de substituer deux ligatures à tous les moyens
de tenir la plaie trachéale ouverte.

Quoi qu'il en soit, ce n'est point une raison pour ne pas tenir compte des
données du chirurgien de l'Hôtel-Dieu, de celles qui découlent des nécropsies que j'ai faites; or, par la modification que j'ai fait subir à ce procédé,
je crois avoir prévu toutes les objections que l'on pourra faire à la trachéotomie transversale; par cette modification il sera plus facile de vulgariser
une opération qui, jusqu'à présent, n'a été pratiquée que par un petit
nombre de médecins, et qui, jusqu'à ce jour, il faut en convenir, a exigé
des précautions dont le défaut n'a peut-être pas nui à faire qu'elle ait réussi
si peu souvent dans la pratique civile. J'ai employé pour le malade dont
l'observation va suivre le procédé dont je vais parler.

Quand je vis l'enfant A....., de Vernou, celui qui fut le sujet nº 4 du
nécrologe; je jugeai de suite que la trachéotomie serait bientôt nécessaire
pour essayer de gagner du temps et donner au calomel celui d'agir efficacement.

Je possédais deux canules de Bretonneau, une seule était capable d'être
appliquée, mais l'onglet de l'une de ses valves se brisa dans ma poche;
j'avais heureusement des aiguilles courbes que j'aurais pu remplacer par
celles ordinaires courbées à la flamme d'une bougie.

Quand j'eus mis la trachée à découvert, que je pus la fixer convenablement à l'aide de deux petites érignes faites sur le modèle de celles dont
Bretonneau se servait, je coupai ce canal en travers, et, entre elles deux, je
le divisai aux trois quarts.

Comme le sang n'était pas suffisamment étanché, car l'asphyxie était très-
avancée, — et dans ce cas il coule, comme l'on sait, fort abondamment, —
je mis le petit malade sur le côté, et, à l'aide de mes érignes, je fis arriver la
trachée à la surface de la plaie, je tins l'ouverture aussi large qu'il était
possible. M. le docteur Lagarde qui m'aidait, épongea au fur et à mesure le
sang et l'écume qui arrivaient à l'ouverture, qui auraient pu y pénétrer et
augmenter les angoisses de la respiration.

Ce moment une fois écoulé, je passai une aiguille courbe munie d'un fil
double dans chacune des lèvres de la plaie de la trachée; quand les deux
ligatures furent mises en place, ce furent elles qui remplacèrent les deux
érignes. Il me suffit pour cela de fixer leurs quatre chefs à un petit cercle
de baleine percé de quatre trous capables de les recevoir; par ce moyen,
l'incision de la trachée devint aussi superficielle et aussi béante qu'il était
possible de le désirer, d'où il résulta une ouverture fixe et que l'enfant ne
pouvait déranger.

J'ai dit plus haut que ce petit malade avait succombé parce que les
bronches étaient envahies par la diphtérite; s'il eut survécu, et que l'ouver-

ture m'eut paru trop petite, j'aurais mis une canule modelée sur celles de Bretonneau, plus courte; on verra par les observations qui vont suivre, que cela n'est pas utile.

J'ai dit que j'aurais employé une canule très-courte, car une expérience faite et répétée de bien des manières, et qu'il serait trop long de rapporter ici, m'a convaincu qu'un rétrécissement court ne ralentit pas beaucoup le passage des gaz, qu'il n'en est pas de même d'un qui est long, d'où je suis porté à penser que le larynx n'est pas la mesure exacte du volume d'air nécessaire à la respiration. Ainsi, un registre de fourneau fermé au tiers, à moitié, au quart même, influe peu sur la marche du feu, tandis qu'un rétrécissement beaucoup moindre, mais long de deux mètres par exemple, entravera beaucoup le tirage.

J'ai dit aussi que j'aurais eu recours à la canule de Bretonneau, s'il eût été nécessaire de recourir à un autre moyen de dilatation. Voici pourquoi : c'est que presque tous les instruments employés pour tenir l'ouverture longitudinale de la trachée ouverte, usent la membrane muqueuse et les cartilages de la trachée avec une promptitude qui est désespérante; la canule de Bretonneau est celle qui a le moins cet inconvénient; tous les inventeurs de ces petits appareils semblent l'ignorer et ne s'en être pas même préoccupés. Je les avais tous précédé dans cette espèce de recherche, et certainement je ne leur aurais point laissé ce soin ni ce facile triomphe, si je n'avais pas surmonté tous les obstacles qui se rencontrent dans la pratique civile, quand il s'agit de nécropsies; c'est un exemple de plus qu'il n'est pas un moyen de vérification qu'il faille négliger quand il s'agit de questions de ce genre et de cette gravité.

Ces recherches m'ont appris qu'une pression, même très-modérée, faite en travers des cerceaux de la trachée, tranche la membrane muqueuse et ses cartilages en moins de vingt-quatre heures chez les jeunes animaux et les enfants, que si on laisse les premiers survivre, et si la maladie de ces derniers guérit, ce qui en résulte peut se prévoir par ce que j'ai trouvé après l'expérience suivante.

En faisant la nécropsie d'un chien courant que j'avais laissé longtemps survivre après lui avoir pratiqué la trachéotomie, et auquel j'avais placé pendant quelques jours un dilatateur, je vis que là où l'instrument avait été appliqué, les cerceaux avaient été tranchés, que par conséquent chacun d'eux était divisé en quatre, que chaque extrémité de ces divisions faisait saillie dans la trachée, que des bandes cicatricielles nombreuses les réunissaient et que cette portion de tuyau, si large ailleurs, était très-rétrécie et nullement dilatable, tandis que chez d'autres animaux qui avaient été trachéotomisés aussi depuis longtemps, mais qui n'avaient pas eu leur plaie tenue écartée, la cicatrice de l'incision permettait l'écartement des cartilages; chez ces derniers au moins, les conséquences de la trachéotomie longitudinale auraient été moins fâcheuses, puisque le conduit aérien pouvait reprendre à peu près son calibre si cela devenait nécessaire.

Sans doute, l'on peut vivre avec une trachée rétrécie; mais est-ce pour rien que nous avons été dotés d'un conduit aérien beaucoup plus large que le larynx? Qu'arriverait-il donc si par malheur, après un semblable désordre de la trachée, un corps étranger s'engageait et franchissait le larynx? il ne faudrait pas qu'il fût très-gros pour déterminer une asphyxie immédiate, etc.

De l'emploi des topiques par la plaie trachéale.

Si la trachéotomie ne pouvait être évitée, ne serait-ce que pour donner au calomel le temps d'agir, faudrait-il, une fois cette opération faite, mettre en usage la médication topique? Telle est la question que je me suis faite et que je me fais encore même aujourd'hui que je puis compter un certain nombre de succès dus au calomel, assez grands pour servir de contre-poids à ceux de la trachéotomie. La réponse ne sera pas négative, mais les expériences que j'ai multipliées depuis longtemps sur quelques animaux, la fin de l'observation du petit D..... qui, on se le rappelle sans doute, fut trachéotomisé après avoir eu deux fois le croup, l'un produit par le nitrate d'argent et l'autre par la diphtérite, vont dire à quelles conditions elle doit l'être si on ne veut pas qu'elle soit plus souvent nuisible qu'utile.

De tous les corps pulvérulents, le calomel est, je crois, le seul qu'on ait mis dans la trachée après la trachéotomie. Si quelqu'un croit devoir y recourir encore, il devra ne l'employer que délayé dans un peu d'eau, comme le faisait Bretonneau quand il usait de ce sel ou de précipité blanc dans les conjonctivités scrofuleuses; il devra de plus s'astreindre aux précautions que je crois indispensables pour l'introduction des matières liquéfiées. Voici sur quel fait je me fonde pour donner ce conseil : je mis dans la trachée d'un chat sur lequel j'avais pratiqué la trachéotomie transversale et maintenu la plaie béante à l'aide d'une baleine passée derrière ce tuyau, j'y mis, dis-je, quatre grains (vingt centigrammes) de calomel bien pur, bien éprouvé. Cette introduction fut faite à l'aide d'un chalumeau de paille coupé en flûte; cela fut fait en deux fois : à la première je dirigeai le calomel du côté des bronches, à la deuxième ce fut du côté du larynx; malgré cela, le calomel fut plutôt répandu dans la plaie que poussé.

A l'instant de cette introduction l'animal ne toussa point, nous crûmes même que la poudre de la portion qui avait été dirigée du côté des bronches, n'avait pas dû pénétrer dans la trachée a plus de quelques millimètres.

Pendant quelques jours cet animal ne parut pas malade, il mangeait; bientôt il dépérit ; sa plaie se gangréna et il mourut le huitième jour.

Nécropsie. — La membrane muqueuse, tant au-dessus qu'en dessous de la plaie, était rouge-violet et épaisse, ce qui ne doit pas surprendre.; mais les poumons, le droit surtout, étaient très-malades, un tiers au moins était dur et tout à fait semblable à la substance du rein, un autre tiers était aussi coloré et friable, le troisième tiers était rose et crépitant.

Quoique cette nécropsie n'ait été faite que trente-six heures après la mort, il n'est guère possible de ne voir dans ces désordres que des effets purement cadavériques, car les portions saines étaient mêlées à celles malades ; c'était très-manifestement de petites pneumonies lobulaires très-nombreuses qui affectaient indistinctement toutes les parties de la substance des poumons.

La gangrène de la plaie pouvait laisser croire à une action toxique du calomel, je répétai la même expérience. Cette fois je me servis de sulfate d'alumine pulvérisé ; mais comme l'alun fait une poudre qui quitte moins facilement le corps qui la porte, il fallut le pousser un peu dans la trachée : l'animal périt trente-six heures après. La rougeur de sa trachée était la même, son épaississement était moindre, les désordres pulmonaires aussi nombreux et aussi graves que sur l'autre sujet d'expérience.

On pourrait croire que, dans cette expérience comme dans celles qui vont suivre, l'air froid a pu aggraver les désordres. D'abord il ne faisait pas froid quand je les fis, et ceux des animaux qui furent trachéotomisés en même temps, mais sur lesquels il ne fut point fait d'essai de topiques dans la trachée, n'éprouvèrent rien et restèrent impunément à l'air même froid (1).

J'en étais encore à ces essais mortels d'applications topiques par la glotte, quand, en 1828 ou en 1829, je fus appelé pour l'enfant unique d'un tonnelier de Nazelles. Ce pauvre homme avait déjà perdu deux ou trois enfants, et celui pour lequel j'étais consulté était atteint de la diphtérite la plus complète : le pharynx et les voies respiratoires étaient envahies.

Je retournai de suite à Amboise chercher de quoi faire la trachéotomie, et comme plusieurs faits, ainsi que je crois l'avoir déjà dit, m'avaient convaincu que, laissée à elle-même, la diphtérite trachéale est toujours mortelle, malgré la trachéotomie, que cette opération, qui émeut tous ceux qui en sont témoins, n'était encore qu'un moyen de prolonger la vie, et rien de plus, si on s'en tient à elle seule, j'avais aussi la persuasion que l'emploi des topiques introduits par la plaie de la trachée n'étaient guères moins périlleux; mais enfin je n'étais pas convaincu. Je voulus essayer de sortir de cette incertitude ; je me décidai promptement à l'expérience suivante qui, comme on va le voir, n'était pas faite pour mettre fin à ma perplexité, mais elle me fit continuer ce genre de recherches (ce qui put se faire avec plus de calme, car peu après mon départ de Nazelles, le petit malade mourut et

(1) Bretonneau a fait des recherches dans le même genre, et il a obtenu les mêmes résultats, même avec de la craie et les corps les plus inertes.

l'on vint m'en avertir). Je ne raconterai pas minutieusement ces expériences; pour n'être point fastidieux, il me paraît suffisant de les analyser.

Première expérience.— Chat, dépassant le tiers de la grosseur commune. Trachée ouverte en long; huit gouttes de dissolution de nitrate d'argent sont portées jusqu'au près des bronches à l'aide d'une petite canule dont il suffit de déboucher l'extrémité supérieure pour en laisser couler le contenu. Quelques minutes plus tard nous en faisons encore autant, et ensuite il est assommé.

Des mucosités solidifiées par le nitrate d'argent ont été poussées dans les bronches par la deuxième introduction de la canule et les ont bouchées en partie. Un tiers du poumon gauche et la moitié du droit sont profondément altérés par le nitrate d'argent.

Deuxième expérience.— Chat, plus fort que le précédent. La canule dont je me sers est tellement étroite, que le liquide n'en peut sortir que par goutte et à des intervalles assez éloignés; je laisse le liquide sortir de lui-même; pendant ce temps l'animal fait une grande inspiration, on le met aussitôt en liberté; on s'en tient à ces huit gouttes. Peu à peu la respiration est ronflante, toux.

Deuxième jour. — Tristesse, refus d'aliments, excepté d'un peu de lait. Mort le cinquième jour au soir.

Nécropsie. — Membrane muqueuse trachéale rouge, les deux tiers de la substance des poumons sont hépatisés et parsemés d'une foule de petits foyers purulents mal circonscrits, les bords seuls de ces organes sont exempts de ces graves désordres.

Troisième expérience. — J'ouvris en travers la trachée de trois petits chats âgés de six à huit semaines; à chacun je mis à l'aide d'un cure-dent de paille une seule goutte de dissolution de nitrate d'argent; je la fis couler lentement.

Ils moururent tous les trois du quatrième au cinquième jour. Cette série me démontra que la mort est d'autant plus prompte, que l'animal se hâte plus de faire un mouvement d'inspiration et que celui-ci est plus fort.

Les deux tiers des poumons de ces petits animaux étaient malades; le droit, chez eux comme chez tous les autres, l'était plus que le gauche.

Quatrième expérience. — Trois gouttes d'eau alumineuse sont mises goutte par goutte, avec les mêmes précautions que ci-dessus, dans la trachée d'un chat de demi-taille.

Le lendemain, il paraît assez bien portant; alors j'en mets quatre nouvelles gouttes, mais à deux intervalles assez éloignés, et il meurt onze heures après cette dernière épreuve.

Nécropsie. — Larynx et trachée rouges, le poumon gauche est rouge aussi et engoué à moitié, le droit l'est aux trois quarts.

Cinquième expérience. — Sur un chat de demi-taille, je mis dans la trachée que j'avais ouverte en travers aussi, une goutte de dissolution de nitrate

d'argent que je dirigeai du côté des bronches ; j'en mis une autre que je dirigeai du côté du larynx ; l'animal ne toussa que lorsqu'il fut libre. Il mourut
trente-six heures après, mais parce que la plaie s'était bouchée par des
mucosités.

Dans ces poumons qui sont pleins de sang, comme chez les asphyxiés,
une bande d'un centimètre de long et large d'un tiers, qui est plus apparente
à la face costale, indique que, malgré la précaution prise, le nitrate a pénétré dans le poumon droit.

Sixième expérience. — Sur le frère du précédent, je me servis d'eau alumineuse au lieu de dissolution de nitrate d'argent. Il aurait péri de même
si je n'étais venu panser la plaie à temps ; sa respiration resta ronflante.

Je recommençai l'introduction des deux gouttes d'eau alumineuse trente-
six heures après, et six s'étaient à peine écoulées qu'il était mort.

La trachée était rouge, les bronches l'étaient moins, le lobe inférieur du
poumon gauche était sain, le supérieur présentait deux noyaux pneumoniques qui en occupaient les deux tiers ; on aurait pu croire couper du
foie. Dans le poumon droit, les portions malades étaient disséminées et
difficiles à indiquer, c'est à peine s'il en restait les deux tiers de saines.

Septième expérience. — Sur le deuxième frère une goutte d'eau alumineuse est mise sur le côté des bronches, une autre du côté du larynx. Dix
minutes après une troisième goutte est encore mise du côté des bronches.

Il paraît peu malade le premier jour, davantage le deuxième, et il meurt
le troisième.

Le lobe inférieur de chaque poumon est sain, mais tout le reste est
presque complétement dur et imperméable à l'air.

Ces dix expériences me semblent indiquer, ce que je vous ai dit, que certaines pneumonies qu'on a cru pouvoir attribuer à la diphtérite, ont eu une
autre cause que cette maladie et donnent l'explication de certains malheurs
inexpliqués jusqu'à ce jour.

Plus la trachée est rétrécie, plus l'attraction se fait vivement de la part
des poumons, et alors plus les agents déposés dans le tube aérien arrivent
vite dans ces organes où tout prouve qu'il faudrait précisément qu'ils n'ar-
rivassent pas.

En publiant ces résultats, que je crois effrayants, je n'ai cependant pas la
prétention de demander que l'on renonce pour toujours à une médication qui,
entre les mains de MM. Bretonneau, Trousseau et quelques autres, a eu des
succès assez nombreux qui sont d'autant plus beaux, que, sans elle,—puisque
l'on ne connaissait pas le parti que l'on pouvait tirer de celle qui m'a réussi,
ni le moyen de panser plus convenablement la diphtérite trachéale,— la mort
de tous les malades qui y ont été soumis était à peu près certaine. Je me plais
à le dire ; mais enfin tâchons de faire mieux, car la fin de l'observation du
petit D..... qui va suivre et que je pourrais accompagner de quelques

autres si je ne m'étais pas promis d'éviter tout emprunt fâcheux pour quelques amours-propres, va nous prouver que mes craintes ne sont que trop fondées.

Le médecin qui opéra le petit D..... de la trachéotomie, était à son coup d'essai ; j'eus beau faire et dire, il n'osa pas ouvrir la trachée largement tout d'abord aussi du sang pénétra-t-il dans ce conduit par la petite ouverture qu'il avait faite, et nous eûmes la crainte d'avoir à avouer que l'enfant était mort dans nos mains. Dans l'empressement que je mis à faire l'ouverture qui est toujours nécessaire, j'incisai la trachée un peu en long pour y loger une pince courbe, puis je la coupai en travers, et je maintins la plaie béante par un petit ressort dont chaque extrémité était terminée par un onglet.

A l'aide de cette ouverture assez grande et tenue suffisamment ouverte par ce petit appareil, la respiration se faisait bien, la trachée était superficielle et aisée à aborder pour le pansement (ce qui prouve, pour le redire en passant, que le moyen employé chez le petit A....., de Vernou, eût été suffisant si la diphtérite eût été moins profonde, et s'il eût pu revenir à la vie), car chez le petit D..... les bouts des cartilages coupés s'étaient rapprochés, et pendant tout le temps que le dilatateur fut en place, la respiration ne se fit que par l'ouverture formée par la section transversale.

Pendant cinq jours, je mis matin et soir dans la trachée quelques gouttes de dissolution de nitrate d'argent. Je les mis avec les précautions que je vais indiquer, mais je ne fus pas le seul à en mettre ; mon confrère, qui, comme on a pu déjà le pressentir, ne croyait pas ces précautions aussi indispensables, en mit aussi au moins une fois.

Enfin, après six jours, nous ôtâmes le dilatateur. Comme son enlèvement ne parut pas gêner la respiration nous ne le remîmes pas. Cette fonction continuant à se faire bien, nous laissâmes la plaie libre de se fermer.

Je croyais enfin tenir un succès, quand, quarante-huit heures après, la fièvre s'alluma, la respiration devint fréquente, le pouls d'une vitesse et d'une irrégularité remarquable ; enfin le petit malade succomba le neuvième jour.

Nécropsie vingt-quatre heures après. — Les circonstances où nous nous trouvâmes lorsque nous la fîmes ne permirent que l'examen des organes de la respiration, ce qui était bien suffisant.

Le larynx était encore un peu malade, rouge et boursouflé, la paroi postérieure de la trachée était comme parcheminée dans une longueur de deux à trois centimètres (ce qui me fit croire que le topique avait été trop actif ; les expériences qui vont suivre le démontreront) ; dans tout le reste la trachée était rouge.

Le point le plus important à éclaircir dans cette nécropsie, c'était de reconnaître pourquoi cet enfant était mort, l'examen des poumons ne nous laissa pas de doutes : ces organes étaient très-malades, non point à cause de la diphtérite, car les bronches étaient rouges, mais elles ne contenaient point de fausses membranes ; nous y trouvâmes seulement des mucosités puriformes.

Les nombreux points pneumoniques que nous y rencontrâmes étaient évidemment de plusieurs âges ; là ils étaient gris, ailleurs, hépatisés, dans d'autres, les poumons étaient seulement engoués.

J'ai essayé d'être historien aussi laconique que fidèle de ce fait instructif, quel que soit celui qui doive faire son *mea culpa* de ces désordres ; ils sont assez significatifs, mais combien ils le seraient davantage s'il était démontré que mes pansements ont occasionné quelques-uns de ces points pneumoniques ; voyons par les expériences suivantes qui constituent la meilleure manière d'argumenter quelles sont les précautions nécessaires pour éviter cet accident.

Première expérience. — Je mis dans la trachée d'un chat adulte et très-vigoureux, que j'avais trachéotomisé, une seule goutte d'un mélange de six parties d'eau commune avec un sixième de nitrate acide de mercure (ou caustique de Récamier).

Le chalumeau de paille taillé en cure-dent, sur lequel ce liquide fut porté, parvint dans le fond de la trachée sans toucher aux bords de la plaie ; j'en mis successivement deux autres gouttes de la même manière.

A l'instant où la dernière goutte coula, en bavant comme les autres, l'animal fit une forte inspiration.

Dès qu'il fut à terre, je lui donnai un verre de lait aigri à boire.

Deuxième jour. — Le matin, diarrhée, tristesse ; il avale cependant un peu de soupe, mais le soir il refuse toute espèce d'aliment.

Troisième jour. — Refus d'aliment, diarrhée, tremblement du train de derrière.

Quatrième et cinquième jours. — Même état ; mort le soir, sans avoir toussé devant nous, ni éprouvé une gêne quelconque de la respiration et après une agonie assez longue.

Nécropsie. — Le larynx est sain, la membrane muqueuse de la trachée est rouge, enflammée, couverte de mucosités ; chaque poumon a un seul noyau pneumonique d'environ un huitième de la totalité.

La membrane muqueuse du gros intestin est rouge et épaissie, le reste me paraît sain.

La mort fut due, ce me semble, au mercure, quoique la dose de sel ait été bien minime, car enfin elle était des trois septièmes d'une goutte. Ce fut cette expérience qui me fit penser qu'il était peut-être possible de modifier la trachée sans aller jusques aux poumons ; cette présomption acquit plus de valeur par l'ouverture du cadavre d'un chat, mort par accident peu de jours après.

Celui-ci avait été soumis, trois jours avant de mourir, à l'introduction d'une seule goutte d'eau alumineuse mise, en bavant en partie, directement au fond de la trachée. Chez lui, la membrane muqueuse trachéale, qui était rouge depuis la plaie jusques aux bronches, l'était beaucoup près de l'incision et beaucoup moins près de la division bronchique, ce qui sembla m'indiquer l'action décroissante du styptique.

J'avais fait quelques jours avant la même chose sur un autre chat, avec cette seule différence que je m'étais servi d'une dissolution de nitrate d'argent. Je le fis périr le cinquième jour par la noix vomique.

La nécropsie nous montra que le sel avait été assez actif pour cautériser l'épaisseur de la muqueuse postérieurement; cette eschare avait huit lignes de long; était rouge dans tout le reste de la trachée, les poumons étaient sains.

Ce dernier fait devenait plus positif encore, il fut cause que je fis les essais suivants. Pour achever la démonstration, je mis dans la trachée d'un chat de quinze mois, trois gouttes de dissolution de nitrate d'argent, mais je n'en mis qu'une goutte à la fois; chacune arriva en bavant et à quatre ou cinq minutes l'une de l'autre.

L'animal fut triste pendant trois jours, puis il reprit sa vivacité; alors, le sixième jour, je fis une nouvelle introduction; cette fois la dissolution de nitrate d'argent fut moitié moins active, c'est-à-dire de huit à neuf grains pour deux gros d'eau.

Deux jours plus tard, je mis trois nouvelles gouttes, la première fut mise comme les six premières, mais les deux autres furent mises ensemble.

Le neuvième jour je le fis périr par la noix vomique, pour faire, comme on le comprend, sa nécropsie, qui nous montra la trachée cautérisée postérieurement dans l'étendue de deux pouces, et elle l'était jusques aux cartilages. Cette eschare n'avait pas la même largeur partout, les bords étaient des zig-zags irréguliers, la rougeur de la membrane muqueuse allait en diminuant à mesure qu'on approchait plus des poumons, ceux-ci étaient enflammés dans deux endroits seulement, ces deux points pneumoniques étaient récents, sans doute aussi qu'ils étaient l'œuvre de l'introduction simultanée des deux gouttes; dans tout le reste, ces organes étaient parfaitement sains.

Pour rendre plus irrécusable la preuve que c'étaient les deux gouttes mises simultanément qui avaient atteint les poumons, je fis la même expérience sur une vieille chatte, avec cette différence que je ne mis pas deux gouttes à la fois, puis je la fis périr aussi le neuvième jour.

Les désordres trachéaux étaient absolument les mêmes, mais les poumons étaient sains, comme je m'y attendais.

Quand nous eûmes porté dans la trachée des substances plus actives qu'il ne faut, que cela fut fait sans endommager les poumons, que nous eûmes acquis la conviction que si on prenait le soin de mettre le liquide goutte par goutte, de les faire arriver à quelque temps les unes des autres, en bavant et en évitant autant que possible le moment de la toux et des fortes inspirations, on pourrait être certain de ne point endommager ces viscères ; je voulus terminer ces expériences par quelques-unes où j'attendrais une guérison complète avant de faire périr les animaux. J'ai souvent dit *nous*, car, comme je crois l'avoir déjà annoncé, je fus assisté dans presque toutes ces expériences par mon voisin, le docteur Pelletier, et je me fais un plaisir de le remercier de sa bonne assistance; j'eus aussi pour témoins d'une partie MM. Guimier, de Vouvray, et Herpin père, de Véretz.

La vieille chatte qui nous servit, fut trachéotomisée par la méthode transversale ; une baleine servait de dilatateur; nous portâmes dans sa trachée, à l'aide d'un chalumeau de paille coupé en cure-dent, trois gouttes de dissolution de nitrate d'argent; elles n'y furent portées qu'à d'assez longs intervalles et en bavant, comme dans celles qui précèdent.

Pendant ces introductions, l'animal sembla suspendre sa respiration ; dès qu'il fut libre, ses mouvements respiratoires reprirent de l'ampleur; il toussa.

Les deux premiers jours, notre vieille chatte parut triste et toussa, sa respiration devint ronflante, il fallut nettoyer la plaie.

Le troisième jour, je fis la même chose que le premier; les trois gouttes de dissolution furent prises dans un vase où elle était beaucoup plus active.

Le quatrième jour, j'introduisis encore quatre gouttes; mais, pour deux, le chalumeau fut dirigé du côté du larynx.

Le quatorzième jour, je mis cinq gouttes; deux furent dirigées vers le larynx et trois du côté des bronches.

Le vingt-deuxième jour, je lui fis prendre de la noix vomique.

Nécropsie. — Il nous fallut les adhérences de la cicatrice pour nous faire retrouver là où avait été la plaie de l'incision; la membrane muqueuse trachéale était épaissie et plus opaque; elle avait une légère teinte jaune; les bronches et les poumons étaient sains.

Je fis encore une nouvelle expérience sur une chatte de dix-huit mois, les gouttes furent mises le premier, troisième, quatorzième et quinzième jour; puis je la fis périr le trentième.

La trachée avait été ouverte obliquement par maladresse, deux cerceaux avaient été coupés, ils étaient nécrosés; ainsi la trachée n'était point comme chez l'autre : elle était rétrécie au moins d'un tiers à l'endroit de l'incision.

La membrane trachéale était semblable à celle de l'autre sujet d'expérience; quelques portions de poumons, qui étaient d'un rouge-violet et hépatisées, démontrèrent que j'avais dépassé la dose nécessaire.

Ces expériences sont postérieures de plusieurs années; comme on a pu le voir à l'observation du petit D....., chaque fois que j'ai pensé à ce fait, je l'ai rapproché de ces résultats, car chez ces animaux comme chez lui la trop grande activité de nitrate a agi vivement sur la face postérieure de la trachée. Ceci peut, il est vrai, être aisément évité, mais démontre que l'action du topique mis ainsi n'est pas égale partout. Un sujet de plus sérieuses réflexions ce sont ces points pneumoniques, pour une seule goutte non pas mise de trop seulement, mais même trop tôt après l'autre. Sans doute que cet écueil peut aussi à la rigueur être évité, pas toujours cependant, il faut en convenir, car il suffira que la trachée contienne des mucosités pour d'une seule goutte en faire plusieurs, et que le malade ait une quinte de toux peu après pour convertir un moyen efficace en agent de mort. Le lecteur ne doit pas oublier que ce n'est pas tant l'activité de l'agent topique qui peut nuire dans le poumon que sa quantité, que ce qui est parfaitement sans danger dans la trachée peut être mortel s'il arrive dans les poumons, puisqu'il y développe nécessairement des inflammations graves.

On a pu voir encore que, dans toutes les expériences où les poumons étaient attaqués, c'était toujours le droit qui l'était le plus, ce qui signifie, si je ne m'abuse, que l'attraction se fait toujours plus là où la puissance d'inspiration est plus forte. Ainsi, c'est donc toujours dans la portion la plus saine, dans celle qui respire le mieux, dans celle que la diphtérite aura encore respectée, que l'agent chimique ira de préférence ; ce n'est donc pas même du côté où il pourrait modifier le mal qu'on doit croire qu'il se dirigera, mais bien vers celui devenu d'autant plus essentiel à la vie que la maladie aura fait plus de progrès ; ainsi, du moment que le médecin sera assez malheureux pour que l'agent médicateur dépasse les limites voulues, ce ne sera que pour aggraver le mal.

Telles sont les conclusions à tirer de ces recherches. Je ne pouvais, je ne devais me dissimuler aucune de ces vérités sur lesquelles je prenais mon parti, en raison des succès que me donnait le calomel alterné avec l'alun, quand est venu le petit A....., et certainement j'ai regretté l'impuissance de l'art ; j'ai dû, qu'on me pardonne une expression triviale, remettre encore la chose sur le métier, et on verra par les faits suivants comment on peut espérer plus de succès de la trachéotomie et la vulgariser, si je puis ainsi dire.

J'ai depuis pratiqué cinq fois la trachéotomie transversale, et je dois dire avant tout : 1° que dans ces cas, comme la lumière n'était pas très-convenable ; 2° que l'agonie m'empêchait de placer les malades dans une position nécessaire pour bien voir la trachée, — j'ai dû arriver dans ce conduit presqu'à la volée ; ce qu'il n'eut guère été possible d'obtenir, si j'avais voulu faire la trachéotomie longitudinale. Dans ces cinq cas, mes prévisions se sont réalisées assez complétement pour que je croie pouvoir conseiller à mes lecteurs ce *modus faciendi*, d'autant plus préférable que tout médecin pris à l'improviste pourra trouver sous sa main ce qui est nécessaire pour se mettre à même de l'exécuter ; tandis que par les autres procédés, il faut être pourvu d'instruments que tous les médecins ne possèdent pas, qu'on ne porte pas toujours avec soi ; et enfin comme je viens de le dire, parce qu'il est d'une exécution plus facile ; que de plus, le mode de panse- ment est si simple que toute personne un peu intelligente peut seconder exactement le médecin, le remplacer ensuite pendant son absence. Afin donc d'éviter aux autres des tâtonnements semblables à ceux auxquels j'ai été exposé, je vais indiquer avec quelques détails la manière avec laquelle j'ai dû procéder pour me procurer les objets nécessaires.

Un jour que j'ai manqué de tout, et qu'il fallait cependant opérer sur l'heure, comme cela arrive si souvent, je fis, avec un morceau de baleine de corset, un petit cerceau qui, selon les âges, doit varier de sept à douze centimètres; puis, avec une broche chauffée, je pratiquai quatre trous paral- lèles, que je munis tous d'un cordonnet; je me procurai ensuite quatre aiguilles à laine. Je convertis les deux plus longues en érignes, et pour cela je courbai leur pointe à la hauteur de huit à neuf millimètres ; puis, avec un peu de cire à cacheter mise à chaud sur les châsses et un petit morceau de liége, je fis à ces érignes une petite tête qui offrait de la prise, sans augmenter leur pesanteur sensiblement; je courbai les deux autres en les chauffant également à l'aide d'une lumière, de façon à les convertir toutes les deux en aiguilles courbes (il est bon que leur courbure soit très-pro- noncée surtout dans le tiers le plus voisin de la pointe.) — Je passai dans la châsse de chacune d'elles un fil fort, double, et dont chacun des chefs avait de trente à quarante centimètres au moins. Si la courbure des aiguilles n'était pas assez forte, cela forcerait l'opérateur à faire sortir leur pointe beaucoup trop loin de la plaie trachéale, ce qui rendrait alors la manœuvre plus difficile, sans utilité, à l'instant où il est si désirable d'être prompt; car une fois que l'opérateur tient la trachée par ces deux ligatures, il est maître de la situation ; en effet, il peut coucher l'opéré sur le flanc, ce qui permet à un aide de nettoyer la plaie à mesure que les mucosités abondent, tout en empêchant le sang qui coule infailliblement pendant quelques instants de tomber dans la trachée; or cet écoulement ne cesse bien que lorsque l'as- phyxie disparaît.

Quand la trachée est ouverte, ce qui importe le plus à l'opérateur, c'est de rétablir le plus promptement possible l'intégrité du passage de l'air dans le larynx ; car deux voies dans ce cas valent mieux qu'une, et d'ailleurs on ne saurait trop tôt modifier la diphtérite laryngée, et pour cela Bretonneau avait inventé un petit appareil que j'ai cru devoir modifier un peu.

Pour le confectionner, il faut une petite baleine très-mince, large au plus de trois millimètres, et longue de trente centimètres environ. On devra la polir avec soin, l'une de ses extrémités doit-être garnie d'une petite boule de cire à cacheter, grosse au plus comme une graine de chènevis; avant de la garnir ainsi, il faut la chauffer pour l'enrouler dans une longueur de douze à quinze centimètres, ainsi fortement roulée sur son plat, elle forme une anse très-prononcée dans le quart de sa longueur; l'autre extrémité doit être amincie autant que possible dans une longueur de deux à trois centimètres, pour pouvoir à l'aide d'une ligature mince former un petit anneau qui doit recevoir un fil; de plus, sur cet anneau et sur ce fil on adapte une petite éponge, de façon à ce qu'elle ne puisse se replier ni par un bout ni par l'autre, ce qui s'obtient très-facilement en fixant l'éponge à la baleine par un lien circulaire, et en faisant avec le fil plusieurs points dans l'éponge; à trente centimètres de cette éponge, on en fixe une autre sur le fil même en la cousant seulement, si je puis dire, par le support même. Pour que les extrémités de l'éponge restent fixées au fil, il suffit de passer à chacune des extrémités de l'éponge un double point; de cette façon les deux morceaux d'éponge, dont la longueur doit être environ de trois à quatre centimètres, et d'une épaisseur proportionnée à l'ampleur du larynx, sont fixées de manière à ne pouvoir changer de forme ni à subir un refoulement quelconque.

Pour obtenir de ce petit appareil tout le service désirable, on introduit le bout olivaire de la baleine par la plaie de la trachée, en ayant soin que la concavité de sa courbure soit tournée en devant. Si cette courbure est assez prononcée, la baleine arrive sans hésiter dans la bouche et vient sortir seule, si l'on en pousse assez l'extrémité; tandis que dans le cas contraire il faut aller la chercher avec les doigts ou une pince au fond de la bouche, quelquefois même, si cette extrémité n'est pas suffisamment coudée elle s'engage dans les arrière-narines. Une fois en possession de cette extrémité de la baleine, il suffit de tirer à soi pour que, par leur va et vient, les deux éponges balayent complétement le larynx.

Quand on veut le cautériser on prend une compresse pour les essuyer, puis on les mouille avec une dissolution de nitrate d'argent, puis on retire le fil par la plaie de la trachée; alors les éponges reviennent par le chemin qu'elles avaient précédemment suivi, et en passant modifient le larynx sans crainte de laisser introduire l'agent modificateur dans les bronches, et par conséquent dans les vésicules pulmonaires. L'impression, ou plutôt l'attouchement de ces éponges mal séchées du nitrate, suffit pour modifier autant qu'il faut les surfaces malades qu'elles touchent toutes, car, par leur expansion, elles pénètrent dans les anfractuosités. Si on fait pénétrer les éponges par la plaie, il faut les presser et exprimer l'excédant du caustique.

Le pansement du larynx ne suffit pas le plus souvent; il faut, pour bien faire, nettoyer la trachée et même les grosses bronches autant que possible, puis les modifier aussi, tout en évitant que le topique aille, je le répète, porter sa fâcheuse impression dans la profondeur des voies respiratoires. Or voici l'instrument dont je me suis servi, lequel peut encore être fabriqué par l'opérateur et lui rendre d'autres services, je crois, dans le croup, ou plus gros comme dilatateur, ou aussi comme tampon dans les maladies de l'utérus, du rectum et de l'œsophage.

Pour le cas actuel, voici comment je le fais : je prends d'abord un fil de fer, peu gros, non recuit, pour qu'il soit assez raide ; j'amincis l'une de ses extrémités dans une longueur de deux ou trois centimètres, puis je fais recuire le bout seulement à un centimètre et demi, pour le couder et en faire un petit anneau qui enserre solidement un petit écheveau composé de douze à quinze fils de coton soyeux ; je le forme sur mes trois doigts un peu écartés.

J'introduis ensuite le fil de fer par son autre extrémité dans un fragment de sonde de gomme, très-peu gros, long comme la moitié du fil de fer qui doit avoir vingt-cinq à trente centimètres ; je fixe l'autre côté de l'écheveau à l'aide d'un fil cousu à ce fragment de sonde. Ceci fait, j'allonge l'écheveau sur ce mandrin en retirant le fragment de sonde, puis je le lie mollement sur le fil de fer par deux ou trois liens circulaires également distancés les uns des autres et des deux extrémités. Il résulte de cet agencement que le petit appareil, selon que l'on pousse ou que l'on retire le fragment de sonde, forme un corps allongé peu volumineux ou un tampon plus ou moins gros.

Pour l'introduire dans les voies aériennes, et, autant que possible, ne pas refouler les fausses membranes, il doit être allongé, puis raccourci quand il est assez plongé dans les voies aériennes ; pour cela, on pousse la sonde, tout en retirant successivement le mandrin ; il forme par là une brosse molle qui attire avec elle les fausses membranes.

Introduit de nouveau, après avoir été mouillé de la matière employée comme topique, et suffisamment exprimé, il va modifier, autant que cela est désirable, les parties qu'il touche, sans rien laisser suinter de ce topique. Par la légère courbure laissée au fil de fer, il peut être porté à droite ou à gauche dans les bronches, selon le besoin (1).

J'ai dit que j'avais pratiqué cinq fois la trachéotomie par mon procédé, depuis l'impression de la première édition de mes remarques sur la diphtérite. Dans quatre cas, il s'agissait du croup ayant envahi les bronches ; pour le cinquième, c'était une femme atteinte de végétation dans le larynx et le commencement de la trachée. Il n'est pas inutile, je crois, d'entrer dans quelques détails à ce sujet, sans narrer complètement les cinq observations.

Dans le premier cas, il s'agissait de l'enfant d'un marchand de peinture, client de mon confrère Maugeret, âgé de huit à neuf ans ; il était dans le dernier degré de l'asphyxie. Le résultat ne fut pas heureux ; après deux jours d'un état qui me faisait espérer, l'enfant expira pendant mon absence, quand, deux heures auparavant, rien ne laissait prévoir une fin très-prochaine.

(1) Voir à la fin du volume les planches où sont représentés ces petits appareils

Mon confrère, plus voisin, fut appelé, essaya de déblayer la trachée, il n'y réussit pas; les mères sont injustes, mais peut-être n'eut-il pas tout le sang-froid convenable en pareil cas, car il faut introduire peu profondément, afin d'éviter un refoulement aussi possible que compromettant de la fausse membrane.

Il en fut de même pour l'enfant de la veuve d'un menuisier, client de mes confrères de Lonjon et Dabilly; je dois dire que, dans ces deux cas, je ne fis pas, je crois, tout ce qu'il fallait pour extraire les fausses membranes des bronches. Le petit instrument fut manié d'une façon trop timide; je ne m'en servis pas comme dans les deux cas suivants, pour extraire les fausses membranes et modifier la maladie trachéale, ainsi que celle du larynx.

Pour le troisième cas, celui de l'enfant d'un horloger, mon confrère Maugeret qui était le médecin ordinaire trouva le cas si grave, qu'il n'osait pas proposer la trachéotomie. Je la fis, si je puis dire, malgré lui, en renvoyant les parents consulter notre confrère Renaud, de Montbazon, ami de cette famille, qui répondit : « Puisque M. Miquel le propose, et qu'il n'y a pas d'autre moyen, laissez-la faire. » Elle ne fut donc pratiquée que le soir, à neuf heures, quand l'enfant était expirant, au point qu'il ne fut pas possible de découvrir complétement la trachée, et qu'une fois les deux érignes placées et l'incision trachéale faite, il me fallut, pendant un temps bien long, tenir l'enfant sur le flanc gauche, pendant que de mes deux mains je tirais les érignes pour faire saillir la trachée et avoir son ouverture à l'abri de l'introduction du sang, tandis que mon confrère épongeait et nettoyait la plaie.

Une fois que ce petit garçon fut dans des conditions de respiration suffisante, je plantai les fils dans chaque lèvre de la trachée, puis je mis le petit cerceau : ceci une fois posé, j'introduisis le petit instrument, d'abord peu profondément, puis successivement; enfin j'arrivai à le porter dans les bronches, et finis par retirer un arbre, pour ainsi dire, de fausses membranes avec plusieurs divisions bronchiques.

Ce résultat étant obtenu, je mouillai ce petit appareil avec de la dissolution de nitrate d'argent, au quart; puis je l'exprimai très-fortement pour le porter ensuite jusque dans les premières bronches et la trachée, pensant que les mucosités de ces canaux, une fois touchées par le pinceau, seraient assez empreintes de nitrate pour faire un topique suffisant, mais qui n'irait pas plus loin que les points touchés.

J'introduisis, par la plaie, l'une des petites baleines garnies d'éponges, également mouillée de dissolution de nitrate, qui, après avoir nettoyé le larynx, devait également peindre suffisamment cet organe jusque dans ses anfractuosités.

Dans le cours de ce traitement, qui a duré une vingtaine de jours, j'ai pu, à trois autres reprises retirer, deux fois surtout, des fausses membranes aussi longues, qui démontraient que la troisième division bronchique était malade. Puis, par le fait du passage de la baleine munie d'éponges imbibées de nitrate, la plaie se trouva suffisamment cautérisée.

Ce petit garçon a parfaitement guéri; il est seulement resté longtemps avec une bronchite chronique. Ses deux sœurs et une cousine furent successivement prises; l'une d'elles, la plus jeune, eut seulement, ainsi que sa cousine, le pharynx et les arrière-narines envahies. Quant à la sœur aînée, jeune fille de quatorze à quinze ans, elle fut prise du croup et de l'angine naso-gutturale, simultanément; elle succomba le troisième jour. La malade refusa d'abord l'opération; plus tard elle s'y résigna, la demanda même, et, chose triste à dire, ce fut son père, qui malgré l'exemple de son fils chéri hors de danger, fit tout pour qu'elle ne fut pas faite, quoique je me sois mis à sa disposition quatre heures avant la mort de cette intéressante jeune fille.

Dans le quatrième cas de croup qui me fut fourni par un malade de mon confrère Guignard, de Montbazon, la fille d'un marchand de vin du bourg de Sorigny, âgée de huit à neuf ans, les accidents avaient d'abord peu préoccupé les parents, mais le temps nécessaire pour l'arrivée de mon confrère, puis celui de venir me quérir, etc., avaient permis au mal de faire des progrès tels que l'enfant était mourante. Les ganglions sous-maxillaires gonflés indiquaient trop manifestement que le mal s'étendait sans interruption depuis le nez jusque dans les bronches, et l'albuminurie prouvait que l'intoxication s'était tout à fait généralisée.

Je n'en pratiquai pas moins la trachéotomie, je retirai des fausses membranes venant des bronches. Pendant les six jours que je fus voir la malade, secondé très-bien par mon confrère et les parents, tout semblait marcher au mieux, car ces pauvres gens, à l'aide d'une pince à pansement et de petites éponges, nettoyaient parfaitement la plaie et le larynx chaque fois qu'il était nécessaire. Je donnais des cordiaux, du bouillon; mais, à mon grand regret, je ne pouvais point modifier aussi convenablement les arrière-narines ni boucher les ouvertures du nez. Malgré cela, je le répète, la maladie allait si bien que, le septième jour, je croyais la petite malade sortie de ce mauvais pas, je ne fus pas la voir; et le huitième, quand je m'acheminais pour Sorigny, j'appris qu'elle avait succombé sans embarras dans la respiration, mais après avoir froidi et eu la vue troublée, quoique étant en pleine connaissance; enfin par l'influence toxique sur le système nerveux que les parents avaient laissé progresser, sans même prévenir M. Guignard, qui, comme moi, avait vu moins fréquemment la malade.

Je ne parlerais pas de la femme trachéotomisée pour des végétations, cliente de mon confrère Besnard, de Joué, que j'opérai conjointement avec lui, assisté de mon confrère, le docteur Pasquier, si ce cas n'était pas intéressant pour élucider la question :

1° Parce que l'asphyxie était tellement imminente, que nous ne pûmes pas tenir le cou tendu, qu'il me fallut ouvrir la trachée sans l'avoir mise bien à découvert, et, quoique cela eut été je dirai presque escamoté. La mort était si imminente que mes deux confrères crurent un moment que j'opérais un cadavre. Car à la première inspiration qui mit fin à la suspension des mouvements respiratoires, tous deux firent cette exclamation : « Oh! elle respire encore! »

2º Parce que, pendant cinq semaines que la plaie trachéale fut indispensable à la respiration, les parents et la malade même purent, à l'aide d'une pince avec laquelle ils écartaient les bords de la plaie de temps en temps, d'un lavage avec une éponge, et aussi de l'introduction de la baleine, ils purent, dis-je, nous remplacer.

Nous dûmes, mon confrère et moi, tant pour cautériser la végétation que pour déblayer le larynx, nous servir souvent de la baleine munie des éponges; ces gens nous imitèrent fort bien aussi pour déblayer le larynx.

3º Enfin, parce que la manière, je dirai vigoureuse, dont j'ai dû procéder pour déblayer le larynx par le passage de cette baleine munie d'éponges mouillées de nitrate, introduite tant par la bouche que par la plaie, prouve le parti que l'on peut tirer pour le traitement du croup de ce mode de pansement.

Il est certain que jamais une canule, quelle qu'elle soit, n'eût pu permettre de faire avec succès la trachéotomie loin du médecin; tandis qu'avec ce mode de faire et de dilatation, il n'y a point de dérangement possible. Les assistants, à l'aide d'une pince à pansement, qui agit en guise de dilatateur, puis, par l'introduction de la baleine passée par la plaie à travers le larynx, peuvent déboucher les deux voies; alors l'introduction de l'air trouve un accès suffisant. Cela peut être fait par tous les parents ou gardes-malades, il suffit de leur faire exécuter cette manœuvre une première fois, pour les enhardir suffisamment et en faire des aides sérieux.

De la paralysie diphtéritique.

M. Trousseau a dit : « *Quand le virus diphtéritique va produire la paralysie, il agit à la manière du plomb.* » En disant cela, il n'a peut-être jamais avancé quelque chose de plus conforme à la vérité. Oui, ce virus, une fois absorbé et introduit dans la circulation, va, comme tous ses similaires, c'est-à-dire comme tous les toxiques entraînés par la circulation, vicier le sang, le détériorer, et alors il porte son action délétère sur le système nerveux, de façon à le faire retentir sur les points les plus impressionnables. En cela, il ressemble à bien d'autres agents sceptiques.

Ce qu'on doit conclure de cette observation, c'est qu'il faut autant que possible, diminuer ou rétrécir les foyers d'infection, afin de prévenir cette absorption, absorption que l'albuminurie démontre.

Je ne pourrais pas trop engager mes jeunes lecteurs à lire dans la dernière édition de la clinique de M. Trousseau, la description de la paralysie diphtéritique ; ce sujet, comme tant d'autres, y est traité de main de maître. Je ne suis pas aussi apte que lui à décrire les phases de cette nuance de la diphtérite ; car, si ce n'était mes nombreuses relations avec des confrères, je ne pourrais guère parler *de visu* de cette question si palpitante d'intérêt et d'actualité.

Le premier cas que j'ai observé, ce que j'ai fait sans connaissance de cause, a été cependant le point de départ d'observations que je crois devoir signaler. Vous vous rappelez, je pense, que j'ai mentionné déjà le fait de Mme G....., à propos de la propagation de la diphtérite. Eh bien ! cette dame, après être guérie depuis un mois, en apparence, de la diphtérite pharyngée, vit sa voix devenir nasonnée de la façon la plus capable de caractériser la paralysie diphtéritique ; avec cela, elle éprouvait pour avaler, non pas de la douleur, mais de la difficulté ; elle avalait, comme on dit, de travers. Ne connaissant pas alors cette nuance de la maladie, je ne vis là qu'un état local de la partie postérieure de la luette. Je fis des injections par les narines, et donnai un gargarisme très-astringent, après avoir porté dans le pharynx une baleine coudée, munie d'une éponge imbibée de nitrate d'argent. Sous l'influence de ce traitement, la maladie n'eut pas d'autre suite ; ce n'est, je le répète, que plus tard, en lisant les descriptions et des observations de cette nuance de la diphtérite, que je me suis remémoré ce cas et sa guérison.

La première réflexion que j'ai dû faire depuis est celle-ci : « Comment se fait-il, qu'étant appelé bien souvent, depuis quarante-cinq ans, à voir et à traiter des malades atteints de diphtérite, je puisse compter très-facilement le nombre de paralysies que j'ai rencontrées, et que je ne compte, à proprement parler, comme mienne, que celle de Mme Granville ? » On me dira peut-être : « C'est que, comme votre maître, vous ne la connaissiez pas. » J'admettrai cette réplique pour les quinze ou même vingt premières années, mais depuis, cela n'est plus supposable, quelque peu d'intelligence qu'il plaira à mes lecteurs de m'accorder. Enfin, s'il venait à la pensée de m'objecter que cela est l'effet du hasard, je répondrai alors : « Comment se fait-il que j'en aie vu bien d'autres, mais quand j'étais appelé par des clients de mes confrères, ou qu'ils sont venus me consulter. Il est de fait que les cas de mort et de paralysie diphtéritique, et par conséquent d'intoxication générale, se multiplient aujourd'hui. Or, j'en ai cherché la cause, et je ne puis dissimuler que, dans ma pensée, la rareté des cas de diphtérite dans certaine clientèle, est due à ce que les véritables disciples de Bretonneau, ceux qui ont foi dans les applications très-astringentes et qui les font avec le soin que cela mérite, rencontrent bien moins ces cas malheureux que ceux qui les négligent ou les font mal.

Si je voulais contrôler chacune des observations que la presse a enregistrée depuis quelques années, il me serait facile de démontrer que, dans presque tous les cas, la médication topique n'a point été employée d'une façon irréprochable; je dirai plus, parmi les nombreux médecins que cette maladie a moissonnés, je n'en vois pas un pour qui elle a été faite convenablement ou à propos.

Une autre observation que je crois avoir faite en étudiant bien les antécédents des cas de paralysie diphtéritique, pour lesquels j'ai été consulté, c'est que tous ou presque tous ces malades avaient eu les fosses nasales, les arrière-narines surtout envahies par le mal; je n'en excepte que ceux chez qui l'intoxication s'est opérée, soit par des plaies de vésicatoires, soit par les parties sexuelles chez les femmes.

Voilà pourquoi je fais impitoyablement des injections dans les narines, quand bien même je n'ai pu constater leur envahissement; je fais plus ensuite: ceux qui ont les narines envahies sérieusement, sont condamnées au traitement que Dupuytren opposait à la punaisie, c'est-à-dire à l'obturation des deux ouvertures du nez, dont j'ai parlé plus longuement ailleurs.

En relisant ce que mon compatriote Trousseau dit de la paralysie diphtéritique et de la diphtérite maligne, il est aisé de voir que, dans tous les cas, il a trouvé un gonflement des ganglions sous-maxillaires; il note même avec soin le gonflement périphérique et la rougeur de la peau ambiante. Il attribue, il est vrai, ce gonflement à la maladie pharyngienne, et non, comme je crois l'avoir démontré, à l'état des narines, par ce que j'ai dit de l'ozène scarlatineuse et de l'eczéma nasal. Or, c'est dans les arrière-narines que les sécrétions diphtéritiques se putréfient le plus vite, c'est dans cette cavité que la marche du mal est plus difficile à observer, qu'il est également mal aisé de suivre les effets du traitement; c'est là où le mal peut rester latent, si je puis dire; c'est là que se fait l'intoxication, à l'instant où l'on y pense le moins. Pour résumer ce que je veux dire sur ce point si grave: 1° C'est surtout la diphtérite naso-gutturale qui donne lieu aux ganglions parotidiens et sous-maxillaires; 2° C'est de ce point, que l'on néglige trop lorsqu'il est malade, que se fait surtout l'intoxication générale, cause de la paralysie, etc., etc.; je ne saurais trop le répéter.

Du catéthérisme laryngo-trachéal ou méthode de Loiseau, de Montmartre.

Je ne suis pas en mesure de me prononcer très-affirmativement sur la méthode du médecin de Montmartre. Je n'ai cru devoir l'essayer qu'une fois sur un enfant de dix à douze ans, et n'ai pu réussir. Mon insuccès tenait-il à mon inexpérience, on pourra le croire; mais ce que je puis affirmer, c'est que je ne pus maîtriser suffisamment les efforts que fit le petit malade; je crois donc qu'elle n'est aisément praticable que pour les enfants en très-bas âge. Est-elle aussi nécessaire que l'on pourrait le croire. Quand on se sert d'une éponge portée sur une baleine bien faite, que l'opérateur applique sur la glotte aussi bien que le faisait Bretonneau, dont je ne suis ici que le copiste, je ne crois pas le catéthérisme indispensable ; je ne puis donc être son dépréciateur ni son prôneur, et je crois, monsieur Millet, que vous n'êtes pas plus en mesure sous ce rapport que moi. Au reste, ce que vous dites le prouve. J'avouerai même que si dans cette seconde édition je n'ai pas cru devoir supprimer le récit des expériences que j'ai faites pour démontrer les inconvénients, — je dirai même le danger des introductions inconsidérées dans le larynx et la trachée, — c'est parce que le perfectionnement de feu Loiseau m'a semblé rendre ces renseignements nécessaires; car ou l'opérateur se bornera à toucher seulement les bords de la glotte avec un topique solide, ou il introduira dans le larynx des topiques en dissolution ; et alors, les inconvénients que j'ai signalés pourront être attribués à la diphtérite, quand ils seront réellement les conséquences de la médication; aussi plus je vais, plus je suis convaincu que dans la diphtérite des voies respiratoires, on ne saurait trop vulgariser et rendre facile la trachéotomie qui, avec les soins que j'ai indiqués pour la médication topique, reste exempte de danger. Un perfectionnement qui me semble devenir nécessaire, c'est de rendre la laryngoscopie applicable au diagnostic du croup diphtéritique ; je dis *diphtéritique* pour éviter la confusion qui me semble être la cause des dissidences si fâcheuses qui règnent sur ce sujet.

FIN.

Tours. — Imp. MAZEREAU et Cie, passage Richelieu, 11.

TABLE DES MATIÈRES.

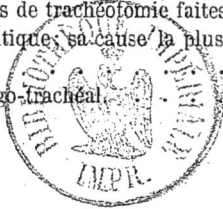

FIN DE LA TABLE.

Tours. — Imp. E. Mazereau et Cie.

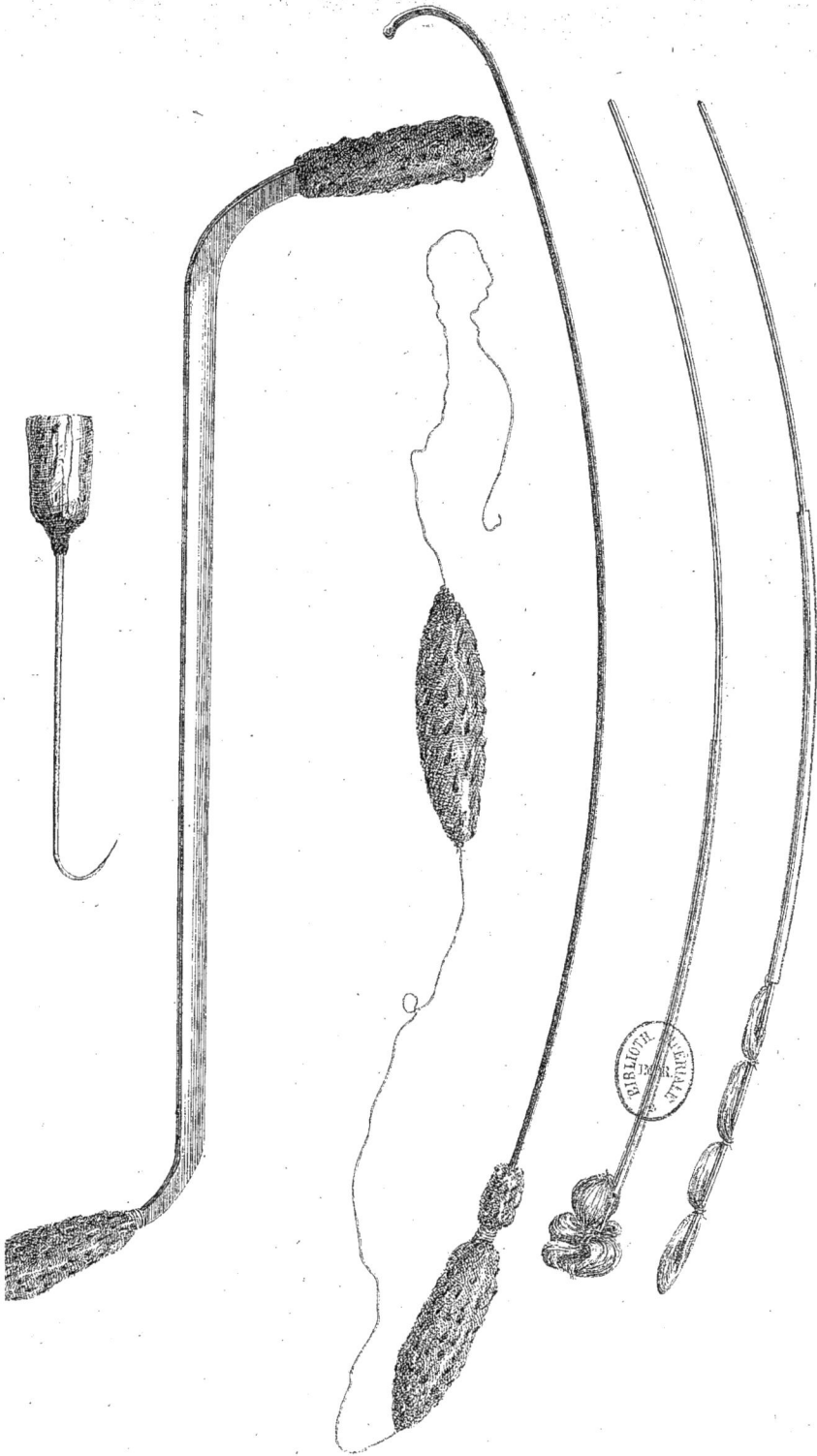

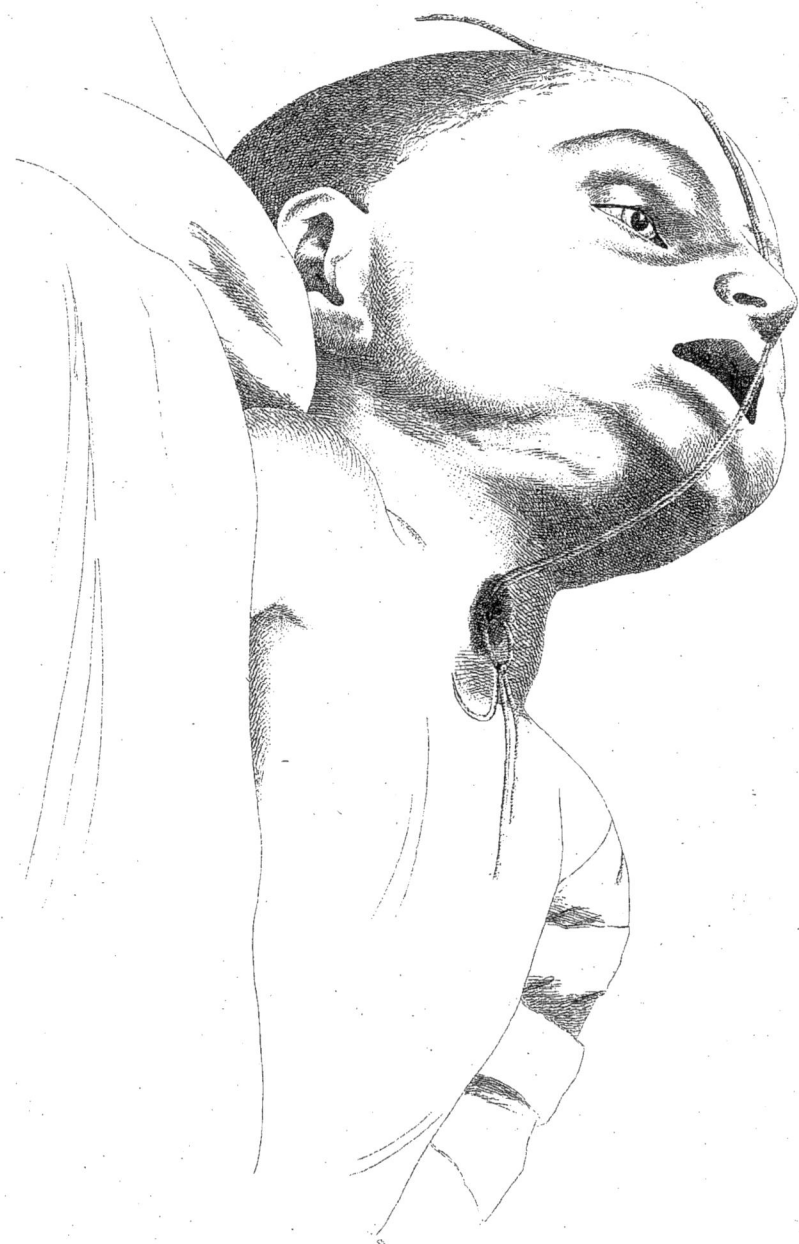

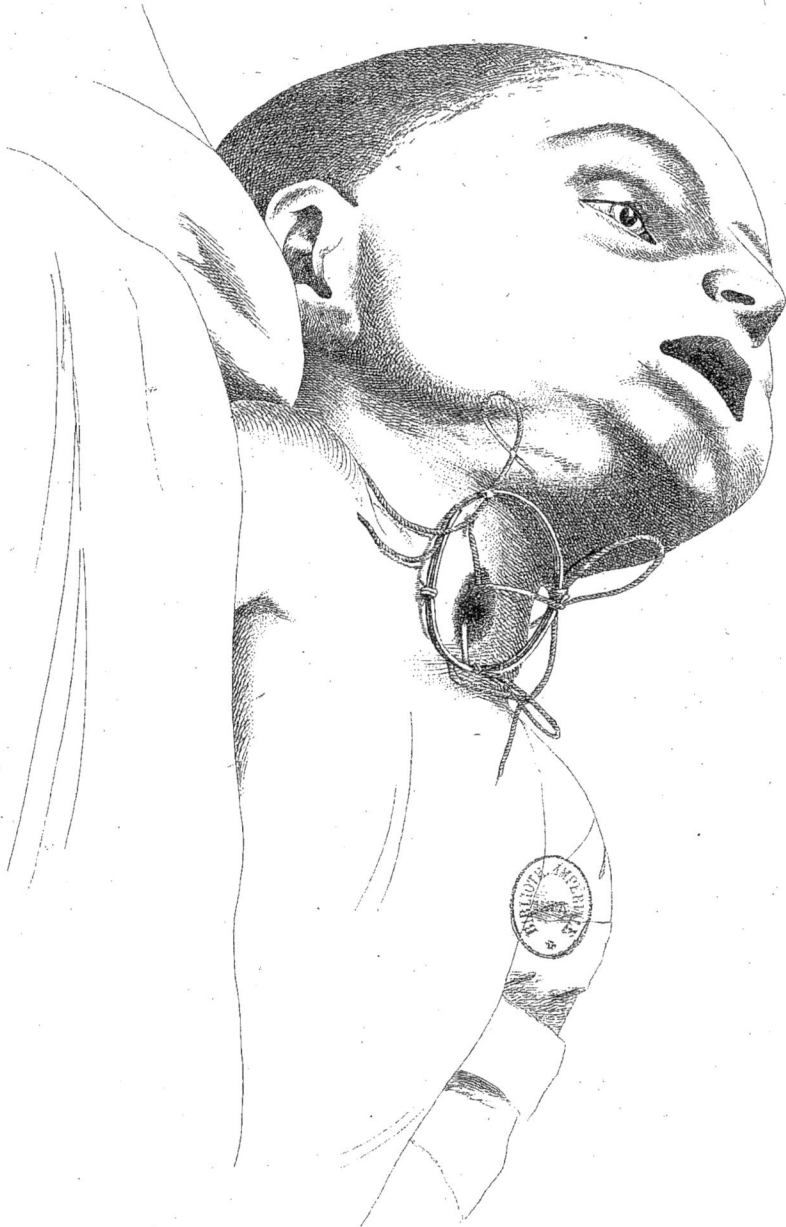

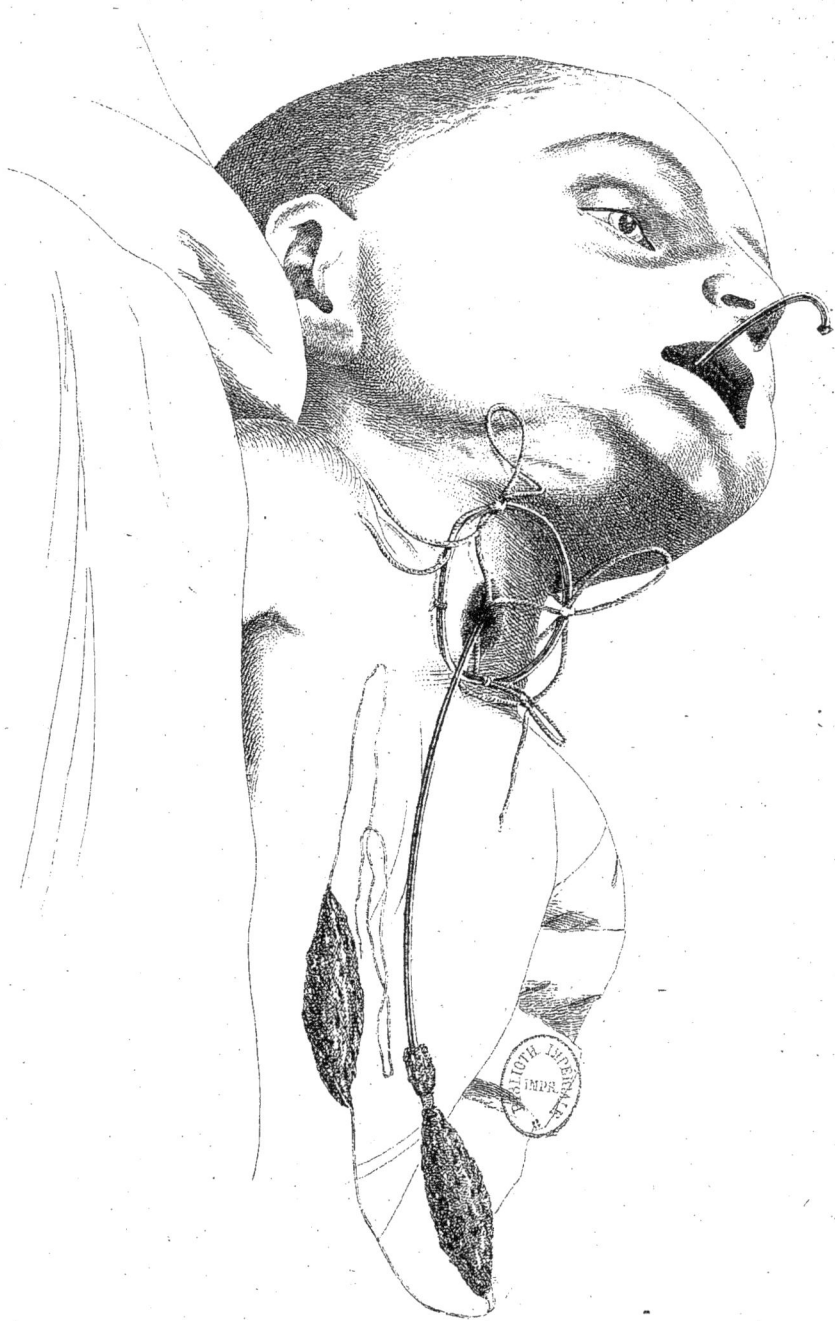

www.ingramcontent.com/pod-product-compliance
Lightning Source LLC
Chambersburg PA
CBHW060527220326
41599CB00022B/3449